国家自然科学基金（81530033、81920108013）资助

矿 化 医 学

Medicine of Mineralization

主 编 王美青

人民卫生出版社

·北 京·

图书在版编目（CIP）数据

矿化医学 / 王美青主编 . —北京：人民卫生出版
社，2021.12

ISBN 978-7-117-32393-2

Ⅰ.①矿… Ⅱ.①王… Ⅲ.①生物成矿 – 人体组织学
– 组织化学 – 研究 Ⅳ.①R329-33

中国版本图书馆 CIP 数据核字（2021）第 230751 号

| 人卫智网 | www.ipmph.com | 医学教育、学术、考试、健康，
购书智慧智能综合服务平台 |
| 人卫官网 | www.pmph.com | 人卫官方资讯发布平台 |

矿 化 医 学
Kuanghua Yixue

主　　编：王美青

出版发行：人民卫生出版社（中继线 010-59780011）

地　　址：北京市朝阳区潘家园南里 19 号

邮　　编：100021

E - mail：pmph @ pmph.com

购书热线：010-59787592　010-59787584　010-65264830

印　　刷：北京盛通印刷股份有限公司

经　　销：新华书店

开　　本：787 × 1092　1/16　　印张：34

字　　数：636 千字

版　　次：2021 年 12 月第 1 版

印　　次：2021 年 12 月第 1 次印刷

标准书号：ISBN 978-7-117-32393-2

定　　价：298.00 元

打击盗版举报电话：010-59787491　E-mail：WQ @ pmph.com

质量问题联系电话：010-59787234　E-mail：zhiliang @ pmph.com

编 者

（以姓氏笔画为序）

王　盼　空军军医大学

王　硕　清华大学

王长秋　北京大学

王秀梅　清华大学

王美青　空军军医大学

王洪复　复旦大学

牛丽娜　空军军医大学

孔　辉　空军军医大学

石曌玲　空军军医大学

冯　娜　空军军医大学

冯庆玲　清华大学

朱　军　中国人民解放军西部战区总医院

朱庆林　空军军医大学

刘　瑾　空军军医大学

孙　新　空军军医大学

孙志鹏　北京大学

孙晓丹　清华大学

杜　昶　华南理工大学

杨　京　陆军军医大学

杨　柳　空军军医大学

杨　剑　空军军医大学

肖　丹　中国人民解放军西部战区总医院

何　炜　空军军医大学

张　平　天津医科大学

张　勉　空军军医大学

张　婧　空军军医大学

张玉梅　空军军医大学

陈　林　陆军军医大学

陈吉华　空军军医大学

欧阳健明　暨南大学

郑　超　空军军医大学

郑晨曦　空军军医大学

郑智明　美国奥古斯塔大学

赵信义　空军军医大学

郝　英　空军军医大学

胡腾龙　空军军医大学

胡蕴玉　空军军医大学

段小红　空军军医大学

贾卫静　空军军医大学

高　博　空军军医大学

高广勋　空军军医大学

高建军　复旦大学

曹　峥　清华大学

续惠云　西北工业大学

颉　强　西安市红会医院

景　达　空军军医大学

傅开元　北京大学

焦　凯　空军军医大学

雷　伟　空军军医大学

蹇爱荣　西北工业大学

裴建明　空军军医大学

编写秘书　段　晶　空军军医大学

前　言

矿化医学（medicine of mineralization）是笔者首先提出的，于 2015 年通过第四军医大学向国务院学位委员会建议并获得批准进行研究生招生与培养的新型医学学科。该学科以促进人体矿化相关的组织健康为总目标，以学科交叉为特色，以研究组织矿化的形成原理以及矿化组织疾病的发生、发展、诊断、治疗、康复及预防为主要内容。

矿化是生物界广泛存在的一种以矿物沉积为主要特征的现象，也是人体各类组织常见的生理或病理活动之一。认识矿化规律及其临床特征，对于有效诊断、合理治疗和积极预防矿化相关疾病具有重要意义。骨和牙是典型的以矿化为特征的组织，是矿化医学研究最本源的对象。在胚胎发育过程中，骨和牙都经历了生长、发育、矿化，随着年龄的增长都可出现不同程度的脱矿，可出现感染、损伤、恶变等病变，并伴随组织自身的修复活动，都可采用人工重建等方法治疗。除骨和牙外，一些软组织（如血管、心脏瓣膜、脑组织等）可因某些因素的刺激而出现钙化，胆囊与胆管、肾脏与输尿管、唾液腺等也可以形成结石，这些病理性的矿化与骨和牙的正常矿化是否具有同样的分子行为尚不清楚。文献中有大量关于生物矿化研究工作的报道，例如贝壳、珍珠的矿化过程等，近年来有关矿化组织的工程化产品更是屡见报道。这些不同学科的理论之间是否共享着相同的底层科学规律？带着这个问题，笔者提出了建立矿化医学学科的建议，期望通过构建新兴学科平台的方式，使不同学科的科学家能够从不同角度研究医学中常见的矿化现象，寻找共同的底层规律，分析个性化的矿化特征，进而找出具有治疗和预防相关疾病的理论、技术和方法。

在矿化医学的诞生过程中，得到了中国工程院原副院长（原第四军医大学校长、教授）樊代明院士，中国科学院院士、北京大学王嵩教授以及中华口腔医学会原会长、北京大学张震康教授的鼎力支持、帮助与指导。本书的 51 位编者来自 12 所院校，都是活跃在矿化医学相关研究的一线科学家，本着对科学事业的忠诚与热爱，齐心协力，倾心打造了这本创学科之作。

这本矿化医学专著旨在为矿化医学专业研究生提供专业参考书，同时也为从事矿化相关工作以及对矿化感兴趣的各类人士提供参考资料。虽然历经 6 年的酝酿、撰写、编校，但自然界中的矿化现象异彩纷呈,人体中的矿化活动无比活跃,将这些丰富的矿化知识归纳成一本矿化医学专著进行介绍,犹如以一滴水呈现大海。我们深知水平有限,疏漏之处在所难免,恳请广大读者给予批评指正。我们希望通过本书促进矿化医学学科建设,从而培养一支矿化医学专业队伍,促进对矿化本质的认识,以便科学运用矿化规律造福人类。

王美青

2021 年 10 月

目　　录

绪　　论

生物矿化是自然界常见的现象，人体中矿化组织的正常矿化与生理病理性脱矿、非矿化组织的矿化等，都是医学研究的重要组成部分。研究生物矿化的规律，探究正常组织矿化与脱矿、组织的异常矿化规律，探索其基本原理和干预技术，从而有效治疗相关疾病，是矿化医学诞生与发展的原始动力。

（一）生物矿化

在生物体系中形成矿物的过程称为生物矿化，至今已知的生物体内的矿物有 60 多种，含钙矿物约占生物矿物总数的一半，其中碳酸盐是最为广泛利用的无机成分，磷酸盐次之。生物体形成矿物的历史已有数十亿年，从细菌、微生物到植物、动物，其体内均可形成矿物，这是一个在细胞参与下完成的，无机元素从环境中选择性地沉析在特定有机质上的过程。生物矿化过程受控于有机大分子基体，有机模板控制着无机矿物的形核、生长以及矿物结构的堆积方式，从而形成人工合成材料所无法比拟的理化性质，即结构上高度有序，同时具有确定的晶体取向，使得生物矿物不仅可以为生物体提供结构支撑和力学强度，同时生物矿物本身还具有重要的生物学活性。

以生物矿化理论为依据建立的仿生矿化模型，可以为制备具有高断裂韧性和高强度的仿生材料，以及在有机组分内合成具有一定目的性能的晶体材料和生物智能材料，提供理论基础和新思路。因此生物矿物的仿生制备不仅仅是一个材料学问题，它的发展最终成为一个涉及分子生物学、细胞学、医学和组织工程材料学、化学、生物力学的新的交叉学科，处于生命科学与无机化学、生物力学和材料科学等学科的交汇点。

（二）骨矿研究的沿革

1970 年在德国生物矿化学家 H. K. Erben 以及其他 6 位无脊椎动物学家的倡议下，第一届国际生物矿化作用研讨会在德国美因茨举行。至今，已先后在美国、日本、荷兰、摩纳哥、中国、德国等地举行了 12 次国际生物矿化作用研讨会，其中第十届生物矿化国际会议于 2008 年 9 月在我国连云港市举行。

在生物矿化研究进展的同时,许多科学家开始关注人体矿化组织相关问题。1974年,在美国芝加哥的内分泌学会上,Louis Avioli、Claude Arnaud、Norman Bell、William Peck、John Potts、Lawrence Riggs、Lawrence Raisz以及Shirley Hohl等科学家探讨了建立骨矿学会的方案,1977年11月美国骨矿研究学会(American society for bone and mineral research,ASBMR)(网址:www.asbmr.org)正式成立。1979年7月11—12日ASBMR首届年会在美国加利福尼亚州阿纳海姆举办。之后骨矿研究迅速发展,年会与会代表通常逾万人。1986年,ASBMR首次公开推出了它的第一个官方出版物——*Journal of Bone and Mineral Research*(*JBMR*)。此后多本组织矿化研究专业的杂志问世,例如*Calcified Tissue International*(*Calcif Tissue Int*)、*International Journal of Mineral Processing*(*Int J MINER PROCESS*)、*Journal of Bone and Mineral Metabolism*(*J BONE MINER METAB*)等,并出现了一批代表性著作,例如H. A. Lowenstam和S. Weiner(1989)主编的*On Biomineralization*,S. Mann(2001)主编的*Biomineralization*以及C.J. Rosen等(2008)主编的*Primer on the Metabolic Bone Diseases and Disorders of Mineral Metabolism*等。

在中国,生物无机化学家王夔院士和材料学家李恒德院士于20世纪80年代最早介绍了生物矿化的概念。在医学界,中华医学会骨质疏松和骨矿盐疾病分会于2001年成立,以研究骨质疏松、代谢性骨病、地方性骨病、佝偻病以及骨软骨病等疾病为主要内容。中国医学科学院、北京协和医院和中国老年学学会分别主办《中华骨质疏松和骨矿盐疾病杂志》和《中国骨质疏松杂志》专业期刊。2013年四川大学华西口腔医学院创办了国内骨科学领域第一本英文学术期刊——*Bone Research*(国内统一刊号:CN 51-1745/R,国际标准刊号:ISSN 2095-4700, http://www.nature.com/boneres),由四川大学华西口腔医学院周学东教授担任主编,并聘请美国Johns Hopkins大学Thomas L. Clemens教授担任执行主编,美国Johns Hopkins大学曹旭教授担任创刊主编。2014年*Bone Research*正式成为*Nature*系列合作期刊。清华大学崔福斋教授等根据其国家自然科学基金重点项目研究成果编写了《生物矿化》,该著作于2007年出版,2012年再版。

(三)矿化医学研究内容

正常人体的矿化组织包括骨和牙,主要由磷酸钙构成。异常情况下这些矿化组织可出现矿化不足、矿化过度、矿化速度过快或过慢等情况。另外,机体矿化活动异常还可出现各种结石,如胆结石、肾结石、唾液腺结石、牙石等,并可出现软组织的钙化,如心脏瓣膜钙化、血管钙化、肌腱钙化、关节软骨内钙盐沉积等。显然,矿化医学具有交叉学科的典型特征,涉及生物学、生物医学工程学、基础医学、临床医学、口腔医学、特种医学等多学科。

矿化医学内容主要包括以下三个方面：

1. 生物矿化原理　研究正常情况下矿化组织（牙和骨）和非矿化组织（心血管、心脏瓣膜、肌腱、软骨等）发生矿化的过程及其信号调节机制，其中涉及医用化学、医用物理学、医学生物学等学科的原理，需要运用这些原理从分子、细胞和器官等层面探索组织矿化规律和影响因素，探索为什么有些正常情况下不矿化的组织在疾病情况下反而矿化，有些正常情况下矿化的组织在疾病情况下过度矿化或者不矿化，从而为矿化相关健康问题提供科学的理论支撑。

2. 矿化相关疾病或健康问题　包括以下三方面的内容：①骨和牙的生长、发育、代谢、衰老、信号调控、疾病规律及其针对性的检查、诊断、治疗和预防方法，重点涵盖以下疾病：牙相关疾病，如龋病、牙周病、四环素牙、氟斑牙，以及牙釉质发育不全、乳光牙等遗传性疾病等；骨相关疾病，如骨质疏松、骨硬化症、佝偻病、Paget 病等。②异位钙化，即在软组织中产生成熟骨组织、类骨组织或在某些器官中形成结石的现象，探讨其形成原因、机制及诊治方法，例如：心血管钙化、肌或肌腱钙化、关节软骨钙化等，胆结石、胰结石、胃结石等消化系统结石，肾结石、膀胱结石等泌尿系统结石，唾液腺结石、牙石等口腔结石。③特殊环境下（例如航空、航天、潜海、运动、竞技、废用等）的代谢变化及其危害，并针对各种特殊环境对硬组织健康的近、远期影响采取相应的防护措施。

3. 矿化组织疾病的诊断、治疗以及矿化组织的康复与训练技术　包括以下四个方面：①医用材料方面，根据体内矿物形成机制，采用高新科技手段，人工构建满足功能需求的，既有较高硬度又有较大柔韧性的生物矿化材料，并形成修复或重建相应组织器官（骨、牙）的新型理论、技术与方法；②医疗器械与设备方面，设计更加准确、无害的诊断设备，对相关变化进行早期、明确的诊断，采取切实有效的机械、化学、智能、生物或仿生治疗措施，例如各种碎石机器，骨科及牙科种植体、内固定器械等，促进组织愈合、再生或康复；③相关假体设计与制作，例如义齿修复设计、骨科假体修复设计、修复体加工工艺以及使用方案等；④康复与竞技相关器材和设备的设计，加强保健，预防骨质疏松、骨关节炎、心脑血管钙化等老龄化疾病。

（四）发展矿化医学的意义

骨、牙等矿化组织构成的器官是人体重要的组成部分，矿化组织或器官的矿化活动不仅与矿化组织本身有关，而且与全身许多功能活动有关，例如：骨的异常吸收或异常沉积可以影响血钙浓度，严重的骨矿化活动异常可以通过改变组织间液钙离子浓度而影响几乎所有细胞的生命活动。再如：咬合功能由人体最硬的组织（牙釉质）等构成的牙齿来实现，咬合本体觉则主要由位于三叉神经中脑核的神经元传递,而三叉神经中脑核是唯一的位于中枢的初级神经元,与位于脑干的许多神经核团有着广泛的突触联系,因而咬合功能变化将影响多个神经核团及其支配器官的功能。另外,软组织中广泛存在着异位钙化现象,而目前对其机制知之甚少,许多人工修复材料,例如心脏瓣膜等,都需要严格控制矿化活动,延长人工植入物的寿命。研究生物矿化的基本原理,探讨不同组织矿化过程的异同,进而采取积极有效的诊断、治疗、预防、保健措施,是现代医学的重要发展领域之一。这一新型医学领域,不仅具有医学多学科特征,而且融合了计算机、物理、化学等学科领域的内容,例如生物信息学、生物材料学、生物工程学等,对专业性管理人才也提出了新的要求,例如针对共性和个性矿化问题进行诊疗流程、训练计划、行业标准等方面的设计或规划。

总之,矿化医学不仅可为诊治矿化相关疾病提供重要的知识、理论和技术,而且可为合成新型仿生材料以及设计人工假体、手术器材等提供科技平台,并为航天、航海、深海潜水、体育竞技、运动器官的康复与保健等健康需求提供学科支撑。

（王美青）

参 考 文 献

1. 崔福斋. 生物矿化. 北京:清华大学出版社, 2007.

2. 冯庆玲. 生物矿化与仿生材料的研究现状及展望. 清华大学学报(自然科学版), 2005, 45(3):378-383.

3. 黄磊,杨永强,李金洪. 生物矿化研究现状和展望. 地质与资源, 2009, 18(4):317-320, 297.

4. KAPLAN F S, GLASER D L, HEBELA N, et al. Heterotopic ossification. J Am Acad Orthop Surg, 2004(2), 12:116-125.

5. MANN S, ARCHIBALD D D, DIDYMUS J M, et al. Crystallization at Inorganic-organic Interfaces: Biominerals and Biomimetic Synthesis. Science, 1993, 261(5126):1286-1292.

6. 欧阳健明. 生物矿物及其矿化过程. 化学进展, 2005, 17(4):749-756.

7. RAMIREZ D M, RAMIREZ M R, REGINATO A M, et al. Molecular and cellular mechanisms of heterotopic ossification. Histol Histopathol, 2014, 29(10):1281-1285.

第一章

矿化医学的化学基础

在原始生命出现及生物演化的初级阶段,原核生物和真核生物先后具备了产生矿物的能力。大约 5.4 亿年前的寒武纪初,随着地球演变,生物逐渐向较高级的发展阶段进化,大量不同类群生物体进化获得了形成生物矿物的能力,生成了多达 60 余种的生物矿物,其中含钙矿物约占生物矿物总数的 50%。和组成相同的天然矿物相比,生物矿物由于受控于特殊的生物过程和特殊的生物环境,常常具有极高的选择性和方向性,因而所生成的晶体表现出特殊的性能,如具有极高的强度、良好的断裂韧性、减震性能以及特殊的功能等。

一般将含钙的碳酸盐、磷酸盐和草酸盐等矿物形成的过程称为钙化。含钙类矿物主要以非脊椎类动物的碳酸钙类、脊椎动物的磷酸钙以及植物、真菌和病理矿化生成的草酸钙类等矿物的形式存在。无定形二氧化硅是第二类生物矿物,主要分布在硅藻和海绵骨针中。另外,生物矿物还包括铁氧化物、卤化物、硫化物、镁、锶和钡等的无机盐和有机酸类。表 1-1 列出了常见天然生物矿物的种类、分布以及相应的功能。本章重点介绍几类生物矿物及其结构、性质以及钙离子的检测方法。

表 1-1 常见天然生物矿物的种类、分布以及相应的功能

生物矿物	化学式	生物体	分布	生物功能
碳酸类矿物(方解石、球霰石、文石、镁方解石、无定形碳酸钙)	$CaCO_3$,$(Ca, Mg)CO_3$,$CaCO_3 \cdot nH_2O$	海洋生物、鸟类、植物、哺乳动物	贝壳、眼晶状体、角质层、内耳、蛋壳	外骨骼、光学成像、重力感受器、浮力装置、钙存储
磷酸钙类矿物(羟基磷灰石、碳磷灰石、氟磷灰石、磷酸八钙)	$Ca_{10}(PO_4)_6(OH)_2$,$Ca_5(PO_4, CO_3)_3OH$,$Ca_{10}(PO_4)_6F_2$,$Ca_8H_2(PO_4)_6 \cdot 5H_2O$	脊椎动物、鱼类、哺乳动物、双壳类动物	骨、牙齿、鳞片、胃、鱼鳃、线粒体	内骨骼、离子储存、研磨/切割、保护、前驱体
草酸钙(一水草酸钙石、二水草酸钙石)	$CaC_2O_4 \cdot H_2O$,$CaC_2O_4 \cdot 2H_2O$	植物、真菌、哺乳动物	树叶、菌丝、肾结石	防卫/保护、钙存储/运输、病理钙化

续表

生物矿物	化学式	生物体	分布	生物功能
铁氧化物（磁铁矿、针铁矿、纤铁矿、水铁矿）	Fe_3O_4，$\alpha\text{-}FeO(OH)$，$\gamma\text{-}FeO(OH)$，$5Fe_2O_3 \cdot 9H_2O$	细菌、石鳖、金枪鱼、鲑鱼、哺乳动物	细胞内、牙齿、头部	磁趋向性、地磁导航、铁存储
硫酸盐类矿物（石膏、天青石、重晶石）	$CaSO_4 \cdot 2H_2O$，$SrSO_4$，$BaSO_4$	海蜇、棘骨虫、蛤蜊	耳石、细胞内、细胞内耳石、砂囊、平衡囊	重力感受器
卤化物（萤石）	CaF_2	软体动物、甲壳纲、动物	砂囊、平衡囊	重力感受器
硫化物（黄铁矿、闪锌矿、纤维锌矿、方铅矿、胶黄铁矿）	FeS_2，ZnS，PbS，Fe_3S_4	嗜硫菌	细胞壁	硫酸盐还原
二氧化硅（硅石）	$SiO_2 \cdot nH_2O$	海藻、放射虫、植物等	细胞壁、树叶	外骨骼，保护

注：本表只列出常见的生物矿物，但并没有囊括全部，因为迄今为止已经鉴定了大约 70 种生物矿物质。

第一节 各种生物矿物及其特性

一、含钙的生物矿物

（一）碳酸钙

在不同的生物群中，碳酸钙类矿物在产生的数量和分布的广度上都是最为丰富的生物成因矿物，是构成非脊椎动物外骨骼的主要生物矿物，如软体动物贝壳、棘皮动物骨针和珊瑚骨骼等。

碳酸钙俗称灰石、石灰石、石粉、大理石、方解石，化学式是 $CaCO_3$，分子量是 100.088，呈中性，基本上不溶于水，溶于酸。它是地球上的常见物质，存在于霰石、方解石、白垩、石灰岩、大理石、石灰华等岩石内。

1. 碳酸钙的物理性质 碳酸钙为白色微细结晶粉末，无臭无味，能吸收臭气。相对密度（25/4℃）为 2.6~2.7（重质碳酸钙为 2.710~2.930g/cm³），相对蒸汽密度为 2.5~2.74g/cm³（空气 =1），熔点为 1 339℃（轻质碳酸钙 825~896.6℃分解）。可溶于乙酸、盐酸等稀酸，难溶于稀硫酸，几乎不溶于水和乙醇。比热容为 0.836~0.895 1J/（g·℃）（0~100℃）。

2. **碳酸钙的化学性质** 遇稀醋酸、稀盐酸、稀硝酸发生泡沸，并溶解。在 1 个大气压下将碳酸钙加热到 900℃会分解成氧化钙和二氧化碳。碳酸钙和稀盐酸反应，呈泡腾现象，生成氯化钙、水和二氧化碳。碳酸钙溶液通入过量二氧化碳，会生成碳酸氢钙溶液。碳酸钙和碳酸溶液（雨水）反应，生成碳酸氢钙。煅烧石灰石用来制取二氧化碳。化学反应方式如下：

$$CaCO_3 \xrightarrow{\text{高温}} CaO + CO_2\uparrow$$

$$CaCO_3 + 2HCl = CaCl_2 + H_2O + CO_2\uparrow$$

$$CaCO_3 + CO_2 + H_2O = Ca(HCO_3)_2$$

$$CaCO_3 + H_2CO_3 = Ca(HCO_3)_2$$

3. **自然界中存在的碳酸钙类矿物**

（1）三种无水同质多相变体：同质多相变体指化学成分相同而晶体结构不同的晶体。同种物质的每一种变体都是一个独立的相，在矿物学中就是独立的矿物种，可赋予不同的名称。自然界中碳酸钙同质多相变体包括三种：热力学稳定的方解石、亚稳的文石以及热力学不稳定的球霰石。三种无水同质多相变体中，方解石及文石比较常见，其中方解石晶体结构为三方晶系，是热力学稳定的矿物相，广泛分布于地质、生物体中。文石为正交晶系，其晶体形貌通常为针状或棒状，属于碳酸钙热力学亚稳相。球霰石是热力学不稳定相，在含水溶液中，球霰石会迅速转变为方解石或者文石。

（2）两种含水变体：一水合碳酸钙和六水合碳酸钙均为含水碳酸钙变体，是低温矿化产物，一般为非生物矿物，多在富含镁离子的陆地湖泊和洞穴中形成。至今，仅在仙人掌、榕树的种子以及脊椎动物的耳石等发现了一水合碳酸钙的存在，目前尚未发现生物成因的六水合碳酸钙。

（3）两种非晶矿物相：一水合无定形碳酸钙和无水无定形碳酸钙。非晶碳酸钙是热力学不稳定相，其性质或结构不同于其他碳酸钙晶体，不具备晶体长程有序的周期性结构，而是短程有序的，这样的结构特点也决定了非晶碳酸钙始终处于高能和不稳定状态。一般情况下，非晶碳酸钙非常不稳定，会迅速转化为方解石、文石或球霰石结晶矿相。最近，人们发现在甲壳类动物的壳及部分植物的叶子中非晶碳酸钙能够长时间稳定存在，这可能是因为生物体内的生物大分子以及某些无机阴阳离子如镁离子、磷酸根离子等参与了矿化过程，稳定了生物体内存在的非晶碳酸钙。

碳酸钙（晶型方解石、文石、球霰石）可以形成不同的形状，从而在生物活动中起不同的作用。同样是以碳酸钙为主要成分的蛋壳和贝壳以及海胆和海绵,它们的外观和价值却相距甚远。海胆骨针由方解石单晶组成,但又不像方解石单晶那样极易沿解理面裂开,其力学性能独特。仿生矿化的研究为进一步深入了解生物矿化的机制及合成高级复合材料提供了新的方法。

（二）磷酸钙

作为另一种常见含钙类矿物,磷酸钙类矿物是脊椎动物钙化组织(骨、牙齿和某些物种的壳体等)的主要无机成分。生物成因磷酸钙类矿物包括:羟基磷灰石、碳羟基磷灰石、缺钙磷灰石、氟磷灰石、磷酸八钙、透钙磷石、一水合磷酸二氢钙、磷酸三钙和无定形磷酸钙。在一定的条件下,它们可以相互转化。

生物成因磷酸钙通常为白色晶体或无定形粉末。磷酸钙是沉淀物,溶于酸,不溶于水和乙醇。磷酸钙类矿物具有良好的生物相容性、生物活性以及生物降解性,是理想的人体硬组织修复和替代材料,在生物医学工程学领域一直受到人们的密切关注。最为常见的是羟基磷酸钙,又名羟基磷灰石,分子式 $Ca_{10}(PO_4)_6(OH)_2$,具有六方晶系结构,其理化性质:熔点 1 650℃,密度 3.16g/cm^3,溶解度 0.4ppm。少数以矿物形式存在于自然界中,主要存在于有机体并构成机体硬组织的主要成分,能与牙膏中的氟化钠反应,生成更坚硬和溶解度更小的氟磷酸钙[$Ca_5(PO_4)_3F$]和氢氧化钠($NaOH$)。人体中的钙元素主要以羟基磷酸钙晶体的形式存在。

磷酸钙骨水泥(caleium phosphate cement,CPC),最先由 Brown 和 Chow 于 20 世纪 80 年代发明,并在 1985 年取得美国专利,1991 年获得美国食品药品管理局(FDA)批准用于临床。CPC 是由一种或几种磷酸钙盐的粉末和稀酸或生理盐水调和而成,在生理条件下有自固化能力,因而可作为可塑形的人工骨替代材料。常见磷酸钙盐的名称、分子式、缩写和钙磷摩尔比如表 1-2 所示。研究表明,由于 CPC 的制备过程避免了高温加热,其终产物为与自然骨无机质成分类似的羟基磷灰石,因此具有较磷酸钙陶瓷低的结晶度,植入体内后具有一定的降解性和骨传导性。目前 CPC 临床应用主要包括粉碎性骨折及掌骨、指骨等不稳定骨折的治疗,骨缺损的充填以及牙科修复等。

（三）草酸钙

草酸钙(草木灰的主要成分)又名乙二酸钙,英文名称:calcium oxalate,分子式:CaC_2O_4。草酸钙为无色晶体,密度 2.2g/cm^3,难溶于水,可溶于盐酸和硝酸。在 100g 水中可溶解草酸钙 0.67mg(13℃)或 1.4mg(95℃)。草酸钙的化学性质呈弱酸性,灼烧时分解成碳酸钙和氧化钙。

表 1-2 常见的磷酸钙盐

名称	分子式	缩写	Ca/P
一水磷酸二氢钙	$Ca(H_2PO_4)_2 \cdot H_2O$	MCPM	0.50
无水磷酸二氢钙	$Ca(H_2PO_4)_2$	MCPA	0.50
二水磷酸氢钙	$CaHPO_4 \cdot 2H_2O$	DCPD	1.00
无水磷酸氢钙	$CaHPO_4$	DCPA	1.00
α- 磷酸三钙	$\alpha\text{-}Ca_3(PO_4)_2$	α-TCP	1.50
β- 磷酸三钙	$\beta\text{-}Ca_3(PO_4)_2$	β-TCP	1.50
羟基磷灰石	$Ca_{10}(PO_4)_6(OH)_2$	HAP 或 HA	1.67
氟磷灰石	$Ca_{10}(PO_4)_6F_2$	FAP	1.67
磷酸四钙	$Ca_4(PO_4)_2O$	TTCP	2.00

生物矿化过程是分子水平上的有机大分子对于无机晶体成核、成长、组装的精细调控过程,包括以下两种形式:一种是正常矿化,包括各种生物矿物的正常生成,如骨骼、牙齿等;另一种是异常矿化,对人来讲,称为病理性矿化,例如泌尿系统结石。草酸钙是泌尿系统结石的主要成分之一。

草酸钙晶体有三种形式:一水草酸钙(COM)、二水草酸钙(COD)和三水草酸钙(COT),其中 COM 是热力学稳定的。热力学不稳定的 COT 在 $CaOx$ 结石形成起始过程中发挥着重要作用。COM 晶体的生成与草酸根的浓度有关。病理学上认为,如果有高草酸尿、肠道炎症或摄入富含草酸的饮食,便容易在尿中形成高浓度的草酸根,从而引发 COM 的形成。钙离子与草酸根离子的比例过高则易引起 COD 的形成,如尿钙含量过高、甲状腺功能亢进或肠道吸收的钙过多,都易引发高尿钙的形成,从而引起 COD 的形成。

COM 和 COD 的区别对于准确诊断结石的成因非常重要,而且混合物中两者比例不同,预防其复发的方法也不同。COM 属于单斜晶系,COD 则属于四方晶系,在体内 COD 常以四方锥的形式存在。COM 和 COD 晶体在某些晶面存在大小、电荷密度等的差异,COM 晶体与肾小管细胞的接触程度比 COD 更大,因而,COM 与肾小管细胞表面有较强的亲和力。属于三斜晶系的 COT 首先是在以前的合成沉积实验中发现的,以后通过 X 射线和光学方法对 25 000 个泌尿系统结石样品进行的研究发现,COT 为结石的一种成分。在德国沃尔姆斯的国立泌尿系疾病治疗中心,用红外分析和扫描电子显微镜研究发现,12.7% 的结石表面含有 COT。

二、含铁的生物矿物

无机矿物以含钙的最多,其次是硅氧化物和含铁的(氢)氧化物。此外,还有镁、锶和钡等的无机盐。含铁的氢氧化物和氧化物主要分布在铁细菌中,可用作导航和定位。在其他生物如石鳖齿舌、笠贝齿片、家鸽颅骨、金枪鱼皮筛骨和人体、蜜蜂、海龟、鲨鱼、鲸中,也有少量含铁的氢氧化物和氧化物存在。常见的含铁和含硅的生物矿物及其所在生物体和功能见表 1-3。

表 1-3 含铁和含硅的生物矿物

名称	分子式	生物体	位置	功能
磁铁矿	Fe_3O_4	鲔 / 蛙	头部	磁导航
		细菌	细胞内	趋磁性
		石鳖	牙齿	磨碎
针铁矿	$\alpha\text{-FOOH}$	笠贝	牙齿	磨碎
针铁矿	$\gamma\text{-FeOOH}$	海绵	丝体	未知
		石鳖	牙齿	磨碎
水铁矿	$5Fe_2O_3 \cdot 9H_2O$	动物 / 植物	铁蛋白	贮存蛋白质
		石鳖	牙齿	前驱相
		海狸 / 鼠 / 鱼	牙齿表面	机械强度
	$5Fe_2O_3 \cdot 9H_2O$	细菌	铁蛋白	贮存蛋白质
胶黄铁矿	Fe_3S_2	海参	真皮	机械强度
二氧化硅	$SiO_2 \cdot nH_2O$	细菌	细胞内	趋磁性
		硅藻	细胞壁	外骨骼
		放射亚纲类	细胞	微骨骼
		笠贝	牙齿	磨碎
		植物	叶子	保护

(一)含铁的氢氧化物

生物体中含铁的氢氧化物包括针铁矿(goethite, $\alpha\text{-FeOOH}$)、正方纤铁矿(akaganeite, $\beta\text{-FeOOH}$)、纤铁矿(lepidocrocite, $\gamma\text{-FeOOH}$)和非晶态的水合铁聚物(ferrihydrite,如水铁矿 $5Fe_2O_3 \cdot 9H_2O$)等,其中以针铁矿最为常见,而正方纤铁矿较少。在酸性的矿物排水区域、江河、深地下水、船舶的外层沉积物、锅炉的流出通道和暴露石头的表面,均存在由微生物沉淀的水铁矿。

Fe（Ⅱ）在细菌中通过以下 3 种方式形成不溶性氢氧化铁：①在细胞中的氧化作用和水解作用；②细菌新陈代谢活动引起的区域 pH 变化；③细胞周围氧化还原条件的改变。此外，在缺氧的光合自养微生物中，Fe（Ⅱ）在光合作用下也可生成 Fe（Ⅲ）氢氧化物，反应式如下式所示：

$$4Fe^{2+}+CO_2+11H_2O = 4Fe(OH)_3+HCHO+8H^+$$

氢氧化铁的化学式为 $Fe(OH)_3$，分子量 106.87，为红棕色无定形粉末，密度 $3.44\sim3.6g/cm^3$，不溶于水。加热时分解成氧化铁和水。略具两性，碱性强于酸性。

人的脾中存在铁的氢氧化物。Webb 等研究了泰国人和澳大利亚人脾的穆斯堡尔（MÊssbauer）谱[1]，两者均显示相对强的中心双重谱线，其光谱参数表明，在脾中存在顺磁或超顺磁的高自旋铁 Fe（Ⅲ）。结合其他分析结果，这些光谱分量为脾组织中的多核氢氧化铁（Ⅲ）沉积物，这与所发现的载铁组织中铁的主要形式为血铁黄蛋白一致。

（二）铁的氧化物

铁的氧化物主要有磁铁矿（Fe_3O_4）、赤铁矿（$\alpha\text{-}Fe_2O_3$）及磁赤铁矿（$\gamma\text{-}Fe_2O_3$）等。多数情况下，铁的氧化物都由水铁矿转化而来。磁铁矿是最主要的铁氧化物，有 3 种常见的形态：立方形、平行六面体和齿形晶体。20 世纪 60 年代最早发现生物体中存在磁铁矿，在海洋软体动物石鳖的齿舌中，发现含有约占齿舌干重 15% 的磁铁矿。随后在其他生物体中也发现了磁铁矿的广泛存在，如趋磁细菌、藻类、蜜蜂、家鸽、海龟、鲨鱼和鲸等，尤其是在趋磁细菌中。

生物体中的磁铁矿具有特殊的功能，例如，超磁细菌中有序排列的数颗单磁畴大小的 Fe_3O_4 可作为流动识别方向之用；金枪鱼、鲑鱼头部的 Fe_3O_4 有导航生物磁罗盘的作用；人类大脑中亦存在着类似的磁性物质，在海马部位尤为明显，这可能将最终解释为什么一些人具有更好的方向感。由于不同生物体内矿化位点的物理化学条件不同，其成熟相中铁矿物的形式也不相同，如石鳖（chitons）牙齿成熟相外层为磁铁矿（Fe_3O_4），中层为正方纤铁矿（$\beta\text{-}FeOOH$）；笠贝牙齿成熟相为针铁矿（$\alpha\text{-}FeOOH$）。

四氧化三铁，化学式为 Fe_3O_4，别名氧化铁黑、磁铁、吸铁石，为具有磁性的黑色晶体，故

---

① 穆斯保尔效应是指原子核无反冲地发射或共振吸收 γ 射线的现象，由德国物理学家 R. 穆斯堡尔提出。穆斯堡尔谱学是应用穆斯堡尔效应研究物质的微观结构的学科，是研究固体中超精细相互作用的有效手段。如今已广泛应用于物理学、化学、材料科学、物理冶金学、生物学和医学、地质学、矿物学和考古学等许多领域，发展成为一门独立的波谱学。

又称为磁性氧化铁。密度：5.18g/cm³，熔点：1 594.5℃。此物质溶于酸，不溶于水、碱及乙醇、乙醚等有机溶剂。天然的四氧化三铁不溶于酸，潮湿状态下在空气中容易氧化成三氧化二铁。氧化铁别名三氧化二铁、烧褐铁矿、烧赭土、铁丹、铁红、红粉、威尼斯红（主要成分为氧化铁）等。化学式 Fe_2O_3，溶于盐酸，为红棕色粉末。三氧化二铁是铁锈的主要成分。密度：5.24g/cm³，熔点：3 414℃。稳定性：稳定，溶于盐酸、稀硫酸生成正三价铁盐。铁单质在置换反应中生成亚铁离子。溶解性：难溶于水，不与水反应。溶于酸，与酸反应。不与 NaOH 反应。

三、硅矿化物

硅是一种对高等动物和部分植物至关重要的元素，以不同的浓度存在于所有生物体中，这可能与硅在自然界中的丰度仅次于氧有关。大多数的陆地和海洋生态系统中都存在着硅的生物循环。硅缺乏时，可能引起一些疾病的产生，如鸡骨骼胶原蛋白合成减少，头盖骨变形。生物体内硅矿物有二氧化硅、硅胶、硅酸盐等。

（一）二氧化硅

二氧化硅又称硅石，化学式 SiO_2。二氧化硅主要存在于原生生物和藻类中，如放射虫、太阳虫、硅藻、硅鞭藻和金胞藻，也存在于海绵和高等植物中，部分生物体内 SiO_2 的位置和功能见表1-3。生物体中的二氧化硅为非晶硅（α-Si）及其转变而来的 α-方石英、α-鳞石英和 α-石英。

自然界中存在结晶二氧化硅和无定形二氧化硅两种。砂的主要成分即二氧化硅。结晶二氧化硅因晶体结构不同，分为石英、鳞石英和方石英三种。纯石英为无色晶体，大而透明棱柱状的石英叫水晶。若含有微量杂质的水晶带有不同颜色，有紫水晶、茶晶等。普通的砂是细小的石英晶体，有黄砂（较多的铁杂质）和白砂（杂质少，较纯净）。二氧化硅晶体中，硅原子的4个价电子与4个氧原子形成4个共价键，硅原子位于正四面体的中心，4个氧原子位于正四面体的4个顶角上，SiO_2 是表示组成的最简式，仅表示二氧化硅晶体中硅和氧的原子个数之比，并不代表二氧化硅的实际结构二氧化硅是原子晶体。自然界存在的硅藻土是无定形二氧化硅，是低等水生植物硅藻的遗体，为白色固体或粉末状，是多孔、质轻、松软的固体，吸附性强。

二氧化硅的化学性质比较稳定。不溶于水，不跟水反应。是酸性氧化物，不跟一般酸反应。

（二）硅酸盐和硅胶

1. 硅酸盐　从硅酸［Si（OH）₄］到含水的无定形硅石（α-Si），硅与氧结合组成极为丰富的硅酸盐矿物群。除了在硅藻属中发现有大量硅酸盐外,人体中的硅石和硅也越来越引起了人们的兴趣。例如,硅酸对骨和结缔组织的健康生长至关重要,其机制可能是通过硅石在氧化铝颗粒上的过度生长,从而抑制有毒铝的生理吸收,并限制其尺寸。

从化学的角度看,所谓硅酸盐指的是硅、氧与其他化学元素(主要是铝、铁、钙、镁、钾、钠等)结合而成的化合物的总称。它在地壳中分布极广,是构成多数岩石(如花岗岩)和土壤的主要成分。硅酸盐矿物的特征是其正四面体结构,有时这些正四面体以链状、双链状、片状、三维架状方式联结起来。

2. 硅胶 硅胶化学式为 $xSiO_2 \cdot yH_2O$,是呈透明或乳白色粒状固体,具有开放的多孔结构,吸附性强,能吸附多种物质。硅胶也大量存在于生物体内,如硅藻细胞、鱼鳞和海绵骨针中。生物体中硅胶的形成机制可能是由于细胞壁中蛋白质含有较多的丝氨酸、苏氨酸和甘氨酸,硅酸与相邻丝(苏)氨酸残基的脂族羟基缩合或仅通过氢键结合,然后形成 SiOn 单位小聚集体作为晶体生长的晶核,即有机界面为硅胶的成核和定位生长提供了一个有效中心。由于硅胶能在玻璃与骨界面形成一种很强的羟基磷灰石 $[Ca_{10}(PO_4)_6(OH)_2]$ 连接层,因此硅胶玻璃是有效的骨灌输原料。

第二节 钙盐的检测手段

目前对钙盐的分析主要采用仪器法及化学法,仪器法如原子吸收和原子发射法、分光光度法和 X 射线能谱法等,化学法如 EDTA 滴定法、高锰酸钾氧化法以及磷钼酸喹啉法等。仪器法较为快捷,但成本较高。化学法准确度较好,但费时费力,比较烦琐。

一、化学方法检测

(一)配位滴定法

配位滴定法是利用配位反应进行的滴定分析法,一般利用配位剂作为标准溶液直接或间接测定被测物。迄今为止,应用最成熟的是以乙二胺四乙酸(ethylenediaminetetra acetic acid, EDTA)为配位剂滴定金属离子的反应。EDTA 是一个多元酸,能与多种金属离子直接配合生成稳定的配合物,配合比为 1∶1。

以 EDTA 滴定 Ca^{2+},用钙指示剂(calcon-carboxylic acid, NN)作指示剂,它的 pH 范围是 10~13,到达滴定终点时溶液由酒红色变为纯蓝色。图 1-1 是用 EDTA 滴定钙离子时的滴定曲线。

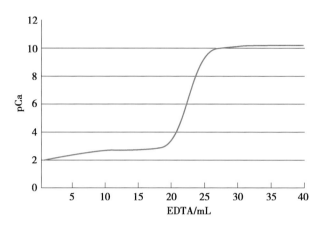

图 1-1　在不同 pH 值时用 0.010 0mol/L EDTA
滴定 20.00mL 0.010 0mol/L Ca 的滴定曲线

（二）氧化还原滴定法

利用氧化还原的原理来对钙离子进行含量测定。试样中加入过量的草酸铵，然后用氨水中和至甲基橙显黄色，此时钙离子和草酸根离子生成微溶性的草酸钙沉淀。过滤、洗涤后溶于热的稀硫酸中，用高锰酸钾标准溶液滴定试样中的草酸根离子，根据高锰酸钾的浓度和滴定所消耗的体积，即可计算含量。有关反应式：$2MnO_4^- + 5C_2O_4^{2-} + 16H^+ \Longrightarrow 2Mn^{2+} + 10CO_2 + 8H_2O$。

二、仪器分析方法检测

随着现代仪器分析方法的建立和迅猛发展，近年来，许多现代仪器在矿化医学分析中得到了广泛的运用，本文重点介绍 X 射线光电子能谱（XPS）、质子激发 X 射线发射光谱（PIXE）、能量分散 X 射线（EDX）、电子束探针微区分析（EPMA）、原子发射光谱（AES）、原子吸收光谱（AAS）、电感耦合高频等离子体发射光谱（ICP-AES）、X 射线荧光光谱（XRF）和离子选择性电极等现代仪器分析技术在矿化医学中所含钙元素分析方面的应用。

（一）原子吸收光谱

原子吸收光谱（atomic absorption spectrometry，AAS）又称原子吸收法。它是基于物质所产生的基态原子蒸气对特征谱线的吸收来进行定性和定量分析。与吸光光度分析的基本原理相同，都遵循朗伯 - 比尔定律，在仪器及其操作方面也有相似之处。目前，它已成为一种非常有效的分析方法，并广泛应用于各个分析领域，该法具有以下特点。

1. 选择性好，方法简便　吸收光辐射的是基态原子，吸收的谱线频率很窄，光源发出的是被测元素的特征谱线，所以不同元素之间的干扰一般很小。大多数样品的测定只需要进行简单的处理,即可不经分离直接测定多种元素。

2. 灵敏度高　火焰原子吸收法对大多数金属元素测定的灵敏度为 $10^{-8}\sim10^{-10}$g/mL,非火焰原子吸收法的绝对灵敏度可达 10^{-10}g/mL。

3. 精密度好,准确度高　由于温度的变化对测定的影响较小,所以该法有较好的稳定性和重现性。对微量、痕量元素的测定,其相对误差为 0.1%~0.5%。

由于其灵敏、准确、快速等优点,因而应用于农业、林业、国防、化工、冶金、地质、石油、环保、医药等部门,可以测定近 70 多种金属元素。

（二）原子发射光谱

原子发射光谱（atomic emission spectrometry,AES）包括离子发射光谱,是由于原子外层电子受到热能、电能、光能等能量激发后,返回较低激发态或基态时所伴随的发光。按其激发形式的不同,可分为电激发原子发射光谱、火焰原子发射光谱、原子荧光光谱。如果包括原子内层电子的激发,还有 X 射线荧光光谱。物质发射的光谱有线状光谱、带状光谱及连续光谱。由气态原子或离子发射的光谱为线状光谱。由被激发的气态分子发射的光谱为带状光谱。由炽热的固体或液体发射的光谱为连续光谱。

原子发射光谱有以下特点:

1. 分析速度快　对于岩石、矿物等试样,一般不经处理,就能直接对试样中的几十种金属元素同时测定,并快速给出定性、半定量甚至是定量的结果。

2. 选择性好　每一种元素的原子被激发后,都产生其特征的系列谱线,根据这些特征谱线,就能较容易地进行定性分析。

3. 取样量少,灵敏度高　测定时,一般需样品量为数毫克至数十毫克。对大部分金属元素的测定,灵敏度约为 10^{-9}g。

原子发射光谱是利用原子或离子发射的特征谱线来进行分析的。这种线状光谱只反映原子或离子的性能,而与原子或离子来源的分子状态无关,所以,它只能确定试样物质的元素组成和含量,而不能给出试样分子的结构信息。

（三）电感耦合高频等离子体发射光谱

电感耦合高频等离子体发射光谱（inductively coupled plasma-atomic emission spectrometry,ICP-AES）是利用物质在被外能激发后所产生的原子发射光谱来进行分析的方法。将试样在等离子体光源中激发,使待测元素发射出特征波长的辐射,然后测量其强度而进行定量分析。

电感耦合等离子体（ICP）光源具有环形结构、温度高、电子密度高、惰性气氛等特点,用它作为激发光源检出限低,线性范围广,电离和化学干扰少,准确度、精密度高,可以分析元素周期表中的绝大多数元素。因此,已逐渐发展为一种极为普遍、适用范围极广的常规分析方法,并广泛用于环境试样、水质、环境、冶金、地质、化学制剂、石油化工、食品、医疗以及实验室服务等的样品分析中。

电感耦合高频等离子体发射光谱的性能特点:

1. 多种元素同时检测 ICP-AES 最显著的特点是可以同时检测一个样品中的多种元素。样品中各元素都各自发射出其特征谱线,可以分别检测而同时测定多种元素,包括金属元素和非金属元素。用化学分析、原子吸收光谱法等只能单个元素逐一测定。

2. 分析精度高 可准确分析含量达到 ng/mL,而且很多常见元素的检出限达到 0.1~1ng/L,分析精度很高。对高低含量的元素要求同时测定,尤其对低含量元素要求精度高的项目,采用 ICP-AES 更为便捷。

3. 样品范围广 ICP-AES 可以对固态、液态及气态样品直接进行分析,但由于固态样品存在不稳定,需要特殊的附件且有局限性,气态样品一般与质谱、氢化物发生装置联用效果较好,因此应用最广泛也优先采用的是溶液雾化法(即液态进样)。从实践来看,溶液雾化法通常能取得很好的稳定性和准确性。而在测试工作中,运用一定的专业知识和经验,采取各种化学预处理手段,通常都能将不同状态的样品转化为液体状态,采用溶液雾化法完成测定。溶液雾化法可以进行 70 多种元素的测定,并且可在不改变分析条件的情况下,同时进行多元素的测定,或有顺序地进行主量、微量及痕量浓度的元素测定。

4. 动态线性范围宽 一般的精密分析仪器都有它的线性范围(一般是 2~3 个数量级),以明确该类仪器准确测定的浓度区间,如果待测元素的浓度过高或过低,就必须进行化学处理,如稀释或浓缩富集,使待测浓度位于误差允许的线性范围之内。ICP-AES 的动态线性范围大于 6 个数量级,也就是说,在一次测定中,既可测百分含量级的元素浓度,也可同时测 ng/mL 级浓度元素,这样就避免了高浓度元素要稀释,微量元素要富集的操作,既提高了反应速度,又减少了烦琐的处理过程不可避免产生的误差。

5. 选择性好 由于光谱的特征性强,所以对于一些化学性质极相似的元素的分析具有特别重要的意义。如铌和钽、铣和铪、十几种稀土元素的分析用其他方法都很困难,而对 ICP-AES 来说毫无困难。

除具有上述主要优点外,目前尚有一些局限性。首先,在经典分析中,影响谱线强度的因素较多,尤其是试样组分的影响较为显著,所以对标准参比的组分要求较高;其次,对于固体样品一般需要进行样品的处理,预先转化为溶液,而这一过程往往使检测限变坏;再次,目前的仪器价格比较高,所以前期投入比较大,工作时需要消耗大量氩气,运转费用高。另外,如果不与其他技术联用，它测出的只是样品中元素的总量，不能进行价态分析。

（四）X射线荧光光谱

利用能量足够高的X射线（或电子）照射样品，激发出来的光叫X射线荧光。X射线荧光光谱（X-ray fluorescence spectrometry，XRF）的基本原理是基态原子（一般蒸气状态）吸收合适的特定频率的辐射而被激发至高能态，而后激发过程中以光辐射的形式发射出特征波长的荧光，利用测量待测元素的原子蒸气在一定波长的辐射能激发下发射的荧光强度进行定量分析。

利用XRF分析技术可鉴定泌尿系统结石中所含的元素，测定时不需破坏样品的原有状态，且用量很少。除最轻的几个元素外都能分析，且不受元素价态的限制。此外，XRF的优点是灵敏度高，谱线简单，在低浓度时校准曲线的线性范围宽达3~5个数量级，特别是用激光作为激发光源时更佳。XRF主要用于金属元素的测定，在环境科学、高纯物质、矿物、水质监控、生物制品和医学分析等方面有广泛的应用。与化学分析法相比，它更简便快速。

（五）X射线光电子能谱

X射线光电子能谱（X-ray photoelectron spectroscopy，XPS）是用X射线辐射样品，使原子或分子的内层电子或价电子受激发发射出来。被光子激发出来的电子称为光电子，可以测量光电子的能量。以光电子的动能为横坐标，相对强度（脉冲/秒）为纵坐标可做出光电子能谱图，从而获得待测物的组成。

X射线光电子能谱分析作为一种现代分析方法，具有如下特点：

1. 分析范围广　可以分析除H和He以外的所有元素，对所有元素的灵敏度具有相同的数量级。

2. 干扰因素少　相邻元素的同种能级的谱线相隔较远，相互干扰较少，元素定性的标识性强。

3. 可检测化学位移　化学位移同原子氧化态、原子电荷和官能团有关。化学位移信息是XPS用作结构分析和化学键研究的基础。

4. 可定量分析　既可测定元素的相对浓度，又可测定相同元素不同氧化态的相对浓度。

5. 灵敏度高　XPS是一种高灵敏超微量表面分析技术，样品分析的深度约2nm，信号来自表面几个原子层，样品量可少至10^{-8}g，绝对灵敏度可达10^{-18}g。

XPS不但为化学研究提供分子结构和原子价态方面的信息，还能为电子材料研究提供各种化合物的元素组成和含量、化学状态、分子结构、化学键方面的信息。在分析电子材料时,不但可提供总体方面的化学信息,还能给出表面、微小区域和深度分布方面的信息。另外,因为入射到样品表面的 X 射线束是一种光子束,所以对样品的破坏性非常小。这一点对分析有机材料和高分子材料非常有利。临床医学中,应用 XPS 不仅可以直接了解泌尿系统结石中各原子的电子状态,而且可以一次性同时定性和定量地检测几乎所有的元素,且方法简单、快速。

（六）质子激发 X 射线发射光谱

质子激发 X 射线发射光谱（proton induced X-ray emission analysis, PIXE）是 20 世纪 60 年代末发展起来的一种新的微量分析技术。利用加速质子去撞击所测试样,空间分辨率达微米,可以激发微区样品发射出 X 射线,用高能量分辨率的 Si（Li）半导体探测器,检测 X 射线能量及其强度,实现 X 射线光谱分析,并可同时进行背散射分析。分析这种 X 射线光谱,即可鉴定此试样的化学成分。

与其他分析方法相比,质子激发 X 射线发射光谱具有检测限低、快速和可同时进行多元素分析等优点。已应用于环境科学、生物学、医学与地质学等领域。由于质子束的直径比较小,进行样品分析时,所需的样品量较少。PIXE 是鉴定痕量元素存在的一种强有效手段,可以直接在试样上进行。

（七）电子探针显微分析

电子探针显微分析（Electron Probe Microanalysis, EPMA）是利用经过加速和聚焦的极细的电子束（直径约 0.1~1μm）作为探针,去激发试样中某一微小区域,使其发出特征 X 射线,测定该 X 射线的波长和强度,即可对该区域所含的元素进行定性或定量分析。

电子探针的应用范围非常广泛,特别是在材料显微结构 - 工艺 - 性能关系的研究中,电子探针起了重要作用。电子探针显微分析具有以下几个特点:纤维结构分析、元素分析范围广;定量分析准确度高;不损坏试样、分子速度快;微区离子迁移研究。EPMA 可分析体积只有几个立方微米的样品,除 H、He、Li、Be 等几个较轻元素外,其他元素几乎都可用 EPMA 进行定性定量分析。

（八）荧光分光光度法

某些物质吸收紫外线、可见光后,可以发射其波长比吸收光更长的光,并且随照射光的消失而消失,这种发射光称为荧光（fluorescence）。荧光分光光度法（fluorescence spectrophotometry）是利用某些物质发射荧光的特性进行定性定量分析的光学分析方法,属于分光光度法的一种。

由于荧光物质的结构不同,其吸收光的波长不同,发射出荧光的波长也不同,这就是荧光分光光度法对能产生荧光的物质进行定性分析的依据。实验证明,在稀溶液中,荧光强度与荧光物质的浓度成正比,这是荧光分光光度法对荧光物质进行定量分析的依据。

荧光分光光度计是广泛用于测定生物样品的仪器,灵敏度高达可检测出 10~12g 数量级的物质,同样也可进行钙离子浓度测定,但一般适用于多细胞样品,如采用显微操作制备单细胞也可完成。某些荧光分光光度计可选配专用测定细胞内钙离子浓度的装置,采用恒温微量池,在磁力搅拌器作用下细胞呈均匀悬浮分布,经 340nm 和 380nm 波长切换进行比率测定。测定结果遵循单波长和双波长计算公式。紫外分光光度计也可用于检测钙离子含量,但灵敏度比荧光分光光度计要差一些。

以上介绍的这些现代仪器分析技术除了用于钙元素分析以外,也可用于其他元素的含量分析。在具体的研究或者应用中,测定某种元素的含量选择具体的仪器要考虑检测的目的与要求、所需的灵敏度、样品的特性以及样品处理方法等综合因素。

（何　炜）

参 考 文 献

1. GOWER L B. Biomimetic Model Systems for Investigating the Amorphous Precursor Pathway and Its Role in Biomineralization. Chem Rev, 2008, 108（11）: 4551-4627.

2. 韩翀,李跃平. 电感耦合等离子体发射光谱的特点及应用. 铝镁通讯, 2009,（1）: 37-39.

3. 刘世宏,王当憨,潘承璜.X 射线光电子能谱分析. 北京: 科学出版社, 1988.

4. WEBB J, MACEY D J, CHUA-ANUSORN W, et al. Iron biominerals in medicine and the environment. Coord Chem Rev, 1999（190-192）: 1199-1215.

第二章

生物矿物与生物矿化

天然生物矿物在植物和动物界中广泛存在,生物在常温常压下,利用周围环境中简单常见的元素,通过一系列复杂的过程合成结构及性能完美的天然复合矿物材料的过程称为生物矿化。生物体对无机晶体的成核、生长、形貌及结晶学位向等的控制是非常精确的,从蛋白质到细菌中的磁性晶体、牡蛎壳、珊瑚、象牙、骨和牙齿等,即从纳米世界到宏观结构世界,生物创造了一种全新材料,其与人工合成的生物材料相比具有无可比拟的优越性能。迄今为止,人类还不能制备出具有高强度和高韧性的动物牙釉质,具有复杂多极结构的骨,坚固又不被海水腐蚀的五彩缤纷的贝壳等。仿生制备高性能的复合材料需要对天然生物矿物以及所涉及的生物矿化机制进行深入研究。

天然生物矿物是一类在植物和动物体内合成的生物陶瓷和生物大分子复合材料。生物矿物包括多种材料。按照生物矿物在生命体中存在的形式排列,可以将生物矿物分为磷基、碳基、硅基及其他。磷基生物矿物主要包括羟基磷灰石、磷酸八钙、磷酸三钙和碳酸磷灰石等,主要存在于高等脊椎动物如哺乳动物的骨骼和牙齿、鱼类的鳞,以及部分低等无脊椎动物中。碳基生物矿物主要包括碳酸钙和草酸钙。碳酸钙广泛存在于海洋和淡水生物中,如贝壳、蟹壳、鱼耳石,鸟类的蛋壳等,在植物的叶子中也存在,具有如外骨骼、力学强度、平衡和重力、钙存储等多种生物学功能。草酸钙存在于植物的叶子、真菌的菌丝以及哺乳动物异常矿化产生的肾结石等,具有支撑和储钙的作用。硅基生物矿物主要为 SiO_2,存在于海绵骨针、植物的叶子、硅藻的细胞壁等。研究发现,生物硅广泛存在于生物体内并参与了多项生命活动,近期对于硅蛋白的研究发现,其具有诱导羟基磷灰石形成的作用。其他类生物矿物包括氧化铁、硫酸盐、卤化物、硫化物等,广泛存在于微生物、植物和动物等多种生物体内,氧化铁有磁性、力学强度、储铁等作用,硫酸钙具有参与植物代谢活动、储钙和储硫等作用,卤化物如 CaF_2 存在于甲壳类动物的平衡囊,起重力感应的作用,硫化物多存在于海洋细菌的细胞壁内,在离子转运过程中行使功能。生物矿物的多样性是为了满足各种各样生物功能的需要。

第一节　生物矿物分类

自然界中，无论是微生物，还是植物、动物，都可以在体内形成生物矿物。已经发现的生物合成矿物超过 60 种，包括无定形矿物、无机晶体和有机晶体。生物矿物中含钙矿物约占整个生物矿物的 50%，其中碳酸钙主要构成无脊椎动物的体内外骨骼，而磷酸钙主要被脊椎动物采用；其次为非晶氧化硅；含量较少的有铁锰氧化物、硫酸盐、硫化物、钙镁有机酸盐等。

在生物器官的 20~25 种基本元素中，H、C、O、Mg、Si、P、S、Ca、Mn、Fe 是 60 多种不同的生物矿物的主要组成元素，其中 Ca 最重要。不仅由于它广泛存在，而且也由于它是骨骼和贝壳的主要成分。有趣的是，构成骨的无机成分是磷酸钙，而构成贝壳的无机成分是碳酸钙，造成这一显著区别的原因至今未知。然而，在这两种情况下，无机矿物都与有机大分子 - 有机基质密切相关，它们共同构成复杂的分级结构。

碳酸钙和磷酸钙矿物具有高的晶格能和低的溶解性，在生物环境中具有热力学稳定性。含水的相，例如草酸钙和硫酸钙溶解性要大得多，因而并不广泛存在于生物中。一般来说，钙盐的析出是在生物环境中控制钙离子浓度的结果，生物细胞间的钙离子浓度约为 10^{-7}mol/L。

生命系统中一半以上的元素与生物矿物有关。Mann 将自然界发现的 60 多种生物矿物分成 4 大类，即碳酸钙类、磷酸钙类、氧化铁与硫化铁类，以及硅石类。本章重点介绍与生物医用材料有关的碳酸钙类和磷酸钙类生物矿物。

一、碳酸钙

碳酸钙是生物矿化研究中非常重要的体系之一。从医用植入材料的应用来看，碳酸钙的重要性不如磷酸钙，但是由于碳酸钙晶体在矿物学和化学领域中被深入研究，是矿化机制探讨非常适合的实验对象，可用以研究有机 - 无机界面的电负性、结构匹配等诱导作用。

生物体中碳酸钙的矿化过程是有机基质指导下成核及生长的过程。有机大分子经自组装后对 $CaCO_3$ 的沉积起模板作用，使形成的矿化物具有特定的晶相、形貌、取向、尺寸和结构。在生物矿化过程中，有机基质与碳酸钙晶体之间存在着多种复杂的相互作用，使得基质大分子的微观结构发生改变，更有利于形成高度有序的生物矿物，从而使生物矿化产物显示出优异的物理、化学和生物学功能。

（一）碳酸钙的多晶型

碳酸钙在自然界和生物界中分布广泛。大理石、石灰石、白垩等天然矿物的主要成分都是碳酸钙，这些原料经加工后可以用于建筑、橡胶、塑料、造纸、油漆、涂料等多种工业。在生物体中，尤其是海洋生物中，碳酸钙也是最为常见的生物矿物之一，在蛋壳、甲壳、软体动物壳、骨针中都具有很高的含量。贝壳中碳酸钙的含量在 95% 以上。

碳酸钙具有六种多型体，除了无定形碳酸钙（amorphous calcium carbonate，ACC）以外，其余五种晶型分别为方解石（calcite）、文石（aragonite）、球文石（vaterite）、单水方解石和六水方解石。如表 2-1 所示，生物矿化中最常见的碳酸钙是方解石和文石，球文石也少量存在。

表 2-1　碳酸钙生物矿物

矿物	分子式	生物体	存在位置	所起作用
方解石	$CaCO_3$	颗石藻	细胞壁鳞状体	外骨骼
		有孔虫	壳层	外骨骼
		三叶虫	目镜	光学成像
		软体动物	壳层	外骨骼
		甲壳类	壳表层	机械强度
		鸟类	蛋壳	保护
		哺乳动物	内耳	重力感受器
含镁方解石	$(Mg, Ca)CO_3$	八放珊瑚	骨针	机械强度
		棘皮动物	壳/刺	强度/保护
文石	$CaCO_3$	造礁珊瑚	细胞壁	外骨骼
		软体动物	壳层	外骨骼
		腹足类动物	交尾刺	繁殖
		头足类动物	壳层	浮力装置
		鱼	头部	重力感受器
球文石	$CaCO_3$	腹足类动物	壳层	外骨骼
		海鞘类动物	骨针	保护
无定形	$CaCO_3 \cdot nH_2O$	甲壳类	壳表层	机械强度
		植物	叶子	钙储备

方解石和文石在自然界中都可以作为矿石存在，方解石通常为透明或半透明无色晶体，含有较多杂质元素时呈现红、棕、绿、黑等各种颜色，大块单晶可以作为观赏石或宝石原料。文石矿物通常为白色不规则形状的多晶体，无观赏价值，但是由贝类合成的文石质珍珠则非常漂亮。球文石是介稳相，稳定性不如方解石、文石，在水溶液环境中可以转变为方解石，所

以在自然界中很少作为矿物存在,但在一些软体动物内由于有机质的作用可以稳定存在。

（二）碳酸钙多型体的晶体结构

方解石是碳酸钙最稳定的一种晶型,属于六方晶系,R3c 空间群,晶格常数 a=b=4.990Å,c=17.061Å,α=β=90°,γ=120°,阳离子配位数为 6。

文石是碳酸钙的另一种较稳定晶型,属于正交晶系,Pmcn 空间群,晶格常数 a=4.959 8Å,b=7.964 1Å,c=5.737 9Å,α=β=γ=90°,阳离子配位数为 9。

球文石是碳酸钙的亚稳晶型,属于六方晶系,由于晶格中碳酸根离子团的位置不确定（无序移位）,存在两种结构描述方法:第一种为 P63 空间群,晶格常数 a=b=4.13Å,c=8.48Å,α=β=90°,γ=120°,阳离子配位数为 12;第二种为 Pbnm 空间群,晶胞为原来的 2 倍大小,a=4.13Å,b=7.15Å,c=8.48Å,α=β=γ=90°。

方解石和文石这两种同素异构体具有非常相似的晶体结构和热力学稳定性。文石与方解石比较,文石在室温和常压下稍欠稳定,但在生物矿化中则更为常见。文石结构中 Ca^{2+} 和 CO_3^{2-} 按六方最密堆积方式排列,因而比方解石更致密,文石的生长倾向于沿 c 轴,因而在常温常压下,文石形成细的针状单晶,通常不长成大晶体,即使长成大的晶体,也是多晶构成的集合体。方解石大多长成由等同的六方晶系的{104}[①]面构成的各向同性的菱状体,这是因为沿{104}面 Ca^{2+} 和 CO_3^{2-} 紧密堆积使得这些面很稳定,但同时也导致了相邻晶面间结合力降低,使得方解石变得很脆,容易沿{104}面解理。文石中不存在这种解理面,这是它力学性能上的优点,它还倾向于形成多孔的颗粒,而方解石倾向于形成大而脆的单晶。

（三）无定形碳酸钙

无定形碳酸钙极不稳定,但是在矿化过程中很可能作为前驱体（precursor）产生并被稳定下来。与碳酸钙的其他多型体相比,ACC 具有高溶解性和无序结构,易被模制成任何形状。ACC 在生物矿化过程中所扮演的角色仍在探讨阶段,这种材料是如何在活体组织中产生的,其稳定性和晶型转变过程的机制仍不清楚。对 ACC 在矿化和实际应用中的研究都受到广泛关注,目前相关研究主要是确定其是否可以作为方解石、球文石或文石生物矿化过程的中间媒介。

关于 ACC 在碳酸钙水溶液的沉淀物内存在的研究自 1916 年起就有报道。目前人们更关注 ACC 作为单独材料的存在,因为越来越多的证据表明,ACC 这一相态在生物矿化过程

---

① 晶面指数是晶体的常数之一,是晶面在 3 个结晶轴上的载距系数的倒数比,当转化为最简单的整数比后,所得出的 3 个整数成为该晶面的米勒指数（Miller index）,通常用（hkl）表示,晶面簇用{hkl}表示。

中起了至关重要的作用。有关早期矿化机制的研究表明,矿化过程起始于作为结晶态的前驱体的 ACC 的沉淀。海胆刺的再生是通过无定形前驱体在多种有机质所组成的各向同性的非晶体上的沉积实现的。无定形材料由于其结构的不稳定性,可以很容易通过有机框架形成特定形状,再通过次级转变形成方解石单晶,无定形前驱体的方法同样可被其他无脊椎动物用来形成其坚硬的骨骼。通过对软体动物壳进行多年研究,Addadi 等人总结了无定形材料相关的矿化机制:存在于软体动物内的矿化起始于一种特殊隔室的形成,这是通过交联蛋白质层将矿化位点与外部环境隔离而实现的。在这个矿化空间内,有机基体为矿物的沉淀提供了框架。该基体是由多糖(甲壳素)、疏水丝蛋白和含有较高天冬氨酸的复杂的亲水蛋白质所组成。依据 Addadi 等人的观点,首先形成的矿物质为 ACC,之后晶体在无定形前驱体上生长。然而,对于这种无定形材料是如何在矿化隔室中产生的,以及哪些因素决定了这种瞬时前驱体是在何时以及如何经历晶型转变的,仍没有明确答案。

将无机纳米材料与高度有序的有机结构集成来生产与天然生物复合物近似的完美材料,已成为材料科学界一个重要的研究领域。晶体从无机前驱体中生长,该前驱体与有机分子相连,被视为设计这些复合物的重要步骤。无机前驱体从合成的或天然高分子的超分子结构中沉淀,对晶体形貌和结构进行控制,可以制备出具有复杂结构的各种材料。

二、磷酸钙

磷酸钙盐是一类重要的生物矿物,普遍存在于生物体无机硬组织中,如骨和牙釉质。其中以羟基磷灰石最为重要,一直是从事生物、医学和材料的科研人员的主要研究对象。磷酸钙盐的一个突出特点是它具有优异的生物相容性和生物可降解性,植入体内的磷酸钙盐不但不会与骨组织发生排异反应,而且能够诱导新骨生长并且与骨组织键合。

磷酸钙盐具有多种物相和结晶形态,而且各种晶相的化学组分相差较小,晶格结构相近,在分析上存在一定的难度,这也是磷酸钙盐的沉积规律没有被完全认清的一个原因。表 2-2 按钙磷比从大到小的顺序,列出了各种磷酸钙盐的化学式、名称和缩写。

羟基磷灰石(Hydroxyapatite, HA 或 HAP)是一种含有羟基的钙磷盐,属六方晶系,空间群为 P63/m,点阵常数为:a=9.423Å,c=6.875Å。HA 是人体骨和牙的主要无机成分,占成人骨干重的 65%,与大量蛋白质共存。在牙釉质中以 HA 为主要晶态的无机物占总重量的 96%~97%。HA 的化学性质是各种磷酸钙盐中最稳定的。植入骨组织内的 HA 不仅不会引起排异反应,而且可以与骨直接结合,有良好的生物相容性。传统的 HA 制备方法是高温烧结,然而烧结的 HA 机械性能却不尽人意,其断裂韧性只有约 $1.0 MPa \cdot m^{1/2}$,与普通的玻璃相当,因而不能用作牙、关节和腿骨等受力较复杂的部位。

生物 HA 的结构非常复杂,因为矿物的成分为非化学计量比,Ca 经常缺少,CO_3^{2-} 在各种晶格位点替代 PO_4^{3-}。虽然我们在本书中称骨矿为 HA,实际上是碳酸磷灰石,其成分可表达为:$(Ca, Sr, Mg, Na, H_2O, [\ ])_{10}(PO_4, HPO_4, CO_3P_2O_7)_6(OH, F, Cl, H_2O, O, [\ ])_2$,其中 $[\ ]$ 表示晶格中存在缺陷。一般情况下用 $Ca_{10}(PO_4)_6(OH)_2$ 表示。几种生物体中存在的钙磷盐列于表 2-3。

表 2-2 各种磷酸钙盐

Ca/P	化学式	名称	缩写
2.0	$Ca_4O(PO_4)_2$	磷酸四钙	TECP(TTCP)
1.67	$Ca_{10}(PO_4)_6(OH)_2$	羟基磷灰石	HA
	$Ca_{10-x}H_{2x}(PO_4)_6(OH)_2$	非晶磷酸钙	ACP
1.50	$Ca_3(PO_4)_2$	磷酸三钙(α, β, γ)	TCP
1.33	$Ca_8H_2(PO_4)_6 \cdot 5H_2O$	磷酸八钙	OCP
1.0	$CaHPO_4 \cdot 2H_2O$	二水磷酸氢钙	DCPD
1.0	$CaHPO_4$	磷酸氢钙	DCP
1.0	$Ca_2P_2O_7$	焦磷酸钙(α, β, γ)	CPP
1.0	$Ca_2P_2O_7 \cdot 2H_2O$	二水焦磷酸钙	CPPD
0.7	$Ca_7(P_5O_{16})_2$	磷酸七钙	HCP
0.67	$Ca_4H_2P_6O_{20}$	磷酸二氢四钙	TDHP
0.5	$Ca(H_2PO_4)_2 \cdot H_2O$	一水磷酸二氢钙	MCPM
0.5	$Ca(PO_3)_2$	亚磷酸钙	CMP

表 2-3 钙磷酸盐的生物矿物

矿物质	组成	生物体	位置	作用
羟基磷灰石	$Ca_{10}(PO_4)_6(OH)_2$	脊椎动物	骨	内骨骼
		哺乳动物	牙齿	碾/磨
		鱼	鳞片	保护
磷酸八钙	$Ca_8H_2(PO_4)_6$	脊椎动物	骨/牙齿	先驱相
无定形	不确定	石鳖	牙齿	先驱相
		腹足动物	消化系统	碾
		双壳类	腮	离子储存
		哺乳动物	线粒体	离子储存
		哺乳动物	乳汁	离子储存

作为生物矿化中一类主要的矿化产物,磷酸钙占有很重要的地位。其种类,性质,形成、转化机制等更是生物矿化研究过程中非常关心的问题。磷酸钙体系中物相种类繁多、性质相近,相互之间的转化复杂,这些物相经常伴生而又难于分离、独立研究。在生物矿化体系中,羟基磷灰石是稳定相,磷酸八钙是亚稳相。这方面研究比较多地集中在磷酸八钙向羟基磷灰石的转变方面。有人研究了在 pH 为 7.4、温度 37℃ 的模拟人体环境的溶液中磷酸八钙向羟基磷灰石的转变。在实验的初始阶段不断向溶液中加入 Ca^{2+},此时不断形成磷酸八钙,说明 Ca^{2+} 对磷酸八钙起到了关键作用。当停止添加 Ca^{2+} 时,磷酸八钙开始向羟基磷灰石转变。在磷酸八钙和羟基磷灰石的转变条件研究中,很多都是关于有机成分的,如有人研究了不同分子量的聚丙烯酸对磷酸八钙水解并向羟基磷灰石转变的阻止作用。许多研究分析了有机物对磷酸八钙的形成与生长的影响,如有人研究了 PASP(poly-L-aspartate)对磷酸八钙形成的阻碍作用及诱导已经形成的磷酸八钙在结构和形态上的改变等。

无定形磷酸钙(amorphous calcium phosphate, ACP)是在采用湿化学法合成羟基磷灰石时发现的一种磷酸钙的无定形中间相,它短暂地存在于湿化学法合成 HA 的过程中,很难在水溶液中稳定存在。在利用 X 射线衍射研究人骨的矿物相时发现,骨的矿化物也存在相当一部分 ACP。ACP 具有其他磷酸钙无可比拟的优点:它的骨传导性以及成骨细胞黏附性能比 HA 还要好;它的生物降解速率比可降解磷酸三钙还要高,而且可以通过改变其组分对某些特性进行调节。因此,ACP 目前正被广泛地应用于生物医学领域,成为材料学界、生物学界和医学界研究的热点之一。

早期的观点认为 ACP 的结构可能是磷灰石结构,只是磷灰石的晶粒非常小,以致其 X 射线衍射(XRD)图谱中无晶体衍射峰出现。有学者研究并计算了含有少数磷灰石晶体的磷酸钙的 XRD 图谱,并把它与 ACP 的 XRD 图谱进行比较后发现两者并不一致,于是认为 ACP 的结构与磷灰石的结构不同。还有一种观点认为 ACP 是羟基磷灰石和磷酸氢钙的混合物。Tropp 等利用 31P-NMR 方法仔细分析了羟基磷灰石、磷酸氢钙和 ACP 中磷的化学峰位后,发现 ACP 的结构不同于羟基磷灰石和磷酸氢钙的混合物,这进一步表明 ACP 的结构有别于晶态磷酸钙,即 ACP 是一种具有独特结构的磷酸钙物质。ACP 的结构模型为,基本结构是 Ca/P 比为 1.5 的 $Ca_9(PO_4)_6$ 团簇,团簇内部不含水,这些团簇无规则堆积形成直径约为 9.5Å 的粗糙球体并且团簇之间填充一些结构水,结构水的含量大约占 10%~20%。

三、氧化铁与硫化铁

（一）氧化铁类

在全世界的河流和池塘中都有一种生物在地球磁场的控制之中，即磁性细菌。这些磁性细菌体内有一个"指南针"，由不连续的 Fe_3O_4 晶体链组成，晶体沿着地球磁场的方向排列成链。只需要一个小磁棒作为诱饵，就可在地球的淡水和海水中喂养这些磁性细菌。

上述磁性细菌中的 Fe_3O_4 是生物铁氧化物的一个突出代表。事实上，生物铁氧化物广泛分布，并且在生物体内起着不同的作用。生物铁氧化物常作为重要的无机物用于催化剂和磁性介质等，特别是 Fe_3O_4 与生物体关系密切。在已知的磁性细菌中，磁性晶体不仅排成链状，而且具有与单磁畴相匹配的尺寸，否则系统就不能有效地作用。细菌中的磁体全部都控制在一个严格的尺寸范围内，保持永久单磁畴。

其他铁氧化物如针铁矿和纤铁矿沉积在一些软体动物的牙齿中。例如普通的笠贝牙齿像锈色的马刀，其中就含有针铁矿。石鳖的牙齿因为含有纤铁矿和磁铁矿而表现出磁性。另一种重要的分布很广的铁氧化物是氢氧化铁，它是一种褐色的胶状沉淀，能够储存蛋白——铁蛋白，构成一个由蛋白外壳包着的尺度约为 5nm 的无机核心，这样就避免了生物体中的无机物生锈等各种问题，同时为不稳定的铁提供保护。铁蛋白在合成血红蛋白的过程中起着重要的作用。不同于铁氧化物，氢氧化铁是一种具有较高溶解度的无序材料，可适于储铁，针铁矿和纤铁矿这类热力学很稳定的氧化物则不适于这种功能。

软体动物，例如帽贝和石鳖，用一个被称为齿舌的像舌头一样的器官把海藻从岩石上刮下来。帽贝的齿舌约 7cm 长，几毫米宽，包含有几百颗牙齿。齿舌的一边从嘴里伸出来，用牙齿把海藻和其他有机物从岩石上刮下来。因为海藻在岩石上长得非常结实，牙齿必须又硬又韧。帽贝和石鳖的牙齿类似马刀，牙齿的切削边缘含有各种铁氧化物晶体，其余部分是硅石和羟基磷灰石，从而获得了优异的机械性能。不过帽贝和石鳖的牙齿还是有区别的：帽贝中的矿物相是针铁矿，而石鳖牙是纤铁矿与磁铁矿的混合，所以石鳖的牙是磁性的，可以用一根小磁棒吸起来，而不沾染有机物。

（二）硫化铁类

生命系统中有机硫化铁矿物的生成，最近才为人们所考虑，许多硫化铁矿物都和降硫细菌相关。大多数产物是随机形成的，或者是新陈代谢产物，如 H_2S 与周围环境中的三价铁离子反应生成硫化铁。研究表明，某些种类的磁性细菌在富硫环境中能合成 Fe_3S_4 晶体，包括窄条状的分散分布的单晶体。这些晶体的形貌很特别，往往成链状排列。显然，这些过程受严格的生物学控制。因为在地球的早期历史中,硫化比氧化更重要,所以在细菌的细胞内形成硫化物可能代表了一种古老的过程,即无机材料适应特定环境的生物功能。

四、硅石类

虽然大多数生物矿物是离子盐类,但许多单细胞生物产生非晶硅结构,其中硅藻和放射虫壳最为著名,它们构造了精美的带状多孔壳和微骨骼。

一些藻类、海绵等都具有以硅酸为基本成分的矿化结构,某些植物的纤维也含硅酸矿物。二氧化硅及其水合物(通常称为硅酸)有晶型和无定形两大类。与其他生物无机物不同,生物中的硅往往处于非晶形态,包括溶胶、凝胶等形式。这些无定形硅石有别于玻璃态,生物体内的硅石颗粒极小,直径小于 50Å,被塑造成各种形式,像硅藻一样的许多单胞有机体以这种生物矿物为骨骼。某些植物,如马尾草中含硅量极高,硅占干重的 20%~25%,这种干植物类似于砂纸,早期美洲人把它作为一种特效的刷牙工具。类似的高硅含量也在稻米壳中发现,现在这些稻米壳已经被当作便宜的原材料生产氮化硅。

非晶硅在生物体中的存在引发了一个重要的思考:为什么某些有机物使用非晶硅而不是晶体矿物如碳酸钙作为结构材料?关于这一问题目前尚没有清楚的认识。一种可能的原因是由于晶体易于发生断裂和解理导致的破坏,而非晶生物矿物可以不降低强度地模压成各种形状。Si-O-Si 单元在水中的高稳定性和 Si-O-Si 键角的变化性是在温和条件下非有序结构而不是晶体结构析出的原因。硅石与碳酸钙、磷酸钙的结晶还有许多不同之处。在中性条件下,硅石的可溶性形式是硅酸 $[Si(OH)_4]$。浓度大于 1mmol 时,硅酸会经历一系列聚合反应产生非晶凝胶或者胶体粒子。由于海水对于硅的沉积是非过饱和的,有机物必须采用特殊的机制从周围环境中吸收、集中和聚合硅酸。所得到的无定形硅酸具有网状结构,得到一种具有统一成分 $\{[SiO_{n/2}(OH)_{4-n}]m, n=1\sim4\}$ 的复杂的含水材料,在不同的硅石矿物中比例可以不同。

虽然硅石矿物在分子水平上是无定形的,但它继承了如凝胶或者是由胶体粒子组成的致密的聚集体的特殊微结构,这些结构反映了当聚合过程进行时,最初形成的小粒子聚集和溶解程度的差别。在中性和碱性的纯溶液中,初级粒子带少量负电,因此聚合程度由内部建立的静电荷限制,产生一些特殊的结构。这种精确的有选择的粒子排列取决于有机基质指导的沿着特殊方向的聚集过程,例如,植物中的硅有三种不同的形态:纤维状、片状和粒状,与不同的生物大分子有关。

第二节 几种典型天然生物矿物

一、贝壳

（一）贝壳的结构

贝类的外壳是研究最早的一种典型的碳酸钙类天然生物矿物，很多生物矿化的理论模型都是基于对贝壳的研究而建立的。贝壳具有三层结构，最外层为表壳层，称为角质层（periostracum），角质层是一层富含赖氨酸残基的硬化蛋白质，覆盖于贝壳外表面，厚度极薄，对贝壳的钙化层有防腐蚀保护作用，角质层在贝壳边缘钙化层形成过程中为碳酸钙结晶提供模板，并起引导和组织作用。中层为棱柱层（prismatic layer），由[001]定向的柱状方解石组成。内层为珍珠层（nacreous layer），由垂直于 c 轴的文石板片组成。

角质层来源于外褶和中褶之间的外沟，呈多层结构，分为三层，每一层又由多层叠合而成。外层为基底细胞分泌形成的硬化糖蛋白基质，覆盖于贝壳最外面；中层由外褶内侧的柱状细胞分泌的糖蛋白物质形成，又称为纤维基质；内层由外褶外表皮细胞分泌的糖蛋白复合物组成。文石板片是珍珠层最基本的结构单元，一般多呈伪六边形及不规则多边形。在不同种类的软体动物中，板片的尺寸变化不大，一般直径 2~10μm，厚 0.5~0.7μm。板片在二维方向上排列形成微层，进而形成珍珠层。除此之外，在一些种类的贝壳中还存在交叉叠片层、簇叶和均匀分布层等结构。贝壳中的碳酸钙内还包含其他离子，比如 Fe^{3+} 和 Mn^{2+}。

贝壳是在外套膜中形成的。贝类从环境中吸收的钙通过外套膜细胞进入外套腔溶液，溶液中的钙离子浓度约为 10mg/L。碳酸钙析出后形成晶体，有序沉积在壳内表面，完成壳的外延和加厚，形成晶体与基质层相互交替排列的结构。外套腔是指在贝壳与外套膜之间，由壳的边缘和角质层封闭而形成的一个腔。腔内的溶液是贝类钙沉积的环境。外套腔溶液由多种有机、无机物质混合而成。外套腔溶液是相对独立于血腔和体外水环境的一个封闭环境。

不同纲的贝壳珍珠层的生长方式也有所不同，分砖墙型（brick-wall）和堆垛型（stack-up）两种。砖墙型是双壳类的生长方式，每一层以类似步阶的方式互相重叠。堆垛型是腹足类动物的生长方式，生长面呈锥形堆垛形貌。

（二）贝壳中有机质的成分和结构

贝壳中含有 1%~5% 的有机基质，包括外套膜上皮细胞分泌的蛋白质和糖类物质。其中的蛋白质是由不同分子量、不同结构、不同酸碱度的多种性质的蛋白质组成的混合物，分子量为 5~500kDa。根据其在乙二胺四乙酸二钠（Na$_2$EDTA）中的溶解性，分为两大类：可溶基质蛋白（soluble matrix protein，SM）和不溶基质蛋白（insoluble matrix protein，IM）。SM 是多种小分子多肽的混合物，相对分子质量从数千到数万。它的组成具有多态性：不同种类动物、同一种类动物的不同生理状态、不同发育阶段、同一贝壳的不同层的 SM 都有很大差别。SM 中按照质量百分比计算，蛋白质约占 60% 以上，其次为磷酸盐，在不同种类壳中含 1%~30% 不等（一般为 12%），硫酸盐为 0~15%，碳水化合物 0~6%。其中的蛋白质通过离子交换色谱和高效液相色谱（HPLC）可分离出十几个组分，尚不能保证各组分为纯蛋白质，但以 1~2 个组分为主。对这些组分进行氨基酸分析，发现其中含有大量的天冬氨酸（Asp）、丝氨酸（Ser）和甘氨酸（Gly）序列，因此属于酸性蛋白质。红外光谱分析发现，此类蛋白质大多呈 β 折叠结构。SM 的酸性侧链可以吸引钙离子，是直接诱导形核的蛋白质。

贝壳有机质中 IM 的分子量要比 SM 大得多，即使在强酸强碱的作用下也不会完全溶解，其中富含疏水基团。一般认为 IM 主要由类丝素蛋白和碳水化合物（几丁质）组成，在有些贝壳中 IM 完全由蛋白质组成。IM 中甘氨酸（Gly）、缬氨酸（Val）、丙氨酸（Ala）及赖氨酸（Lys）含量增高，含有大量的聚丙氨酸 poly（Ala）和 poly（Gly）序列，属丝蛋白类，二级结构主要为 β 折叠片。Sudo 等人通过对 IM 进行基因克隆，由基因序列推测，poly（Ala）序列主要用于形成 β 折叠结构，而位于氨基端和羧基端的 poly（Asp）序列主要用于结合钙离子。一般认为，IM 是生物矿化的框架蛋白质（framework protein）。

IM 作为预组装的框架蛋白构建珍珠层的层状结构，其表面带有一些正电荷。SM 由于表面带有负电荷而吸附在 IM 表面，另一面与晶体表面直接接触，诱导碳酸钙晶型和形核长大。SM 和 IM 在晶体间均以层状形式存在，Weiner 等人最早提出了层间有机基质的五层结构，认为 β-几丁质在中部、两侧为类丝素蛋白，再外层为酸性大分子，即 SM，SM 与无机晶体表面接触。Weiner 等在后来的研究中使用低温透射电镜观察了层间有机基质的结构，并没有发现类丝素蛋白的存在，因此推测其在晶片生长之前应该是以凝胶状态存在，而酸性大分子则处于凝胶环境中，在 β-几丁质表面组装成膜，以诱导晶体形核长大。当晶体长满层间的空间后，类丝素蛋白就被推挤到晶体边缘形成同层晶片间的有机质。

（三）贝壳的生长机制

根据 Mann 提出的有机基质调制矿化的机制，贝壳是通过有机基质的调节作用形成的，而有机基质的成分和功能是受基因控制的，因此贝壳的形成最终是受遗传控制的，但这种控制作用的详细机制和过程目前仍了解甚少。贝壳的形成经历了以下四个过程：

1. 软体动物细胞分泌蛋白质进入外套腔中，蛋白质经过转录的修饰作用，发生磷酸盐化、糖基化和硫酸盐化。

2. 有机大分子的预组装　即不溶基质蛋白大分子内和分子间通过二硫键以及赖氨酸（Lys）、酪氨酸（Tyr）等残基的相互作用，或通过锚蛋白（anchorprotein）将不溶基质蛋白和可溶基质蛋白交联，使有机分子自组装成高度有序的结构。

3. 界面分子识别　可溶基质蛋白通过酸性域结合外套腔溶液中的 Ca^{2+}，使 Ca^{2+} 富集，动物呼吸产生的 CO_2 经碳酸酐酶的作用形成 HCO^{3-}，与 Ca^{2+} 作用形成 $CaCO_3$ 沉淀。

4. 生长调制以及亚单元组装成高级结构　由于有机质是高度有序的结构，因而 $CaCO_3$ 结晶时受有机质结构的控制，以取向附生的方式进行，结果使 $CaCO_3$ 的晶体学位向、粒度及形貌受到严格控制。

贝壳最外层的角质层蛋白对于棱柱层的晶体形成具有重要的调制作用。在研究整个贝壳形成、长大、加厚过程中，发现角质层的中层和内层都能结合大量的钙，推测这两层在壳边缘的棱柱层和珍珠层的形成中起着相应的调节作用。在角质层靠近壳边缘的区域，角质层中层出现许多囊泡，囊泡中逐渐堆积针状矿物质，并融合为球状亚单元，囊泡不断伸长，成为圆柱状，当其向壳边缘迁移时，这些充满了结晶亚单元的圆柱体就变成了棱柱状结晶，其表面结合无机复合物或小晶体，使棱柱状结晶不断生长，最终形成典型的贝壳棱柱层。而珍珠层则进一步在棱柱层表面异质形核，生长出层状结构。

二、珍珠

（一）珍珠的结构

双壳纲软体动物的外套膜受到沙粒、寄生虫等杂物侵入时，受到刺激的表皮细胞以杂物为中心核，内陷进入外套膜的结缔组织，陷入的一部分外套膜表皮细胞首先分裂形成珍珠囊。在珍珠囊这个封闭的矿化微环境中，矿物相的含量基本保持不变，外套膜外层细胞分泌一种特殊的物质——珍珠质，以核为中心，一层层将核包裹起来形成珍珠。

我国淡水养殖三角帆蚌培育的珍珠通常为无色或者极淡的黄色，在显微镜下观察呈致密的同心纹层结构，$0.3\sim0.5\mu m$ 的细针状微晶矿物平行纹定向排列。在低倍显微镜下，该种珍珠整体呈十字消光，高倍镜下微晶矿物呈现平行消光，该种珍珠的无机矿物相为文石晶型的碳酸钙。此外，另一种淡水珍珠不具有珍珠光泽，呈瓷白色，这种珍珠统称为无光珠，它是球文石的主要载体。这种无光珠被称为球文石珍珠，正常珍珠为文石珍珠。

珍珠层构成珍珠，同时也是贝壳的主要结构之一。作为一种天然生物复合材料，珍珠层因其特殊的组装方式而具有优异的力学性能，如断裂伸长率、断裂韧性等，一直以来备受材料学家的关注。对其结构和性能的研究不但可以指导仿生材料的研究，还可以为人工合成高性能有机 - 无机复合材料提供新思路和新方法。除此以外，淡水三角帆蚌是我国淡水珍珠养殖的主要品种，研究珍珠层结构也可以为培育高经济价值的珍珠提供科学的理论依据。

珍珠层由大约95%的文石晶型碳酸钙和约5%的有机基质组成，有机基质由蛋白质 - 多糖构成，珍珠层由文石板片构成。单个文石板片为多角片形，以六边形居多。每个文石板片厚度约为500nm，晶片大小为3~5μm。文石板片外部被有机基质包裹，经过板片的层层堆砌，形成紧密的"砖墙结构"。层间有机基质的厚度为20~50nm，有机基质限制了晶体层的厚度。对白色、粉色和紫色三种色系珍珠的珍珠层微结构研究发现，沿珍珠半径方向，珍珠层板片的厚度是渐变的，而且离珍珠核心距离越远，文石板片的厚度越薄。此外，对于直径相同的珍珠，其内部近似相同区域的文石片厚度也存在明显差异。由此推测珍珠颜色各异的特征与表面及其内部碳酸钙文石板片的厚度有一定关系。

（二）珍珠层的生长机制

关于珍珠层的生长机制，存在不同的理论，包括界面分子识别理论；细胞内部结晶，细胞外部组装；隔室理论；矿物桥理论；模板理论等。

在早期的研究中，Mann提出界面分子识别理论，认为生物矿化过程存在着不同层次的控制作用，向每个隔室输送形核所用的分子、离子受到隔室内外物理化学性质及生物化学反应的控制，这个过程极其复杂。因其界面性质与界面两侧环境之间存在较大差异，在界面处倾向于发生化学反应，这与界面几何特征、化学键及结构缺陷等存在密切关系。从晶体生长的空间位置和空间约束来讲，有机界面为晶体生长提供了生长中心，晶体就在生长中心形核，同时它又约束和限制晶体在空间上生长，从而控制晶体的结构形态及大小。从晶体生长的区域化学控制来讲，晶体生长的区域化学控制主要是有机界面附近的区域过饱和度，它不仅体现了矿化环境的非平衡态状况，还决定了晶体形核生长的基本条件。在隔室体系中，磷脂膜上的离子泵或者其他控制系统不断地输送不同的分子、离子到矿化区域，以增大区域的过饱和度。

矿物桥理论认为，通过不同珍珠层间有机质板片的孔隙，文石晶体继续生长，每个新形核的文石晶片沿外套膜方向垂直生长，直到碰到另一层层间基质，垂直生长才会终止。随后，板片横向生长形成新的板片。一旦正在生长的板片碰到板片上方相邻的层间基质中的孔隙时，它将像矿物桥一样穿过孔隙使新的板片继续结晶生长。相对于下板片而言，这个新板片存在横向偏移，当较老的板片横向生长时，在新老板片间形成更多矿物桥，导致板片在较多位置上同时生长。

Weiner 提出的珍珠层成因的模板理论认为可溶性有机基质可能为矿物相结晶提供模板。针对贝壳有机基质的生物化学组成研究推断,可溶性有机基质中存在较高比例的$(Asp-Y)_2$(Y 表示 Ser 或 Gly)序列,若蛋白质为 β 折叠片结构,则蛋白质中的 Asp-Asp 残基间距离(0.695nm)正好与文石(或方解石)中的 Ca^{2+}-Ca^{2+} 距离(0.3~0.65nm)相近。模板理论认为,无机相的某个晶面的结晶周期与带活性基团的有机基质的结构周期匹配时,无机矿物相的晶体形核活化能将会降低并诱导晶体沿该晶面方向生长,从而导致晶体的定向有序结构。由于文石的(001)晶面的结晶学周期(即 a、b)轴正好与有机基质的结构周期相匹配,因而诱导文石晶体沿(001)晶面方向形核,最终导致珍珠层中所有文石晶片的 c 轴垂直于珍珠层面。此外,当可溶性有机质在溶液中独立存在时,同样由于晶格匹配而选择性地吸附于文石的(001)晶面上,从而抑制文石晶体沿垂直该面方向生长,致使文石晶体均形成板片状形貌。

Addadi 提出了珍珠层沉积理论的基本观点:①类丝素纤维(silk-like)以凝胶状态存在,预先填充在矿化区;②几丁质定向排列,并控制碳酸钙晶体的定向生长;③首先形成的矿物相是胶体状的无定形碳酸钙;④形核在有机基质层面发生,晶体在无定形碳酸钙(ACC)上生成;⑤酸性大分子在晶体生长的过程中起调控作用。珍珠层的生长包括 4 个主要过程:①有机基质的组装;②矿物相的初步形成;③单独文石板片形核;④文石板片生长形成成熟组织。

科研工作者通过研究不同种类的幼生贝壳发现,棱柱层和珍珠层中均含有较多的无定形碳酸钙,因无定形碳酸钙在成年贝壳中含量较少,所以认为贝壳中的方解石或文石都是由无定形碳酸钙转化而来的。Nassif 等利用高分辨透射电子显微镜观察发现贝壳珍珠层的文石板片边缘均存在无定形碳酸钙相,很可能是无定形相向文石相转变过程后残留下的,这为以上观点提供了实验依据。鄢晓晖等采用同步辐射 XRD 研究了淡水三角帆蚌贝壳珍珠层中单个文石板片的微结构,发现珍珠层中的晶内有机物吸附于文石板片的(002)晶面。该研究结论同样支持珍珠层的矿化前驱体是无定形碳酸钙这一观点。矿化初期,三角帆蚌上皮细胞分泌大量无定形碳酸钙颗粒,同时被有机物稳定。随后,被有机物稳定的无定形碳酸钙颗粒被输送到矿化位置并结晶。在结晶过程中,稳定无定形碳酸钙的有机物吸附在具有高表面能的(002)晶面并抑制文石晶体沿着[002][1]晶向生长,最终导致板片状文石形成。

---

　　① 晶向指数是指晶列通过轴矢坐标系原点的直线上任取一格点,把该格点指数化为最小整数,表示为[uvw]。

针对珍珠层的形成机制,各理论均没有给出完善的结论,通过对珍珠层不同方面的研究,仅仅解释了各自观察到的一些现象。对珍珠层的研究仍在继续,随着实验技术的不断改进,珍珠层生长过程中的新现象必将引起关注。

三、骨

骨主要有骨松质和骨密质两种。长骨两端称为骨骺,中间称为骨干。骨的中央由以骨小梁为框架的骨松质构成,外周由骨密质构成。骨密质的结构单位是哈弗氏系统。骨是最复杂的生物矿化系统之一,其无机成分主要是羟基磷灰石和碳酸磷灰石等,约占总重量的65%;有机成分主要是 I 型胶原纤维,约占总重量的34%;其余为水。

（一）骨中矿物相

骨具有复杂的无机体系——磷酸钙系统。其复杂性主要体现在:

1. 骨中的无机相具有多型性　骨中最主要的无机相是羟基磷灰石(HA),但含有 CO_3^{2-}、Cl^-、F^-、Na^+、Mg^{2+} 等杂质离子,其中 CO_3^{2-} 的含量较高。CO_3^{2-} 可取代 OH^- 或 PO_4^{3-} 的位置而形成 α 型或 β 型碳酸磷灰石(CHA)。一般骨中这两相同时存在。此外,骨中还存在非晶磷酸钙(ACP)、磷酸八钙(OCP)、二水磷酸氢钙(DCPD)、磷酸氢钙(DCP)和六方碳酸钙等多种矿物相,它们被认为是作为磷灰石的前体相而存在。有关的演变机制包括:①先形成 ACP,然后转化为 OCP,最后变成 HA;②先形成 DCPD,然后转化成 HA;③先形成结晶欠佳的 HA,再逐渐成熟。

2. 磷酸钙体系各个相之间具有非常接近的晶体衍射峰,为相的鉴别带来困难。磷酸钙盐的主要结晶形式:①羟基磷灰石(HA)、$Ca_{10}(PO4)_6(OH)_2$、六方结构;②磷酸八钙(OCP)、$Ca_8H_2(PO4)_6 \cdot 5H_2O$、三斜结构;③二水磷酸氢钙(DCPD)、$CaHPO_4 \cdot 2H_2O$、单斜结构;④磷酸三钙(TCP)、$Ca_3(PO4)_2$、单斜结构。

（二）骨密质的结构

任何结构的骨以任何方式结合,其构造都优于含有饱和胶原纤维的矿物质,原因在于骨具有复杂的分级结构。骨骼的机械性能源于其结构,羟基磷灰石(通常是含碳的磷灰石)在胶原纤维、蛋白多糖和许多其他蛋白基体上形成。矿化的初始位置在胶原分子的间隙,这种片状晶体的晶体学取向与有机基质取向有关。近年的观察表明,这种晶体往往沿着胶原纤维呈平行排列,这种组织形式和邻近的胶原纤维一致,导致长程有序,这种组织结构使得骨骼具有不同寻常的断裂性能。哺乳动物的骨在很大程度上具有不同于木头的结构,明显影响骨的机械性能。矿化纤维的密度以及排列将控制应变的方向和大小,以及应变在骨中的传播方式。人类肩胛骨的中子衍射研究表明,羟基磷灰石晶体的 c 轴优先位于沿着所结合在一起的肌肉的拉伸方向。在某些区域,两块肌肉作用于不同的方向,发现晶体的位向分成两组,分别相应于两块肌肉的拉伸方向。尽管仍存在关于骨形态的不同意见,但是以下论点是被普遍接受的。

骨中的胶原纤维以两种主要方式排列:①层状排列,相互之间建立择优取向,其择优取向的变化很像昆虫角质层或者木细胞的第二细胞层(层状骨);②具有或多或少的随机性(骨松质)。

哈弗氏骨是人类骨骼中最常见的骨,并普遍存在于其他脊椎动物中,它是在骨已大量钙化以后才形成的。骨由骨细胞沉积而成,骨细胞位于纤维的中心层且以此为中心形成放射状,一般认为纤维的方向是不连续的,因此在一层与另一层之间在方向上存在一个尖锐的边界。为此人们假设了一种模型,其中方向的转换是逐渐的,这一模型肯定了"螺旋形"方向模型。整个环状层、细胞以及血管称为哈弗氏系统,骨板是整个哈弗氏骨的基本力学单元,同样木质部细胞是木头的基本力学单元。骨板通常沿着骨的长轴方向分布。

四、牙

在脊椎动物的其他主要生物矿物,如牙齿中,极少出现高的拉伸力,因此牙齿应该具有硬的表面,用于咬切和咀嚼。它应该足够耐用(强韧性),以维持动物的生命。人类的牙齿是一种相当基本的生物矿物,具有牙本质以及牙釉质。牙本质与骨在各种成分上都类似,牙釉质含有更多的矿物。牙本质类似骨,它的结构比骨更均匀一致,但晶体更细,大小约为 $2nm \times 50nm \times 25nm$。牙本质充满了细管,细管由高钙化区包围,位于自由取向的晶体基体上,晶体镶嵌在黏多糖和胶原中,胶原为片状,其位向平行于牙本质的表面。

牙釉质覆盖于牙冠表面,暴露于口腔中,牙釉质是高度矿化系统。牙总重量的 96%~97% 是无机材料,主要是羟基磷灰石,大部分以晶态存在。有机物不足 1%。牙釉质以其不同寻常的化学组成和高度有序的结构成为脊椎动物中最致密的材料。牙釉质的结构要复杂得多,牙釉质的基本结构是釉柱。釉柱是细长的柱状结构,起于牙本质界,呈放射状贯穿牙釉质全层,达到牙齿表面。牙釉质的行程并不完全是直线,近表面 1/3 较直,内 2/3 弯曲。釉柱的横断面呈匙孔状,分头部和尾部:头部表面是一弧形清晰的周界,称为柱鞘,相邻釉柱头尾相嵌。柱内晶体长(HA 的 c 轴)160~1 000nm,截面尺寸分别为 40~90nm 和 20~30nm。在头部晶体长轴平行于釉柱长轴,在尾部呈 65°~70° 倾斜。有机基质主要是釉蛋白和成釉蛋白。在柱鞘处有机物分布较多,主要是不溶性的釉蛋白,可溶性的成釉蛋白主要分布于晶体间隙。

在新出生的哺乳动物的牙釉质中,条状的碳酸磷灰石晶体长度至少为100nm,但直径仅为50nm,因此每个晶体可以从牙齿表面到达牙本质。如此高的高宽之比允许晶体有一个沿长轴方向的弯曲,小晶体在由小晶体组成的大组元范围内改变其方向。这些组元是各种各样的棒状物,因动物种类而异。晶体能够分支和熔断,导致形成具有宽基底的金字塔形状。基底与牙本质相连,在哺乳动物中,这些棒和片的排列有可能是复杂的和变化的。在一个距离范围内给出一个复杂的三维的棒的排列形式。在低级脊椎动物中排列又是不同的。

牙釉质中存在两种蛋白质,第一种是酸性的釉蛋白,它们与多糖以共价键结合,且趋于继承β折叠片结构,它控制牙釉质晶体形状;第二种蛋白质是疏水性的。

牙本质与牙釉质结合在一起,成为20MPa,3 000次/天负载的主要承担者。即使如此,完整牙齿的断裂是非常少见的,这部分是由于牙釉质的硬度和刚性,部分是由于牙本质的韧性和柔顺性。已有大量的试验测量了牙本质和牙釉质的机械性能。平行于细管的高韧性可能与胶原的方向有关,在这个平面上的裂纹必须穿过胶原层。与此类似,牙釉质的高韧性可能既与棱柱体之间弱界面的存在有关,又与裂纹穿的路径有关。裂纹穿棱柱被具有高纤维形貌的晶体所阻碍,附加的韧性来自流体穿过牙釉质结构的运动,在这个过程中消耗能量。整个牙齿的功能已采用有限元分析的方法进行了计算分析。

五、蛋壳

鸟体中的蛋壳形成是一个极其迅速的过程,例如家禽体内20小时中沉积了大约5克的碳酸钙。如果不从食物和骨骼的储备中补充,如此高的钙沉积速率足以在15分钟内耗尽血液中的钙。在此过程中,鸟体内的酸碱平衡也有变化,大多数的CO_3^{2-}是靠新陈代谢产物二氧化碳的水合作用形成的。在壳腺体的上皮细胞中,有含量丰富的碳酸脱水酶,它可以催化反应:

$$Ca^{2+}+CO_2+H_2O \Longrightarrow CaCO_3+2H^+$$

蛋壳形成过程中释放的质子导致鸟体内酸液过多,因此正在下蛋的母鸡常常依靠急速的喘息来增加呼吸活动,同时质子也靠肾排出。正在产卵的鸟类在蛋壳钙化的过程中,尿液呈现明显的酸性。显然,鸟的壳腺体输送钙离子和碳酸根离子穿过上皮细胞进入输卵管,同时也把质子和反离子带到血液中。在此过程中,上皮细胞产生了一个小的约10mV的电位差。

蛋壳由方解石构成,占96%~98%的体积百分比,其余是有机的水合物质,有机物扩展分布于整个壳材料,假如碳酸钙溶解,剩下的是有机物质。矿物断裂面形貌随壳的厚度而变化,锥状层(cone layer)的表面类似于软体动物的棱柱层,呈晶态断裂形貌,其上还可见与生长方向成45°角(104)晶面的微解理面。但在蛋壳的主要厚度层(栅栏层,palisade layer),断裂表面似乎并无规律,呈现碎屑状的复合物断裂形貌,有可能是有机物的分布决定了发生断裂的晶面。Rehkugler测出蛋壳的刚度为10~20GPa,大约是石灰石的1/3(忽略壳的形貌因素)。家养母鸡蛋壳的刻痕硬度随着壳厚的变化是内外约为170kg/mm^2,中心降至约125kg/mm^2。

组成鸟类蛋壳的方解石晶体是从位于纤维状卵壳膜上的许多离散的形核点生长而成的。这些点形成了球状生长的中心,其位置可以在蛋壳截面上清楚地观察到,称为乳突。乳突是很小的(10μm)离散蛋白质球面。在脱钙后的蛋壳上可以观察到有凹陷的小洞,小球状的方解石晶体通过这些洞排出。因此,乳突是实验研究蛋白质与晶体相互作用的最重要的材料来源之一。从化学的角度分析,结果显示其中含有碳酸脱水酶。

人们已经从晶体学和可溶性与不溶性蛋白质基质这两个方面研究了蛋壳。第一方面与整个蛋壳中阳离子的分布有关,例如镁聚集在球状结构的内部,这有力地说明蛋壳最初的晶核有着与蛋壳的主要成分方解石不同的组分和晶粒大小;第二方面的研究观察到,当一个小圆球生长成蛋壳时,晶轴最初存在于所有方向,然而由于离子是由蛋壳外部的输卵管提供的,内向的生长显然被抑制,又因为各个形核点生长的晶体相互靠得很近,侧向的生长也被抑制。因此蛋壳向外生长,逐渐有一个同一的晶体取向。通过X射线衍射可以观察到这一现象。这说明蛋壳是由在[001]方向自由生长的球状晶体构成的,从单个的形核点开始,最初的晶体向所有方向扩展,但逐渐被限制只在向外的方向生长。

鸵鸟蛋壳由于其优异的力学性能而倍受重视。鸵鸟蛋壳完全由方解石型碳酸钙组成,由内向外依次可分为锥体层、栅栏层和晶体层。锥体层中的单个锥体由若干个乳突结构发展而来,沿[001]方向呈辐射状生长,整个锥体层是由方解石微晶组成的片状集合体。在锥体层和栅栏层之间有明显的分界。矿物在锥体层末端的基础上形核生长,整个栅栏层是由沿[001]方向生长的方解石片状晶体组成的集合体。鸵鸟蛋壳弦切面样品X射线衍射分析,锥体层无[001]择优取向,栅栏层有明显择优取向,晶体层有极强择优取向。这说明在蛋壳内的晶体从内向外生长的过程中,其(001)面越来越趋向于平行蛋壳表面生长,而其他晶向的生长不断受到抑制。晶体层具有整齐致密的断面形貌,是由尺寸为几十纳米的微小晶粒组成,晶粒的排列高度有序。锥体层中有机质含量很少,无机矿物相中无序夹杂的有机质外形无规律。栅栏层中的有机质呈现特殊的团状,其密度较高。晶体层中有机质具有很高的密度。

用扫描电子显微镜分析蛋壳（光滑表面）中沿厚度方向的元素分布，结果显示在锥状层靠近内表面处较高浓度的镁（约占 16.7% 原子百分比，Ca+Mg+P=100%，磷约为 2.5%）。镁在生物矿化中一般作为矿化抑制剂出现，它可与生长中的晶体层作用而形成台阶型表面，这可能是锥体层中颗粒表面形貌的成因。而对粗糙表面蛋壳的元素分析表明，在晶体层中磷占 21% 的原子百分比，而钙只占 79%。磷来源于蛋壳中的有机质，这说明粗糙表面蛋壳晶体层中有机基质的含量远大于光滑表面蛋壳，其钙化不充分。

有研究表明，鸟类的蛋壳除了最主要的部分是由方解石微晶组成外，还有一部分文石。鉴于鸵鸟蛋壳显微结构的基本模式同其他鸟类卵壳的结构极其一致，因此一般认为，其生物矿物组成除占优势的方解石外，也应当有一小部分的文石存在。

第三节　生物矿物的自组装分级结构特征

与自然界中的矿物相比，生物矿物具有极高的强度、韧性等力学性能，较强的化学耐受性，良好的生物相容性，特殊光学特性等。这是由于生物矿物由复杂的生命过程和特殊的生长环境调控而成，通过自组装排列而具有分级结构特征，使其展现特殊的物理、化学和生物学等方面的特征。在生物体内，生物矿物的形成过程高度受控，在有机基质的调控下，实现了由微观到介观、宏观尺寸上对无机晶体的晶型、形貌、形核位点、晶体尺寸、晶体取向等方面的精确控制，从而组装成复杂的分级结构。生物矿物中，分级结构的特征与有机基质中的不可溶结构蛋白有密切的关系。研究生物矿物材料的分级结构和自组装方式与其展现的特殊性能之间的关系，是生物矿化学科的一个重要任务。目前国内外有多项关于天然生物矿物材料分级结构的研究，如人牙釉质、贝壳珍珠层、象牙、斑马鱼骨、鱼耳石等。

在崔福斋和冯庆玲所著的《生物材料学》中对于结构蛋白在生物材料中自组装的三定律进行了描述：

1. 具有稳定化学性质和生物学性质的结构蛋白构成几个不同尺寸和层次的组织。这些生物大分子通常为纤维状，本身又由更小的亚纤维组成。纤维排列成多层复合结构来实现特殊的生命功能。在一个生物体系统中，能够观察到的层次由小到大至少有四个水平，即分子水平、纳米水平、微观水平和宏观水平。这是一个有序分级结构所需的基本的结构单元。

2. 多层结构之间由特殊的相互作用结合在一起，通常存在特定的结合位点或一些具有晶体特性的分子外延的化学结合。

3. 由纤维或纤维层状物自组装成有取向的分级结构　这种无机晶体-有机基质形成的复合结构使得生物体的构成更加复杂多变,适应复杂生活环境的能力提高。这种"智能复合系统"是生物体在不断的进化过程中逐渐衍生出来的,它的形成是实现高级生命活动的需要。

一、贝壳珍珠层的自组装分级结构

Oaki 等人给出了贝壳珍珠层的三级分级结构)。一级结构为文石晶体层,尺寸约为 20~180nm,这些层状结构是由二级结构——文石板片沿 c 轴方向堆积形成的,每个板片宽 1~5μm,厚约 500nm。垂直板片的方向为文石晶体的［001］方向,六边形的边缘为文石的［001］方向。这些文石板片由晶体取向上高度一致的文石晶体排列形成。六方晶系的文石纳米晶体是贝壳珍珠层的三级结构,在有机基质的调控作用下形成近似六边形的文石板片。

二、斑马鱼脊椎骨的自组装分级结构

骨可以看作是一种具有高度复杂分级结构的材料。Rho 等人的研究得出人长骨具有 7 级自组装分级结构。王秀梅等对斑马鱼脊椎骨的微结构进行了细致观察,发现斑马鱼脊椎骨存在与人骨类似的分级结构,并且将其分为 7 级分级结构。

斑马鱼脊椎骨分 7 级结构,第 1 级结构为骨的基本组成成分,包括有机的胶原纤维和无机的纳米羟基磷灰石晶体。两者经过矿化结合形成脊椎骨的基本单元——矿化的胶原纤维(第 2 级)。矿化胶原纤维沿着长轴方向平行排列构成矿化胶原束(第 3 级)。矿化胶原束的排列方式有两种:平行排列和类胶合板式排列(第 4 级)。初始沉积的骨组织经过内部重塑形成了环形的多层板结构,包围中心的脊索以及向背部和腹部延伸的神经弓和血管弓(第 5 级)。第 6 级和第 7 级结构分别为脊椎骨节和脊椎骨整体。

三、牙釉质的自组装分级结构

牙釉质和牙本质是一个高度复杂的系统,其结构类似于骨,其设计主要用于承受特殊的应力。牙釉质覆盖于牙冠表面,暴露于口腔中,牙釉质是高度矿化的系统,牙重量的 96%~97% 是羟基磷灰石晶体,有机物不足 1%。牙釉质以其不同寻常的化学组成和高度有序的结构成为脊椎动物中最致密的材料。牙釉质具有从纳米到毫米大小的七级自组装分级结构。牙釉质的最基本组成,即 1 级结构,为六方晶系的纳米羟基磷灰石晶体,这些晶体组成矿化的纳米纤维（2 级结构），这些纳米纤维通过在长轴方向平行排列和聚集形成原纤维（3 级结构），进一步堆积形成更厚的纤维（4 级结构）。这些纤维聚集体在两个方向上堆积组装，在较大尺寸上形成了棱柱（5 级结构）。在微米级别上，这些棱柱堆积形成了棱柱层（6 级结构）。这些棱柱层平行排列堆积形成了 7 级结构——牙釉质层。这种结构是牙釉质良好的力学性能和理化特性的基础。

四、鱼耳石的自组装分级结构

淡水鲤鱼耳石共有 3 种，即由文石构成的微耳石和矢耳石，以及由球文石构成的星耳石。鲤鱼耳石是通过精确的分级组装方式形成的，这三种耳石的分级结构不同。

微耳石具有七级分级结构，分别为纳米晶文石、文石晶体纳米纤维、纤维排列结构、三维的文石棒、畴结构、畴结构的有序排列、微耳石日轮结构。

矢耳石的结构比微耳石简单得多。矢耳石由四级分级结构构成，分别为纳米晶文石、文石纤维、纤维的排列结构及矢耳石日轮。星耳石具有五级分级结构，分别为球文石纳米颗粒、球文石晶体纳米棒、球文石晶体片层、星耳石日轮生长环，以及星耳石整体。

五、鱼鳞的自组装分级结构

鱼鳞作为鱼的最外层，具有保护作用。近年来鱼鳞还被用于提取胶原蛋白。一片小小的鱼鳞，具有非常复杂的分级结构，从而具有优异的力学性能。以淡水鲫鱼为例，其鱼鳞由外向内分为三层，最外层主要为无机物，中间层主要为有机质，而内层是由无机物和有机质共同组成的具有分级结构的复合材料。可以将鱼鳞的内层分为四级分级结构。鱼鳞内层的 1 级结构为纳米羟基磷灰石晶体和胶原纤维；2 级结构为条形矿物，主要是纳米羟基磷灰石颗粒沿胶原纤维方向堆积排列形成的矿化胶原纤维；3 级结构为层状结构，这种纤维层是由宽 1μm，厚 5μm 的羟基磷灰石颗粒聚集形成的条形矿物（2 级结构）平行排列构成的。4 级结构为螺旋状堆叠上升的层状结构构成的鱼鳞内层整体，层之间的夹角约为 60°。

六、海绵骨针的分级结构

海绵骨针因其具有精细的层状结构和优异的力学、光学性能而备受关注。乔莉等通过研究中国渤海海域打捞的海绵二氧化硅骨针，得出其具有四级分级结构：第一级是纳米二氧化硅小球；第二级是单层中的亚层，这些亚层之间结合得非常紧密；第三级是二氧化硅单层，是组成同心圆结构的基本单元；第四级是同心圆结构，相邻的硅质层中填充了有机基质。通过对海绵骨针力学性能的研究发现,这种复杂的分级结构与其本身生长过程中硅的沉积方式和有机基质调控有关,并且直接与其功能紧密相关。骨针在受到伤害时,可以分步断裂,以保护整个骨针的结构。

生物矿物的仿生意义越来越引起人们的兴趣,生物体经过长期的进化,获得了高度的环境适应性和高效低能的生存效率,这也正是材料研究的一种趋势。

第四节 生物矿化的基本原理

生物矿化是指在一定条件下,在生物体的不同部位,以各种作用方式,在基因的调控下,在细胞和有机基质的参与下,无机元素从环境中选择性地在特定的有机基质上形核、生长和相变而形成结构高度有序的生物矿物的过程。

一、生物矿化研究简史

人类对于生物矿物的探索始于 20 世纪二三十年代,当时的科学家们用偏光显微镜对一些生物矿物进行了观察。20 世纪五六十年代,电子显微镜的应用大大促进了对生物矿物精细结构的深入研究,并建立了有机基质的概念。20 世纪 70 年代以来,随着各种微观分析技术的发展,研究者采用各种不同的专门仪器,如红外和拉曼光谱仪、穆斯堡尔谱仪、磁共振、中子活化仪等,探明了大部分生物的主要矿体结构和成分。化学、生物学家加入,将生物矿物的研究逐步提高到了生物无机化学、细胞生物学、分子生物学乃至基因的水平。生物矿化材料的合成过程是细胞调制的过程,这种天然复合材料中的有机质不仅有其结构上的框架作用,更重要的是控制着无机矿物的成核和生长。但是其中涉及非常复杂的界面匹配和分子识别问题,目前即使是最简单的生物硬组织的详细矿化过程也未完全了解。学习、模拟、适应和控制生物矿化过程的研究,已经成为一门新的学科,该学科的重要基础便是表征天然生物矿物的结构及探索生物矿化过程中的基本原理。

纵然对于生物矿物的研究已有近百年的历史,但是生物矿物学作为一门独立的学科则是近二十几年的事情。1994 年出版的《生物矿物学》奠定了这一学科的基础。生物矿物学是研究生命过程中生物诱导和生物控制的无机固体的形成、结构和性能的科学。生物矿化的研究是一门交叉学科,处于化学、生物学与材料科学的界面,而且与生物医学和口腔科学密切相关。生物矿化在生物层面上涉及细胞、蛋白质、基因等,在材料层面上涉及晶格、晶型、取向、缺陷等,在化学层面上涉及溶液化学、界面化学、弱相互作用等。对于天然生物材料的生物矿化的研究主要包括无机晶体的微观形貌和晶型、有机基质的组成、材料的分级结构、矿化原理、机械性能、生物学性能等。而生物矿化理论是对于天然生物材料进行模仿的基础理论构架。揭示生物矿化的控制机制，可以为生物材料科学中相似的控制问题提供思路，并为设计与合成具有特殊形态、结构和功能的新型功能材料提供新的理论指导和设计依据。

二、生物矿化的基本原理

经过近几十年的研究，生物矿化的机制已经达成了一些共识。生物矿化理论的建立主要是基于对软体动物（mollusk）的研究提出的。通过对软体动物外壳、骨针等硬组织中晶体的结构和形貌进行控制，可以获得优异的机械性能，因而达到有效保护软体动物自身组织的目的。

生物矿化区别于一般矿化的一个显著特征是，它通过有机大分子和无机矿物离子在界面处的相互作用，从分子水平控制无机矿物相的析出，从而使生物矿物具有特殊的高级结构和组装方式。生物矿化是一个细胞调制下极为复杂的微组装过程，并且因生物种类而异。这个过程是分子水平上的对于晶体形核和生长的精细控制，有很多细节有待于进一步深入研究。目前对于生物矿化体系的大量研究表明，细胞调制过程控制生物矿物的成核、长大以及微组装形成，并遵循以下三大原则：

1. 生物矿化发生于特定的亚单元隔室或微环境中，晶体只能在特定的功能位点上形核、长大。隔室尺寸由细胞分泌的有机基质的空间分布决定，通常这些有机基质自组装成为择优取向的纤维或板层的规则阵列作为矿物生长的模板，其中包含着控制晶体形成的功能畴结构。在发生矿化的活性隔室外部，矿化被一系列分子过程所抑制。隔室内的过饱和度受若干离子运输机制或离子泵的控制，包括基质囊泡、聚电解质、磷蛋白或其他 Ca^{2+} 结合蛋白、磷脂及酶等。这些生物矿化材料密度的增加是通过清除有机模板并随后由矿物填充所产生的空间来实现的。

2. 特定的生物矿物具有确定的晶粒尺寸和晶体学取向，这是由有机基质的预构造及其化学性质决定的。大多数晶体在基质结构内部生长。有些基质分子可整合在矿物晶体的晶格中。某些情况下，矿物可通过细胞控制的过程被吸收和重塑。

3. 宏观上的生长是通过大量生长单元的组装堆置而实现的，由此形成了复合材料并提供了生物组织进一步生长和修复所需的条件。由细胞分泌所形成的隔室单元或基质，在形成矿物的密度及形状之后，分泌过程将会产生新的单元，矿物的沉析作用是一个动态的不断更新的过程。在大多数情况下,若晶体的生长方向垂直于基质层,像骨及珍珠层的生物矿化过程就非常之慢;而在形成禽蛋壳时,矿化过程围绕着基质,在平行于它的方向上形成圆柱状晶体且过程迅速。

在生物矿化机制研究中,迄今为止最重要的贡献是 Mann 提出的有机基质调制矿化的理论。在生物矿化的过程中,有机基质起着至关重要的作用。现今的研究通常将不可溶有机基质和可溶有机基质对于晶体形核和生长的作用分别研究。生物矿化过程通常有两个重要的特点:①不可溶有机基质通常作为一个惰性的结构框架存在,例如疏水蛋白质和几丁质等;②酸性可溶有机基质富含天冬氨酸等酸性氨基酸,通常会与多糖相互作用,其与不可溶有机基质通过静电结合或共价键结合,从而吸附到不可溶有机基质的表面。在特定的溶液环境中,这些酸性可溶有机基质由于等电点不同而带电,吸附溶液中的自由离子,使得靠近有机基质的局部溶液微环境中的离子浓度过饱和,从而引发晶体形核。在上述过程中,有机基质 - 无机晶体的分子识别是一个重要的科学问题:特殊的酸性大分子蛋白质会选择吸附到晶体生长的特定表面。以碳酸钙类生物矿物的形成为例,在形核过程中,含有丝素蛋白等相对结构稳定的蛋白质和酸性大分子的有机基质会吸附晶体并起到结构框架的作用,对无机晶体的形核起模板的作用。随后的晶体生长处于一个特殊的溶液微环境中,溶液中的溶质对于晶体的形貌影响很大。矿化沉积过程中,有机基质与生长中的晶体有不同的作用方式,溶解的大分子会吸附到晶体的特定表面,从而减缓或者阻止晶体沿这一方向生长;吸附的大分子还可能完全覆盖晶体表面从而形成晶格缺陷或者导致晶体结构的不连续性。

三、生物矿化的基本过程

生物矿化中晶体的形成过程可以分为四个阶段:

1. 有机基质的预组织(matrix preorganization) 在矿物沉积前构造一个有组织的反应环境,该环境决定了无机物成核的位置,有机基质的预组织是生物矿化的模板前提。预组织原则是指有机基质与无机相在分子识别之前将环境组织得越好,它们的识别效果越佳,形成的无机相越稳定。该阶段是生物矿化进行的前提。

2. 界面处分子识别(interfacial molecular recognition) 1894 年,Fisher 根据酶与底物作用的特点最早提出分子识别的概念及著名的锁与钥匙原理。分子识别可理解为底物与受体选择性结合,并具有专一性功能的过程,互补性和预组织是决定分子识别过程的两个关键性因素。分子识别过程可引起体系构象及电学、光学、化学等性质的变化,这些变化意味着化学信息的存储、传递及处理。在已形成的有机基质组装体的控制下,无机物从溶液中在有机/无机界面处成核。其中的分子识别表现为有机基质分子在界面处通过晶格几何特征、静电电势相互作用、极性、立体化学互补、氢键相互作用、空间对称性和形貌等方面影响和控制无机物的成核的部位、结晶物质的选择、晶型、取向及形貌等。

3. 生长调制（growth modulation） 无机相通过晶体生长进行组装得到亚单元,同时其形状、大小、取向和结构受有机基质分子组装体的控制。由于生物体内矿化中有机基质是处于动态的,所以晶体生长在时间和空间上也受有机基质分子组装体的动态调节。在许多生物体系中,分子构造的第三个阶段即通过化学调节赋予了生物矿物独特的结构和形态的基础。

4. 外延生长（epitaxial growth） 在细胞参与下亚单元组装成更高级的结构。该阶段是造成天然生物矿化材料与人工材料差别的主要原因,而且是细胞水平上调控与再加工复杂超精细结构的最后阶段。

通过以上四个阶段,生物体可以从化学、空间、结构、形貌、构造等方面控制无机晶体的形核、生长、晶型、晶体取向、形貌、晶粒大小等材料学特征。

近年来,随着生物矿化研究的深入,新的猜测、验证、实验方法、检测方法等不断出现、积累,让人们越来越多地了解生物矿化的原理和应用前景。通过生物矿化机制的研究,仿生制造符合人类需要的各种新型材料,广泛应用于生产和生活,已经成为生物材料发展的一个必然趋势。

（冯庆玲）

参 考 文 献

1. LOWENSTAM H A, WEINER S. On Biomineralization. Oxford: Oxford University Press, 1989.

2. MANN S. Biomineralization: principles and concepts in bioinorganic materials chemistry. New York: Oxford University Press, 2002.

3. VINCENT J. Structural Biomaterials. Princeton: Princeton University Press, 1991.

4. 崔福斋,冯庆玲. 生物材料学. 北京:清华大学出版社,2004.

5. 崔福斋. 生物矿化. 2 版. 北京:清华大学出版社,2012.

6. 冯庆玲. 生物材料概论. 北京:清华大学出版社,2009.

第三章

钙 磷 代 谢

第一节　人体钙磷含量、分布及生理功能

　　钙磷在人体内主要以无机盐的形式存在,钙盐和磷酸盐是人体内含量最高的无机盐。约99%以上的钙和85%以上的磷分别以磷酸盐和羟基磷灰石的形式存在于骨骼和牙齿中,其他形式的钙磷则以溶解状态分布于体液和软组织中,与骨中的钙磷保持着动态平衡。钙磷在体内具有重要的生理功能。

一、钙的含量、分布及生理功能

(一)钙的含量与分布

　　钙是人体内含量最高的元素之一,正常成年人体内钙的总量为700~1 400g,占总体重的1.5%~2.2%。正常人体内的钙约99%分布在骨骼,0.5%在牙齿,0.5%在软组织,0.02%在血浆中。骨骼中的钙以磷酸盐和羟基磷灰石的形式存在。血钙几乎全部存在于血浆中,每100mL血浆中仅有8.5~11.5mg的钙。血钙的存在形式有3种:约48%为离子化的钙,即游离钙;约46%为蛋白结合钙(钙与血浆蛋白结合);其他为与有机酸(如柠檬酸)或无机酸(如硫酸、磷酸)结合形成难解离的化合物,即复合钙。血钙分为可扩散钙和不扩散钙两大类。由于血浆蛋白结合钙不能透过毛细血管壁,故被称为不扩散钙,约占血浆总钙的40%。柠檬酸钙等复合钙及游离钙可透过毛细血管壁,则被称为可扩散钙,约占血浆总钙量的60%。不扩散钙与游离钙可相互转化,其转化受血清pH影响较大。只有游离钙才具有生理活性。钙的生理活性非常重要,因此机体有确保游离钙浓度的机制。在血浆白蛋白降低时,血浆总钙量将下降,但游离钙不受影响。人体内钙的存在状态见图3-1(其中骨钙包括牙体硬组织中的钙)。

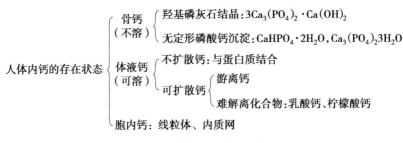

图 3-1　人体内钙的存在状态

（二）钙的生理功能

钙几乎参与人体所有重要的生理功能和代谢过程,以下是钙的主要生理功能:

1. 是骨骼和牙齿的主要成分。

2. 参与和调节肌肉的收缩与舒张。

3. 调节多种分泌活动,如影响肾上腺素、甲状旁腺激素、胰岛素和唾液等的分泌。

4. 是许多酶（如脂肪酶、ATP 酶、淀粉酶）的激活剂,还可抑制某些酶如 1α- 羟化酶的活性,从而影响代谢。

5. 血浆 Ca^{2+} 被称为凝血因子Ⅳ,参与凝血过程,促使血小板凝集。

6. 血浆 Ca^{2+} 与 Na^+、K^+、Mg^{2+} 等共同维持神经肌肉的正常兴奋性,在血浆 Ca^{2+} 浓度降低时,神经肌肉的兴奋性增高,可引起抽搐。

7. 血浆 Ca^{2+} 可降低毛细血管和细胞膜的通透性,防止渗出,控制炎症和水肿。

8. 细胞内的 Ca^{2+} 可作为第二信使发挥重要的代谢调节作用,如酶的活化、细胞分泌、递质合成、微管聚合、有丝分裂等。

二、磷的含量、分布及生理功能

（一）磷的含量及分布

磷存在于人体所有的细胞中,也是机体极为重要的元素之一。正常成年人体内磷的总量为 400~800g,占总体重的 0.8%~1.2%。正常成年人体内的磷约有 85% 分布于骨骼和牙齿,15% 分布于软组织和体液中。不同软组织中磷的含量也不相同,如脑组织中磷含量较高,每千克体重可达 4.4g,肌肉组织中磷含量约为每千克体重 1.0g,其他软组织平均磷含量约为每千克体重 2.0g。软组织中的磷主要以有机磷、磷脂以及核酸的形式存在。骨组织中的磷主要以无机磷的形式存在,与钙构成骨盐。有机磷酸酯和磷脂存在于血细胞和血浆中,含量较大。血浆中的磷以有机磷和无机磷两种形式存在,两者比例约为 2:1,正常成年人血浆中磷的含量为 3.0~4.5mg/100mL，与钙的浓度比例相对恒定，而我们通常所说的血磷则是指血浆中的无机磷。正常人血浆中无机磷含量在成年人和儿童是不同的，成人为 1.1~1.3mmol/L（3.5~4.0mg/dL），儿童为 1.3~2.3mmol/L（4~7mg/dL）。80%~85% 的血浆无机磷酸盐以 HPO_4^{2-} 的形式存在，其余为 $H_2PO_4^-$，PO_4^{3-} 含量甚微。人体内磷的存在状态见图 3-2（其中骨磷包括牙体硬组织中的磷）。

人体内磷的存在状态 $\begin{cases} \text{骨磷} \\ \text{（不溶）} \end{cases} \begin{cases} \text{羟基磷灰石结晶}: 3Ca_3(PO_4)_2 \cdot Ca(OH)_2 \\ \text{无定形磷酸钙沉淀}: CaHPO_4 \cdot 2H_2O, Ca_3(PO_4)_23H_2O \end{cases}$
体液磷：磷酸盐、有机磷酸酯
胞内磷：磷酸盐、有机磷酸酯

图 3-2　人体内磷的存在状态

（二）磷的生理功能

磷也参与人体中几乎所有的生理功能和代谢过程，以下是磷的主要生理功能：

1. 是骨骼和牙齿的主要成分。

2. 与钙共同参与凝血过程，磷脂是血小板因子 3 和凝血因子Ⅲ的主要成分。

3. 是构成核酸、磷脂、磷蛋白等遗传物质，生物膜结构，重要蛋白质（各种酶类）等的基本组成成分。

4. 参与碳水化合物、脂类和蛋白质的代谢过程。

5. 作为三磷酸腺苷（ATP）的重要成分，参与机体能量代谢。

6. 通过磷酸化与脱磷酸化修饰，调控生物大分子的活性，与细胞的分化和增殖的调控有密切关系。

7. 参与酸碱平衡的调节，磷酸盐（$HPO_4^{2-}/H_2PO_4^-$）是血液缓冲体系的重要组成部分。

三、血钙与血磷的关系

钙与磷主要以磷酸钙盐形式存在，如磷酸钙、羟基磷灰石等。另外，血钙与血磷之间存在一定的浓度关系，正常人血钙、血磷浓度（mg/dL）的乘积为 35~40，即［Ca^{2+}］×［P］=35~40。因此，当血磷升高时，血钙降低；反之，血钙升高时，血磷则降低。此种关系在骨组织的钙化中有重要作用。

第二节　钙磷吸收、排泄及代谢转变

一、钙磷的吸收

人体内的钙磷均来自食物。正常成年人每日摄取钙0.6~1.0g，磷1.0~1.5g。发育期儿童、孕妇及哺乳期妇女需摄入更多的钙磷。

（一）钙的吸收

食物中的钙主要存在于牛奶、乳制品及果蔬中，主要以各种复合物的形式存在，需转变为游离钙才可被肠道吸收。钙的吸收率依次为：十二指肠＞空肠＞回肠，其中主动吸收发生在十二指肠和空肠近端处，被动吸收发生在空肠远端及回肠，通常钙主要在活性维生素D_3（VD_3）的调节下于十二指肠和空肠近端被主动吸收，且受pH影响显著。当肠道内环境呈碱性时可促进$Ca_3(PO_4)_2$的生成，因而钙的吸收减少。当肠道内环境呈酸性时，则有利于$Ca(H_2PO_4)_2$的形成，增加Ca^{2+}的释放，因此能促进钙的吸收。食物中钙的吸收率约为30%，当人体缺钙或生理需求增加时，吸收率可提高。食物中的一些成分也可影响钙的吸收，如草酸、植酸等可与钙形成不溶性盐，影响钙的吸收。钙磷比例为$2:1$（$Ca:P=2:1$）时最有利于钙的吸收。

（二）磷的吸收

人体从食物中摄取的磷主要以有机磷酸酯和磷脂为主，在肠道中磷酸酶的作用下可分解为无机磷酸盐。磷在空肠吸收最快，吸收率可达70%，低磷膳食时吸收率可达90%。长期口服氢氧化铝凝胶或食物中的钙、镁、铁离子过多时，可形成不溶性磷酸盐，影响磷的吸收。

（三）钙磷的吸收机制

肠黏膜对钙的吸收既有跨膜转运，又有细胞内转运；既有逆浓度梯度的主动吸收，又有顺浓度梯度的被动扩散和易化转运。肠黏膜细胞内有多种钙结合蛋白（calcium binding protein，CaBP），与Ca^{2+}具有较强的亲和力，可促进钙的吸收。磷的吸收与钙密切相关，且钙和磷的吸收又与钠的吸收和分布相互交织在一起，如图3-3所示。

Ca^{2+}由肠腔进入黏膜细胞是顺浓度梯度的，但由于微绒毛对Ca^{2+}的通透性极低，故需要特殊的转运载体。Pi伴随着Na^+的吸收进入黏膜细胞内，又随着Na^+的泵出而至细胞外液（血管侧），后者虽然对Pi来说是顺浓度梯度的，但要依赖Na^+泵，因此Pi的吸收被称为继发

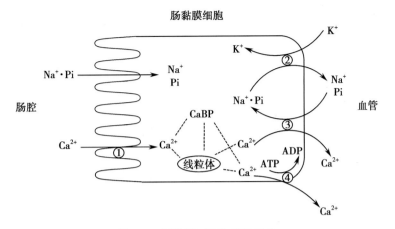

图 3-3 肠黏膜对钙和磷的吸收

①转运载体；②钠泵；③钠钙交换体；④质膜钙泵。

性主动转运（secondary active transport）。至于 CaBP 的作用，现在认为其主要在细胞内转运过程中起作用，因为 CaBP 对 Ca^{2+} 的亲和力恰好介于质膜钙泵与线粒体膜钙泵对 Ca^{2+} 的亲和力之间，是把线粒体蓄积的钙输送给基底侧膜钙泵的一种输送蛋白。

二、钙磷的排泄

（一）钙的排泄

人体内每日摄取与排泄的钙大致相等，即处于钙平衡状态。钙通过肾脏和肠道排泄，约 20% 经肾排出，80% 随粪便排出。肾小球每日可滤出钙约 10g，其中 95% 以上被肾小管重吸收，0.5%~5% 随尿排出。正常人从尿中排出的钙量较稳定，受食物中钙含量的影响不大，但受血钙浓度的直接影响。血钙浓度低于 2.4mmol/L（7.5mg/dL）时，尿中无钙排出；血钙升高则尿钙排出增多。随粪便排出的钙一部分为食物中未吸收的钙，另一部分为肠道分泌的钙（每日可达 600mg），其排出量随钙的摄入量和肠道状态波动较大。

（二）磷的排泄

磷的排泄途径与钙相同，通过肾脏和肠道排泄，但以肾脏排泄为主，肾排出的磷占总排出量的 70%，其排出量取决于肾小球滤过率和肾小管的重吸收。每天经肾小球滤过的磷可达 5g，85%~95% 被肾小管（主要是近曲小管）重吸收。随粪便排出的磷为总排出量的 30%，且随肠道磷摄入量的变化而变化。

三、钙磷的代谢转变

（一）钙的代谢转变

钙在食物中主要以结合钙的形式存在,被人体摄入后,在胃内受胃酸的作用解离成离子钙,然后在小肠被吸收,多余的钙可通过肾脏和肠道排泄。除了血浆中的蛋白结合钙外,离子钙和可扩散复合钙均可经肾小球滤出,随尿液排出。当人体吸收的钙大于排泄的钙时,多余的钙可通过成骨作用转变为骨钙储存起来。而当人体缺钙、血钙降低时,则会动员骨钙,通过溶骨作用释放骨钙入血,以升高血钙,维持机体正常生命活动。

（二）磷的代谢转变

人体从食物中摄取的磷主要为有机磷酸酯和磷脂,在肠道内磷酸酶的作用下分解为无机磷酸盐被人体吸收。磷可通过肾脏和肠道排泄,主要经肾脏随尿液排出。骨骼是钙磷最大的储备库,多余的磷以骨磷存储于骨骼中。当血磷降低时,骨磷被释放入血,以升高血磷。有关钙磷的代谢转变见图3-4。

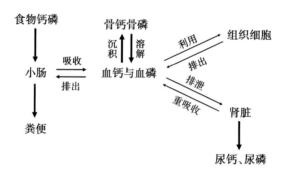

图3-4　钙磷的代谢转变

第三节　钙磷与骨组织钙化及脱钙

骨组织是一种坚硬的结缔组织,构成人体的骨骼系统,对人体起支持和保护作用。骨组织还是人体最大的钙磷储备库,通过成骨和溶骨作用与细胞外液进行钙磷交换,维持血钙和血磷的动态稳定。

一、骨的组成

骨主要由无机盐（骨盐）、有机基质和骨细胞组成。骨盐主要包含羟基磷灰石、阳离子

（钙、镁、钠、钾等）和阴离子（磷和氯化物等），可增加骨的硬度和压力。有机基质由胶原蛋白和糖蛋白构成，可决定骨的形状及韧性。骨细胞分以下三种类型：①主要产生有机成分的成骨细胞；②主要产生无机成分的骨细胞；③主要发挥骨吸收功能的破骨细胞。骨细胞在代谢中起主导作用。骨组织有两种存在形式：骨密质和骨松质，骨密质约含人体99%的钙和85%的磷酸盐。骨骼不仅是人体的支持组织，也是人体钙、磷、钠、镁等离子的储备库，在维持体液电解质浓度的稳定上具有重要作用。

二、成骨作用与钙化

骨骼的生长、修复和重建称为成骨作用（osteogenesis）。成骨时，成骨细胞移至要合成骨组织的部位，合成、分泌骨胶原等骨蛋白，形成有序的纤维结构，并将钙磷吸收到纤维的孔隙中进行沉淀结晶，形成骨组织。在成骨过程中，成骨细胞先合成胶原和蛋白多糖等细胞间质，形成所谓的"骨样质"（osteoid）。骨盐继而沉积于骨样质中，此过程称为骨的钙化（calcification）。

钙化的机制目前尚在研究中，有研究表明下列变化可能参与和影响骨盐的沉积：

1. 在电镜下可观察到成骨细胞表面突起形成大量囊泡，囊泡膜上富含类脂且具有很高的碱性磷酸酶活性，可水解基质中的多种磷酸酯，使无机磷浓度升高。囊泡中富含丝氨酸磷酯，可与 Ca^{2+} 紧密结合，故能有效摄取周围基质中的 Ca^{2+}。成骨细胞还具有钙泵作用，可从周围间隙中摄取钙。以上作用使骨组织钙化部位 Ca^{2+} 和 HPO_4^{2-} 浓度升高，使 $[Ca^{2+}] \times [P]$ 升高，有利于钙盐的沉积。

2. 正常人血中存在钙化抑制物，如焦磷酸盐（pyrophosphate），而成骨细胞囊泡中的磷酸酶可水解焦磷酸盐，一方面解除了其抑制作用，另一方面提供了充足的无机磷作为骨盐沉积的原料。

3. 基质中的骨连接素（osteonectin, ON）可提供羟基磷灰石结晶形成的晶核，而骨钙素（osteocalcin, OCN）则可直接与羟基磷灰石结合，避免羟基磷灰石在局部堆积，使之有规律地沉积于骨胶原上。

4. 有实验表明，成熟的骨胶原纤维和正常的骨样组织是骨盐沉积的重要前提。

总之，骨的生成和钙化是一个复杂的过程，受多种因素的影响和调节，其机制还在进一步研究中，目前已取得了一些进展，发现了多种与骨生成相关的蛋白及细胞因子等。

三、溶骨作用与脱钙

骨组织在不断地新旧更替之中,原有旧骨的溶解和消失称为骨的吸收(bone resorption)或溶骨作用(osteolysis)。溶骨作用包括基质的水解和骨盐的溶解,骨盐的溶解又称为脱钙(decalcification)。溶骨作用与成骨作用一样,是通过骨细胞的代谢活动完成的。溶骨作用主要依赖于破骨细胞,破骨细胞中的溶酶体可释放多种水解酶,如胶原酶可水解胶原纤维,糖苷酶可水解氨基多糖等。破骨细胞还可通过糖原分解代谢产生大量乳酸、丙酮酸等酸性物质,这些酸性物质可扩散至溶骨区,使局部酸性增加,促使羟基磷灰石从解聚的胶原中释放出来。破骨细胞产生的柠檬酸能与 Ca^{2+} 结合形成不解离的柠檬酸钙,使局部 Ca^{2+} 浓度降低,从而促进磷酸钙的溶解。之后,多肽、羟基磷灰石等经胞饮作用进入破骨细胞,与溶酶体融合形成次级溶酶体,多肽被水解为氨基酸、羟基磷灰石转变为可溶性钙盐。最后,氨基酸、磷以及 Ca^{2+} 从破骨细胞中释放到细胞外液,进入血液,参与血磷和血钙的组成。骨的有机基质主要为胶原,当溶骨作用增强时,血及尿中羟脯氨酸会增高,因此,测定血及尿中羟脯氨酸含量可作为溶骨程度的参考指标。

正常成年人成骨作用和溶骨作用维持动态平衡,每年骨约更新总量的1%,钙磷每年约更新20%。也就是说,每隔5年人体骨中的钙磷就更新一遍。青少年的骨骼处于生长发育期,成骨作用大于溶骨作用。老年人骨的吸收明显大于骨的生成,因此易发生骨质疏松。骨盐在骨中的沉积和释放直接影响血钙和血磷水平,因此血钙磷浓度与骨代谢密切相关。骨骼是钙磷的储存库,当血钙磷浓度下降,影响正常生理功能时,机体就会动员骨钙磷以升高血钙磷。当血钙磷浓度较高时,钙磷就会被送入骨内储存起来。以上两种作用可通过激素来调节。骨的异常吸收或异常沉积不仅影响骨组织的结构,而且影响血钙磷浓度。

第四节 钙磷代谢的调节

人体许多重要的生理功能都与钙磷的代谢有关,维持机体钙磷代谢的稳定具有重要生理意义。许多因素可影响人体对钙磷的吸收与排泄,如:①胃功能,胃酸分泌不足可影响食物中的结合钙转变为离子钙,进而影响钙的吸收;②食物中的钙磷比例,钙磷比例为 2:1 时最有利于钙磷的吸收;③食物中维生素 D 的含量,维生素 D 可促进钙磷的吸收;④食物中草酸与植酸的含量,草酸、植酸等可与钙形成不溶性盐,影响钙的吸收;⑤食物中蛋白质的含量,蛋白质含量丰富的食物有利于钙的吸收;⑥脂肪,脂肪摄入过多或脂肪吸收不良时,可导致游离脂肪酸增多,与钙结合生成不溶性的钙皂,从粪便中排出;⑦肠道 pH 值,当肠道内环境呈酸性时,有利于钙的吸收;⑧运动,适量的运动可加快钙在骨骼上的沉积等。机体对钙磷的代谢自有其调节机制,人体内钙磷代谢主要由甲状旁腺素、1,25-$(OH)_2D_3$ 和降钙素三个激素作用于肾脏、骨骼和小肠三个靶器官来调节,使血钙、血磷维持在一个狭窄的生理浓度范围内,以保证机体内环境的稳定。

一、甲状旁腺素

甲状旁腺素(parathormone,PTH)是由甲状旁腺主细胞合成并分泌的,是具有 84 个氨基酸的单链多肽类激素。PTH 是维持血钙处于正常水平最重要的调节因素,主要作用于骨骼和肾脏,其次是小肠,可使血钙升高,血磷降低。正常人血浆中 PTH 的浓度约为 10~50ng/L,贮存于甲状旁腺细胞内,当血钙浓度降低时释放到血液中。PTH 在血液中半衰期为20~30min,在肾脏降解。血钙是调节 PTH 水平的主要因素,不仅调节 PTH 的分泌,而且影响 PTH 的降解。低血钙的即刻效应可刺激贮存的 PTH 释放,持续作用可抑制 PTH 的降解速度。此外,1,25-$(OH)_2D_3$ 也可影响 PTH 的分泌。当 1,25-$(OH)_2D_3$ 增多时,PTH 分泌减少。

PTH 可作用于靶细胞膜上的腺苷酸环化酶系统,增加胞浆内 cAMP 及焦磷酸盐的浓度。cAMP 可促进线粒体内的 Ca^{2+} 转入胞浆。焦磷酸盐则可作用于细胞膜外侧,促使膜外侧 Ca^{2+} 进入细胞内,引起胞浆 Ca^{2+} 浓度升高,其结果反而激活细胞膜上的钙泵,使 Ca^{2+} 被大量转运至细胞外液,导致血钙升高。因此,PTH 的作用即升高血钙。

PTH 的生理作用:

1. 对骨的作用 骨是体内最大的钙储存库,PTH 具有促进成骨和溶骨的双重作用,但总的作用是促进溶骨,升高血钙。小剂量 PTH 可刺激骨细胞分泌胰岛素样生长因子(IGF),促进骨胶原和基质的生成,有利于成骨作用。大剂量 PTH 可使前破骨细胞和间质细胞转化为破骨细胞,不仅增加破骨细胞的数量,还可增强其活性。破骨细胞可分泌各种水解酶和胶原酶,并产生大量乳酸和柠檬酸等酸性物质,促使骨基质和骨盐溶解,释放钙和磷到细胞外液。但 PTH 只引起血钙升高,其降低血磷的效应与其对肾脏的作用有关。

2. 对肾脏的作用 PTH 的主要作用是促进磷的排出以及钙的重吸收,进而降低血磷,升高血钙。PTH 可增加肾脏近曲小管、远曲小管和髓袢上升段对 Ca^{2+} 的重吸收,而抑制近曲小管和远曲小管对磷的重吸收,导致尿钙减少,尿磷增多。

3. 对小肠的作用 PTH 可促进肠管对钙磷的重吸收。PTH 通过激活肾脏 1α- 羟化酶,促进 1,25-$(OH)_2D_3$ 的合成,间接促进小肠对钙磷的吸收,此效应的出现较为缓慢。

二、1,25-$(OH)_2D_3$

1,25-$(OH)_2D_3$ 是一种具有生理活性的激素,由维生素 D_3(VD_3)在体内代谢生成,是其在体内的主要生理活性形式。肝和肾是 VD_3 活化的主要器官。皮肤转化生成的 VD_3 和肠道吸收的 VD_3 入血后,在肝细胞中 25-羟化酶的作用下,转变为 25-$(OH)D_3$,再经肾近曲小管上皮细胞线粒体内 1α-羟化酶的作用,转变成 1,25-$(OH)_2D_3$(图 3-5),其活性较 VD_3 高 10~15 倍,经血液运送至小肠、骨和肾脏等靶器官发挥生理作用,对肾脏的作用较弱。此外,肾脏中还有 24,25-$(OH)_2D_3$ 及 1,24,25-$(OH)_2D_3$ 等代谢产物,其活性均较弱,几乎无作用。

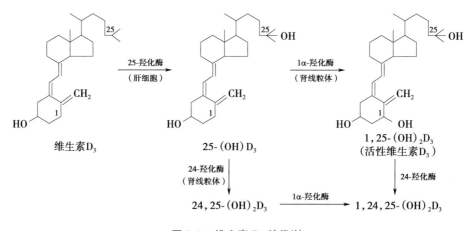

图 3-5　维生素 D_3 的代谢

1,25-$(OH)_2D_3$ 的合成受多种因素的影响和调控,主要通过 1α-羟化酶进行调节。影响其合成的因素有 PTH、血液和细胞外液中磷酸盐的浓度、血磷及血钙等。PTH 是 1α-羟化酶的主要调节因素,可促进 1α-羟化酶生成,抑制 24-羟化酶生成,使 25-$(OH)D_3$ 转变为 1,25-$(OH)_2D_3$ 的量增多,转变为 24,25-$(OH)_2D_3$ 的量减少。低血钙时,PTH 升高进而刺激 1,25-$(OH)_2D_3$ 生成。低血磷可增强 1α-羟化酶的活性,并且其促进 1,25-$(OH)_2D_3$ 合成的作用不依赖于 PTH。此外,VD_3 可抑制 1α-羟化酶的活性。

1,25-$(OH)_2D_3$ 的生理作用:

1. 对小肠的作用　1,25-$(OH)_2D_3$ 具有促进小肠对钙磷吸收和转运的作用。其可通过影响小肠黏膜细胞膜磷脂的合成及不饱和脂肪酸的含量,增加 Ca^{2+} 的通透性,促进肠腔内 Ca^{2+} 的吸收。另外,1,25-$(OH)_2D_3$ 可与小肠黏膜细胞内的特异受体结合,进入细胞核,促进 DNA 转录生成 mRNA，使 Ca^{2+} 转运相关蛋白（钙结合蛋白、Ca^{2+}-ATP 酶）合成增多，从而促进 Ca^{2+} 的吸收和转运。1,25-$(OH)_2D_3$ 还可刺激基底膜腺苷酸环化酶活化，使进入细胞内的 Ca^{2+} 和 cAMP 都作为第二信使，发挥其调节作用。1,25-$(OH)_2D_3$ 还可促进小肠黏膜对磷的吸收，但其作用机制尚不清楚。

2. 对骨的作用 1,25-$(OH)_2D_3$ 具有溶骨和成骨的双重作用。体外实验证明，其可增强破骨细胞活性并加速破骨细胞的生成，从而促进溶骨作用。在体内，一方面 1,25-$(OH)_2D_3$ 与 PTH 协同作用，加速破骨细胞的生成，增强破骨细胞活性，促进溶骨作用；另一方面，1,25-$(OH)_2D_3$ 通过增加小肠对钙磷的吸收，使血钙和血磷升高，利于骨的钙化。此外，1,25-$(OH)_2D_3$ 还可促使成骨细胞分泌骨胶原等，促进骨的生成。因此，当钙磷充足时，1,25-$(OH)_2D_3$ 主要表现为成骨作用；当血钙降低，肠道钙吸收不足时，主要表现为溶骨作用，以升高血钙。

3. 对肾的作用 1,25-$(OH)_2D_3$ 可通过增加细胞内钙结合蛋白的生物合成，促进肾小管上皮细胞对钙磷的重吸收，使血钙、血磷增高。此作用较弱，但在骨骼生长和修复期，以及钙磷供应不足时作用增强。

三、降钙素

降钙素（calcitonin, CT）是由甲状腺滤泡旁细胞（C 细胞）合成、分泌的一种单链多肽类激素，由 32 个氨基酸组成。其分子内部氨基酸顺序变化较大，不同种类 CT 的 32 个氨基酸中，只有 9 个位置相同。CT 合成初始产物是一个由 136 个氨基酸组成的分子量为 15 000 的前体蛋白，经过修饰后转变为分子量为 12 000 的产物，最后转变为分子量为 3 500 的成熟 CT。前体蛋白中含有一个 21 肽的肽段，称为下钙素。血钙是影响 CT 分泌的主要因素，当血钙增高时，降钙素及下钙素等分泌增多，下钙素可增强降钙素降低血钙的作用；当血钙降低时，CT 分泌减少。CT 作用的靶器官主要有肾脏、骨和小肠。其作用主要表现为抑制溶骨作用，抑制钙磷重吸收，降低血钙和血磷。

CT 的生理作用：

1. 对骨的作用 CT 可抑制破骨细胞的生成及其活性，同时加速破骨细胞和间质细胞转化为成骨细胞，抑制骨基质分解和骨盐溶解。因此，CT 可增强成骨作用，降低血钙和血磷浓度。

2. 对肾的作用 CT 可抑制肾小管对钙磷的重吸收，使尿磷和尿钙排出增多，同时还可通过抑制肾脏 1α- 羟化酶以减少 1,25-$(OH)_2D_3$ 的生成，从而间接抑制肠道对钙磷的吸收，使血钙和血磷水平降低。

3. 对小肠的作用 CT对小肠的作用是通过抑制 1, 25-(OH)$_2$D$_3$ 的生成,间接抑制小肠对钙磷的吸收。

综上所述,PTH、1, 25-(OH)$_2$D$_3$ 以及 CT 均可调节人体内的钙磷代谢,三者相互制约,相互协调,以维持血钙和血磷的相对恒定。三种激素对钙磷代谢的调节见表3-1。

表 3-1 三种激素对钙磷代谢的调节

激素	小肠		骨骼		肾脏			
	钙吸收	磷吸收	成骨	溶骨	钙重吸收	磷重吸收	血钙	血磷
PTH	↑	↑	↑	↑↑	↑	↓	↑	↓
1, 25-(OH)$_2$D$_3$	↑↑	↑	↑	↑	↑	↑	↑	↑
CT	↓	↓	↓	↓	↓	↓	↓	↓

注:↑升高;↑↑显著升高;↓降低。

第五节 钙磷代谢紊乱

钙磷代谢紊乱指人体内钙磷的吸收、排泄或分布发生异常,其与许多疾病的发生密切相关。钙磷代谢紊乱在临床上常表现为高钙血症、低钙血症、高磷血症及低磷血症等,并可影响骨的发育,可引起佝偻病、骨软化症等疾病。钙代谢与磷代谢可相互影响,且与体内酸碱平衡有关。

一、高钙血症

高钙血症是指血清 Ca^{2+} 浓度异常升高,即血钙浓度高于 2.75mmol/L。当进入细胞外液的钙多于排出的钙则发生高钙血症,其原因包括溶骨作用增强,小肠钙吸收增加以及肾对钙的重吸收增加等。当血钙浓度高于 3.75mmol/L,可发生高钙危象,若处理不当会危及生命,是一种临床急症。

(一)病因及临床表现

1. 病因 恶性肿瘤、原发性甲状旁腺功能亢进、肾衰竭、甲状腺功能亢进以及维生素 D 过量等均可引起高钙血症。高钙血症可分为两类:PTH 依赖性和非 PTH 依赖性高钙血症。PTH 依赖性高钙血症常见于原发性甲状旁腺功能亢进症患者。非 PTH 依赖性高钙血症常见于维生素 D 中毒患者和恶性肿瘤患者。PTH 可引起溶骨作用,中度甲亢者 15%~20%

伴有高钙血症。大量服用维生素 D 可使肠道对钙的吸收增加,且可促进溶骨作用,引起高钙血症,但一般程度较轻,停药后可恢复。恶性肿瘤(如乳腺癌、支气管肺癌、肾癌和血液系统的恶性肿瘤等)骨转移是引起血钙升高最常见的原因,其机制为肿瘤细胞可分泌破骨细胞激活因子,而这种因子可激活破骨细胞引起溶骨,进而使血钙升高。无骨转移的恶性肿瘤(如肾癌、胰腺癌、肺癌等)也可引起高钙血症,这与癌细胞产生和释放的体液因子有关,如白细胞介素 -1(interleukin-1, IL-1),白细胞介素 -6(interleukin-1, IL-6)、转化生长因子 -α(transforming growth factor-α, TGF-α)、肿瘤坏死因子(tumor ecrosis factor, TNF)以及前列腺素 E(prostaglandin E, PGE)等,这些因子的增多可导致溶骨。高血钙可抑制 PTH 分泌,使肾小管对磷的重吸收增加,导致血磷增高。

2. 临床表现　高钙血症早期表现为疲倦、乏力、食欲减退、恶心、呕吐、便秘以及体重下降。严重时可出现头痛、肌无力、口渴、多尿以及神经系统功能障碍(如精神错乱、情感障碍、谵妄、幻觉和昏迷)。高钙危象时可发生严重脱水、腹痛、高烧、惊厥、昏迷、心律失常及心肾功能衰竭以至死亡。

(二)诊断标准

通常临床上测定血浆总钙高于 2.75mmol/L,即可认为是高钙血症。由于测定的是总钙,而不是离子钙,因此必须注意影响离子钙的因素。血清白蛋白是血液循环中主要的钙结合蛋白,因此其浓度是临床上影响离子钙最重要的因素。当血清白蛋白严重降低时(如恶性肿瘤患者),血清总钙浓度即使正常也可能有异常增高的离子钙浓度。因此,测定血浆总钙时应同时测定血清白蛋白。pH 可影响 Ca^{2+} 与蛋白质的结合,碱中毒时离子钙浓度降低;反之,酸中毒时升高。因此,测离子钙时应同时测 pH 值。高钙血症的诊断还应和可引起高钙血症的相关疾病一起诊断,当反复出现胃溃疡、十二指肠溃疡、急性胰腺炎、尿道结石、肾绞痛、病理性骨折以及不明原因的肌无力和肌萎缩时,应警惕高钙血症。

(三)治疗方法

高钙血症的主要治疗手段有限制钙的摄入、手术治疗、激素治疗及普萘洛尔治疗。高钙血症首先应限制钙的摄入,补充充足水分。原发性甲状旁腺功能亢进症主要采取手术治疗。维生素 D 服用过量者应停止服用维生素 D。恶性肿瘤引起的高钙血症在手术或放化疗后多会血钙下降。结节病、多发性骨髓瘤、白血病、淋巴瘤等可用激素治疗。甲状腺功能亢进可应用普萘洛尔治疗。高钙危象时,不管有无症状均应紧急处理,治疗方法包括:①扩充血容量;②增加尿钙排泄;③减少骨的重吸收;④治疗原发性疾病。

二、低钙血症

低钙血症是指血清 Ca^{2+} 浓度异常降低,即血钙浓度低于 2.25mmol/L。当血钙浓度低于 0.88mmol/L 时,可发生低血钙危象。

(一)病因及临床表现

1. 病因 低钙血症常因甲状旁腺功能不全、维生素 D 缺乏、低镁血症、高磷血症、低蛋白血症(肾病综合征)及急性胰腺炎等原因引起。甲状旁腺功能低下可因甲状旁腺或甲状腺手术损伤引起,但其临床表现常不明显,仅在需要增加甲状旁腺功能(如妊娠、哺乳)时,才会出现临床症状。PTH 分泌减少可使成骨作用增强,造成血钙降低。低镁血症也可引起 PTH 分泌减少,使 PTH 的靶器官对 PTH 反应低下,导致低钙血症。食物中维生素 D 缺少,紫外线照射不足或消化系统疾病造成维生素 D 吸收障碍,均可导致维生素 D 缺乏,引起低钙血症。肾功能不全时可导致活性维生素 D 减少,肠道钙吸收减少。急性胰腺炎时,机体对 PTH 的反应降低,且 CT 分泌增多,也可导致血钙降低。长时间低钙血症可导致佝偻病或骨软化症。然而,血液中活性维生素 D 减少导致肠钙吸收减少等原因引起的血钙降低,又可刺激 PTH 分泌,促进溶骨作用并增加肾小管对钙的重吸收,以升高血钙,使机体血钙维持在正常水平,这是一种代偿机制。

2. 临床表现 低钙血症的临床表现主要为神经肌肉的兴奋性增高。轻者可出现指/趾及口周的感觉异常、四肢发麻、刺痛、手足搐搦;严重时可发生喉、腕、足、支气管等痉挛,癫痫发作,甚至呼吸暂停。在消化道,主要表现为腹痛、腹泻、胆绞痛。在膀胱表现为尿意感。低钙血症可引起血管痉挛,后者可引起头痛、心绞痛、雷诺现象。低钙血症还可出现精神症状如烦躁不安、抑郁及认知能力减退等。在心血管系统主要表现为传导阻滞等心律失常,严重时可出现室颤等症状,心衰时对洋地黄反应不良。低钙血症患者面神经叩击试验(Chvostek 征)或束臂加压试验(Trousseau 征)呈阳性。慢性低钙血症主要表现为骨痛、病理性骨折、骨骼畸形等,引起骨软化、骨质疏松、佝偻、纤维囊性骨炎等疾病,常伴有皮肤干燥、无弹性、色泽灰暗、瘙痒、毛发稀疏、指甲易脆、牙齿松脆等现象,还常引起白内障。低血钙危象可引起严重肌痉挛,导致惊厥、癫痫发作和哮喘,严重时可引起喉肌痉挛导致窒息、心功能不全、心脏骤停。在酸中毒或低蛋白血症时,由于蛋白结合钙浓度降低,而离子钙浓度不降低,故不产生临床症状;反之,在碱中毒或高蛋白血症时,离子钙浓度降低,但蛋白结合钙浓度增高。因此,总钙虽正常,但也会产生临床症状。低蛋白血症时需要计算校正的钙浓度以诊断低钙血症。

（二）诊断标准

血浆总钙低于 2.25mmol/L，即可认为是低钙血症。但其总钙浓度必须是经血清白蛋白校正后的校正钙浓度，即校正钙浓度（mg/dL）= 总钙（mg/dL）-0.8 ×［4.0- 血清白蛋白浓度（g/dL）］。必要时可直接测定离子钙浓度。低钙血症的诊断常可根据病史、体检及实验室检查（如血磷、PTH、肝肾功能、白蛋白等）明确病因。大部分低钙、高磷、肾功能正常的患者常为原发性或继发性甲状旁腺功能减退患者，有颈部手术史者多为甲状旁腺受损。其次，镁含量、营养状态、大量输血、化疗、急性胰腺炎、胃肠道病变、用药史、维生素 D 缺乏以及内分泌异常等均有助于诊断。通过骨骼摄片可了解骨病的性质及程度，同时还可确定是否因转移性肿瘤引起低钙血症。

（三）治疗方法

有症状和体征的低钙血症患者应予以治疗。若总钙浓度小于 7.5mg/dL，无论有无症状均需进行治疗。低钙血症若症状明显，应立即处理，一般采用 10% 葡萄糖酸钙 10mL 稀释后静脉注射（大于 10min），必要时可重复注射以控制症状。注射过程中应监测心率，尤其是使用洋地黄的患者，以防严重心律失常的发生。若症状性低钙血症反复发作，6~8 小时可静脉注射 10~15mg/kg 钙，Ca^{2+} 浓度不应大于 200mg/100mL，防止外渗后刺激静脉和软组织。若患者伴有低镁血症须同时予以纠正治疗。慢性低钙血症首先应治疗引起低钙血症的病因，如低镁血症、维生素 D 缺乏、营养不良等。其次，可给予口服钙剂和维生素 D 制剂。非肾功能衰竭的慢性低钙血症可在低盐饮食的基础上给予噻嗪类利尿剂以减少尿钙的排出。

三、高磷血症

高磷血症指血磷的异常升高，即血磷浓度大于 1.46mmol/L。正常人由于甲状旁腺激素和降钙素可抑制肾小管对磷的重吸收，且两者在小肠、骨和肾脏对钙磷代谢的调节中起拮抗作用，因此血磷可维持在正常水平。但当肾排磷减少，溶骨作用增强，磷摄入过多，磷向细胞外移出以及细胞破坏时，血磷异常升高，可导致高磷血症。

（一）病因及临床表现

1. 病因　高磷血症是慢性肾病的常见并发症，是引起继发性甲状旁腺功能亢进、钙磷沉积变化、维生素 D 代谢障碍、肾性骨营养不良的重要因素。急、慢性肾功能不全时，肾排磷减少，血磷上升，血钙降低，可引起 PTH 分泌增多。1, 25-（OH）$_2$D$_3$ 生成减少，血钙降低，也会导致高磷血症的发生。甲状旁腺功能减退，肾排磷减少，可导致血磷增高而血钙降低。

维生素 D 摄入过多,可促进溶骨,并促进小肠对钙磷的吸收以及肾对磷的重吸收,导致血磷和血钙升高。细胞损伤后磷转移入血,可引起血磷升高,常见于高热和中毒等引起的代谢性酸中毒,多种恶性肿瘤尤其是淋巴瘤以及白血病化疗引起的细胞崩解等疾病。

2. 临床表现　高磷血症通常无明显临床症状。若高磷血症持续时间过久,可影响钙的内环境稳定。钙磷结合导致异位性钙化,可抑制肠钙的吸收,使血钙降低,表现为低钙血症。

（二）诊断标准

高磷血症的诊断首先须排除因血液标本溶血而产生的高血磷。排除溶血因素后,需检查肾功能。若肾功能正常,则需测定尿磷,可分为两种情况:①尿磷增加,应考虑为磷摄入增加,肿瘤破坏或肿瘤治疗后的高磷血症;②尿磷减少,应考虑为甲状旁腺功能减退引起。若肾功能减退,应为肾功能衰竭所致高磷血症。

（三）治疗方法

肾功能正常时,可通过补给生理盐水,扩大细胞外容积,使尿磷排出增多,以降低血磷;也可服用磷结合剂(如氢氧化铝),以减少肠内磷的吸收。但氢氧化铝治疗可引起便秘,长期服用可致铝蓄积中毒。肾功能损伤患者应减少磷摄入以及肠内磷的吸收。对于慢性肾功能衰竭的患者,可采用血液透析或腹膜透析以控制血磷水平。

四、低磷血症

低磷血症指血磷异常降低,即血磷浓度小于 0.8mmol/L。低磷血症可因小肠磷吸收减少,尿磷增多,磷向细胞内转移等引起。

（一）病因及临床表现

1. 病因　低磷血症常见于甲状旁腺功能亢进症、维生素 D 缺乏、某些肾小管疾病、严重烧伤和感染以及肠外营养未补充磷等情况。甲状旁腺功能亢进症可促进 PTH 分泌,引起尿磷增多,造成低磷血症。维生素 D 摄入减少或 $1, 25\text{-}(OH)_2D_3$ 合成不足,可引起小肠磷吸收降低,尿磷增多,导致低磷血症。肾小管性酸中毒及肾小管性酸中毒及 Fanconi 综合征时,H^+ 排出受阻引起钙磷代谢障碍,并可进一步导致骨软化、肾钙化及肾结石等症状。酸中毒可抑制肾小管对钙的重吸收,引起低钙血症、高 PTH 和低磷血症。Fanconi 综合征表现为高钙血症、低磷血症和高碱性磷酸酶血症。低磷血症主要是由肾小管对磷的重吸收减少引起的。

2. 临床表现　低磷血症患者可出现头晕、乏力、肌无力以及肌肉疼痛等症状,重症患者可出现中枢神经系统症状、昏迷,甚至因呼吸肌无力而危及生命;低磷血症常伴有白细胞吞噬功能障碍,易发生感染;可有血小板功能障碍,血小板聚集能力降低。

（二）诊断标准

最常引起低磷血症的原因是碱中毒,包括呼吸性及代谢性。低磷血症的诊断,在排除碱中毒原因后,可测定尿磷。若尿磷增加,则测定血钙,可分为两种情况:①血钙升高,则考虑为原发性甲状旁腺功能亢进症、异位甲状旁腺、恶性肿瘤等原因引起低磷血症;②血钙正常或降低,则考虑为继发性甲状旁腺功能亢进症、佝偻病或骨软化症、Fanconi 综合征、低磷酸盐血性软骨病等原因引起低磷血症。若尿磷减少,应考虑为饮食中磷摄入减少、抗酸药物治疗、胰岛素治疗等因素引起低磷血症。

（三）治疗方法

低磷血症的治疗首先应治疗引起低磷血症的原发疾病。对于无症状或症状较轻的低磷血症患者,一般无须口服或静脉补磷,只需治疗原发疾病以及增加饮食中磷的摄入量即可。对于严重低磷血症且伴有明显神经肌肉、心血管和血液系统症状者,则应给予口服或静脉补磷。如患者合并肾衰竭、少尿、大量组织坏死及高钙血症时,补磷应慎重。静脉补磷可引起低钙血症、迁徙性软组织钙化、低血压、高血钾、脱水等。

（冯　娜　裴建明）

参 考 文 献

1. CHEN R A, GOODMAN W G. Role of the calcium-sensing receptor in parathyroid gland physiology. Am J Physiol Renal Physiol, 2004, 286（6）: 1005-1011.

2. PASSMORE R. Textbook of Medical Physiology. Quarterly Journal of Experimental Physiology and Cognate Medical Sciences, 1961, 46（4）: 405-406.

3. HU Z D, HUANG Y L, WANG M Y, et al. Predictive accuracy of serum total calcium for both critically high and critically low ionized calcium in critical illness. J Clin Lab Anal, 2018, 32（9）: e22589.

4. Institute of Medicine（US）Standing Committee on the Scientific Evaluation of Dietary Reference Intakes. Dietary Reference Intakes for Calcium, Phosphorus, Magnesium, Vitamin D and Fluoride. Washington（DC）: National Academies Press（US）, 1997.

5. JASTI P, LAKHANI V T, WOODWORTH A, et al. Hypercalcemia secondary to gastrointestinal stromal tumors: parathyroid hormone-related protein independent mechanism? EndocrPract, 2013, 19（6）: e158-e162.

6. KONG S H, KIM J H, HONG A R, et al. Dietary calcium intake and risk of cardiovascular disease, stroke and fracture in a population with low calcium intake. Am J Clin Nutr, 2017, 106（1）: 27-34.

7. PETERLIK M, CROSS H S. Vitamin D and calcium deficits predispose for multiple chronic diseases. Eur J Clin

Invest, 2005, 35（5）: 290-304.

8. PETERLIK M, CROSS H S. Vitamin D and calcium insufficiency-related chronic diseases: molecular and cellular pathophysiology. Eur J ClinNutr, 2009, 63（12）: 1377-1386.

9. Peterlik M, Grant W B, Cross H S. Calcium, vitamin D and cancer. Anticancer Res, 2009, 29（9）: 3687-3698.

10. 裴建明, 朱妙章. 大学生理学. 5 版. 北京: 高等教育出版社, 2017.

11. SCHULZKE S M, KAEMPFEN S, TRACHSEL D, et al. Physical activity programs for promoting bone mineralization and growth in preterm infants. Cochrane Database Syst Rev, 2014, 4（4）: CD005387.

12. SUDA T, TAKAHASHI N, UDAGAWA N, et al. Modulation of osteoclast differentiation and function by the new members of the tumor necrosis factor receptor and ligand families. Endocr Rev, 1999, 20（3）: 345-357.

13. TANKEU A T, NDIP AGBOR V, Noubiap J J. Calcium supplementation and cardiovascular risk: A rising concern. J Clin Hypertens（Greenwich）, 2017, 19（6）: 640-646.

14. VAN DER VELDE R Y, Brouwers J R, GEUSENS P P, et al.Calcium and vitamin D supplementation: state of the art for daily practice. Food Nutr Res, 2014, 58: 21796.

15. 王庭槐. 生理学. 第 9 版. 北京: 人民卫生出版社, 2018.

第四章

牙的矿化过程及其调控

牙齿在脊椎动物特别是人的整个生命周期中承担着咀嚼、撕裂等作用,对生命体具有重要的意义。牙齿是具有复杂结构的复合天然生物组织,由钙化组织(牙釉质、牙本质、牙骨质)和软组织(牙髓)构成。牙釉质层厚 1~3mm,覆盖在牙本质表面并直接暴露于外界环境,承担了食物的磨碎等功能,并对牙齿内部结构起到了保护作用。牙骨质是包绕在牙根表面的薄层骨样组织,连接牙齿和牙周韧带并起到缓冲咬合力的作用。牙本质与骨的结构有相似性,位于牙釉质和牙髓之间,包括钙化和未钙化的部分,构成牙体的主体。牙髓存在于牙髓腔和牙根管,含有神经、血管、结缔组织。牙髓外周排列有成牙本质细胞,在整个生命过程中可以不断形成牙本质,如牙髓由于龋病或磨损等受到损害时会诱发形成修复性牙本质。由于成熟牙釉质组织没有细胞且处于口腔的弱酸性环境,因此当牙釉质受到细菌等侵蚀而产生病损之后,牙釉质的再矿化比较困难。

牙齿的发育是从局部口腔上皮的增厚开始的,按照组织学上的特征依次经历牙板期、蕾状期、帽状期、钟状期和细胞终末分化期等几个阶段。在小鼠,其胚胎形成的第 11 天可通过局部口腔上皮增厚形成牙板,而在人类中这个过程开始于胚胎发育的第六周。增厚的上皮组织内陷入间充质组织即进入蕾状期。此后,从蕾状结构顶端处开始,上皮组织及与之相邻的间充质组织发生一系列特定的折叠或突起的过程,组织学形态上表现为帽状和钟状,进而建立起牙冠的结构。在帽状期的上皮组织中心部位会形成一种短暂存在的釉结(enamel knot)结构,它是由一簇聚集的细胞团构成,其中的细胞不再增殖但特异性的表达若干关键的信号分子。因此,该结构被认为对牙齿的形态发生过程提供了重要的定位信息并调控牙尖的形成。帽状期突起的上皮组织将间充质组织划分成两部分,中心部位的间充质发育为牙乳突,进而形成牙髓和成牙本质细胞,而外周的间充质组织则发育为牙囊,这部分结构将随着牙根的发育而发展出成牙骨质细胞和牙周膜组织。钟状后期的细胞通过上皮 - 间充质的交互作用进一步分化和发育成熟。其中,折叠突起的上皮组织又称为内牙釉上皮组织,组织中的细胞分化为成釉细胞,与之接触的牙乳突中的间充质细胞分化为成牙本质细胞。两种细胞各自以单层细胞群的形式向相反方向移动,分别形成牙釉质和牙本质组织,两组织的交界面被称为釉牙本质界。

第一节 牙本质的矿化过程

一、牙本质组织的发育过程及结构特征

(一)牙本质发育过程

牙乳突细胞首先分化成为前成牙本质细胞,此后进一步分化成为具有极化特征的成牙本质细胞。形态学上,处于有丝分裂后期的前成牙本质细胞表现为球形或椭球形,成牙本质细胞则表现为拉长的形态,细胞质中富含粗面内质网和游离核糖体。新生的牙本质细胞分泌胶原和非胶原蛋白组分,形成一层称为罩牙本质的有机基质,其中含有 I 型和 V 型胶原蛋白、纤维粘连蛋白、骨钙蛋白及牙本质磷蛋白等组分。进一步发育形成的牙本质组织又称为髓周牙本质,在此过程中,成牙本质细胞排成栅栏状的结构,并通过细胞突起限定空间,分泌有机基质构成前牙本质组织,进而通过在矿化前沿发生有机基质的矿化从而形成牙本质。

前牙本质层通常 15~20μm 厚,主要由胶原纤维的网状结构构成,在其远离成牙本质细胞的一侧形成矿化前沿,并以每天 4~20μm 的速度迁移,前牙本质层中也富含多糖、磷脂等有机组分。在牙本质形成后期,成牙本质细胞逐渐退化,胞浆内充满溶酶体液泡。这些趋于静态的细胞可伴随牙齿的整个生命过程。此外,研究表明在形成修复性牙本质的过程中有新生成牙本质细胞参与,其来源可能是未分化的牙髓细胞。

(二)牙本质结构特征

牙本质的典型结构特征包括牙小管以及管周牙本质和管间牙本质。除了最初形成的罩牙本质不具有牙小管结构外,成牙本质细胞在牙本质发育过程中不断后撤,细胞突起包埋在前牙本质和矿化牙本质基质中形成牙小管结构,其直径一般为 1~3μm,密度为每平方毫米 15 000~55 000 个。牙小管具有方向性,贯穿整个牙本质,因此牙本质组织具有良好的渗透性。管周牙本质是围绕牙小管的高度矿化的鞘状结构,0.5~1μm 厚,一般认为是由成牙本质细胞在较大的牙小管腔内壁沉积而成,其结构比管间牙本质致密。

牙本质矿物主要是羟基磷灰石,但富含镁离子和碳酸根离子,因而具有较高的溶解性,其有机基质不具有纤维状结构。管间牙本质构成钙化牙本质组织的主体,含有约 70% 的无机矿物,20% 的有机物和 10% 的水分。有机成分包括纤维网状结构的胶原蛋白(约占有机质的 85%)和牙本质非胶原蛋白(约占 10%)及其他分子如骨钙蛋白、骨桥蛋白等。牙本质

非胶原蛋白是由成牙本质细胞分泌的,包括牙本质涎蛋白、磷蛋白、牙本质基质蛋白等。无机矿物主要是碳酸磷灰石,碳酸磷灰石是厚度 2~3nm,长 60nm 的片状晶体。罩牙本质虽不具有牙小管结构,但有时可观察到细小的微管结构。有观察表明,罩牙本质层的矿化可能是通过基质囊泡开始,进而扩展到胶原纤维。未钙化的前牙本质层提供了胶原蛋白纤维网络成熟的时间和空间,在靠近细胞一侧,纤维较细,直径约 20nm,中部的胶原纤维约 40nm,而矿化前沿附近的胶原纤维为 55~75nm,这表明胶原微纤维通过侧向聚集形成粗的胶原纤维进而矿化。人类牙齿管间牙本质的形成在矿化前沿处就开始了,而管周牙本质则是在前牙本质和牙本质的界面一定距离处才开始形成。

二、牙本质矿化过程中的细胞外基质蛋白

和其他钙化组织类似,牙本质组织的矿化起始于有机基质的沉积,有机基质提供了矿物沉积的模板或者作为矿物形成的调节剂。85%~90% 的牙本质有机基质是胶原蛋白,其他组分包括非胶原蛋白、蛋白聚糖和脂类。非胶原蛋白在调控矿物形核、细胞贴附及胶原微纤维形成过程中具有重要作用。

（一）胶原蛋白（collagen）

与骨组织类似,牙本质组织中主要是 I 型胶原蛋白,此外还含有少量 V 型胶原蛋白。成牙本质细胞合成并分泌胶原蛋白,形成纤维网络结构的前牙本质有机基质,靠近细胞区域的胶原纤维基质较松散,趋近前牙本质与牙本质界面处的基质密度较高。胶原蛋白的合成、翻译后修饰和分泌以及自组装过程均与骨中的胶原蛋白基质类似。

（二）牙本质基质蛋白 -1（dentin matrix protein,DMP-1）

这是第一个从牙本质基质中克隆的酸性蛋白,最初被认为是牙本质特异性蛋白,之后的研究表明其存在于脊椎动物所有的矿化组织中。该蛋白含有大量谷氨酸和天冬氨酸残基,以及丝氨酸和磷酸化丝氨酸。体外矿化实验研究表明该蛋白能够调控羟基磷灰石的形核与生长,其通过结合钙离子形成无定形磷酸钙纳米颗粒,之后转化为 c 轴取向的磷灰石晶体,其中羧基端的酸性肽链在钙离子的存在下可以形成分子间 β-sheet 结构,因此在磷灰石取向形核中可能发挥了重要作用。

（三）牙本质磷蛋白（dentin phosphoprotein,DPP）

牙本质磷蛋白又称为磷蛋白,是一种高度磷酸化的牙本质非胶原蛋白。其具有较高含量的磷酸基团,并含有大约 50% 的丝氨酸和磷酸化丝氨酸残基,约 40% 的天冬氨酸残基,等电点约为 1.1。在牙本质脱矿实验中,大部分磷蛋白可以被洗脱,但仍有一小部分与胶原蛋

白紧密结合,因而在矿物形成过程中可能起到重要作用。成牙本质细胞合成磷蛋白之后便直接在矿化前沿处分泌。在前牙本质层中未观察到该蛋白的存在。研究表明,牙本质磷蛋白可以和钙离子形成较强的结合。一般认为其结合在胶原纤维上能够促进矿化过程。

(四)Gla 蛋白(Gla protein)

骨和牙本质中都含有 Gla 蛋白,包括骨钙蛋白(osteocalcin)和基质 Gla 蛋白(matrix Gla protein)。这类蛋白可通过脱矿处理提取。其结构中含有三个羧基谷氨酸残基和一个二硫键,以及一个羟脯氨酸残基,并且不同物种之间具有较高的序列同源性。

(五)其他酸性非胶原蛋白

牙本质中还含有很多在骨组织中存在的酸性非胶原蛋白,如骨粘连蛋白、骨桥蛋白、糖蛋白。此外也含有血清蛋白如白蛋白。骨粘连蛋白含有较多的谷氨酸和天冬氨酸残基,对胶原纤维和羟基磷灰石均有较强的亲和性。在牛的牙本质组织中提取的蛋白组分含有 4%~6% 的骨粘连蛋白。

第二节 牙釉质的矿化过程

一、牙釉质组织的发育过程及结构特征

牙釉质由源自外胚层的口腔上皮组织分化发展而来。在牙齿发育早期,上皮细胞和源自颅神经嵴的间充质细胞之间相互作用,通过自分泌或旁分泌的分子信号转导通路的调控,上皮细胞定向分化为成釉细胞,间充质细胞则定向分化为成牙本质细胞。这个复杂的信号网络中包括了多种可扩散的蛋白信号分子及其受体和重要的转录因子。这些信号分子在时间和空间上的有序表达决定了牙齿的发生和形态形成并精确控制着牙齿发育的区域、类型、数目及其形状。

牙釉质的发育和成熟主要由成釉细胞调控,包括基质蛋白的合成与分泌、矿物的形成与生长以及有机基质的降解与清除等一系列过程。根据成釉细胞形态与功能的演变,牙釉质的发育过程可分为分泌前期、分泌期、过渡期和成熟期,与之对应的是组织中化学成分与结构连续而显著的变化。分泌前期的成釉细胞呈立方形态,进入分泌期后则发育成为长柱状细胞,此时的成釉细胞是一种高达 60μm,宽约几微米的极化细胞,其细胞核和线粒体偏向细胞近端,而远端的细胞突起呈现锥状形态,称为 Tomes' process,主要含有分泌颗粒,而胞体的细胞质中含有大量行使蛋白合成功能的细胞器。这个时期正是基质蛋白的旺盛分泌,磷灰石晶体的形核和快速生长的主要阶段。一般认为最早的牙釉质晶体是在牙本质钙化以后

才出现的,但关于牙釉质晶体的形核位置还存在争论。有观点认为钙化的牙本质提供了牙釉质晶体最初的形核位点,但也有观察表明,牙釉质晶体可以在牙釉质基质中独立形核。当牙釉质晶体在长度方向上布满整个牙釉质层后,成釉细胞将进入过渡期,此时细胞的高度缩短,细胞内结构及细胞器构成发生调整,逐渐体现为吸收性的细胞形态,出现较多的自吞噬液泡,其中含有较多的细胞器残留物。进入成熟期后,成釉细胞远端边缘交替表现为以褶皱状为主到以光滑为主的显著特征,一般认为褶皱状末端的细胞形态与钙磷离子的引入相关联,而光滑末端的形态则与排出水和有机物有关。成熟期的牙釉质经历了有机基质的大量清除以及晶体在宽度和厚度上的长大,最终矿物的含量可达到总重量的95%以上。

基于生物矿化过程的普遍规律,Fincham 等人将牙釉质的矿化过程归纳为下列几个步骤:①分泌期的成釉细胞及其 Tomes' process 在釉牙本质界限定了矿化空间;②细胞向矿化空间内分泌有机基质,基质蛋白组装形成超分子的结构框架;③细胞向细胞外基质框架内输运无机离子,形成过饱和溶液环境;④矿物晶体在有机基质框架上形核,既可能发生在已经存在的牙本质基体上,也可能通过釉基质蛋白的诱导;⑤牙釉质基质调控晶体的生长、形貌、取向等;⑥羟基磷灰石晶体沿着 c 轴方向迅速择优生长,可以贯穿从釉牙本质界到牙釉质表面的整个组织,期间基质蛋白酶的特定作用使得有机基质发生可控降解,并通过与晶体特定晶面的作用,如与平行于 c 轴的 a、b 晶面的作用可以防止在这些晶面上发生的晶体 - 晶体间的融合,从而控制了晶体的择优生长;⑦大量有机基质被降解和清除,同时矿物晶体在宽度和厚度上迅速长大,最终融合形成成熟的牙釉质晶体。调控基质蛋白在矿化末期的降解吸收,使得无机晶体长大融合并硬化是牙釉质组织矿化所特有的过程。

牙釉质优异的性质来源于它的特殊结构。由遗传基因调控矿化生成的牙釉质具有有序的分级结构,使得牙釉质不仅具有传统无机材料强度高、硬度高等力学性质,还兼具良好的韧性。除了在牙冠表面及接近釉牙本质界处形成无釉柱型结构或者过渡型结构外,牙釉质的典型结构是由称为釉柱和柱间牙釉质的两种结构单元相互交织构成的(图4-1)。单个釉柱的直径为 3~5μm,由 c 轴取向的带状磷灰石晶体集结成束而构成,一排釉柱平行排列呈现层状,进而由多层釉柱构成复杂而有序的结构。柱间牙釉质填充了釉柱间的空间,同样是由磷灰石晶体平行堆垛而成,但两种结构中的带状晶体长轴方向互成一定的角度,釉柱中的晶体均平行于釉柱长轴排列,而柱间牙釉质中晶体倾斜的角度可达 40°~65°。釉柱的排布方式在物种间也有差别,如在啮齿类动物前齿的牙釉质中,相邻两层釉柱的走向互相交叉成一定角度,而在人类的牙釉质中,这种交叉结构存在于更大的尺度上,其中多层平行排列的釉柱构成一组釉柱群,两种走向的釉柱群交替排布,形成了称为 Hunter-Schreger 带的结构。釉柱的数目和成釉细胞的数目相同,釉柱的直径和细胞的直径相当,有观点认为每个釉柱主要是由一个成釉细胞调控形成,尽管相邻成釉细胞的作用也不能被排除。釉柱和柱间牙釉质的形成与成釉细胞 Tomes' process 的分泌功能直接相关。在这个特殊的突起结构上有两类分泌位点:第一类位于 Tomes' process 表面,控制釉柱的形成;第二类邻近 Tomes' process 的中心并围绕细胞外缘,控制柱间牙釉质的形成。在发育过程中,每个 Tomes' process 占据牙釉质表面上的一个坑,坑内就是釉柱生长区,边缘处则形成柱间牙釉质生长区。相邻牙釉柱生长区域都是不连续的,彼此被连续的柱间牙釉质生长区域隔开。电镜下观察每个釉柱的横断面呈球拍样,其头部即对应釉柱生长区域的坑底部通常是倾斜的,连续过渡至颈部从而与柱间牙釉质生长区相连续。

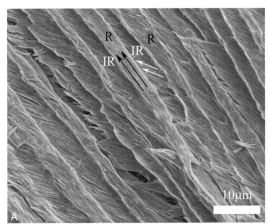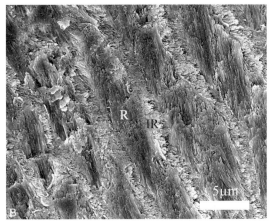

图 4-1　釉柱和柱间牙釉质的两种结构单元相互交织（黑色箭头示釉柱内
牙釉质晶体 c 轴主要取向,白色箭头示柱间牙釉质晶体 c 轴主要取向）
A. 发育期牙釉质纵切面形貌　B. 经次氯酸钠处理后的形貌
R:釉柱;IR:柱间牙釉质。

二、牙釉质矿化过程中的细胞外基质蛋白

成釉细胞处于活跃分泌状态的早期阶段,牙釉质的细胞外基质只发生部分矿化,其中含量最多的蛋白成分称为釉原蛋白,其次为成釉蛋白、釉蛋白和釉成熟蛋白。此外,釉基质蛋白酶包括牙釉质溶解蛋白即基质金属蛋白酶 20 和丝氨酸蛋白酶即激肽释放酶 -4。蛋白酶在牙釉质矿化过程中起到了很重要的作用。目前认为基质金属蛋白酶 20 主要在成釉细胞的分泌期降解釉原蛋白,通过裂解釉原蛋白的亲水羧基端,从而使牙釉质基质的结构和物理化学性质发生变化。丝氨酸蛋白酶则主要在牙釉质成熟期分解晶体之间的釉原蛋白等基质

蛋白,有利于成釉细胞对它们的再吸收,促进晶体快速生长及牙釉质硬化。

(一)釉原蛋白(amelogenin)

Eastoe 等对发育早期的釉基质蛋白进行分析,发现其具有很高比例的脯氨酸、谷氨酰、组氨酸和亮氨酸残基,并将其中含量最多的蛋白命名为釉原蛋白。进一步的研究发现,牙发育期牙釉质基质中的釉原蛋白并非单一组分的分子,而是包含一系列表观分子量为 5~27kDa 的密切相关的蛋白复合体。釉原蛋白一般是由位于 X 染色体上的一个单基因表达而来,但人类的釉原蛋白也包含 Y 染色体上的一个基因片段所表达的分子(约 10%)。研究证明,X 染色体上的釉原蛋白基因片段的缺陷与遗传性牙釉质发育不全疾病(amelogenesis imperfecta, AI)密切相关。

发育期牙釉质组织中釉原蛋白的多样性,除了和蛋白酶的作用有关外,还与 mRNA 的选择性剪切有关,例如富亮氨酸釉原蛋白多肽(leucine-rich amelogenin polypeptide, LRAP)的羧基端和氨基端序列与主要的釉原蛋白相同,但缺少其中间段序列。从发育中的牛牙釉质中提取到两种富亮氨酸釉原蛋白多肽(LRAP-1 和 LRAP-2)实际上是由一条较短的 mRNA 翻译的釉原蛋白的水解产物。

不同物种的釉原蛋白具有显著的序列同源性,特别是在蛋白的氨基端和羧基端区域,这种序列上的高度保守表明不同物种的釉原蛋白分子间存在特定功能模块的保守性。全序列釉原蛋白分子具有双极性,主体疏水性较强,但羧基端含有 13~15 个氨基酸残基的片段具有亲水性并被高度荷电化,等电点约为 4.2,而整个分子的等电点为 8.0。从发育期组织中提纯的釉原蛋白还带有一个磷酸化的翻译后修饰位点,即 16 位上的丝氨酸残基。

低分辨的 X 射线衍射分析结果显示釉原蛋白的二级结构存在散乱的 β- 结构或交叉 β- 结构。圆二色光谱分析和核磁共振技术的应用表明这些分子同时含有 β- 折叠和 β- 转角结构。目前认为釉原蛋白可能属于固有无序蛋白家族的成员,其氨基酸序列中富含脯氨酸、谷氨酰胺、谷氨酸、精氨酸和赖氨酸等促进无序结构的残基,并且其序列中的 PXXP/PXP 重复片段可促进 II 型聚脯氨酸螺旋结构的形成。

釉原蛋白的团聚特性和牙釉质发育中的基质调控生物矿化密切关联。Fincham 和 Moradian-Oldak 等提出 100 个左右的釉原蛋白单体可自组装成为直径约 20nm 的球状结构,他们认为这些釉原蛋白纳米球作为基本结构单元形成了牙釉质有机基质并调控矿物的形成。这些自组装的球状超分子复合体中亲水的羧基端倾向于暴露在外,从而与矿物晶体发生特定作用。提纯的釉原蛋白在体外自组装成为纳米球结构的研究较多,但发育的牙釉质组织中有机基质纳米球单元的确切成分与结构还需要深入探讨。

（二）成釉蛋白（ameloblastin）

成釉蛋白是含量最多的非釉原蛋白,有三个英文名称(ameloblastin、amelin、sheathlin),分别由独立发现它们的三个研究小组命名。1996 年 Krebsbach 等从 3~4 周的大鼠牙特异性 cDNA 文库筛选到一个牙胚发育特异基因。经序列分析,该基因与已发现的其他基因没有同源性,命名为 ameloblastin 基因。根据 cDNA 序列推导,大鼠成釉蛋白含 422 个氨基酸,分子量为 45kDa,偏酸性,等电点为 5.5。其中,脯氨酸含量为 15.2%,甘氨酸含量为 9.9%,亮氨酸含量为 9.9%。同期,Cerny 等也克隆了相同的基因并命名为 amelin。随后,Hu 等从猪的 cDNA 文库中克隆了一种牙特异性蛋白,命名为 sheathlin,并发现它和大鼠的 ameloblastin 具有高度同源性。

事实上,早在成釉蛋白的 cDNA 被克隆之前,人们已经在发育的牙釉质组织中发现了若干非釉原蛋白的多肽片段,后来的分析表明这些蛋白片段主要是全序列成釉蛋白的降解产物。它们包括两个表观分子量为 27kDa 和 29kDa 的多肽,是成釉蛋白羧基端的片段,具有与钙离子结合的特性,而氨基端的降解产物形成一系列 13~17kDa 的小分子量蛋白片段。在发育期牙釉质层的免疫组化研究中,这些氨基端的小分子多肽片段在不包括最表面约 30μm 厚度外的几乎整个牙釉质层中均可被染色,并呈现蜂巢图案。这一现象是由于这些小分子多肽在分隔釉柱和柱间牙釉质的“鞘”区偏聚的结果。因此,早期这些低分子量非釉原蛋白被定义称为鞘蛋白家族,并被认为在分隔两种结构单元中起重要作用。

成釉蛋白在调控矿化中所起的作用还不清楚。Paine 等构建了过量表达成釉蛋白的转基因小鼠动物模型,在 6 周龄的小鼠前牙过渡期牙釉质层内发现釉柱结构受到很大破坏,牙釉质变得多孔,结构以柱间牙釉质为主,而且其中的磷灰石晶体的直径是正常状态下的 2 倍。Fukumoto 等则构建了成釉蛋白基因敲除的小鼠模型,发现不含成釉蛋白基因的小鼠牙釉质发育严重受阻,尽管口腔上皮细胞可以分化为成釉细胞,但随即细胞就从基质上脱落,进而失去成釉细胞所具有的极化特征并恢复成为增殖性细胞而形成多细胞层。这一工作表明成釉蛋白是一种细胞黏附分子,对于保持成釉细胞的分化状态至关重要。但因为没有真正意义上的牙釉质层的形成,这一动物模型还无法用来研究成釉蛋白在矿化中所起的作用。

（三）釉蛋白（enamelin）

釉蛋白是目前已知的分子量最大的釉基质蛋白。在猪牙中,完整的釉蛋白免疫定位于距离成釉细胞的 Tomes' process 约 2μm 的区域内,蛋白分子量为 186kDa。猪、小鼠和人类的釉蛋白 cDNA 已经被成功克隆。不同于其他釉基质蛋白,目前尚未发现由选择性剪切 mRNA 翻译而来的釉蛋白异构体。若不考虑信号肽及翻译后的修饰,猪的釉蛋白有 1 104

个氨基酸,分子量为 124.3kDa,等电点为 6.5;小鼠的釉蛋白有 1 236 个氨基酸,分子量为 137kDa,等电点为 9.4。此外,小鼠釉蛋白的特殊之处在于它包含一段由 11 个氨基酸构成的片断连续重复 14 个拷贝的序列,而这一片断在猪和人类的釉蛋白中并没有重复。

釉蛋白和其他釉基质蛋白一样,全序列分子在被细胞分泌后不久即被蛋白酶降解为较小的片段,只有这些降解产物被分离出来并得到鉴定。同釉原蛋白类似,釉蛋白的蛋白酶解是从羧基端开始的,较大的酶解产物如分子量为 155kDa、142kDa 和 89kDa 的片段都保留有原分子的氨基端序列。其中,89kDa 的片段被进一步消化为 32kDa 和 25kDa 的片段。分子量为 32kDa 的片段是目前研究最多的釉蛋白。猪牙的 32kDa 釉蛋白有 106 个氨基酸,包括 2 个磷酸丝氨酸和 3 个糖基化的天门冬酰胺。若不考虑糖基化,这个磷蛋白的分子量为 11.8kDa,等电点为 6.4。而在二维凝胶电泳中,该条蛋白带可被分离成为 7 个不同的组分,等电点为 3~4.5,这种多样性是由于不同程度的糖基化所造成的。采用 pH7.4 的 50mmol/L 磷酸缓冲液可以提取获得这一片段,其约占全部釉基质蛋白的 1%。

在一系列的免疫组化研究中,采用可特异识别 89kDa 或 32kDa 釉蛋白片段的抗体进行染色可以发现,釉蛋白主要分布在分泌期的牙釉质中,并定位于从釉牙本质界到牙表面的整个组织中,但在成熟早期则迅速消失。此外,釉蛋白的免疫染色显示为反转的蜂巢图案,也就是说蛋白被限制在釉柱和柱间牙釉质内,而在牙釉质鞘中则不存在釉蛋白。这样的结果表明这些釉蛋白的酶解片段在体内是与牙釉质晶体相结合的。不过,该釉蛋白片段可以被 50mM 中性磷酸缓冲液提取则可能暗示在体内釉蛋白与羟基磷灰石的结合力较弱。

（四）釉成熟蛋白（amelotin）

釉成熟蛋白被发现的历史不长,其功能还不是很确定。最初其被认为是成熟期成釉细胞所分泌的一种糖蛋白,深入的研究显示其在分泌期的牙釉组织中也有表达,但在分泌期向成熟期过渡的阶段,成釉细胞中的表达水平显著升高。

三、釉基质蛋白调控生物矿化

牙釉质纳米结构的构建是通过以釉原蛋白为主要成分的釉质基质的介导完成的。基质蛋白的超分子复合体在调控磷灰石晶体的独特形貌、尺寸、择优取向及规则组装方面起着决定性作用。研究表明,在体外仿生环境下釉原蛋白可以自组装形成超分子聚集体,即尺寸在 5~100nm 范围内变化的团簇。这一过程被认为首先是通过分子的逐级组装形成多聚体,进而组装为"纳米球",并且在一定条件下,"纳米球"结构可以相互连接为"纳米球链"等高级结构。釉原蛋白分子的双极性特性对这些结构的形成、稳定及有序化重构具有重要作用,而高级有序结构的形成使得釉原蛋白的荷电亲水羧基端实现了一定程度的规则排布，从而可以介导形成高度取向并平行排布的磷灰石晶体，这表明釉原蛋白自组装形成的"纳米球链"结构有可能在牙釉质矿化早期晶体的取向、形核中起到重要的调控功能。疏水作用无疑是釉原蛋白自组装中的一个重要驱动力。此外，Paine 和 Snead 发现在釉原蛋白分子的氨基端和羧基端各有一段序列对于分子间的相互作用至关重要，并将氨基端 42 个残基的序列命名为 A 区，羧基端 17 个残基的序列命名为 B 区。通过构建缺少这两个区域中任何一个釉原蛋白的转基因小鼠模型的研究表明，成釉细胞表达的变异釉原蛋白在细胞外有机基质的形成和调制牙釉质生物矿化过程中产生了不利影响。蛋白组装形成的纳米球的尺寸发生了明显变化，而有机基质的混乱结构又造成牙釉质内的釉柱结构出现很大缺陷。

釉原蛋白的亲水羧基端端肽对于分子与矿物相的相互作用非常重要。研究显示，该段氨基酸序列被酶解去除后的釉原蛋白易于形成较大的团聚体，而与磷灰石的亲和性则显著降低。在磷灰石晶体的生长动力学研究中也发现，与全序列分子相比，去除亲水羧基端的釉原蛋白分子对晶体生长的抑制效应显著降低。同时，研究表明，釉原蛋白对晶体生长的抑制作用相对于其他酸性或碱性蛋白质和多肽而言要小得多。并且，全序列釉原蛋白分子能够通过"桥接"的方式促进无机矿物粒子的团聚，同时避免了晶体与晶体之间的融合。这对于牙釉质矿化早期形成的纳米磷灰石晶体的稳定存在具有很重要的意义。体外矿化实验还表明，该段序列对于从过饱和溶液中沉积的磷灰石晶体形成有取向的集束状结构是必不可少的。在人类的釉原蛋白分子中，位于该片段的遗传缺陷可导致牙釉质发育不全疾病的发生。

釉原蛋白对矿物相的作用还体现在对晶体形貌的影响上。若干体外矿化实验均表明釉原蛋白可以增大磷酸八钙晶体的长径比，使原本片状的磷酸八钙晶体形成具有条带状的形貌，并且这种影响随蛋白剂量的增大而增大。然而，无论是全序列釉原蛋白还是羧基端被酶解去除的蛋白分子都体现出这种效应，因而推测这一影响和亲水羧基端的作用关系不大，而与釉原蛋白的疏水特性有关，并且由于蛋白与晶体不同晶面的相互作用具有差异造成的。

釉蛋白是牙釉质基质中的酸性非釉原蛋白，被认为在晶体的形核与生长中具有重要作用。在发育组织中釉蛋白的一系列蛋白酶解产物中，分子量 32kDa 的片段是最稳定的。体外研究表明，32kDa 釉蛋白和磷灰石有高度的亲和性，并且可以通过与釉原蛋白的协同作用促进磷灰石的形核。在琼脂凝胶中的矿化实验还表明釉蛋白可以促进磷灰石晶体沿长轴（c 轴）方向生长。转基因动物模型的研究则表明，完全敲除釉蛋白基因的小鼠无法形成真正意义上的牙釉质，而杂合体小鼠的牙釉质很快被磨损。在人类的牙釉质发育不全疾病中也已发现某些病例是和釉蛋白基因的变异有关。这些都显示了釉蛋白在牙釉质基质矿化中的重要性,但关于釉蛋白的结构与功能关系,特别是与其他基质蛋白组分的相互作用还有很多值得探讨的问题。

第三节　牙骨质的矿化过程

一、牙骨质组织的发育过程及结构特征

牙骨质是覆盖在牙根外表面的矿化组织,从釉牙骨质界开始一直延续到根尖。牙骨质的发育过程伴随着牙根的形成过程。牙冠发育完成后,内、外釉上皮组织的细胞在颈环处增殖形成双层细胞层,称为 Hertwig 上皮根鞘(HERS),其将牙乳突和牙囊分隔,之后牙乳突的细胞发育形成牙根的牙本质组织,而牙囊内的细胞则发育为成牙骨质细胞和牙周膜组织。构成 HERS 的两层细胞中,内层细胞呈立方状,外层细胞为矩形状,被连续的基底膜包围。该结构在哺乳动物的牙根发育中属于暂时性结构,在牙本质矿化时发生断裂,随后进入牙周膜形成 Malassez 上皮剩余,并在牙齿发育完成后的牙周组织中也一直存在。HERS 及其断裂后形成的上皮剩余在牙根发育特别是牙骨质的发育过程和维系牙周组织内环境方面都具有重要作用。牙骨质的发育受到 HERS 和牙囊细胞之间相互作用的调控。HERS 断裂后,牙囊细胞与新形成的根部牙本质组织相接触,HERS 细胞向基底膜中分泌多种信号分子或生长因子,调控牙囊中的成牙骨质细胞前体细胞的迁移和分化。研究表明,胰岛素样生长因子Ⅰ(IGF-Ⅰ)、转移生长因子β(TGF-β)等在 HERS 的发育和牙骨质组织形成过程中发挥了重要的调控作用。

牙骨质可分为五类:①无细胞无纤维牙骨质(acellular afibrillar cementum, AAC);②无细胞外源性纤维牙骨质(acellular extrinsic fiber cementum, AEFC);③有细胞固有纤维牙骨质(cellular intrinsic fiber cementum, CIFC);④无细胞固有纤维牙骨质(acellular intrinsic fiber cementum, AIFC);⑤有细胞混合性分层牙骨质(cellular mixed stratified cementum, CMSC)。无细胞牙骨质较薄,又称为初级牙骨质,覆盖在根部牙本质外表面,其分布范围从釉牙骨质界至约 2/3 牙根处。有细胞牙骨质内有牙骨质细胞存在,又称为二次牙骨质,分布范围为 2/3 牙根处无细胞性牙骨质的外表面,以及靠近根尖 1/3 处。牙骨质在牙根表面的分布不均匀,从釉牙骨质界至牙根尖部逐渐增厚。牙骨质厚度除了有个体差异外还随年龄增长而增加,与咀嚼功能相适应。牙周膜内的纤维结构将牙根的牙骨质与颌骨的牙槽骨结合起来,确保牙齿行使正常的咀嚼功能。牙周膜纤维及牙骨质中的 Sharpey 纤维与牙根、牙本质结合。

二、牙骨质矿化过程中的细胞外基质蛋白

牙骨质的成分与骨组织类似，其有机基质主要是Ⅰ型胶原和多种非胶原基质蛋白，如骨桥蛋白（osteopontin）、骨涎蛋白（bone sialoprotein）、骨钙蛋白（osteocalcin）、纤维粘连蛋白（fibronectin）等，以及蛋白多糖（proteoglycans）和糖胺聚糖（glycosaminoglycans）。与骨组织不同的是，牙骨质不具有骨髓组织，也没有血管，不经历组织重建过程。无细胞牙骨质中的胶原纤维主要呈放射状分布，而有细胞牙骨质组织的结构被认为是由放射状分布的胶原纤维和环状分布的胶原纤维交替构成的螺旋夹板或编织结构。Ho等比较了有细胞牙骨质组织的三个区域胶原纤维基质的成分、结构与力学性能，即牙周膜与牙骨质连接处、牙骨质本体、牙骨质-牙本质交界处，发现胶原纤维在这三个区域保持了良好的连续性，并在牙骨质-牙本质交界处分裂成更细的微纤维，与牙本质中的细胞外基质嵌合。由于矿化程度的差异，牙周膜与牙骨质连接处和牙骨质-牙本质交界处具有类似的弹性模量（1~4GPa），均低于牙骨质本体的弹性模量（4~7GPa）。此外，所有区域以胶原纤维为主的基质中均富含糖胺聚糖。

牙骨质组织特异性的蛋白包括牙骨质附着蛋白（cementum attachment protein，CAP）和牙骨质蛋白（cementum protein，CP）。CAP被认为是类胶原蛋白，能显著促进牙周韧带细胞和牙龈成纤维细胞等对牙根的附着，在牙骨质细胞、成牙骨质细胞、牙周膜相关细胞及间充质干细胞中有特异性表达。CP在成牙骨质细胞、牙周韧带细胞及前体细胞中显示了较高表达，并可促进细胞的黏附与分化行为。此外，研究发现CP对磷灰石晶体的沉积速率、成分与形貌等特征也具有一定的调控作用。

（杜　昶）

参 考 文 献

1. ALVAREZ PEREZ M A, PITARU S, ALVAREZ FREGOSO O, et al. Anti-cementoblastoma-derived protein antibody partially inhibits mineralization on a cementoblastic cell line. J Struct Biol, 2003, 143（1）: 1-13.

2. BOSSHARDT D D. Are cementoblasts a subpopulation of osteoblasts or a unique phenotype? J Dent Res, 2005, 84（5）: 390-406.

3. CERNY R, SLABY L, HAMMARSTROM L, et al. A Novel Gene Expressed in Rat Ameloblasts Codes for Proteins with Cell Binding Domains. J Bone Miner Res, 1996, 11（7）: 883-891.

4. DU C, FALINI G, FERMANI S, et al. Supramolecular assembly of amelogenin nanospheres into birefringent

microribbons. Science, 2005, 307 (5714): 1450-1454.

5. EASTOE J E. The amino acid composition of proteins from the oral tissues. II. The matrix proteins in dentine and enamel from developing deciduous human teeth. Arch Oral Biol, 1963, 8: 633-652.

6. FUKUMOTO S, KIBA T, Hall B, et al. Ameloblastin is a cell adhesion molecule required for maintaining the differentiation state of ameloblasts. J Cell Biol, 2004, 167 (5): 973-983.

7. FINCHAM A G, MORADIAN-OLDAK J, DIEKWISCH T G, et al. Evidence for amelogenin "nanospheres" as functional components of secretory-stage enamel matrix. J Struct Biol, 1995, 115 (1): 50-59.

8. FINCHAM A G, MORADIAN-OLDAK J, SIMMER J P. The structural biology of the developing dental enamel matrix. J Struct Biol, 1999, 126 (3): 270-299.

9. FUJIWARA N, TABATA M J, ENDOH M, et al. Insulin-like growth factor-I stimulates cell proliferation in the outer layer of Hertwig's epithelial root sheath and elongation of the tooth root in mouse molars in vitro. Cell Tissue Res, 2005, 320 (1): 69-75.

10. FUKAE M, TANABE T, MURAKAMI C, et al. Primary structure of porcine 89kDa enamelin. Adv Dent Res, 1996, 10 (2): 111-118.

11. GAO Y, WANG W, SUN Y, et al. Distribution of amelotin in mouse tooth development. Anat Rec (Hoboken), 2010, 293 (1): 135-140.

12. HE G, DAHL T, VEIS A, et al. Nucleation of apatite crystals in vitro by self-assembled dentin matrix protein 1. Nat Mater, 2003, 2 (8): 552-558.

13. HO S P, MARSHALL S J, RYDER M I, et al. The tooth attachment mechanism defined by structure, chemical composition and mechanical properties of collagen fibers in the periodontium. Biomaterials, 2007, 28 (35): 5238-5245.

14. HU C C, FUKAE M, UCHIDA T, et al. Sheathlin: Cloning, cDNA/Polypeptide Sequences, and Immunolocalization of Porcine Enamel Sheath Proteins. J Dent Res, 1997, 76 (2): 648-657.

15. HU C C, YAMAKOSHI Y. Enemelin and autosomal-dominant amelogenesis imperfecta. Crit Rev Oral Biol Med, 2003, 14 (6): 387-398.

16. KREBSBACH P H, LEE S K, MATSUKI Y, et al. Full-length Sequence, Localization, and Chromosomal Mapping of Ameloblastin, a novel tooth-specific gene. J Biol Chem, 1996, 271 (8): 4431-4435.

17. LAKSHMINARAYANAN R, FAN D, DU C, et al. The role of secondary structure in the entropically driven amelogenin self-assembly. Biophys J, 2007, 93 (10): 3664-3674.

18. PAINE M L, SNEAD M L. Protein interactions during assembly of the enamel organic extracellular matrix. J Bone Miner Res, 1997, 12 (2): 221-227.

19. PAINE M L, WANG H J, LUO W, et al. A Transgenic Animal Model Resembling Amelogenesis Imperfecta Related to Ameloblastin Overexpression. J Biol Chem, 2003, 278 (21): 19447-19452.

20. SMITH C E. Cellular and chemical events during enamel maturation. Crit. Rev Oral Biol Med, 1998, 9 (2): 128-161.

21. SIMMER J P, HU C C, Lau EC, et al. Alternative splicing of the mouse amelogenin primary RNA transcript.

Calcif Tissue Int, 1994, 55（4）: 302-310.

22. TANABE T, AOBA T, MORENO E C, et al. Properties of phosphorylated 32kd nonamelogenin proteins isolated from porcine secretory enamel. Calcif Tissue Int, 1990, 46（3）: 205-215.

23. TUCKER A S, SHARPE P T. Molecular genetics of tooth morphogenesis and patterning: the right shape in the right place. J Dent Res, 1999, 78（4）: 826-834.

24. VEIS A. The role of dental pulp-thoughts on the session on pulp repair processes. J Den Res, 1985, 64: 552-554.

25. 于世风. 口腔组织病理学. 6版. 北京: 人民卫生出版社, 2007.

第五章

骨的矿化过程及其调控

骨组织是一种特殊的结缔组织,除具有承载重量的力学性能外,与其他组织一样,不断经历代谢或自我更新。在整个脊椎动物生命过程中,骨组织通过持续的适应性调整来维持骨骼大小、形状、结构完整和骨矿平衡。且骨作为钙、磷、镁等无机矿物质的储存和缓冲场所,在骨代谢激素的调节作用下,维持人体矿物质内环境的平衡与稳定。

第一节 骨系细胞的发育及其转录调控

一、骨、软骨发生概述

骨由中胚层发育形成,其生长发育在胚胎第7周以后开始出现,发生方式主要分为膜内成骨和软骨内成骨两种。膜内成骨是指由间充质干细胞、骨祖细胞直接发育形成骨骼组织的过程,即在原始的结缔组织内直接成骨,这些骨包括颅顶、面部的骨骼和锁骨的侧面等。成骨时间充质干细胞形成凝聚体,接受侵入的脉管系统网络诱导而聚集,顺序分化为骨祖细胞和成骨细胞,进而合成和分泌胶原纤维与骨基质,使骨组织不断向外周扩展。接下来,成骨细胞成熟并分泌类骨质,为之后发育成特定的骨骼直接奠定基础。骨骼厚度的增加主要取决于膜内成骨,其发生在长骨和扁平骨的骨膜表面。膜内成骨不经过软骨雏形,而是在间充质干细胞发育成的骨祖细胞的基础上直接骨化成骨。

与膜内成骨过程类似,软骨内成骨过程也开始于中胚层未分化间充质干细胞的聚集,但在体内特定信号的调控下,处于间充质干细胞团中心的细胞逐渐向软骨细胞分化,软骨细胞经过增殖、分化、成熟及肥大,通过分泌Ⅱ型胶原和X型胶原等细胞外基质,形成一个具有骨骼发育雏形的软骨组织。伴随软骨细胞的成熟和肥大,软骨细胞周围基质逐渐矿化,血管逐渐侵入,血管内皮细胞、成骨前体细胞及破骨细胞均进入软骨基质,参与软骨内成骨过程。处于矿化基质中的肥大细胞发生细胞凋亡。近年也有报道指出部分肥大区软骨细胞在软骨内成骨的过程中也可以转分化为成骨细胞,参与长骨生长。骨骼长度的增加主要取决于软骨内成骨,主要是骺软骨生长板处软骨细胞增殖和分化的结果。

虽然膜内成骨和软骨内成骨的发生方式不同,但形成骨组织后的矿化过程类似,都包括骨组织细胞外基质的矿化和吸收两个方面的变化。机体通过成骨细胞与破骨细胞相互调控机制,共同完成骨组织的矿化和吸收。

骨组织矿化经过两个步骤,首先形成类骨质,即骨祖细胞增殖分化为成骨细胞,成骨细胞产生类骨质。成骨细胞被类骨质包埋后继续分化为骨细胞,然后类骨质矿化为骨质,从而形成骨组织。在形成的骨组织表面又有新的成骨细胞继续形成类骨质,然后矿化,如此不断进行。骨组织形成的同时,原有骨组织的某些部位可被吸收,即骨组织被侵袭溶解,在此过程中破骨细胞起主要作用。破骨细胞介导的骨吸收过程包括三个阶段:首先是破骨细胞识别并黏附于骨基质表面;然后细胞产生极性,形成吸收装置并分泌有机酸和溶酶体酶;最后使骨矿物质溶解和有机物降解。

二、骨系细胞发育中的转录调控

间充质干细胞在膜内成骨过程中直接分化为成骨细胞,而在软骨内成骨的过程中可分化为软骨细胞和成骨细胞。细胞命运的选择和细胞分化直接受其所在谱系表达的特异性转录因子的影响,如 sry related HMG box 9(Sox9)和 runt-related transcription factor 2(Runx2),而 wingless-type MMTV integration site family(Wnt)这样的分泌型因子可以改变成软骨转录因子 Sox9 和成骨转录因子 Runx2 之间的作用平衡,进而在骨祖细胞的分化过程中调控其分化方向。在膜内成骨过程中,细胞先受到高水平 Wnt 信号的影响,增加 Runx2,降低 Sox9,从而引导细胞向成骨分化方向发育。在软骨内成骨过程中未分化间充质干细胞的分化调控比较复杂,间充质干细胞募集之后,中央的骨祖细胞很快就开始在 Sox9 的调控下向软骨分化,同时外围细胞开始伸长形成软骨外膜。软骨膜细胞受到高 Wnt 信号的刺激,这种刺激依次引起 Runx2 上调和 Sox9 下调,从而使软骨外膜中的骨祖细胞向成骨细胞分化。通过上调 Runx2 来增强成骨细胞分化的因子有 Msh homeobox 2(Msx2)、special AT-rich sequence binding protein 2(Satb2)和 Nk3 homeobox 2(NKX3-2),抑制分化的因子包括 twist basic helix-loop-helix transcription factor 1(Twist1)和 ethylene-responsive transcription factor SHINE 3(Shn3)。转录因子 osterix(Osx)也是骨形成所必需的,它和 Runx2 一起可直接诱导骨钙素和 I 型胶原等成骨细胞特异性基因的表达。

许多调节软骨细胞分化的生长因子也可以通过调节成骨相关转录因子网络的表达和活性来控制成骨细胞分化,例如成纤维细胞生长因子(fibroblast growth factor, FGF)、骨形态发生蛋白（bone morphogenetic protein，BMP）、转化生长因子（transforming growth factor beta，TGF-β）和 Wnt/catenin 等通路信号，可以通过不同分子机制调节 Runx2 的表达、磷酸化和降解，以及与转录辅激活蛋白和辅阻遏物的相互作用，参与成骨细胞分化。调控成骨以及成软骨分化的重点转录调控因子介绍如下：

（一）Runx2

Runx2（又称 Cbfa1，Osf2，AML3，PEBP2αA）为一个小结构域蛋白，是调控成骨细胞至关重要的转录因子。Runx2 在间充质干细胞中表达，可抑制其向脂肪细胞和软骨细胞分化，并让这些细胞分化成为前成骨细胞和成骨细胞。此外，Runx2 对骨发育非常关键。Runx2 优先结合并调控许多软骨内成骨和膜内成骨过程中对成骨细胞分化至关重要的基因。在 *Runx2* 敲除小鼠模型系统中，出现了骨骼矿化完全缺失甚至胚胎死亡的现象。

人类常染色体显性遗传性锁骨颅骨发育异常是由位于染色体 6p21 的 *Runx2* 基因突变造成的。突变导致等位基因功能丧失，从而造成蛋白产物单倍剂量不足。突变等位基因的功能分析表明，其中有些可能有显性负面作用。Runx2 对成骨细胞的分化非常重要。虽然所有骨的发育都会受 Runx2 影响，但锁骨、颅骨发育受到的影响最为明显，这些骨都是由膜内成骨而来。人类常染色体显性遗传性锁骨颅骨发育异常的特征是额骨、顶骨和枕骨发育异常，颅缝闭合延迟；面部骨骼发育不全形成扁平面型；锁骨发育不全，但通常不会完全缺失，锁骨内侧可部分表达软骨细胞的标志——Ⅱ型胶原和 Sox9，后者常被用来说明锁骨是通过软骨内成骨和膜内成骨机制混合起源形成的。另外，锁骨颅骨发育异常患者的换牙时间延迟，患者整体生长受到影响，身材相对成比例地矮小，在 X 线片上表现出明显的骨密度降低和生长板异常。

（二）osterix（Sp7，special protein 7）

2002 年 Nakashima 等在小鼠体内发现了转录因子 osterix，并指出 osterix 是特异性调节成骨细胞分化的重要转录因子，其缺失会直接导致骨形成能力的完全丧失。osterix 是继 Runx2 之后被发现的成骨细胞分化的关键转录因子，其自身的突变或缺失也可导致骨形成迟滞或停止，因此，Osterix 的发现使人们对成骨细胞分化过程有了进一步认识。

人类的 osterix 定位于染色体 12q13113 靠近 *Sp1* 基因的位置，在小鼠上则位于 15 号染色体 *Wnt10b* 和 *Itga5* 基因之间。两者具有高度同源性。osterix 由 428 个氨基酸组成，在其氨基酸序列的 C 端含有 3 个 C_2H_2 型锌指结构，与 *Sp* 基因家族先前发现的成员 *Sp1-Sp6* 同源，故又称为 *Sp7*（special protein 7）。*Sp7* 与 *Sp* 家族其他成员的区别在于，*Sp7* 缺乏谷胺酰胺富集区域而含有脯氨酸富集区域，其锌指结构可与富含 GC 的真核细胞启动子结合，调节基因的转录。osterix 在人类胎儿时期主要表达于成骨细胞,出生后则主要表达在颅面骨成骨细胞、软骨细胞、骨肉瘤细胞及骨巨细胞瘤间质细胞,在睾丸、心脏、脑、胎盘、肺、胰腺、卵巢、脾脏及大动脉成肌纤维细胞中也有低水平的表达。

osterix 调控许多重要的成骨基因的表达,如骨黏素、Ⅰ型胶原蛋白、骨桥蛋白、骨钙素、骨涎蛋白。osterix 缺失的小鼠,其间充质干细胞完全丧失向成骨细胞分化的能力,没有任何膜内成骨或软骨内成骨的信号表达,但是破骨细胞分化、软骨细胞分化均正常。osterix 基因敲除后,小鼠所有的骨系细胞均具有软骨细胞表型特征,因此 osterix 很可能是软骨细胞的一种负调控因子。

osterix 处于 Runx2 的下游,其表达离不开 Runx2 的存在,但其有自己的一套调节机制,osterix 可以通过 Runx2 依赖性和 Runx2 非依赖性对成骨细胞分化起调控作用,但是具体的调控机制还不是很清楚。研究发现,osterix 还可阻止脂肪细胞特异性转录因子 Peroxisome proliferator-activated receptor(PPAR)基因的表达而抑制脂肪细胞形成。有人用 osterix 转染小鼠胚胎干细胞,发现在最初的 7 天内 Sox9 和 PPAR 的表达是增加的,而后才逐渐下降,提示 osterix 诱导干细胞先经历一个双向潜能或多向潜能的分化阶段,再分化为成骨细胞。

osterix 是一种对成骨细胞分化和矿化都很重要的转录因子,它的这些重要作用对于临床上某些骨矿化疾病的研究具有重要意义,因此对 osterix 的深入研究可能极大地推进骨矿化疾病药物的研发工作。

（三）Sox9

Sox9 是骨发育过程中间充质干细胞表达最早的转录因子之一,其在注定成为成骨细胞或软骨细胞的间充质干细胞中的表达是确定的,其转录调控作用可能在促进软骨细胞成熟的同时抑制成骨细胞分化。Sox9 在软骨发育中有至关重要的作用,其在骨形态发生蛋白(BMP)的控制下可以诱导软骨形成。

Sox9 位于人类染色体 17q24.3-q25.1,杂合基因功能缺失突变会导致躯干发育异常,这种疾病临床上以出生前长骨弯曲以及略微压扁的椎体、11 对肋骨和"无翼"的肩胛骨上的小凹形成为特征。另外,由于 Sox9 是睾丸发育的关键调控者,因此 Sox9 与性别转换个体和性别受影响的个体出现外生殖器两性畸形相关,同时面部骨也受到影响,导致低鼻梁、小颌畸形及腭裂等明显的异常。Sox9 直接调节Ⅱ型胶原的表达,破坏软骨形成导致上呼吸道畸形。Sox9 突变导致的呼吸功能不全是新生儿死亡的一个常见原因。另外,由于该类疾病患者的发育在不同程度上可处于正常或正常到中度迟缓之间,随着时间的延长,可出现进行性脊柱侧弯和听力丧失。奇怪的是,虽然 Sox9 也在后来成为软骨细胞和成骨细胞的骨祖细胞中表达,但躯干发育异常的骨骼表型似乎主要反映在软骨内成骨形成的骨组织缺陷方面。

第二节　骨组织细胞外基质成分

骨是人体内最大的结缔组织,与其他结缔组织不同,骨基质是唯一通过骨转换不断更新的结缔组织。骨基质由成骨细胞分泌,经矿化后为骨骼提供支架。骨基质根据代谢的需要通过协调成骨细胞及破骨细胞的活动,储存离子及生长因子。矿化骨基质的化学成分主要分为骨胶原、无定型基质以及无机盐三类。

一、骨胶原

胶原是细胞外最丰富的基质蛋白,它在维持纤维连接组织的结构及功能上起重要作用。胶原的初级结构由重复的氨基酸序列甘氨酸 -X-Y 构成,X 及 Y 分别是脯氨酸及羟脯氨酸。胶原也是一种结晶纤维蛋白原,被包埋在含有钙盐的骨基质中。若用弱酸溶去骨基质中的无机成分,骨会失去坚硬性而变得柔韧可屈,同时胶原纤维也被显示出来。胶原的功能是使各种组织和器官具有强度和结构的完整性,1mm 直径的胶原可承受 10~40kg 的力。

骨的有机基质中95% 是 Ⅰ 型胶原,5% 为蛋白多糖、脂质(特别是磷脂类)和其他非胶原蛋白。Ⅰ 型胶原构成骨胶原,其他型胶原起源于与骨有关的组织,如 Ⅴ 型胶原与血管有关。Ⅸ 型胶原与软骨有关,并使软骨残基钙化。Ⅻ 型胶原构成纤维胶原骨架的成分。骨 Ⅰ 型胶原在化学结构上与结缔组织 Ⅰ 型胶原不同。首先,骨 Ⅰ 型胶原的交联部位比结缔组织 Ⅰ 型胶原的交联部位少,交联是经过 G 醛基赖氨酸被氢硼化钠还原后形成的结构;其次,骨 Ⅰ 型胶原前 N 端扩展肽被磷酸化,在其他结缔组织中未发现翻译修饰后的前胶原。Ⅰ 型胶原由三条螺旋链组成,其中包含两条完全相同的 α1 链,另一条是与 α1 链结构相似,但是基因不相同的 α2 链。胶原 α 链的特征包括甘氨酸 - 脯氨酸 - 羟脯氨酸的重复序列,以及一些翻译后的修饰,包括某些赖氨酸残基的羟化,赖氨酸或羟脯氨酸的糖基化,分子内或分子间的共价键等。尿中排出的骨衍生交联肽可以作为反映骨矿化吸收的指标。虽然骨基质主要由 Ⅰ 型胶原组成,但是在骨形成的某些阶段也可以发现一定数量的 Ⅲ 型、Ⅴ 型和 FACIT胶原,并且这些类型胶原可调节胶原纤维的粗细。骨基质中的胶原纤维呈现错综连接的网状结构,随着年龄的增长,胶原纤维的直径逐渐增粗。

二、无定型基质

胶原的合成、分泌及降解与其他基质蛋白有关,另外骨基质的特异性也是由胶原之外的骨基质蛋白所决定。非胶原基质蛋白占骨组织中蛋白总量的 10%~15%。骨形成细胞可以分泌非胶原蛋白分子。这些蛋白分子可以被降解为蛋白多糖、糖基化蛋白与细胞黏附作用相关的糖化蛋白 γ- 羟基蛋白等,其功能不仅参与了成骨细胞和破骨细胞的代谢调控,而且也调节矿物质的沉积。

(一)蛋白多糖

蛋白多糖是一种由蛋白和多糖结合的大分子复合物,其多糖主要为氨基葡萄糖,结合在蛋白构成的核心骨架上。在骨形成的开始阶段,会产生大量的硫酸软骨素蛋白聚糖、多功能蛋白聚糖、氨基葡聚糖和透明质酸等。在关节软骨中,蛋白多糖是仅次于胶原的第 2 位主要结构成分,它们的主要功能是帮助软骨组织保持水分,并在传递和承担载荷过程中抵抗压力。

骨组织中的蛋白多糖类占骨骼有机物的 4%~5%,由一条复杂的多肽链组成,主要成分为硫酸软骨素 A。在生长发育期间,硫酸软骨素蛋白聚糖(CSPG)位于骨形成初期的间充质中,其分子量为 1×10^6,并含有一个核蛋白,在核蛋白内又含有分子量约 40 000 的硫酸软骨素。随着骨形成的进展,大分子蛋白聚糖被降解,并逐渐被两种已矿化的小蛋白聚糖 decorin 和 biglycan 所替代,从而导致矿化期间蛋白聚糖的消失。decorin 和 biglycan 的生化特征虽然相同,但它们在骨发育期间骨内外的定位方式却明显不同。decorin 的分布范围极其广泛,一般与胶原共存,以便修饰胶原分子并调节纤维的直径。在骨发生期间,decorin 由软骨细胞表达并定位于基质间区,而 biglycan 定位于基质区。在骨形成期间,二者都由成骨细胞产生,但 biglycan 仅在细胞转变为骨细胞时才表达。

在骨基质中,蛋白多糖还包含骨粘连蛋白、碱性磷酸酶及骨酸性葡萄糖蛋白 –75。骨粘连蛋白存在于成骨细胞、成牙本质细胞和少量软骨细胞中,在不同组织的功能差异尚不清楚。体外实验表明,采用骨粘连蛋白分子不同部位的肽段合成肽可以用于调节细胞增生与细胞基质间的相互作用。抗骨粘连蛋白抗体可影响神经活动并使肌节失调。虽然目前没有形成共识,但可以肯定的是,骨粘连蛋白参与了骨发育及成熟阶段的功能形成过程。

碱性磷酸酶是成骨细胞系的标记蛋白,在矿化过程中起重要作用。它的基因定位在 1 号染色体,基因的启动子可以被激活而产生持续的低活性,然后在特定组织中产生高活性。碱性磷酸酶通常固定在细胞膜的表面,但在体外细胞周期中,它也可以从表面脱落。在骨基质中已分离出了含碱性磷酸酶活性的钙结合蛋白。碱性磷酸酶参与基质矿化的机制尚不清楚,可能是通过增加局部磷酸离子的浓度,或通过解除对矿化的抑制,抑或是通过一种离子的运载体发挥功能。

(二)含 RGD 的蛋白

RGD 蛋白是一类含有精氨酸 - 甘氨酸 - 天冬氨酸(arginine-glycine-aspartic acid)的短肽,广泛存在于生物体内,其中细胞外基质和血液中的黏附蛋白是人体中最常见的含 RGD 序列的蛋白,主要包括血小板反应蛋白、纤维粘连蛋白、骨桥蛋白以及骨唾液酸蛋白等。

1. 血小板反应蛋白(thrombospondin, TSP) TSP 是一种重要的细胞外基质糖蛋白,与其他如胶原蛋白等细胞外基质结构蛋白不同,TSP 属于非结构蛋白,不直接参与组织结构的构成,而是通过调节细胞基质的相互作用影响细胞功能。TSP 可以在特定环境中与细胞表面特异性受体如生长因子、细胞因子和蛋白水解酶等相互作用。这种特性与其他非同源物质如细胞黏合素、富含半胱氨酸酸性分泌蛋白以及骨桥蛋白等的功能相似,因而用"细胞基质蛋白"命名。

TSP 是矿化机制中最复杂的蛋白聚糖之一,由 3 个亚基组成,分子量为 145 000。每个亚基都有几个区,TSP 通过这些区与其他基质蛋白如硫酸蛋白聚糖、纤维结合素、Ⅰ 型及 Ⅱ 型胶原和骨钙素相结合。在骨中它由成骨细胞合成,存在于类骨质中,调节骨细胞的黏附。

2. 纤维粘连蛋白(fibronectin, FN) FN 是分布于多种细胞表面、细胞外液、结缔组织和基底膜上的高分子量糖蛋白,它与整合素和其他细胞外基质蛋白结合,在胚胎发育、肿瘤生成、创伤愈合以及免疫防御等过程的细胞黏附与迁移中发挥关键作用。细胞表面的 FN 蛋白与周围基质蛋白特异性结合,一方面介导细胞黏附,另一方面调控细胞信号传导,引起一系列相应的细胞生物学活动。FN 广泛存在于血浆及动物组织中,由于其结构的复杂性及重要的生化活性使它成为矿物基质中最有意义的蛋白之一,在骨创伤愈合中具有调节细胞黏附和迁移的作用。

FN 由 2 个分子量为 250 000 的亚基组成。研究表明,FN 存在于正常骨基质中,主要由成骨细胞分泌,是骨细胞存活、增殖、成骨矿化过程中不可缺少的蛋白。其作用机制主要是通过与周围基质蛋白的特异性结合,促进细胞的粘连生长,提高细胞融合率,从而引起相应的细胞生物学效果。

3. 骨桥蛋白(osteopontin, OPN) OPN 是一种带负电的非胶原性骨基质磷酸化糖蛋白,由多种组织细胞合成与分泌。1985 年,Franzen 等在大鼠矿化的骨基质中分离发现,OPN 是一种含精氨酸 - 甘氨酸 - 天冬氨酸序列(RGD sequence)的磷酸化糖蛋白。氨基酸序列分析表明，OPN 分子含有特异的 RGD（Arg-Gly-Asp）基元 - 细胞黏附功能域，该基元是骨桥蛋白分子发挥黏附功能的结构基础，具有高度保守性。

OPN 属 SIBLINGs 蛋白家族成员，是一种分泌型的磷酸化糖蛋白，是成骨细胞旁分泌因子的一种，在骨的矿化代谢及重建中都扮演着重要的角色。多种蛋白激酶，如酪氨酸蛋白激酶Ⅱ、蛋白激酶 C 等能够催化骨桥蛋白分子中的不同丝氨酸和苏氨酸残基发生磷酸化，这可能是调节 OPN 分子功能的方式之一。例如磷酸化的 OPN 是羟基磷灰石晶体形成的抑制剂，其脱磷酸化形式则失去抑制羟基磷灰石晶体形成的功能，对破骨细胞的黏附作用也较磷酸化 OPN 显著降低。

OPN 由成骨细胞分泌以后存在于基质中，与骨基质连接在一起，在编织骨向板层骨的转化过程中起重要作用。OPN 在骨吸收时从骨基质中暴露出来，继而对周围的成骨细胞产生黏附作用，改善成骨细胞分化，有助于创口愈合。免疫细胞化学研究发现，OPN 在编织骨中成骨细胞和骨细胞的胞浆中都有分布，在骨代谢、骨基质的矿化和吸收过程中起重要作用。OPN 可以刺激成骨细胞增殖、钙化，促进破骨细胞与骨基质的黏附，并提高破骨细胞的溶骨活性，介导机械应力引起的骨代谢变化。Nagao 等采用细胞和小鼠遗传学方法研究发现，OPN 在骨吸收和骨形成过程中的基因表达调控是通过激活交感神经完成的。Fujihara 等研究发现，由于机械应力刺激引起的骨重建过程在 *OPN* 基因敲除小鼠中受到明显抑制，提示 OPN 在骨重建中也起到重要作用。OPN 可与骨粘连蛋白以共价方式结合，进而与胶原纤维结合，骨涎蛋白也与Ⅰ型胶原形成共价结合的复合物，而骨钙素抑制 OPN 与这种复合物的进一步结合，但它们在骨重建中的意义尚不明确。骨桥蛋白基因的表达具有组织细胞特异性，并且受多种激素生长因子、肿瘤促进剂及原癌基因表达产物的调控。目前，人骨桥蛋白基因的 $1, 25-(OH)_2D_3$ 反应元件尚未被确定，诸多生长因子和细胞因子也可调控骨桥蛋白基因的转录。

4. 骨唾液酸蛋白（bone sialoprotein, BSP）　BSP 是骨骼和其他矿化组织中的一种重要的非胶原蛋白，分子量为 70~80kDa，是由成骨细胞、破骨细胞以及与骨骼相关细胞合成的磷酸化糖蛋白。与骨桥蛋白、牙本质基质蛋白 -1、牙本质唾液酸蛋白和细胞外基质磷酸糖蛋白同属于 SIBLINGs 分泌蛋白家族。

BSP 基因位于 4q28-32 号染色体。绝大多数矿化组织的细胞都表达 BSP，主要分布于钙化的骨、牙体组织及钙化软骨与骨交界处。处于骨形成和骨改建的骨基质中 BSP 浓度最高。BSP 作为骨细胞外基质参与骨代谢，其血清浓度可反映破骨细胞活性和骨吸收过程，在一些骨代谢性疾病，如多发性骨髓瘤、无症状或良性甲状旁腺功能亢进症、Paget 病，以及骨

转移瘤患者中，BSP 血清水平明显升高。近年来的研究表明，BSP 作为成骨细胞、破骨细胞、骨转移的肿瘤细胞上整合素的配体，在骨细胞分化，骨基质矿化，肿瘤细胞的黏附、增殖和转移中发挥作用，但其作用机制至今还不十分清楚。临床研究表明，骨质疏松症可引起患者外周血 BSP 含量增加，BSP 通过 RGD 序列与细胞膜上的整合素 avβ3 结合，聚谷氨酸（poly Glu）吸附到骨上，从而使成骨细胞、破骨细胞黏附到骨基质上。因此，BSP 含量的增加有助于成骨细胞、破骨细胞吸附到骨上，成骨细胞的骨生成作用小于破骨细胞的骨吸收作用时骨丢失加剧。

（三）含 Gla 的蛋白

骨基质含有被维生素 K 依赖酶修饰的蛋白，经修饰后成为 γ- 羧基谷氨酸（Gla），这种修饰后的氨基酸可以与钙离子更好地结合，统称为含 Gla 的蛋白。

1. 骨钙素（osteocalcin）　骨钙素也称 γ- 羧基谷氨酸蛋白（BGP）或骨依赖维生素 K 蛋白，是由分化期成骨细胞特异性分泌的一种非胶原蛋白，是成骨细胞分化、成熟的标志，也是骨形成或骨转换的重要标志。BGP 合成后，大部分在维生素 K 的催化调节下，生成羧化骨钙素，少量 BGP 未羧基化或羧化不全，直接分泌入血参与能量代谢，发挥激素样作用。

维生素 K 通过调节 BGP 的羧基化，影响羧基化 BGP 和羧化不全 BGP 的比例，进而影响骨的矿化能力和能量代谢调节能力。BGP 的表达还具有发育阶段特异性，成骨细胞的成熟过程分为三个阶段，即成骨细胞增殖期、细胞外基质成熟期及基质矿化期，只有在基质矿化期开始后，BGP 基因才被诱导表达。BGP 的确切生理意义还未研究清楚，目前许多研究认为，BGP 的主要功能是维持骨的正常矿化速率，抑制异常羟基磷灰石的形成，抑制生长软骨矿化的速度。近期的研究表明，成骨细胞分泌的 BGP 可以通过自身脱羧化作用活化并作用于胰岛细胞，参与机体内分泌代谢过程，使骨代谢与全身内分泌代谢相偶联。

2. 基质 Gla 蛋白（matrix gla protein，MGP）　基质 Gla 蛋白是骨的提取物，由骨形态发生组分分离纯化而来。基质 Gla 蛋白的基因定位于人染色体 12q，分子量 15 000，含有 1 个二硫化物和 5 个 Gla 残基。基质 Gla 蛋白在心、肺、肾、软骨和骨的早期发育阶段比 BGP 出现要早得多，但仅在骨与软骨中长期存在。它的功能尚不清楚，有研究表明细胞可以利用 Gla 蛋白作为黏附点。

三、无机盐

骨基质中的无机物占骨骼干重的 65%~75%，其中 95% 是固体钙和磷，其他矿物质包括镁、钠、钾和一些微量元素。无机物的主要成分是磷酸钙盐和碳酸钙盐,含少量的钠、镁和氟化物,多数以羟基磷灰石晶体的形式存在,晶体长 20~40nm,宽 2~3nm。这些结晶大都沉积在胶原纤维中,结晶沿纤维长轴呈平行排列,呈现出很强的抗压性能,使骨骼具有坚硬的机械性能。骨组织的成分使它具有力学支撑、保护机体和维持内环境稳定的功能,但是其成分随着年龄、解剖部位、饮食和健康状态而有所变化。钙和磷形成的羟基磷灰石决定了骨组织的力学硬度和承载强度。骨组织矿物盐中含有大量的杂质(碳酸盐、镁、磷酸盐)和空穴,但是这些使磷灰石结晶的溶解性更好,使骨组织成为钙、磷和镁离子的储存库。

第三节 骨基质矿化过程及影响骨矿化的因素及分子机制

一、骨基质矿化过程

骨基质矿化是成骨细胞合成并分泌骨的有机成分(有机基质)后,在一定条件下,无机盐有秩序地沉积于其内,其中涉及很多细胞内外的生化过程,使钙和磷形成羟基磷灰石 $[Ca_{10}(PO_4)_6(OH)_2]$,再与有机质相螯合形成螯合物,变成正常骨质的过程。在这一过程中,有机质以骨胶原为主体,无机质以羟基磷灰石为主要物质。

骨胶原为骨基质中含量最多的有机成分,矿化后的骨基质系无机盐成分以晶体的针状或板层结构沉着于胶原纤维空隙内,由此可见骨胶原纤维为骨矿化提供了基本的结构和场所。骨的有机相(organic phase)由胶原微纤维(microfibril)和大量骨基质组成,微纤维主要起矿化支架作用,而基质中的蛋白聚糖和酸性非胶原蛋白则协助基质矿化。骨基质的沉积和矿化是骨形成的两个阶段,二者在时间和空间上是分开的。在骨形成开始阶段,骨基质沉积和矿化速度很快,每日 1~2μm,可以通过测量靠近水门汀线的骨样组织接合面来确定。当吸收腔隙逐渐填满时,速度减慢。骨样组织形成与矿化之间的延搁,开始时是 15 天,并逐渐增加到 27 天,然后逐渐减慢。计算平均矿化沉积率和骨样组织平均成熟时间很容易,即基质沉积开始和矿化开始的平均间隔时间。正常成人骨样组织成熟时间为 17~20 天。在吸收腔底,新的成骨细胞变得丰满、活跃,制造一层厚的骨样组织,此后细胞逐渐变扁平,骨样组织也减少,最后变为骨衬细胞,一些成骨细胞埋在骨基质中成为骨细胞。当吸收腔隙填满时,骨细胞分泌抑制因子,逐渐降低骨形成率。

二、骨基质矿化途径

成骨细胞合成并分泌骨的有机质,主要为骨胶原,还有少量的骨钙素蛋白、多糖类、脂质等,为骨矿化提供了结构基础,机体吸收的钙离子和焦磷酸裂解的磷离子合成磷灰石(骨无机盐的主体)转运至骨胶原间隙区域内,按一定的电位极性排列、沉积,磷灰石中的钙与胶原内的骨钙素分子经 β 逆转的 α 单位环结构的两个 Gla 残基形成化学键,从而完成骨基质的矿化。

三、骨基质矿化的影响因素

骨基质矿化是一个极端复杂的过程,即使现在人们已掌握各种先进技术,如应用转基因动物、组织学检测、电子显微镜、X 射线衍射及细胞培养等技术,但遗憾的是目前仍不能完全模拟骨基质的形成与矿化的完整过程。绝大部分骨矿物质组分、骨组织中的细胞、软骨细胞、细胞因子和许多激素参与了骨形成与骨矿化的调节过程,其中细胞成分有成骨细胞、骨细胞、软骨细胞和破骨细胞,作为骨形成与矿化的原料有无机钙、无机磷、镁和胶原蛋白等有机质,调节骨形成与骨矿化的因子有甲状旁腺激素(PTH)、维生素 D、生长因子、炎症因子、旁分泌激素和代谢酶等。因此,在病理情况下,这些因子的先天性异常或代谢紊乱可引起多种骨形成或矿化的异常,如佝偻病、成骨不全、骨纤维结构不良、McCune-Albright 综合征、Mazabraud 综合征、慢性肾脏病 - 矿物质和骨异常(chronic kidney disease-mineral and bone disorder)、慢性酸中毒性骨病、磷酸酶症等。目前研究发现以下因素影响或调节骨基质矿化。

(一)整体因素

研究表明,骨基质矿化明显受血中 Ca/P 比值的影响。然而作为整体,骨基质的形成、矿化与种族、地理(地区)、性别等因素密切相关,如黑种人的峰值骨量明显高于白种人和黄种人,男性峰值骨量明显高于女性,这主要由遗传因素决定。居住在赤道地区人的峰值骨量明显高于温带及两极地区人的峰值骨量,这与日照时间、气温等自然因素相关。另外,运动也可对骨量产生有明显促进作用,如经常运动或体力劳动者,不仅主动运动负荷可以促进骨量形成,被动的运动负荷也可以促进骨量提高。有研究报告,以截瘫患者为研究对象,将 48 个患者随机分为两组,一组令其离床应用轮椅、支架等增加运动负荷;另一组于床上应用器械进行被动负荷练习。经 5 个月训练后,应用骨密度仪检测,结果表明,床上器械训练组患者的骨密度增高明显优于离床主动训练组。由此可见整体因素可以调节骨矿化的进程。

（二）外周血与骨矿化

血液因素主要是指各种激素或激素样物质对骨矿化的调节作用，如活性维生素 D、雄激素、雌激素、生长激素、维生素 K、甲状腺素、降钙素等，多方面因素共同调控，调节机制复杂精密，对骨形成和矿化的整体过程产生影响。

（三）局部因素

骨骼和牙齿矿化需要基质囊泡（matrix vesicle，MV）的参与。骨基质囊泡是指存在于骨骼、牙齿或软骨的矿化前基质，直径为 20~200nm 的球形小体，其与脂质双层（lipid bilayer）结合，常含有小的磷酸钙结晶。基质囊泡主要起羟基磷灰石成核（nucleation of hydroxyapatite）作用，因此可以促进软骨、骨和牙齿钙化。组织非特异性碱性磷酸酶（TNAP）和核苷酸焦磷酸酶膦酸二酯酶（ENPPI）在跨膜蛋白的调节下，可使无机焦磷酸盐浓度降低而无机磷酸盐浓度升高，磷脂、Ca^{2+}、PO_4^{3-}、M4V 蛋白相互作用，形成矿化核复合物（nucleational core complex），最终引起局部矿化。在矿物质的成核过程中，MV 有两个主要作用：①MV 中的生物酶调节细胞外液的无机磷酸盐 / 无机焦磷酸盐比值（inorganic phosphate/inorganic pyrophosphate ratio，Pi/PPi）；②MV 中的蛋白和脂质提供羟基磷灰石沉着的成核部位。研究发现，骨形态发生蛋白（BMP）在正常组织发育、组织重建、关节炎形成和心血管病理性矿化（pathological mineralization）中起重要作用，而 MV 中的 BMP 是调节生长板成熟、组织重建或肿瘤侵犯的关键因子。

相关研究表明，基质蛋白的电荷密度在钙磷矿物质相与矿化中起重要作用，当蛋白负电荷密度较低时，非磷酸化牙本质基质蛋白 1（nonphosphorylated dentin matrix protein 1）诱导生成的晶体颗粒较小，但对矿化过程无明显影响。而当蛋白的负电荷密度较高时，生成的晶体颗粒较粗，并能将无定型磷酸钙（amorphous calcium phosphate，ACP）稳定在更高的浓度。磷酸化牙本质磷蛋白（Dentin phosphoprotein，DPP）含有的负电荷最多，高浓度时可防止矿物质沉积，而低浓度时对晶体的大小和形态有明显影响，因为在高密度负电荷状态下，结合钙离子的能力强，可溶性大分子的钙螯合降低了游离 Ca^{2+} 的浓度。当这种蛋白质的浓度较高时，矿物质沉积反应减弱；当蛋白质浓度较低时，负电荷可与矿物质颗粒结合，从而降低矿化速度。

（四）病理因素

骨矿化过程是正常的生理过程，是以正常人全身生理环境为基础的，当全身状态发生改变，即进入某些病理状态时，骨矿化过程也将明显受到影响，尤其是某些代谢性骨病，对骨盐沉积有严重影响。

Moyer 等对早产儿及低体重儿的骨量研究表明,早产儿及低体重儿的骨量低于正常出生儿,其原因之一可能与其营养吸收低下相关。Hillman 等对类风湿关节炎患儿的骨矿化进程进行研究,以单光子吸收测定法观察骨密度、血 Ca^{2+}、血 P^{3-}、PTH、骨钙素、碱性磷酸酶(alkaline phosphatase, ALP)及尿中无机盐/肌酐值,结果发现类风湿关节炎患儿骨矿化明显降低,并认为与骨的低转换率相关。还有研究报告,铝中毒者可导致明显的骨量下降,骨矿化明显降低,其机制为铝对成骨细胞有明显毒性作用,可降低成骨细胞活性,同时基质中还可见到类骨质增多,即铝中毒可能同时作用于细胞内和细胞外两方面,进而影响矿化。另外,甲状旁腺功能亢进、慢性肾功能衰竭等疾病也可引起骨矿化异常。

总之,骨矿化是一个复杂的生理过程,迄今为止对其机制、调节因素等仍有很多不同观点,但现有的研究资料表明,骨矿化不仅受到全身多种离子、激素、激素样物质的影响,而且在矿化局部还受许多细胞内、外局部因子调节,同时某些病理状态对骨矿化也有明确的影响。

四、骨生物矿化机制研究

软骨、骨和牙齿矿化是适应人体的生长、发育、代谢、生殖和衰老的需要而进行的生理活动之一,可使骨骼系统的宏观和微观结构发生相应变化,同时也使骨组织的微观结构在骨塑建与骨重建过程中出现适应性构相改变。

在短时间内,骨矿化(骨形成)-骨去矿化(骨吸收)总是处于一定水平的动态平衡中,但从长时间的角度看,这种动态平衡又具有明显的方向性,先是导致骨骼系统总体骨量的增长(达到峰值骨量前的一段时期),继而维持骨量在较稳定的水平(峰值骨量至增龄性骨丢失开始的一段时间),然后因增龄性骨丢失导致骨量减缩。这种终身发生的骨矿化动态平衡并不能用上述的骨重建与骨塑建来解释,其发生的确切机制尚不明了,目前已知可参与骨矿化调节的重要因素包括关键分子信号家族、体内合成的酶蛋白和生物大分子,以及来自体外的各种环境因素的影响等。

(一)Wnt 家族

Wnt 信号转导通路包括经典和非经典两条途径。非经典通路包括 Dishevelled 依赖的和 Ca^{2+} 依赖的信号级联反应两条通路,主要参与调控细胞运动及细胞极性。经典 Wnt 信号转导通路是指通过 β-catenin 传导的信号通路。在这条通路中,Wnt 蛋白与 Frizzled 家族特异性受体和 Low density lipoprotein receptor-related protein 5/6(LRP5/LRP6)辅助受体结合,触发细胞内的信号转导,使 β-catenin 聚集入核,产生级联反应,调节靶基因表达,参与细胞增殖、分化和迁移等生物学过程。

已有多项人类和小鼠的基因研究和细胞学研究证明，Wnt/β-catenin 信号通路在骨骼发育及代谢平衡中发挥重要作用，包括间充质干细胞（mesenchymal stem cell，MSC）的定向分化，成骨细胞前体扩增、终末分化和矿化，以及细胞的凋亡等。小鼠骨髓间充质干细胞的 β-catenin 基因敲除，可导致小鼠成骨细胞分化缺失，进而出现骨骼发育严重缺陷；而 Wnt10a、Wnt10b 以及 Wnt6 蛋白可通过 β-catenin 刺激间充质干细胞向成骨细胞定向分化。与此对应的是，在小鼠成熟的成骨细胞或已分化的骨细胞中敲除 β-catenin 基因后，骨形成过程未受影响，但破骨细胞生成增多，骨吸收过程显著增强，而在成骨细胞特异性激活 Wnt/β-catenin 信号通路则出现相反的表型。LRP5 功能性缺失突变的患者患有严重的骨质疏松症，而在持续性激活 LRP5 的患者中则恰恰相反。另外，基因工程小鼠相关研究也证实，LRP5 缺失的小鼠表现为骨量减少和成骨细胞增殖减弱，而持续过表达 LRP5 的转基因小鼠则表现为成骨细胞活性和数量持续增加。

（二）Hedgehog 家族

Hedgehog（Hh）家族是一种分泌型的信号分子，可以调节多种组织和器官的形成，对成体组织的功能稳定和干细胞的增生具有重要作用。Hh 蛋白有三种同源体：sonic hedgehog（Shh）、Indian hedgehog（Ihh）、desert hedgehog（Dhh）。已有研究证实，三种亚型中，仅 Shh 和 Ihh 两种亚型与骨的形成和改建相关。骨科学者在研究 Hedgehog 调控骨形成的作用时发现，具有良好成骨作用的 C3H10T1/2 细胞系在通常情况下，仅表达低水平的 PTCH（Hedgehog 蛋白在效应细胞的细胞膜表面受体）和 BMP。加入一定量的 rShh-N 后，不仅 PTCH 的表达量大幅度增加，而且细胞内 ALP 的活性明显增强，并还与 rShh-N 呈显著的时效关系。另外还发现，Shh/Ihh 与 BMP 之间有着密切的协同作用关系，Shh 可通过直接影响 BMP 信号通路中的一种或几种蛋白改变细胞对 BMP 的反应活性，且具有时间依赖性。细胞 ALP 活性增强和 BMP 合成量增加是成骨性作用增强的有力证据。

氧化应激可以抑制 Hh 信号通路介导的骨髓基质细胞向成骨细胞分化。而且，Shh 在人牙周膜干细胞（periodontal ligament stem cell，PDLSC）中有表达，并对 PDLSC 的增殖有一定的调控作用。Ihh 在长骨生长和软骨发育中有重要作用。Chiang 等发现敲除 Shh 后小鼠的脊椎骨和远肢骨出现异常。St-Jacques 等证明，Ihh 可以调节 Runx2 的表达从而调节软骨的成骨分化，将小鼠胚胎的 Ihh 沉默后，发现其软骨膜缺乏典型的成骨标志物包括 Runx2、Osterix、Ⅰ型胶原、ALP 等，提示 Ihh 信号通路可能对 Runx2 有调节作用，从而调节早期的成骨分化。

（三）DMP1

牙本质基质蛋白1（dentin matrix protein 1, DMP1）是一种酸性非胶原细胞外基质蛋白，属于小整合素结合配体N端联结糖蛋白（Small integrin binding ligand N-Linked glycoprotein, SIBLING）家族成员。SIBLING家族是非胶原蛋白的重要组成部分，该家族成员包括DMP1、骨涎蛋白（bone sialoprotein, BSP）、骨桥蛋白（osteopontin, OPN）、釉蛋白（enamelin）、细胞外基质磷酸化糖蛋白（MEPE）和牙本质涎磷蛋白（dentin sialophosphoprotein, DSPP）。

DMP1的氨基酸序列拥有大量的酸性结构域，携带负电荷，与钙离子有较强的结合能力，高表达于胚胎发育过程中的成骨细胞，在诱导细胞分化及促进矿化的过程中起重要作用。在体外，DMP1能够促进羟基磷灰石形成，并调控细胞分化，对骨骼正常形成发挥重要调控作用。Feng等发现，DMP1与大鼠颅盖骨细胞培养物中出现的矿化结节密切相关。该功能与DMP1的结构特点密切相关，DMP1拥有大量的酸性结构域，有高度的钙离子结合能力，能为磷酸钙结晶核的形成提供合适模板。He等推测，DMP1在体外可启动磷灰石晶体形成，且实验证实DMP1在生理状态下具有钙结合能力。据推测，*Dmp1*敲除的小鼠应表现为骨矿化减少，但实验证实*Dmp1*缺失的新生小鼠无严重异常，这表明在骨形成早期还有其他基因补偿修复DMP1的矿化功能。定量研究发现，机械负载可使骨细胞中DMP1表达增加2~3.7倍。定性研究表明，骨细胞DMP1的表达水平与骨细胞承受的机械负荷相适应。这些结果说明骨细胞分泌的DMP1蛋白与新骨形成、动态骨改建及机械应力传导均密切相关。

（四）碱性磷酸酶

成骨细胞分化早期，编码细胞外基质成熟的基因开始表达，此时ALP的表达量最高，因此ALP被认为是活性成骨细胞早期发育阶段的标志物，其活性可反映成骨细胞功能的强弱。ALP能够水解对骨矿化有极强抑制作用的无机焦磷酸盐，同时生成无机磷促进磷灰石的形成，使骨矿化作用增强。

（五）碱性成纤维生长因子

碱性成纤维生长因子（basic fibroblast growth factor, bFGF）是多肽类生长因子，对广泛来源于中胚层和神经外胚层的细胞具有明显的促分裂增殖作用。在骨创伤的愈合中，bFGF可促进骨原细胞分化为成骨细胞，诱导成骨细胞分裂、增殖，并促使细胞合成骨基质、钙结合蛋白以及含有羟基磷灰石颗粒的基质小泡，加快骨痂钙化。

（六）雌激素及其类似物

雌激素是骨吸收的抑制因子，可间接通过一些钙调节激素如降钙素、甲状旁腺激素及

1，25-（OH）$_2$D$_3$ 等起作用。另外，雌激素还可通过受体调节机制、细胞因子或生长因子介导机制、细胞凋亡机制在分子水平上对成骨细胞和破骨细胞进行调节。近来的研究发现，雌激素以及其类似物对成骨细胞的增殖分化和矿化都表现出良好的促进作用，其中各种黄酮类化合物的作用尤为突出，其主要作用机制是通过提高成骨细胞碱性磷酸酶的活性，促进成骨细胞矿化结节的形成。这提示雌激素类似物可能成为研制抵抗骨损伤和促进骨修复药物的新靶点。

（七）力学刺激

实验研究表明，力学刺激可促进成骨细胞的增殖，加快细胞代谢，促进骨组织的构建与修复，进而保证骨组织内环境的稳定。成骨细胞来源于多潜能的间充质干细胞，可以将力学刺激信号转变为细胞的生物化学合成反应，分泌骨基质并促进骨基质矿化。成骨细胞在力学刺激下所表现出的一系列增殖分化功能改变与细胞表面整合素（integrins）蛋白表达量变化密切相关。当力学刺激作用于组织或细胞后，integrins 与细胞外基质结合。同时，integrins 在细胞膜上衔接集聚，与细胞内的细胞骨架和信号复合体结合，形成局部黏附，从而促进细肌丝聚集。细肌丝又重组成更大的张力纤维，引起细胞骨架和细胞核内基因表达发生变化，形成 integrins 与细胞骨架的力偶联，将力学信号传递入细胞内。此时，骨细胞将接受的力学刺激信号转变为细胞内的生物化学合成反应，直接诱导骨基质的分泌并促使骨基质矿化，调节骨形成与骨吸收，从而维持骨组织内环境的稳定。

（八）脑内未知成分

Bidner 等曾用脑外伤患者血清对大鼠成骨细胞和皮肤成纤维细胞进行培养，结果发现脑外伤患者血清刺激以上细胞有丝分裂能力强于非脑外伤患者的血清，尤以成骨细胞最为明显，且细胞增殖速度与血清滴度呈正相关。因此，他们认为脑外伤后中枢神经系统分泌某种成分或脑损伤炎症导致某种促生长因子可通过破坏的血脑屏障或直接释放到外周，从而促进周围骨组织生长活性明显提高。夏新雷等直接采用脑组织成分进行体外成骨细胞培养，结果发现脑组织中的灰质和白质成分，尤其是灰质成分对体外培养的成骨细胞具有显著的促进增殖和分化的作用。这从细胞水平上证实了 Bidner 的假设。脑外伤后脑组织灰质、白质中某些能促进成骨细胞增殖分化的固有成分释放入血，促使了骨折愈合加速，这或许就是脑外伤后骨折愈合加速的一个原因。但目前的研究尚无法找出究竟是脑组织中的什么物质在起作用。因此，这方面极可能成为开发治疗骨折愈合药物的新靶点。

（九）一氧化氮

一氧化氮（nitric oxide，NO）是近年来发现的骨形成及骨吸收过程中极为重要的调节因子之一。一氧化氮是一种可进入细胞内部而半衰期极短的气体信号分子,其来源于 L- 精氨酸,生物合成由一氧化氮合酶(nitric oxide synthase, NOS)催化。目前发现,骨组织中 NOS 存在 3 种亚型,分别由不同基因编码,即神经元型(nNOS, NOS1)、诱导型(iNOS, NOS2)和内皮细胞型(eNOS, NOS3)。生理条件下,成骨细胞持续产生少量的 NO 是维持成骨细胞生长必需的刺激因子,NO 外源性供体(如硝酸甘油)可以预防由皮质醇引起的雄性大鼠骨质疏松症,缓解雌性大鼠卵巢摘除后骨矿化密度降低、股骨重量减轻等问题。但在病理条件,细胞因子如肿瘤坏死因子 -α(tumor necrosis factor alpha, TNF-α)、白细胞介素 -21β(interleukin-21 beta, IL21β)和 γ 干扰素受体(interferon-γ receptor, IFN-γ)可诱导 iNOS 过量表达,生成高浓度 NO,显著抑制体外培养人成骨细胞的成熟和分化。

（十）缺氧

在缺氧的状态下,ALP 的活性具有时间依赖性,并随时间的延长急剧下降。ALP 作为活性成骨细胞早期发育阶段的标志物,其活性显著影响成骨细胞生物矿化过程的速度,缺氧也明显影响成骨细胞的矿化能力。与正常状态相比,缺氧时细胞形成钙化结节的能力明显降低,且钙化结节的数量随缺氧时间延长而逐渐减少。在缺氧早期,相关促成骨指标短暂性上升,可能与机体应激性反应以及代偿性因素增加有关,间接促进成骨过程。随着缺氧时间延长和程度加深,促成骨指标显著下降,抑成骨指标上调,这表明缺氧可以依据程度与时效性,调节成骨细胞的增殖活性。随着缺氧时间的延长,成骨细胞的增殖能力显著下降。

（杨　柳　高　博）

参 考 文 献

1. ALLISTON T, CHOY L, DUCY P, et al. TGF-beta-induced repression of CBFA1 by Smad3 decreases cbfa1 and osteocalcin expression and inhibits osteoblast differentiation. Embo J, 2001, 20(9): 2254-2272.

2. BORNSTEIN P. Thrombospondins as matricellular modulators of cell function. J Clin Invest, 2001, 107(8): 929-934.

3. BOYDEN L M, MAO J, BELSKY J, et al. High bone density due to a mutation in LDL-receptor-related protein 5. N Engl J Med, 2002, 346(20): 1513-1521.

4. BOIVIN G, VEDI S, PURDIE D W, et al. Influence of estrogen therapy at conventional and high doses on the degree of mineralization of iliac bone tissue: a quantitative microradiographic analysis in postmenopausal women. Bone, 2005, 36(3): 562-567.

5. FENG J Q, HUANG H, LU Y, et al. The Dentin matrix protein 1(Dmp1) is specifically expressed in

mineralized, but　not soft, tissues during development. J Dent Res, 2003, 82(10): 776-780.

6. FUJIHARA S, YOKOZEKI M, OBA Y, et al. Function and regulation of osteopontin in response to mechanical stress. J Bone Miner Res, 2006, 21(6): 956-964.

7. GRYNPAS M. Three-dimensional packing of collagen in bone. Nature, 1977, 265(5592): 381-382.

8. GAO Y, JHEON A, NOURKEYHANI H, et al. Molecular cloning, structure, expression, and chromosomal localization of the human Osterix(SP7)gene. Gene, 2004, 341: 101-110.

9. GERBER H P, VU T H, RYAN A M, et al. VEGF couples hypertrophic cartilage remodeling, ossification and angiogenesis during endochondral bone formation. Nat Med, 1999, 5(6): 623-628.

10. ISAACS W A, LITTLE K, CURREY J D, et al. Collagen and a cellulose-like substance in fossil dentine and bone. Nature, 1963, 197: 192.

11. KITAZAWA R, KIMBLE R B, VANNICE J L, et al. Interleukin-1 receptor antagonist and tumor necrosis factor binding protein decrease osteoclast formation and bone resorption in ovariectomized mice. J Clin Invest, 1994, 94(6): 2397-2406.

12. LI P, BAI Y, YIN G, et al. Synergistic and sequential effects of BMP-2, bFGF and VEGF on osteogenic differentiation of rat osteoblasts. J Bone Miner Metab, 2014, 32(6): 627-635.

13. LEE N K, SOWA H, HINOI E, et al. Endocrine regulation of energy metabolism by the skeleton. Cell, 2007, 130(3): 456-469.

14. MEUNIER P J AND BOIVIN G. Bone mineral density reflects bone mass but also the degree of mineralization of bone: therapeutic implications. Bone, 1997, 21(5): 373-377.

15. NAGAO M, FEINSTEIN T N, EZURA Y, et al. Sympathetic control of bone mass regulated by osteopontin. Proc Natl Acad Sci U S A, 2011, 108(43): 17767-17772.

16. NAKASHIMA K, ZHOU X, KUNKEL G, et al. The novel zinc finger-containing transcription factor osterix is required for osteoblast differentiation and bone formation. Cell, 2002, 108(1): 17-29.

17. REDDI A H, GAY R, GAY S, et al. Transitions in collagen types during matrix-induced cartilage, bone, and bone marrow formation. Proc Natl Acad Sci U S A, 1977, 74(12): 5589-5592.

18. SEMENKOVICH C F, TEITELBAUM S L. Bone weighs in on obesity. Cell, 2007; 130(3): 409-411.

19. YANG L, TSANG K Y, TANG H C, et al. Hypertrophic chondrocytes can become osteoblasts and osteocytes in endochondral bone formation. Proc Natl Acad Sci U S A, 2014, 111(33): 12097-12102.

第六章

细胞生物力学与钙信号实验研究

细胞是生命的基本单位,细胞力学是细胞工程和组织工程的基础,是生物力学研究领域中发展迅速的前沿分支学科。越来越多的研究表明,细胞的生长发育、成熟、分化、衰老、死亡甚至癌变都与其力学特性有关。细胞在行使其功能时,必须使用有关基因信息,合成、选择、存储和运输各种生物分子,转换各种形式的能量,转导各种信号,在响应外界环境作用的同时调整或保持其内部结构,这些行为都涉及细胞的力学。因此,细胞力学层次的研究对当前进入细胞与分子水平的生命科学来说具有十分重要的作用。细胞生物力学与临床医学密切相关。某些疾病就是某些细胞所受力学环境改变所致。

钙离子作为细胞的第二信使,调节从激素分泌到肌肉收缩,从神经信号传递到学习记忆,从细胞生长分化到死亡等重要的生命活动。钙信号在心肌细胞、骨组织细胞、神经细胞、肿瘤细胞的生长、发育、凋亡等功能中都起到重要的调控作用。本章节中主要以骨组织细胞为研究对象,讲述不同形式的应力载荷和发生装置,以及通过检测钙信号来研究力学刺激是如何转化为化学信号,进而调控其生物学行为的。以成骨细胞为例,受到力学刺激后,在较短时间内(10s~1min),成骨细胞内钙离子浓度的迅速升高是最早发生的生物学响应之一,这种现象通常称为力致钙响应。钙信号可以调控成骨细胞的增殖与分化,其在相邻细胞间的传递也是细胞间通信和细胞群体行为的重要调控机制之一。

第一节　骨组织细胞生物力学的应力载荷形式和发生装置

骨骼是机体的应力承载系统,著名的 Wolff 定律表明,骨骼的生长会受到力学刺激影响而改变自身的结构。骨适应理论得到了广大学者的认可,而骨应力载荷不足和骨应力感受能力衰退均会引起骨丢失和骨力学强度降低,这些也是骨质疏松发生和发展的主要原因之一。因此,骨骼的生物力学和力学生物学的研究对于揭示骨适应机制,研究骨力学性质具有十分重要的意义。

一、骨组织细胞生物力学的应力载荷形式

骨组织中包括三种最基本的细胞,可笼统地称为骨组织细胞,它们是骨细胞(osteocyte)、成骨细胞(osteoblast)和破骨细胞(osteoclast)。成骨细胞和破骨细胞均位于骨质表面。成骨细胞是骨形成的主要功能细胞,主要参与骨基质的分泌、合成及矿化。当新骨基质矿化后,成骨细胞被包埋其中,此时细胞所有的合成活动停止,胞浆减少,内质网、线粒体和高尔基体的大小均减小,于是分化成骨细胞。骨细胞是成骨细胞的终端分化细胞,约占骨中细胞总数的95%。破骨细胞的主要来源是骨髓的单核巨噬细胞,破骨细胞是骨吸收的功能细胞,通过吸收骨基质表面的有机物和矿物质以形成近似细胞形状的陷窝。成骨细胞和破骨细胞维持正常生理状态下骨代谢的动态平衡。

骨形成和骨吸收之间的动态平衡可以被力源信号这种外源性刺激所影响,其中骨细胞被认为是骨组织中最重要的力学响应组件,它能够响应外界应力载荷的刺激,分泌 sclerostin 和 RANKL 等重要的细胞因子,进而调控成骨细胞和破骨细胞的生物学行为。另外,许多实验证明,成骨细胞和破骨细胞也能直接响应外界应力载荷的刺激。学者们普遍认可的观点是,在外界应力载荷作用于长骨时,埋于骨组织中的骨细胞所承受的主要应力作用形式是流体剪切力以及骨矿化基质变形所产生的压应力,而位于骨质表面的成骨细胞和破骨细胞则主要承受骨基质变形所产生的压应力刺激。

细胞具有复杂的膜结构、组成和内部结构,细胞弹性包含同一个细胞不同部分的力学属性。以哺乳动物为例,压痕深度在纳米级别时,在排除静电力等长距离的因素后,主要检测第一层(表层)结构,包括细胞膜(膜褶皱、磷脂双分子层、膜蛋白等)、肌动蛋白骨架以及分子刷(微绒毛、微桥、糖萼等)。随着压痕深度增加,检测到第二层结构,包括中间纤维和微观网络或胞浆成分(微管网络、中间纤维网络、细胞器等)。

二、骨组织细胞生物力学的应力载荷形式和发生装置

目前骨组织细胞生物力学研究中的主要加载形式及发生装置包括细胞离体加载和细胞在体加载两大类。

（一）离体加载

1. 纳米压痕 纳米压痕(nanoindentation)又称为深度敏感压痕(depth sensing indentation)技术,可用于测定骨、牙齿和细胞等生物组织的力学性能,为病理研究和医学治疗提供科学依据,是简单的检测材料力学性质的方法之一,能够满足对测试仪器的高位置分辨率、位移

分辨率和载荷分辨率的要求，因而被广泛应用到分子生物学、纳米医学、细胞生物学及力学生物学等众多领域。它可以在纳米尺度上在不用分离薄膜与基底材料的情况下直接得到薄膜材料的许多力学性能，如载荷 - 位移曲线、弹性模量、断裂韧性、黏弹性、应变硬化效应或蠕变行为等。与传统的测量方法装置相比，纳米压痕方法具有操作方便、样品制备简单、测量和定位分辨力高、测试内容丰富等特点，通过连续记录载荷和压入深度两种参数以分析材料多种力学性能。

（1）纳米压痕仪：以某公司的纳米压痕仪为例，仪器采用电磁力驱动，载荷大小通过改变电流大小来计量。压入位移量则通过电容位移传感器来实现，有准静态加载模式和作为专利的连续刚度法两种压入模式。它还可以用于划痕测试得到材料的摩擦特性以及薄膜的附着力，而纳米定位台附件则可以对测试样品表面进行原位成像，得到原子力显微镜（atomic force microscopy，AFM）三维图像。

（2）纳米压痕测试参数：典型的纳米压痕测试包括施加载荷以及随后发生的卸载过程，在这个过程中载荷可能持续性施加直至达到最大载荷。在加载过程中，试样表面首先发生的是弹性变形，随着载荷进一步提高，塑性变形开始出现并逐步增大。卸载过程主要是弹性变形恢复的过程，而塑性变形最终使样品表面形成了压痕。纳米压入是通过加载卸载曲线的研究来间接得到压入深度、压痕面积的参数，进而计算出硬度和弹性模量，并且得到诸如蠕变、相变等丰富信息。普遍的数据分析方法是在曲线上确定探针与待检测细胞开始接触时的位置，舍弃非接触区域的数据，然后采用回归分析将数据与接触力学理论（contact mechanics theory）模型进行拟合，得到弹性模量等数值。两个弹性体接触处应力状态分析过程中使用最广泛的力学模型是 Hertz 模型，于 1882 年由 Heinrich Hertz 提出，1965 年 Sneddon 对其进行了改进。纳米压痕试验中典型的载荷 - 位移曲线中，P_{max} 为最大载荷，h_{max} 为最大位移，h_f 为完全卸载后的残余位移，S 为接触刚度，即卸载曲线最高点的斜率。在经典弹性接触力学的基础上，由这些参与量可以得到材料的硬度和约化弹性模量的关系式，此方法也称为 Oliver-Pharr 方法，由两位学者于 1999 年提出，2004 年补充改进：

$$h_{contact} = h_{max} - \varepsilon \frac{P_{max}}{S}$$

$$A = Ch_{contact}^2$$

$$H = \frac{P_{max}}{A}$$

$$E_r = \frac{\sqrt{\pi}}{2\beta} \frac{S}{\sqrt{A}}$$

$$\frac{1}{E_r} = \frac{(1-V_i)}{E_i} + \frac{(1-v^2)}{E}$$

其中，$h_{contact}$ 为接触深度；A 为接触面积；ε、β 是与压头几何形状相关的常数，球形压头 β 为 1.000，Berkovich 压头 β 为 1.034，Vivkers 压头 β 为 1.012。

两个研究小组分别用压痕实验观察到，在成骨细胞表面应变发生变化后，会产生钙信号响应。采用玻璃微针分别刺激骨陷窝内骨细胞的细胞体和细胞突起，结果显示当刺激细胞突起后，骨细胞的钙信号响应显著高于刺激细胞体所诱发的钙信号响应，这说明骨细胞细胞突起的力学敏感性高于细胞体。

2. 压缩应力　与其他活细胞一样，骨组织细胞在静止状态下存在静息电位，受电刺激，有电兴奋。骨在机械应力下，可产生压电和流动电。当骨受到压缩应力时，产生负电；受牵张应力时，则产生正电。我们身体中各种骨的每个部分都是由原始的编织骨逐渐演变而成的，它们的强度差别仅 40%，与其材料密度有关，主要为结构强度。形成骨框架的材料主要是胶原纤维和羟基磷酸钙，耐受外力的能力主要取决于组织内部结构。在承受压力处形成密度高的骨小梁，在弯曲力大处形成板层骨，受力少的形成髓腔，应力相对小且方向多变处形成骨松质。因此，骨的生物力学性决定的是骨组织细胞，影响其代谢的主要因素是力的信息。

正常生理环境下的组织细胞均处在特定的应力、应变环境中，维持其形态、结构，发挥正常生理功能。不同的组织细胞在体内接受不同的应力，如关节软骨细胞在体内主要接受压应力，成骨细胞受拉伸或压缩应力，肌腱和韧带中成纤维细胞受拉伸应力，血管内皮细胞受剪切应力等。因此，研究开发体外应力加载系统以给细胞施加不同的应力形式是十分重要的，对于骨组织细胞的力学信号转导实验研究具有重要意义。

（1）压缩载荷发生装置：图 6-1 为刘戈等设计制作的骨组织细胞动态压缩载荷发生装置。此压应力加载系统由加压腔室、动作腔室、全数字交流伺服驱动器和电动机、运动控制卡、压力传感器、数据采集卡以及基于计算机的软件控制单元和采集单元构成。加压缸体包括加压腔室、动作腔室和压力传送杆。活塞在动作腔室内部往复运动实现对加压腔室内部气体的压缩。压力加载的速度、加载位移、加压时间可以通过程序前面板参数设置控制，采用往复运动达到自主的周期性加压。

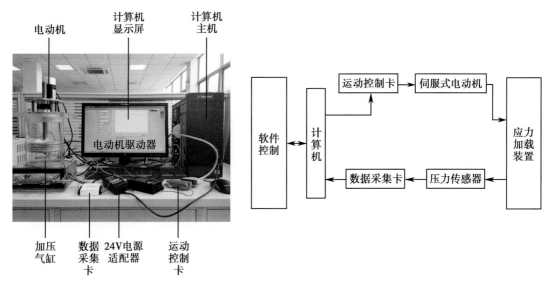

图 6-1 骨组织细胞压缩载荷发生装置实物图及示意图

（2）细胞对压缩载荷的响应：有研究发现，在持续静态压应力条件下，软骨细胞的合成能力受到抑制。在一定频率的循环周期动态压应力条件下，促进软骨细胞的合成。还有研究证明，应力能刺激骨细胞，引发成骨细胞产生某种介质吸引破骨细胞，使骨发生重塑。一般认为，周期性压力对细胞增殖分化、功能及基因表达的作用明显大于持续性应力的作用。有文献指出，周期性动态压缩在软骨形成的早期阶段对细胞数量的增加和生存能力的提高有明显作用。

3. 拉伸牵张应力　在体内，多种细胞受到的应力可以用张应力来模拟，例如肌肉收缩、肌腱和韧带拉伸、心脏搏动、呼吸对肺泡的牵张、血管充盈时对管壁平滑肌细胞的牵拉等。给细胞施加张应力的细胞培养方法，根据应力的作用方向，可分为单向和双向应力；根据应力作用的频率，可分为静态应力和动态应力；根据细胞培养载体的空间形式，可分为二维和三维培养。二维培养的载体有弹性模、硅胶模等，三维培养的载体有弹性泡沫、纺织网等。此外，利用细胞力学方法，可以在单细胞水平对细胞膜施加局部应力，研究膜表面离子通道的变化。

4. 流体剪切力　流体剪切力也是一种重要的骨形成和骨修复的"指导性"因素。骨细胞和成骨细胞是流体剪切力主要的效应细胞，成骨细胞作为骨细胞的前身，它在应力状态下的增殖分化及其对骨量的增减也有重要意义。骨组织由骨密质和骨松质构成，骨密质髓腔中的陷窝、骨小管和骨小梁形成多孔的网状支架。骨细胞生存在这独特的密闭骨陷窝-骨小管系统（LCS）中。该系统充满大量的组织间隙液，约占骨量的1/5。骨密质十分坚硬，生理状态下施加在骨骼的应力只能间接对骨组织细胞产生 0.2%~0.4% 的应变,骨组织细胞对如此小的应变量难以产生反应,但是这种应力却可以在 LCS 中形成间隙液压力梯度,引起间隙液的流动,从而对骨组织细胞的细胞膜产生 FSS。1977 年首次提出外界应力可能导致 LCS 内部组织液流动的假说,而这种液体流动会为骨细胞提供其生存必需的各种养料。科学家们根据假说采用各种模型仿真和计算方法估算应力所致的 LCS 中的组织液流体速率,最终 Weinbaum 等通过计算揭示生理水平的应力能够诱发骨细胞细胞膜产生 0.8~3Pa（N/m^2）的流体剪切应力［0.1Pa（N/m^2）=1dyne/cm^2］。同样利用人体运动使骨细胞周围的间隙液压力梯度发生变化而流动,刺激骨细胞分泌前列腺素（PG）E2 和一氧化氮（NO）等分子,这些分子通过多条通路直接或间接地调节骨形成和修复。

（1）流体剪切力加载装置原理:流体剪切力加载装置是根据流变学原理研制的细胞力学实验装置,其基本原理是利用流体的培养液对附着于培养基质上的细胞产生一定的剪切力。目前研究主要集中于对成骨细胞、内皮细胞以及气道平滑肌细胞等力学敏感细胞加载流体剪切力之后的形态学变化和分子机制的探索。各项研究均表明剪切力对于维持细胞、组织乃至整个机体的正常生理状态有着重要的意义。骨骼系统的力学适应是一个级联反应过程,由效应细胞感受力学变化,在各种细胞因子和信号分子的作用下调节成骨细胞和破骨细胞的生理功能,维持新骨形成和旧骨吸收的动态平衡。探索 FSS 对骨形成和修复的作用将会为骨组织工程生物力学提供实验依据,为宇航员失重后骨丢失,地面人群的骨损伤,废用性骨质疏松等疾病的治疗提供有效指导。

（2）体外流体剪切力加载装置:由于体内研究比较困难,目前很多研究都是集中在体外模型的基础上于细胞水平上进行的。图 6-2 所示为一个流体剪切力加载系统的生物反应器,由蠕动泵、平行平板腔室（parallel plate chamber）、流体阻尼器以及储液瓶构成,各部件用硅胶导管相连。储液瓶内通入过滤除菌的空气,而且储液瓶与部分硅胶导管处于 37℃恒温水浴箱。灌流液由蠕动泵泵出后经过缓冲后再通过管道流入流动腔,对细胞施加切应力,再经管道回到储液瓶,形成一个封闭的循环。其中所通的液体一般为细胞的培养液。平行平板腔室由上下铝制框架、流体腔、垫片、载玻片、橡胶密封垫组成,下层侧向有两个出口,用于注入和流出灌流液。最早的比较完整的流体剪切力平行平板腔室设计由 Frangos 等于 1985 年提出,之后很多实验室均以此为参照制作符合自己实验用途的平行平板腔室。在 Frangos 的设计图中,平行平板腔室可放置在显微镜之上,且构成腔室的材料均采用透明质材料如聚碳酸酯板等,方便对腔室载玻片上的细胞在加载流体剪切力的时候实时观测荧光染色结果。

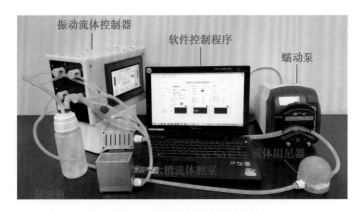

图 6-2　流体剪切力加载系统

（3）相关参数：根据剪切力的公式：

$$\tau = 6Q\mu/wh^2$$

其中，τ 为剪切力（dyne·cm^{-2}），Q 为循环液流量（mL·min^{-1}），μ 为循环粘液度（mPas），w 为流室宽度（cm），h 为流室高度（cm）。从上述公式可以发现，通过改变循环液流量就可以改变剪切力的大小。脉管系统的剪切力可以从低于 1dyne/cm^2 到超过 35dyne/cm^2，骨小管内的液体剪切力为 1~20dyne/cm^2，软骨中的剪切力为 1~5dyne/cm^2。

雷诺数（Reynolds number，Re）是另一个需要在实验中考虑的参数，是反映流体流动特征的无量纲数，表示惯性力与黏性力之比，Re 的计算公式：

$$Re=Vh\rho/\mu$$

其中，V 为腔内流体平均流速（cm^2·s^{-1}），h 为流室高度（cm），ρ 为循环液密度（g·cm^{-2}），μ 为循环黏液度（mPas）。在层流流动中雷诺数应低于 2 000。

在设计制作平行平板腔室时，应该注意腔室所使用的部分材料是否具有细胞毒性，以及生物相容性如何。其次，在设计流室尺寸时，应该满足长度（L）远大于高度（H），宽度（W）远大于高度（H）。因为宽度过窄会影响管壁效应（wall effects）；长度过长则会造成其内循环液的压差，致使所需剪切力不均匀。

（4）国内外研究现状：国内外采用的流体剪切力方式主要有单向流（unidirectional fluid flow）和振荡流（oscillatory fluid flow），单向流又包括稳定流（steady fluid flow）和脉动流（pulsating fluid flow）两种。加载不同大小、不同形式的剪切力方式主要通过蠕动泵及软件的调控获得。Jacobs 等研究了加载不同模式的流体剪切力时成骨细胞的反应，揭示了成骨细胞的钙信号响应强度依赖于刺激的流体波形。通过对钙离子反应的检测发现成骨细胞对振荡流的反应比单向流或脉动流更加温和。这说明由单向流和振荡流激活的细胞响应机制也许就是不同的。对骨组织细胞加载正弦波形的振荡流剪切力更具有生理意义,因为当外力卸载时,LCS 中引起的流体剪切力变成了反方向。

在实验中发现,剪切应力对骨改建的调节作用与成骨细胞受到应力诱导产生的流动剪切力的刺激有关,低剪切力对细胞增殖影响不大,中等大小剪切力($12dyn/cm^2$)明显刺激细胞增殖,高剪切力抑制细胞增殖。因此,很多成骨细胞加载剪切力的实验都会选择 $12dyn/cm^2$ 作为加载强度。

许多研究表明,骨组织细胞在经过流体剪切力处理后会增加 NO 以及 PG 的分泌,并且由于这两种分子可能与流体刺激有一定的剂量依存关系。因此,这两种分子已经被作为骨组织细胞对流体剪切力处理过后相关反应的评价指标。Smalt 等用不同速率的流体剪切力作用于骨细胞,发现生成的 NO 与剪切力速率成正比。用振荡流处理成骨细胞发现钙含量和产生的 PGE 含量增加,而且流体流动速率与钙反应细胞比例以及 PEG 的产生均成正比。

（二）在体（原位）加载

对原位骨进行压缩载荷的应力加载具有重要的研究意义。首先,力学刺激对于植入组织工程骨的天然骨十分重要。体外研究表明,周期性的力学载荷可以促进种子细胞增殖、成骨分化,在组织工程骨的构建及骨缺损修复、骨重建的过程中发挥着重要作用。其次,可以对动物的模型如大鼠或兔进行在体压缩载荷加载,通过压力传感器对选定部位的骨加载一定量的重复性力学载荷模拟活体受力情况,可以引起微损伤,甚至骨折。实验结束后分别检测各组动物的骨密度值、骨组织形态计量学以及骨力学性质指标等,也可使用微计算机断层扫描技术（microCT）对微损伤进行定量检测。这些研究对临床中的疲劳性骨折有重要的研究意义。而且,对离体或在体骨进行压缩载荷刺激,可以研究其力学响应原理、信号转导机制。

1. 压缩载荷应力加载装置　压缩载荷应力加载装置所采用的实验模型各有不同,主要可分为骨室模型、临界缺损模型和孔状缺损模型三类。孔状缺损模型是在动物长骨近端或远端制备一定直径的孔状缺损,植入支架材料,通过体外设备进行加载,这种模型制备相对简单,不需要额外固定,模型成功率高。

目前已经可以构建仿生的可精确调控的骨力学生物学压载模型,用于鼠、兔的在体或离体实验研究。压缩载荷应力加载系统发生装置如图 6-3 所示,其应力加载装置由线性促动器、应力传感器、线性轴承、位移传感器、组织固定器以及腔室组成。使用线性轴承的目的是防止在加载过程中线性促动器发生侧向移动,从而确保组织固定器进行完全的轴向移动。而线性促动器的动作由计算机端的软件通过控制线性促动器配套的动作控制模块来实现。

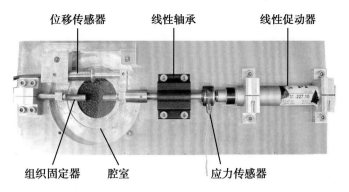

图 6-3　体外压缩载荷应力加载装置

2. 应用实例　通过小鼠胫骨周期应力装置系统,在加载压缩载荷的同时借助共聚焦显微镜,运用荧光漂白恢复技术(FRAP)得到了直接明确的证据,证明外界载荷会在骨内的LCS 中产生流体剪切力,且在加载的骨小管内流体速度的峰值为 60μm/s,因此产生的作用于骨细胞膜上的流体剪切力大小的峰值约为 5Pa。Jing 等以激光共聚焦采集和应力加载同步技术、FRAP 技术为基础,进一步将骨细胞钙响应特征与其表面流体速率耦合,并结合系统的信号通路实验,直接证明骨骼是通过调整骨细胞内钙振荡的大小与频率来编码不同的外界应力刺激的。

第二节　骨组织细胞力学信号响应的研究手段及方法

机体的器官、组织、细胞和生物大分子在力学作用下会发生相应的形态和功能改变,这是机体对力学刺激的响应过程。机体对于一定范围内力学刺激的自适应,对于维持正常生理功能具有重要作用。体内外的力学环境异常复杂,体外生物体受到重力、气压等作用,体内细胞也受到多种力。例如:心室收缩时血管壁扩张,心脏舒张期大动脉发生弹性回缩以及血管活动等都会对内皮细胞产生周期性的拉伸力等。对于骨组织细胞来说,人体运动时产生的应力可以在 LCS 中形成间隙液压力梯度,引起间隙液的流动,从而对骨组织细胞的细胞膜产生流体剪切力,为骨细胞提供其生存必需的各种养料,对骨组织细胞的生长发育具有重要作用。

一、细胞骨架

(一)细胞骨架的构成

细胞骨架(cytoskeleton)是位于细胞膜内侧面的蛋白质纤维网架系统。广义的细胞骨架包括细胞外基质、细胞膜骨架、细胞质骨架和细胞核骨架,它们在结构上相互连接,形成贯穿于细胞的网架体系。这里研究涉及的细胞骨架主要是指细胞质骨架,其由微管、微丝和粗细介于两者之间的中间丝组成。其中,微管主要是由微管蛋白(tubulin)组装而成的直径约为 24nm 的细长中空圆管形状的结构。微丝又称为肌动蛋白纤维,主要是由肌动蛋白组装而成的直径 7nm 的丝状结构。中间丝是介于微管和微丝之间的绳索状结构,成分复杂类型多样。除此之外,细胞骨架还包含一些与其分布和功能相关的细胞骨架结合蛋白,如微管相关蛋白(MAP)、马达蛋白(motor protein)。活细胞中的细胞骨架的结构体系复杂且高度动态,可以不断重新排列和调整以适应外界环境变化。不同类型细胞的细胞骨架的力学特性相差很大。即使是同一类型细胞在不同环境、不同周期中,细胞骨架也会呈现出不同的分布状态,很难有一种细胞模型能描述出细胞所有的力学行为。

(二)细胞骨架的功能

细胞骨架的主要功能为维持细胞形态,承受外界应力载荷,保持细胞内部结构的有序性等。长期以来它一直被认为是细胞响应应力刺激发生变形的主要蛋白。受到应力刺激后,细胞骨架可发生复杂的形态及生化改变,在毫秒量级的时间内发生其内部骨架蛋白的变形和重组,引发机械信号向胞内传导。对于生物力学信号在细胞内传递的化学途径,目前国内外学者主要认为有 Rho 家族、蛋白激酶 C、整合素、丝裂霉素激活的蛋白激酶(MAPK)、Ca^{2+} 通道、细胞因子、NO 途径等。

(三)细胞骨架的力学模型

为了研究细胞的力学特性,弄清楚细胞骨架的结构,建立完善的细胞骨架模型是很有必要的。细胞骨架力学模型强调细胞骨架的组成成分,各成分组成的网络结构在抵抗外界载荷刺激,以及产生形变方面发挥的作用,可以很好地描述黏附细胞的变形、黏附和运动等力学行为。

早期的细胞骨架模型有泡沫模型、张力整合模型和索网模型等,他们的共同点是把复杂的细胞骨架网络结构简化为规则的几何形状,无法反映真实的细胞骨架的多样性和复杂性。近期的细胞骨架模型,如基于蒙特卡罗法的 Coarse-grained 模型和基于布朗动力学的 Brownian dynamics 模型等,已经不再具有规则固定的拓扑结构,而是通过随机理论建立细胞模型,同时对细胞骨架的微结构给予了更多的考虑,使模型具有多样而复杂的几何形状,更接近真实的细胞骨架结构。在一定程度上,新型的细胞骨架模型已经可以很好地描述细胞的一些力学行为,阐述细胞骨架结构、力学特性和细胞功能之间的关系。新型细胞骨架模型为在微纳米尺度上定量研究细胞在机械刺激下的响应提供了良好的平台。

研究中发现，周期脉冲流体刺激能够提高骨细胞中 PGE2 的分泌量，而骨细胞对应力的感受作用是由 Actin 细胞骨架蛋白介导的。

二、细胞内钙信号研究

钙离子与许多信号通路的激活有关，它与蛋白牢固结合后可有效激活蛋白。钙离子信号或者钙振荡（或钙响应）是指在多种内外源因素作用下，细胞质内的钙离子发生短暂或持续的波动，细胞表面钙离子通道开放，导致钙离子内流和 / 或内质网钙池的钙离子释放所引起的细胞活动。

（一）钙的第二信使作用

钙是机体中最重要的第二信使，一般认为是对细胞外刺激进行频率编码，通过振荡将效应迅速传播。它广泛调控细胞内各种重要的生理功能，包括短期效应如细胞的点兴奋、细胞收缩和分泌等功能；长期效应如细胞转录、增殖、分化、迁移以及凋亡等重要的细胞生理活动。钙信号在机体的各个器官系统中均发挥着至关重要的作用。在神经科学领域，钙信号可以调控突触的发育、成熟和功能的完善，调节神经递质的释放，调控中枢神经系统神经细胞的信号传导，并与大多数神经系统的病变都有直接的联系（如神经元中钙稳态失衡是阿尔茨海默病发生的主要原因）。钙信号在心血管系统中也发挥着重要的作用。钙信号是调控心肌细胞收缩活动最重要的信号分子，对于维持心脏的正常活动有重要作用，而钙信号的功能失调会引起大多数心血管系统疾病，如心衰、心肌肥大等。

人体中 99% 的钙分布于骨骼和牙齿中，因此钙信号在骨骼系统中势必发挥着重要作用。钙信号被认为是骨骼肌系统在感受力学刺激中最早发生的力学信号转导事件。

（二）细胞内钙信号检测方法

目前比较普遍的细胞内钙信号的检测方法主要通过基于钙荧光探针技术的荧光成像法，即采用激光激发钙荧光探针标记的细胞，从而对其信号变化进行实时采集。测量时一般根据所采用的荧光探针种类的不同，分为单波长法和双波长比例测量法。而激光扫描共聚焦成像技术和数字图像处理技术的快速发展将钙信号的研究带入了一个新时代，不仅可以大大提高图像的时空分辨率从而提高测量精确性，而且具备一定的组织穿透性，拥有三维的图像观测及重建的能力。因此，其为离体（ex vivo）和在体（in vivo）的细胞钙信号实验提供了强有力的成像工具。

三、细胞内的其他重要信使

（一）前列腺素

前列腺素 E2（PGE2）是前列腺素的一种，是花生四烯酸经环氧酶（COX）代谢的产物，由一系列酶促反应催化生成。磷脂酶 A2 从膜磷脂上水解释放花生四烯酸，花生四烯酸在环氧酶 COX-1 和 COX-2 的联合作用下形成 PGH2 和 PGG2，再经过 PGE2 合酶 PGES-1、PGES-2 及 PGES-3 催化而产生 PGE2。PGE2 是一种重要的细胞生长和调节因子，在机体中发挥着重要作用。

对原代分离的骨细胞给予脉冲流体剪切力刺激，发现经流体刺激后骨细胞分泌的 PGE2 显著增加，而阻断钙信号通路或破坏 Actin 细胞骨架后，骨细胞分泌的 PGE2 显著降低。结果表明，PGE2 是骨细胞响应应力刺激释放的重要信号分子，而钙离子可以增强磷脂酶 A2 的活性从而促进花生四烯酸的生成，进而促进 PGE2 的释放。研究发现，流体剪切力所致的 PGE2 释放依赖于 CX43 半通道的开放，而连续 24 小时的流体刺激可使 CX43 半通道产生适应性而逐渐关闭，从而使 PGE2 的分泌显著减少。Kitase 等的研究发现，流体剪切力刺激所诱发的骨细胞中 PGE2 释放，能够抑制糖皮质激素所致的骨细胞凋亡的发生，而这一作用是通过 β-catenin 和 PKA 信号通路介导的。

（二）一氧化氮

一氧化氮（NO）是近年来发现的一种新的细胞信使，它是半衰期很短的一种自由基气体分子，由 L- 精氨酸经一氧化氮合酶（NOS）催化产生。NOS 有两种同工酶：一种为依赖 Ca^{2+} 和钙调蛋白的结构型（constitutive NOS，cNOS），包括神经元型（nNOS）和内皮细胞型（eNOS）；另一种为不依赖 Ca^{2+} 和钙调蛋白的诱导型（inducible NOS，iNOS）。虽然生物体内的一氧化氮在几秒内即可被酶代谢或化学转化为亚硝酸盐和硝酸盐等物质，但它作为重要的信号分子和神经递质，参与调控多个系统的生理功能，与心血管系统、神经系统、免疫应答、骨质疏松、肿瘤的发生发展等病理生理过程相关，在生物体内发挥双刃剑的作用。

1. 国内外研究现状 研究表明，在骨组织中广泛分布着三种亚型的 NOS。对于骨代谢中 NO 的能力已经在完整的动物 NOS 亚型的单基因缺失模型中得到证实。其中 eNOS 在骨间质细胞、成骨细胞、破骨细胞中广泛表达。NO 能够快速通过细胞膜进入细胞内，同时它还可以迅速扩散到邻近细胞影响其生物学功能。在骨细胞中主要为 eNOS 和 iNOS，而 eNOS 主要辅助调控骨生成，而 iNOS 在骨的吸收中发挥着重要的作用。小鼠靶向缺失 eNOS 会导致雌鼠临床表现为成骨细胞驱动的轻度骨质疏松，对雌激素反应迟钝，这表明雌激素的合成代谢是部分通过 eNOS 介导的。Tan 等研究发现,脉冲型流体刺激可以抑制骨细胞凋亡,而这种抑制作用与 NO 的作用有密切的联系。Vastsa 等用 DAR-4M AM 发光团对骨细胞中的 NO 进行实时监测,当空间中的一个骨细胞受到应力刺激后,细胞内 NO 的含量会提升为刺激前的 2 倍,而邻近骨细胞内的 NO 含量亦有显著提升,揭示了 NO 作为重要的信号分子可以在细胞间进行传递。而 NO 可能在应力加载抑制骨吸收的作用中发挥着重要的调控因素,但是,学者推测在外界应力刺激下,骨细胞中 NO 的合成要晚于钙信号,且 NO 的合成受钙信号的调控。

2. 检测方法 参考近年的文献研究,生物体内 NO 的检测可采用多种方法,例如荧光探针法、化学发光法、电化学传感器、光学和生物学传感器等,它们根据不同的原理来检测,检测方法各有优缺点(表 6-1)。

表 6-1 NO 检测方法

检测方法	原理	优点	缺点	举例
荧光探针法	荧光分子探针与 NO 反应生成与探针性质不同的新化合物,通过荧光信号的变化达到定性或定量检测的目的	高灵敏度,高特异性,简单易行	1. 未商品化,较昂贵 2. 无法满足原位活体 NO 的定量分析	2,3- 二氨基萘,二价铜离子配合物(MNIP-Cu)
化学发光法	利用过氧化氢氧化一氧化氮生成的过亚硝酸根激发化学发光试剂鲁米诺,激发态的鲁米诺回到基态时会发出光学信号,以化学发光的强度作为 NO 的定量标准	反应灵敏度较高,响应时间短	鲁米诺可与多种物质发生氧化反应,方法的选择性和专属性受影响	3- 氨基邻苯二甲酰肼(鲁米诺)
NO 电化学传感器	公认的最直接的检测方法,是利用 NO 的氧化还原性,使 NO 在电极上释放电子最终被氧化为硝酸根离子,由反应发生时的电化学信号的变化来反映 NO 的含量	快速准确,灵敏度高,仪器简便,成本较低,可用于活体检测	1. 可能发生交叉反应 2. 不同种类的电极对同一组织 NO 的测定结果有一定差别	碳纤维电极,将镍花菁染料沉积在铂/铱电极上
NO 光学传感器	通常以光学信号强度(荧光或化学发光强度)作为 NO 定量的指标,光学生物传感器中 NO 可以和生物体内的鸟苷酸环化酶特异性结合	快速、准确、实时地反映 NO 含量的变化	光纤传感器灵敏度低,局限于体外检测	NO 荧光光纤传感器,光学生物传感器,NO-A1

(景 达 王 盼)

参 考 文 献

1. ADACHI T, AONUMA Y, TANAKA M, et al. Calcium response in single osteocytes to locally applied mechanical stimulus: differences in cell process and cell body. J Biomech, 2009, 42(12): 1989-1995.

2. GRIVEAU S, DUMEZY C, SEGUIN J, et al. In vivo electrochemical detection of nitric oxide in tumor-bearing mice. Anal Chem, 2007, 79(3): 1030-1033.

3. HUO B, LU X L, COSTA K D, et al. An ATP-dependent mechanism mediates intercellular calcium signaling in bone cell network under single cell nanoindentation. Cell Calcium, 2010, 47(3): 234-241.

4. JING D, BALK A D, LU X L, et al. In situ intracellular calcium oscillations in osteocytes in intact mouse long bones under dynamic mechanical loading. FASEB J, 2014, 28(4): 1582-1592.

5. JACOBS C R, TEMIYASATHIT S, CASTILL A B. Osteocyte mechanobiology and pericellular mechanics. Annu Rev Biomed Eng, 2010, 12: 369-400.

6. JACOBS C R, YELLOWLEY C E, DAVIS B R, et al. Differential effect of steady versus oscillating flow on bone cells. J Biomech, 1998, 31(11): 969-976.

7. KITASE Y, BARRAGAN L, QING H, et al. Mechanical induction of PGE2 in osteocytes blocks glucocorticoid-induced apoptosis through both the β-catenin and PKA pathways. Journal of Bone and Mineral Research, 2010, 25(12): 2657-2668.

8. 刘戈, 罗二平, 申广浩, 等. 一种骨组织细胞动态压缩载荷发生装置的设计. 医疗卫生装备, 2015, (01): 1-4.

9. NEVEEVE A, CORRADO A, CANTATORE F P. Osteocytes: central conductors of bone biology in normal and pathological conditions. Acta Physiol(Oxf), 2012, 204(3): 317-330.

10. OLIVER W C, PHARR G M. An improved technique for determining hardness and elastic modulus using load and displacement sensing indentation experiments. Journal of Materials Research, 1992, 7(06): 1564-1583.

11. OLIVER W C, PHARR G M. Measurement of hardness and elastic modulus by instrumented indentation: Advances in understanding and refinements to methodology. Journal of Materials Research, 2004, 19(01): 3-20.

12. PRICE C, ZHOU X, LI W, et al. Real-time measurement of solute transport within the lacunar-canalicular system of mechanically loaded bone: direct evidence for load-induced fluid flow. J Bone Miner Res, 2011, 26(2): 277-285.

13. SATO M, HIDA N, UMEZAWA Y. Imaging the nanomolar range of nitric oxide with an amplifier-coupled fluorescent indicator in living cells. Proceedings of the National Academy of Sciences of the United States of America, 2005, 102(41): 14515-14520.

14. TAN S D, BAKKER A D, SEMEINS C M, et al. Inhibition of osteocyte apoptosis by fluid flow is mediated by nitric oxide. Biochem Biophys Res Commun, 2008, 369（4）: 1150-1154.

15. VATSA A, SMIT T H, KLEIN-NULEND J. Extracellular NO signalling from a mechanically stimulated osteocyte. J Biomech, 2007, 40（1）: S89-S95.

16. WALL M E, BANES A. Early responses to mechanical load in tendon: role for calcium signaling, gap junctions and intercellular communication. J Musculoskelet Neuronal Interact, 2005, 5（1）: 70-84.

17. WOLFE R P, GUIDRY J B, MESSINA S L, et al. Applying Shear Stress to Pluripotent Stem Cells. Methods Mol Biol, 2016, 1341: 377-89.

成纤维细胞生长因子／成纤维细胞生长因子受体与骨骼矿化

骨骼的矿化是成骨细胞向骨细胞分化过程中合成、分泌骨基质并逐渐沉积矿物质的过程。成纤维细胞生长因子／成纤维细胞生长因子受体（fibroblast growth factor/fibroblast growth factor receptor，FGF/FGFR）在骨骼发育与骨稳态维持中发挥重要作用。FGF23 更是体内主要调节钙磷代谢的分子之一。目前发现多种 FGF 及其受体影响骨骼矿化，但其具体作用及机制尚未完全明确。

一、成纤维细胞生长因子／成纤维细胞生长因子受体简介

FGF 属于肝素结合生长因子（heparin binding growth factor，HBGM）家族。哺乳动物的 FGF 家族有 22 种（表 7-1）。其中 4 种 FGF（FGF11~FGF14）为核内型，不分泌到细胞外，而是进入细胞核发挥作用。其余 18 种 FGF 是分泌型（可分泌到细胞外）：15 种具有自分泌和旁分泌的作用，为经典的 FGF；另外 3 种具有内分泌作用，为内分泌型的 FGF（FGF19、FGF21、FGF23）。

表 7-1　FGF 的分类

旁分泌／自分泌型	FGF 1 家族	FGF1、FGF2
	FGF 4 家族	FGF4、FGF5、FGF6
	FGF 7 家族	FGF3、FGF7、FGF10、FGF22
	FGF 9 家族	FGF9、FGF16、FGF20
	FGF 8 家族	FGF8、FGF17、FGF18
核内型	FGF 11 家族	FGF11、FGF12、FGF13、FGF14
内分泌型	FGF 19 家族	FGF19、FGF21、FGF23

目前认为 FGFR 可分为 5 种，其中 FGFR1~FGFR4 属于受体酪氨酸激酶（receptor tyrosine kinase，RTK）家族。FGFR1~FGFR4 作为跨膜受体，由胞外区、1 个跨膜区和胞内区三部

分组成（图7-1）。胞外区含3个免疫球蛋白（Ig）样功能区和IgⅠ、IgⅡ间的酸性区。膜内区包括近膜区、2个保守的酪氨酸激酶（TK）功能域和可发生自身磷酸化的C末端。FGFR5即FGFRL1（fibroblast growth factor receptor like-1），缺乏具有酪氨酸激酶活性的胞内区，仅由胞外区和跨膜区两部分组成。其胞外区与FGFR1~FGFR4的胞外区有较高的同源性。

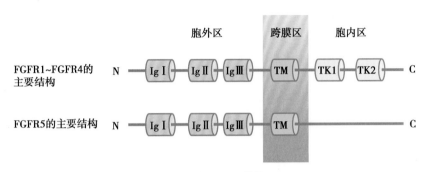

图7-1　FGFR结构

Ig：免疫球蛋白样功能区；TM：跨膜区；TK：酪氨酸激酶区。

经典的FGF在硫酸乙酰肝素蛋白多糖（heparan sulfate proteoglycan, HSPG）协同下与FGFR的胞外区IgⅡ和IgⅢ结合。内分泌型的FGF与HSPG结合力下降，它们与FGFR的结合需要其他的蛋白辅因子如αKlotho，βKlotho和γKlotho（又名KLPH）等的协同。FGF与FGFR结合后，FGFR二聚化活化，使自身酪氨酸残基磷酸化，通过激活经典的Ras-MAPK、PI3K-AKT、PLCγ通路和非经典的STAT通路等途径传递信号发挥生理功能。

二、成纤维细胞生长因子／成纤维细胞生长因子受体与骨骼矿化

（一）FGF23

FGF23是最后一个被克隆的FGF，首先于2000年在小鼠中通过FGF15同源性克隆。随后在两种主要表现为低血磷和骨矿化障碍的人类疾病——常染色体显性遗传低磷性佝偻病（autosomal dominant hypophosphatemic rickets, ADHR）以及肿瘤诱导性佝偻病／骨软化症（tumor-induced rickets/osteomalacia, TIO）中被克隆。

FGF23 基因编码251个氨基酸的蛋白，其中包括一个24肽短肽。分泌型FGF23只有227个氨基酸。FGF23主要由矿化组织中形成基质的细胞合成、分泌，如成骨细胞（osteoblast）、骨细胞（osteocyte）、成牙本质细胞（odontoblast）、成牙骨质细胞（cementoblast）等。FGF23蛋白分别通过N端FGF同源区结构域与FGFR-αKlotho受体复合物结合，并通过内分泌作用参与调节机体钙磷代谢、骨代谢、维生素D代谢等矿化相关生理过程。

FGF23 抑制肾近端小管上皮钠磷协同转运子 2a（NPT2a）及 NPT2c 的表达，进而减少肾小管对磷的重吸收。FGF23 可降低肾脏 25- 羟化酶的表达，以及增加 24- 羟化酶的表达来减少血清 1, 25-（OH）$_2$D$_3$ 的水平，进而间接抑制肠道对磷的吸收。FGF23 的总体效应表现为降低血磷。近年来发现 FGF23 除了通过干预 1, 25-（OH）$_2$D$_3$ 代谢参与机体钙平衡调节外，也可直接调节肾钙的重吸收。其可能的机制是 FGF23 激活 ERK1/2-SGK1-WNK4 通路，促进完全糖基化的瞬时受体电位阳离子通道亚家族 V 成员 5（transient receptor potential cation channel subfamily V, TRPV5）从高尔基体向质膜转运，进而促进肾小管对钙的重吸收。

目前发现多种遗传性及获得性代谢性骨病由 *FGF23* 水平增加或降低引起（表 7-2）。ADHR、TIO、X 连锁显性低磷性佝偻病（X-linked dominant hypophosphatemic rickets, XLH）、

表 7-2　FGF23 功能异常相关遗传病

疾　　病	致病基因
FGF23 功能增强所致的低磷血症	
X 连锁显性低磷性佝偻病［X-linked dominant hypophosphatemic rickets, XLH（OMIM #307800）］	*PHEX*
常染色体显性遗传低磷性佝偻病［autosomal dominant hypophosphatemic rickets, ADHR（OMIM #193100）］	*FGF23*
常染色体隐性遗传低磷性佝偻病 1［autosomal recessive hypophosphatemic rickets 1, ARHR1（OMIM #241520）］	*DMP1*
常染色体隐性遗传低磷性佝偻病 2［autosomal recessive hypophosphatemic rickets 2, ARHR2（OMIM #613312）］	*ENPP1*
常染色体隐性遗传低磷性佝偻病 3（Raine 综合征）［autosomal recessive hypophosphatemic rickets 3（Raine syndrome）, ARHR3（OMIM #259775）］	*FAM20C*
McCune-Albright 综合征［McCune-Albright syndrome（OMIM #174800］	*GNAS1*
osteoglophonic 发育不良［osteoglophonic dysplasia（OMIM #166250）］	*FGFR1*
Jansen 型干骺端软骨发育不良［Jansen type metaphyseal chondrodysplasia（OMIM #156400）］	*PTH1R*
线状皮脂腺痣综合征（linear-nevus sebaceous syndrome）	
肿瘤诱导性佝偻病/骨软化症（tumor-induced rickets/osteomalacia, TIO）	
由铁聚糖导致的低磷血症	
FGF23 功能缺失导致的高磷血症	
家族性高磷血症性肿瘤样钙沉着［familial hyperphosphatemic tumoral calcinosis（OMIM #307800）］	*GALNT3*, *FGF23*, *αKlotho*

注：①*PHEX*：phosphate-regulating gene with homologies to endopeptidases on the X chromosome；②*DMP1*：dentin matrix protein 1；③*ENPP1*：ectonucleotide pyrophosphatase/phosphodiesterase 1；④*FAM20C*：family with sequence similarity 20, member C；⑤*GNAS1*：guanine nucleotide-binding protein, α-stimulating activity polypeptide 1；⑥*FGFR1*：fibroblast growth factor receptor 1；⑦*PTH1R*：parathyroid hormone 1 receptor；⑧*GALNT3*：UDP-*N*-acetyl-α-D-galactosamine：polypeptide *N*-acetylgalactosaminyltransferase 3。

常染色体隐性遗传低磷性佝偻病（autosomal recessive hypophosphatemic rickets，ARHR）等 FGF23 功能增强型疾病的遗传学致病机制各不相同，但其共同的生理学致病机制是 FGF23 增高、继发性肾排磷增多引起的低磷血症。与之相反，由 *FGF23*、*GALNT3*、*aKlotho* 突变 所致的家族性高磷血症性肿瘤样钙沉着（familial hyperphosphatemic tumoral calcinosis，HFTC），FGF23 减少或功能降低。*GALNT3* 失活型突变导致 FGF23 合成障碍，从而出现 低 FGF23，而 *aKlotho* 突变出现 FGF23 水平增高但靶器官 FGF23 抵抗，表现为 FGF23 功能 下降。

这些 FGF23 功能增强或缺失的病理情况均可影响骨骼及骨外组织的矿化。遗传性、肿瘤或慢性肾病导致的 FGF23 功能增强可出现低磷性佝偻病/骨软化症，HFTC 可出现多发关节钙化瘤、血管钙化等骨外组织矿化增加。全身表达人 FGF23 的转基因小鼠骨表型与人 ADHR 的症状类似，存在低磷血症及佝偻病样骨骼表型，其软骨内成骨和膜内成骨过程的矿化均降低。*Fgf23* 敲除小鼠（*Fgf23*$^{-/-}$）出现高血磷、高血清 1, 25-（OH）$_2$D$_3$、骨骼发育迟缓、骨矿化障碍，表现为胫骨矿物质含量减少、类骨质增加。这种 FGF23 表达及敲除小鼠均出现骨骼矿化抑制的矛盾现象提示需要区分 FGF23 对骨骼矿化的直接作用及血磷、1, 25-（OH）$_2$D$_3$ 等继发性因素的间接作用。在 *Fgf23*$^{-/-}$ 小鼠中同时敲除 *NPT2a*（*Fgf23*$^{-/-}$ *Npt2a*$^{-/-}$）可逐渐降低升高的血磷，并在 6 周龄时发生低磷血症，但其骨骼表型与单独的 *Fgf23*$^{-/-}$ 小鼠无明显差异，提示 FGF23 对骨骼矿化可能存在不依赖于血磷的直接调节作用。在模拟人 XLH 的小鼠模型 *Hyp* 小鼠中敲除表达于骨细胞（DMP1-cre）的 *FGFR1*，可减少 FGF23 mRNA 表达及血清浓度，部分纠正其高磷血症及佝偻病骨骼表型，提示 FGF23/FGFR 信号在矿化组织的自分泌/旁分泌作用参与 XLH 的发病机制。

近来为了明确 FGF23 对骨矿化的直接作用，有研究在早期成骨细胞（Col2.3-cre）和骨细胞（DMP1-cre）分别条件性敲除一个拷贝 *FGF23*，血清中完整型 FGF23 下降 40%~50%，这进一步证实了成骨细胞、骨细胞是 FGF23 的主要来源。成骨细胞（Col2.3-cre）特异性敲除 FGF23 可完全纠正 Hyp 小鼠骨软化表型，甚至较野生小鼠矿化过度，这提示 FGF23 可能直接抑制骨骼矿化。进一步研究发现其可能的机制之一是 FGF23 可直接抑制骨细胞组织非特异性碱性磷酸酶（tissue nonspecific alkaline phosphatase，TNAP）活性，增加骨焦磷酸（pyrophosphate，PPi）含量，而 PPi 是强烈的矿化抑制剂。

除了上述病理情况（表 7-2），慢性肾病（chronic kidney disease，CKD）时，肾功能减退、肾排磷减少可引起继发性血 FGF23 水平增加。出现慢性肾病相关性矿物质及骨骼代谢异常（CKD-related mineral and bone disorders，CKD-MBD）时，其骨骼矿化可表现为骨软化、正常矿化或混合型。利用中和抗体单纯降低 FGF23 水平,虽然可纠正继发性甲状旁腺功能亢进症、低 1, 25-(OH)$_2$D$_3$,改善异常的骨骼矿化,但却可显著增加动物死亡率,这可能与 FGF23 水平降低所致的高磷血症相关。由此可见,在病理情况下如何维持 FGF23-磷平衡,权衡局部器官功能与全身病情也很重要。

（二）其他 FGF

1. FGF2 FGF2 是最早发现的 FGF 之一,主要表达于肢芽、软骨细胞、成骨细胞等组织、细胞中。敲除 *Fgf2* 可抑制小鼠骨骼矿化。近来发现 FGF2 的 3 种亚型对骨代谢存在不同的作用:1 个低分子量亚型(lmw, 18kDa)、2 个高分子量亚型(hmw, 21kDa 及 22kDa)。lmw FGF2 分泌、活化 FGFR,hmw FGF2 主要在细胞核内发挥作用,二者对骨骼矿化的作用也截然不同。在成熟成骨细胞(*Col3.6-cre*)过表达 lmw *Fgf2* 的转基因小鼠出现骨量增加、骨髓间充质干细胞(BMSC)矿化增强,敲除 lmw *Fgf2* 小鼠表现为与之相反的表型,其机制与 WNT/-βcatenin 信号通路相关。这提示低分子量 FGF2 是骨量的关键调节分子。过表达高分子量 *Fgf2* 小鼠表现出与 XLH 类似的表型:侏儒、骨密度(BMD)下降、血清 FGF23 水平增高、低磷血症及佝偻病／骨软化症。其机制是 hlw FGF2 在成骨细胞中激活 FGF23/FGFR1/Klotho 通路,直接抑制骨基质矿化。敲除 hlw *Fgf2*,FGF23 水平下降,进一步提示高分子量 FGF2 是骨矿化及磷代谢的负性调节分子。

近来发现 FGF2 可直接调节 FGF23 的启动子活性。低分子量 FGF2 通过 PLCγ/NFAT 及 MAPK 信号通路增强 FGF23 启动子的活性,而高分子量 FGF2 可能通过核 FGFR1 激活存在于 FGF23 启动子近端的转录因子环磷酸腺苷应答元件结合蛋白(cyclic AMP response element-binding protein, CREB)。

2. FGF4 除了在顶端外胚层嵴(apical ectodermal ridge, AER)参与调控肢芽发育外,近来发现 FGF4 也可促进膜内成骨,调节颅骨发育。FGF4 处理可加速冠状缝矿化。

3. FGF8 在 BMSC 及 C2C12 细胞系中,FGF8 促进其向成骨分化并增加骨形成。但在 MC3T3E1 或原代大鼠成骨细胞中,FGF8 促进增生、抑制成骨分化及矿化。这种矛盾的结论,可能与体外培养中使用的细胞类型不同有关。但目前 FGF8 对骨矿化的作用尚不明确。

4. FGF18 *Fgf18*$^{-/-}$ 小鼠颅骨矿化抑制。

（三）FGFR

1. FGFR1 在骨骼发育过程中,FGFR1 最早在肢芽中表达。在骨骺生长板,FGFR1 表达于软骨膜、前肥大软骨细胞和肥大软骨细胞,也在成骨细胞和骨细胞中表达。

FGFR1 功能获得性突变(P252R)导致 Pfeiffer 综合征(Pfeiffer syndrome, PS),以一种

或几种颅缝线过早融合为特征的颅缝早闭。FGFR1激活型突变（N330I、Y372C、C379R）可导致OD，部分患者存在高FGF23水平、骨矿化障碍，但其机制尚不明确。动物实验发现FGFR1可直接参与调节骨骼矿化，在骨软骨细胞（Col2-cre）敲除 *FGFR1*，成骨细胞增生增加、分化及矿化抑制。在分化的成骨细胞（Col1-cre）敲除 *FGFR1*，加速成骨细胞分化及矿化。在骨细胞（DMP1-cre）敲除 *FGFR1*，早期仅表现为矿化相关基因（*Dmp1*、*Mepe*、*Phex*）表达下降，而骨矿化无明显变化。这提示FGFR1在不同分化阶段的成骨细胞中对骨矿化存在不同作用。

FGFR1也可通过结合或调节FGF23的表达参与骨代谢、钙磷代谢等矿化过程。既往首先在体外实验中发现FGF23主要结合FGFR1c、FGFR3及FGFR4。但体内实验发现三种FGFR中，主要是FGFR1介导FGF23调节肾对磷的重吸收功能。而在远端肾小管（KSP-cre）敲除 *Fgfr1* 的小鼠出现高尿钙、继发性PTH增加、低磷血症、尿磷排泄增加，这提示FGFR1还介导了FGF23对肾钙重吸收的调节。FGFR1除了发挥其受体作用介导FGF23功能，还可反过来影响FGF23启动子的活性。有研究发现FGFR1可经由MAPK、PI3K/AKT通路上调FGF23启动子的活性。核FGFR1可以激活存在于FGF23启动子近端的转录因子CREB。这提示FGFR1可能通过转录途径调节FGF23表达。

2. FGFR2 胚胎发育过程中，FGFR2表达于早期肢芽的间充质凝集期。在长骨发育中，FGFR2主要表达于软骨膜和骨膜，在骨内膜和骨小梁也有少量表达。在颅骨中，颅底和生长板软骨中大量表达FGFR2。在颅缝中，FGFR2主要表达于骨祖细胞和分化的成骨细胞。FGFR2的表达模式表明其在骨骼发育中有重要作用。

FGFR2在颅缝发育和骨形成的过程发挥重要作用。十多种FGFR2功能增强型点突变引起多种类型的颅缝早闭，如Apert综合征（Apert syndrome，AS）、PS、Crouzon综合征（Crouzon syndrome，CS）和Beare-Stevenson cutis gyrata综合征（Beare-Stevenson cutis gyrata syndrome，BSS）等。

FGFR2功能缺失型突变导致弯骨发育不良（bent bone dyspepsia），部分患者颅骨矿化障碍。*Fgfr2IIIc^{−/−}* 小鼠同样存在颅骨矿化延迟，其矿化障碍与成骨细胞标记基因 *Op* 和 *Cbfa1* 降低相关。在小鼠骨髓间充质（Dermo1-cre）中敲除 *Fgfr2*，小鼠出现侏儒和骨密度降低的表型，且骨原细胞增殖和成熟成骨细胞的功能均受损，但并未影响成骨细胞分化。这些差异可通过在不同骨骼细胞条件性敲除 *FGFR2* 的方式来进一步研究。

3. FGFR3 FGFR3早期表达于由间充质凝集中心开始分化的软骨细胞。随着骨骺生长板形成，FGFR3在静息及增殖软骨细胞中表达。FGFR3也表达于成熟的成骨细胞和骨细胞。在颅骨发育的晚期阶段，在靠近成骨前沿的颅缝也可检测到 FGFR3 表达。

FGFR3 功能型增强点突变导致多种人类骨骼发育不良，包括软骨发育不全（achondroplasia，ACH）、软骨发育不良（hypochondroplasia，HCH）、致死性软骨发育不良（thanatophoric dysplasia，TD）和严重软骨发育不良伴发育迟缓和黑棘皮症（severe achondroplasia with developmental delay and acanthosis nigricans，SADDAN）。*FGFR3* 敲除或功能增强型突变小鼠均存在骨骼矿化障碍。近来发现骨细胞表达的 FGFR3 可能介导了 FGF23 对骨矿化的直接抑制作用，但还需要利用特异性敲除技术明确 FGFR3 对骨矿化的具体作用及其机制。

FGFR3 还参与调节钙磷代谢。给予 *Fgfr3$^{-/-}$Fgfr4$^{-/-}$* 小鼠注射人功能增强型突变 FGF23 表达质粒，可增加血磷，降低 PTH，但不影响 1,25-（OH）$_2$D$_3$ 水平，提示 FGFR3 及 FGFR4 共同介导 FGF23 对肾脏 1,25-（OH）$_2$D$_3$ 合成的作用，也可能间接影响钙磷代谢。在 FGF23 水平增高的 Hyp 小鼠中同时敲除 *Fgfr3* 及 *Fgfr4*，只能部分纠正低磷血症表型，这也提示 FGFR1c，FGFR3 及 FGFR4 在 FGF23 发挥调节磷代谢功能中的协同作用。

综上所述，FGF23 是体内主要的调节钙磷代谢及骨骼矿化的因子之一。其他 FGF/FGFR 一方面可通过调节 FGF23 转录、合成或激活其下游通路介导 FGF23 的功能，另一方面也可直接影响骨骼矿化。但目前大部分 FGF/FGFR 调节骨骼矿化的具体作用机制仍需要进一步研究。

（杨 京 陈 林）

参 考 文 献

1. WHITE K E，EVANS W E，O'RIORDAN J L H，et al. Autosomal dominant hypophosphataemic rickets is associated with mutations in FGF23. Nat Genet，2000，26（3）：345-348.

2. DELEZOIDE A L，BENOIST-LASSELIN C，LEGEAI-MALLET L，et al. Spatio-temporal expression of FGFR 1，2 and 3 genes during human embryo-fetal ossification. Mech Dev，1998，77（1）：19-30.

3. ESWARAKUMAR V P，HOROWITZ M C，LOCKLIN R，et al. A gain-of-function mutation of Fgfr2c demonstrates the roles of this receptor variant in osteogenesis. Proc Natl Acad Sci U S A，2004，101（34）：12555-12560.

4. FUKUMOTO S. Actions and Mode of Actions of FGF19 Subfamily Members. Endocr J，2007，55（1）：23-31.

5. ICHIKAWA S，IMEL E A，KREITER M L，et al. A homozygous missense mutation in human KLOTHO causes severe tumoral calcinosis. J Musculoskelet Neuronal Interact，2007，117（9）：2684-2691.

6. JOHNSON D E，WILLIAMS L T. Structural and functional diversity in the FGF receptor multigene family. Adv Cancer Res，1993，60：1-41.

7. MURALI S K, ANDRUKHOVA O, CLINKENBEARD E L, et al. Excessive Osteocytic Fgf23 Secretion Contributes to Pyrophosphate Accumulation and Mineralization Defect in Hyp Mice. PLoS Biol, 2016, 14（4）: e1002427.

8. MONTERO A, OKADA Y, TOMITA M, et al. Disruption of the fibroblast growth factor-2 gene results in decreased bone mass and bone formation. J Clin Invest, 2000, 105（8）: 1085-1093.

9. ORNITZ D, ITOH N. The Fibroblast Growth Factor signaling pathway. Wiley Interdiscip Rev Dev Biol, 2015, 4（3）: 215-266.

10. OHBAYASHI N, SHIBAYAMA M, KUROTAKI Y, et al. FGF18 is required for normal cell proliferation and differentiation during osteogenesis and chondrogenesis. Genes Dev, 2002, 16（7）: 870-879.

11. SLEEMAN M, FRASER J, MCDONALD M, et al. Identification of a new fibroblast growth factor receptor, FGFR5. Gene, 2001（2）, 271: 171-182.

12. SU N, JIN M, CHEN L. Role of FGF/FGFR signaling in skeletal development and homeostasis: learning from mouse models. Bone Res, 2014, 2: 14003.

13. SHIMADA T, MIZUTANI S, MUTO T, et al. Cloning and characterization of FGF23 as a causative factor of tumor-induced osteomalacia. Proc Natl Acad Sci U S A, 2001, 98（11）: 6500-6505.

14. SHALHOUB V, SHATZEN E M, WARD S C, et al. FGF23 neutralization improves chronic kidney disease-associated hyperparathyroidism yet increases mortality. J Clin Invest, 2012, 122（7）: 2543-2553.

15. TOPAZ O, SHURMAN D L, BERGMAN R, et al. Mutations in GALNT3, encoding a protein involved in O-linked glycosylation, cause familial tumoral calcinosis. Nat Genet, 2004, 36（6）: 579-581.

16. VALTA M P, HENTUNEN T, QU Q, et al. Regulation of osteoblast differentiation: a novel function for fibroblast growth factor 8. Endocrinology, 2006, 147（5）: 2171-2182.

17. VALVERDE-FRANCO G, LIU H, DAVIDSON D, et al. Defective bone mineralization and osteopenia in young adult FGFR3-/-mice. Hum Mol Genet, 2004, 13（3）: 271-284.

18. WHITE K E, CABRAL J M, DAVIS S I, et al. Mutations that Cause Osteoglophonic Dysplasia Define Novel Roles for FGFR1 in Bone Elongation. Am J Hum Genet, 2005, 76（2）: 361-367.

19. XIAO L, ESLIGER A, HURLEY M M. Nuclear fibroblast growth factor 2（FGF2）isoforms inhibit bone marrow stromal cell mineralization through FGF23/FGFR/MAPK in vitro. J Bone Miner Res, 2013, 28（1）: 35-45.

20. YAMASHITA T, YOSHIOKA M, ITOH N. Identification of a novel fibroblast growth factor, FGF-23, preferentially expressed in the ventrolateral thalamic nucleus of the brain. Biochem Biophys Res Commun, 2000, 277（2）: 494-498.

第八章

空间环境与骨代谢

地球是人类赖以生存的环境,人类已适应地球上的各种环境因素。随着载人航天事业的迅速发展,太空飞行中所面对的空间环境对人体健康的影响越来越引起人们的关注。

与地球环境不同,空间环境主要包括微重力、电磁辐射、高能粒子辐射、磁场、真空等。其中,微重力与辐射是影响人体健康的两种最主要的因素。人体在空间环境中停留时间的长短直接与人体所受危害程度相关。根据飞行时间的不同,将空间飞行分为三类:数小时至7天的短期飞行;8~30天的中期飞行;30天以上的长期飞行。微重力对机体的短期影响主要表现为体液的头向转移与空间运动病;中长期的影响则包括多个方面:骨质流失,骨骼肌萎缩,心血管系统功能紊乱,昼夜节律与睡眠紊乱,血液与免疫功能改变以及营养、代谢障碍等;长期影响主要为空间辐射效应,包括非电离辐射效应和电离辐射效应。目前空间辐射对生物体整体效应的研究主要集中在对机体繁殖和胚胎发育、细胞的急慢性损伤效应以及基因易感性等的影响;非电离辐射效应主要集中在热效应、非热效应和累积效应产生的损伤;电离辐射在分子水平的生物学效应主要集中在对DNA分子和染色体的影响,而在细胞水平的生物学效应则主要集中在对细胞周期、细胞死亡、细胞膜性结构及功能的影响,以及旁效应、细胞癌变等。

骨是一种动态更新的组织,它持续不断地进行着骨吸收和骨形成的平衡,这一代谢过程称为骨重建。骨骼作为人体主要的力学支撑结构,其进化、生长、发育均在地球正常重力(1g)环境下进行,其结构已完全适应地球重力环境,在人的一生中通过不断的骨重建、骨改建,以维持骨骼结构的健康。骨重建过程对力学刺激的变化非常敏感,因此,重力或机械力刺激对骨骼系统的生长、发育及功能维持非常重要。目前研究表明,空间失重环境对骨代谢的主要影响——骨质流失,位列影响航天员身体健康的各种风险因素之首,制约人类进行深空探索,已成为当前航天医学与空间生命科学研究领域的重要基础问题之一。此外,空间辐射对骨代谢也产生显著影响。本章重点介绍空间失重与辐射环境对骨代谢的影响。

第一节　空 间 环 境

空间环境(space environment)在不同的专业教科书或百科全书中有不同的定义,广义的空间环境泛指宇宙,即地球、太阳、银河系赖以存在的空间,或是各类天体之间的区域,狭义的空间环境是指地球大气层之外的地外区间。其关键特征之一是没有大气层,即空间环境是一个理想的真空环境。但是,理想真空环境并不存在,大气层与空间环境之间没有明显的界限,因此需要一个边界来标识空间边界。

一、空间

迄今为止,对于空间还没有一致定义。以下是几个常见的空间的定义。

1. 卡门线(Kármán line)　卡门线为离海平面高度为100km的一个球形边界。美籍匈牙利人 Theodore von Kármán(1881—1963)经过计算认为,在离海平面高度为100km附近,空气太稀薄以至于航空飞行器不能正常飞行,即在此高度,航空飞行器的速度需要比轨道速度更大,才能获得足够支持航空飞行器的升力。同时,在此高度附近,气温存在一个突变,并与太阳辐射之间有强烈相互作用。

2. 航天员飞行高度　美国将在80km高度以上飞行的人员称为航天员,该高度称为航天员飞行高度。

3. 再入高度　美国国家航空航天局(National Aeronautics and Space Administration, NASA)规定,122km高度为再入高度。在该高度以下,飞行器受到明显的气体阻力作用,而高于该高度,气体阻力的作用不明显。

4. 其他　2007年,卡尔加里大学的 L.Sangalli, D.Knudsen 等人通过实际测量,提出空间开始于118km的高度。该高度是较为缓慢流动的地球大气与猛烈流动的空间带电粒子的一个突变区域。这是对于空间的最新定义。

二、空间环境

不同领域对空间环境的关注点不同。例如,对宇航工程及航天学等领域而言,空间环境是指对航天器运转产生影响的环境,如辐射、空间碎片、大气阻力、太阳风等。还有人认为,一些航天器执行绕地轨道航行任务时,周边环境不同于地面环境,将这类空间环境称为轨道环境。对空间物理学、大气物理学等领域来说,空间环境是指自地球电离层下边界(约

50km 处)向外延伸的空间,该空间存在各种固态颗粒(如流星、小行星等)、高能粒子(离子、质子、电子等)以及电磁及电离辐射(如 X 射线、远紫外线、γ 射线等)等。可见,空间环境实际是用于与地球环境相区别的一个名称,是指离开地面向外延伸到某一高度之上的一个环境。

空间环境与地球环境的不同特征如下:

1. 重力　人类和各种动、植物始终处于地球的重力场中。空间飞行最重要的环境特征就是在自由空间的微重力(失重)或在太阳系其他行星上的低重力。

在浩渺无垠的太空远离各个天体的空间环境中,一个尺寸忽略不计的质点所处的重力加速度环境将接近于 $0m \cdot s^{-2}$,这就是通常所谓的零重力环境。在载人航天飞行中,常常见到微重力现象。在绕天体运行的轨道航行中,微重力现象实质上是天体重力加速度与航行器运动加速度之间的平衡。例如,一个进行圆周运动的航行器受到一个向心加速度的影响,当所受向心加速度与重力加速度完全平衡时,可实现微重力(microgravity 或 μg、micro-g 等)状态,即物体内部之间的相互作用趋近于零。此时,虽然航行器所处位置的重力加速度可能仍然达到地面重力加速度的 80% 以上,但在该状态下物体表现出完全失重的现象,如溶液中的自然对流、沉降等现象均消失。该环境正是微重力科学赖以开展科学研究的特殊环境。其他天体上的重力加速度与地球上的重力加速度的相对值称为重力常数。太阳系不同行星以及其他一些天体的重力加速度及重力常数见表 8-1。

表 8-1　物体在太阳系其他行星上的重力加速度及重力常数

行星	重力加速度 $/m \cdot s^{-2}$	重力常数
地球	9.8	1
水星	3.57	0.36
金星	8.83	0.9
火星	3.73	0.38
木星	26	2.65
土星	11.18	1.14
天王星	10.5	1.07
海王星	13.24	1.35
冥王星	2.16	0.22
月球	1.67	0.17
火星卫星	0.02	0.002
大的小行星	0.02	0.002

在空间环境开展各种活动,首先面临的一个问题是重力场环境的改变,包括在轨航行或远程星际航行中的低重力环境(特别是失重环境),以及在其他天体上与地面环境截然不同的重力环境。空间飞行失重环境引起的骨质流失严重危害航天员的身体健康,并直接影响中长期载人航天任务的顺利执行。由于空间骨质流失主要发生在承重骨,且这种骨质流失是难以逆转的,即使返回地面也难以完全恢复。因此,空间失重性骨质流失已成为航天医学研究领域最重要的问题之一。

2. 辐射　地球的大气层阻挡了大部分来自外太空辐射的有害成分,但在空间环境中这种防护不再存在。空间辐射一直是人类在空间探索中首要考虑的环境因素之一。

空间辐射分为电离辐射(ionizing radiation)和非电离辐射(non-ionizing radiation)。电离辐射指亚原子粒子直接或间接作用于原子,使其发生电离作用,失去电子的辐射。电离辐射可以使物质发生电离现象。电离辐射贯穿物质的能力很强,会引起急性损伤和迟发损伤,前者包括皮肤、肠道、骨髓及其他组织的急性损伤,以及杀死人体细胞或改变人体内的DNA;后者包括癌症、白内障、免疫系统功能下降和中枢神经系统损伤等。

非电离辐射指空间传播的低能电磁波,包括太阳辐射、无线电波、微波、红外线、可见光等。地球的平均辐射能量约为$225W/m^2$,太阳的电磁辐射在近地球处的能量密度约为$1\,390W/m^2$,星光的能量则小于$10^{-9}W/m^2$。在可见光区域,太阳辐射相当于表面温度为$5\,700K$的黑体。非电离辐射贯穿物体的能力较弱。

3. 压力(真空)　远离地球大气层的空间环境是一个压力几乎为零的理想真空环境。真空一词意指没有物质的空间。但是,绝对真空只存在于理论中,实际的真空(度)代表的是环境压力逼近绝对真空的程度。外层空间环境中的真空是自然界中存在的最高程度的真空,人类现有技术还远远不能达到空间环境真空的程度。表8-2给出了不同真空度条件下气压值的大致范围。可见空间环境中有较宽的真空度范围,而其最高的真空度远超出人类真空设备所能提供的范围。

表 8-2　不同真空度环境下的气压水平

环境	气压(P)	环境	气压(P)
大气压	101.3kPa	超高真空	$100pPa<P<100nPa$
低真空	$3kPa<P<100kPa$	极高真空	$<100pPa$
中真空	$100mPa<P<3kPa$	空间环境	$<100\mu Pa$
高真空	$100nPa<P<100mPa$	理想真空	0Pa

部分生物具备一定的真空环境耐受能力。某些微小生物体,如水熊(water bear 或称 tardigrades)可在真空环境下存活数年之久。人如果突然暴露于真空环境中,会在数秒内失去知觉并在数分钟内死于缺氧,这是因为由于压差的存在,肺中气体会很快逸出,肺中氧气的逸出促使血液中的氧气析出以补充肺中丢失的氧,而血液无氧会导致人很快死亡。体内血液及其他体液在气压降至 6.3kPa(在人体温下血液的蒸汽压)时会发生沸腾,身体膨胀到原来的 2 倍左右,但身体组织的弹性和多孔特征可以防止身体发生爆裂,且血管密封性较好有助于部分血液保持液态。飞行服可以帮助防止体液沸腾和身体膨胀。在航天飞行中,航天员身穿紧身的弹性服装,可以在低气压 2kPa 下防止体液沸腾。因此,为了防止高空病,在19km 以上的空间,必须使用航天服。

4. 磁场 在远离地球表面的不同位置,磁场的方向和磁感应强度有所不同。地磁场近似于一个巨大的磁偶极子,地磁南极接近于地球的地理北极,而地磁北极则接近于地球的地理南极,南北磁极轴线与地球自转轴线之间存在约 11.3° 的夹角。理论上讲,地磁场是无限延伸的,是一个有限尺度数万公里的(自地球向外延伸的)磁场,通常被称为磁气圈(magnetosphere)。磁气圈将地球表面包裹,太阳风吹来的带电粒子进入磁场后受到洛仑兹力的影响,运动轨迹变弯,因此磁气圈基本上能够将带电粒子辐射屏蔽。磁气圈总是在面向太阳(白天)方向受到压缩,而在背对太阳(晚上)方向被延伸。对生物体而言,正是因为磁气圈的作用,才能最大限度免受太阳离子辐射的影响。

在太阳系中,木星的磁场是最强的(比地磁场大一个数量级以上)。由于其结构及运动特点,木星的磁场呈现出巨大的扁平形状。火星则由于其内核的对流运动十分微弱,其表面的磁场也极弱。月球本身不存在内部的流体运动,因此不产生磁场。因此,空间磁场环境有的可能具有与地球周边相近或更强的磁场,而更多的情况则是磁场趋近于零的环境。这些新的磁场环境会对人类及其他生物产生什么影响,成为空间生物学与空间生物技术需要研究的问题。

5. 温度 温度一词宏观上是对热力学系统之间热量流动的一种度量。如果两个热力学系统中的每一个都与第三个热力学系统处于热平衡(温度相同),则它们彼此也必定处于热平衡,这一结论称为热力学第零定律。微观上,温度常被定义为物质分子平均动能的一种度量,是描述物质分子运动状态的物理量。对于绝对真空而言,由于不存在物质,微观方式定义的温度就不适用(不存在),而以宏观方式定义的温度则适用于描述绝对真空。在绝对真空中,使用温度计测量其温度,温度计会向外辐射能量,直到完全不再向外辐射能量时,温度计的温度就会与周边环境温度相等。显然,此时温度计的温度将降至绝对零度。因此,绝对真空的宏观温度是0K[热力学温度符号为T,单位为K,T(K)=273.15+t(℃)]。在实际空间中,周边环境存在各种辐射,在宇宙深处真空度最高的地方,也存在一定的微量辐射,称为宇宙微波背景辐射,目前该体系的温度接近于2.725K。

置于空间环境中的物体,其自身的温度会受空间环境的影响,但温度变化并不十分迅速。这是由于在空间环境中,常常缺乏大量可以与该物体发生能量交换的物质,因此导热条件非常差。物体的温度变化主要依靠其自身向外的辐射(通常是降温),或接受外来的辐射(如太阳的辐照,通常是升温)。因此,一个在空间环境中的物体,其面向太阳一边的温度与背向太阳一边的温度之间,可以存在很大的温度差。此时,辐射环境成为决定物体温度的主要因素。如在地球辐射下,(即地球阻挡了太阳辐射时,处于地球阴影下的地外空间环境)物体的温度约为237K(-37℃),而此时地球表面温度约为281K(8℃)。

在上述空间环境条件中,对人体产生最主要影响的是微重力与辐射环境。以下两节内容将分别从空间失重环境和辐射环境对骨代谢的影响进行介绍。

第二节 真实失重环境与骨代谢

在地球正常重力(1g)作用下,骨骼经历着连续不断的骨重建活动,包括骨形成与骨吸收。骨重建过程涉及四种功能性骨组织细胞的活动,包括成骨细胞、破骨细胞、骨细胞和骨髓间充质干细胞,这几种细胞不仅独自发挥作用,彼此之间也相互协调来维持骨重建活动的平衡。越来越多的证据表明骨细胞类似于骨的力感应装置,可通过调节成骨细胞、破骨细胞和骨髓间充质干细胞的活动来调节骨重建活动的顺利进行。同样地,成骨细胞也会通过信号转导与破骨细胞相互作用。骨形成与骨吸收之间的平衡保证了骨重建活动的正常进行。

地球上的生命在地球重力环境(1g)下生长与发育,骨骼的结构与功能已适应地球重力环境且受到重力环境影响,长期飞行所引起的最严重的健康问题之一是骨矿物质流失。微重力环境是研究骨组织细胞响应力学刺激的理想条件,体外研究发现骨组织细胞(包括骨髓间充质干细胞、成骨细胞、骨细胞、破骨细胞)对微重力环境均有响应。微重力环境降低了骨髓间充质干细胞和成骨细胞的分化潜能,减弱了骨形成能力,并促进破骨细胞分化,增强骨吸收能力,从而导致航天员骨质流失。

一、真实微重力环境

微重力并非低重力或缺失重力,也并非外太空环境独有的特点。空间飞行可以产生微重力,这是一种特殊的失重状态。

在空间环境进行实验时,环境条件变化极大,其所得数据与地基实验所得数据差异很大。地球万有引力的大小与物体到地球中心的距离平方成反比:

$$F=G\frac{Mm}{R^2}$$

F:物体所受到万有引力的大小;M、m:分别指地球与物体的质量;R:物体到地球中心的距离;G:万有引力常数,$G=6.672\ 59\times10^{-11}\text{N}\cdot\text{m}^2\text{kg}^{-2}$。

在高于地球表面 350km 的国际空间站,其重力加速度为 9m/s^2,略小于地球表面的重力加速度 9.8m/s^2。事实上,大部分人造卫星和所有的人类太空飞行是绕着近地轨道飞行,正是地心引力提供的向心力使航天器能够绕地球循环飞行,此时重力虽小,但并非不存在。当该向心加速度与重力加速度完全平衡时,即可实现物体内部之间的相互作用力趋近于零,即微重力状态。但由于航天器会受到非引力场的干扰(主要是残余大气产生的阻力),使得航天器产生附加加速度,因此,物体之间或物体与航天器之间存在相互作用力,使航天器具有表观重力,由于这个表观重力非常小,故称为微重力。可见微重力是与地球上的重力完全不同的力。这种真实的微重力环境存在于宇宙飞船、可回收航天器、国际空间站(international Space Station,ISS)、航天飞机等中。

空间微重力环境所引起的生物学效应是失重或微重力作用的结果。在重力场下,骨骼不断地承受来自地球重力所带来的负荷,因此任何行动都需要较大程度地使用肌肉、骨骼来对抗重力。然而,空间飞行所处的微重力环境使得肌肉骨骼系统处于无负荷状态,导致骨重建紊乱。

二、真实微重力环境对骨代谢的影响

(一)真实微重力环境对人体骨代谢的影响

1. 骨密度的变化 长期空间飞行引起骨质流失。在国际空间站执行任务的 8 名航天员的骨密度检测结果显示,7 名航天员的腰椎骨密度下降 2.5%~10.6%,4 名航天员股骨颈(femoral neck)处的骨密度减少 1.7%~10%,而全部航天员股骨部分的骨密度减少 3%~10%。在一次 28~84 天的空间飞行任务中,航天员骨吸收标志因子的表达水平升高,尿液中胶原蛋白分解产物水平显著增高。在"和平号"空间站执行任务的航天员中,1 个月内一名航天员的跟骨骨量减少了 7.74%,胫骨骨小梁骨量减少 2.27%;6 个月后,另一名航天员的胫骨骨量与其飞行前相比,骨松质和骨密质分别丢失 4.5% 和 2.9%;在返回地面 6 个月后,胫骨骨密质的骨量与飞行前相比基本相同,而骨小梁的骨量仍然有 2.55% 的降低。

2. 骨重建生化标志物的变化　在空间飞行中,航天员表现出骨形成标记分子水平降低的现象,包括骨钙素(osteocalcin,OCN;bone Gla protein,BGP)、骨碱性磷酸酶(bone alkalin phosphatase,BALP)和 I 型胶原羧基前体肽(procollagen type I C-terminal propeptide,PICP),而骨吸收标记分子水平呈增高趋势,包括吡啶啉(pyridinoline,PYD)、脱氧吡啶啉(deoxypyridinoline,DPD)和 I 型胶原 C 端肽(C-terminal telopeptide of type I collagen,CTX)等。研究表明,失重导致的骨丢失主要发生在承重骨,失重后颅骨的骨密度反而稍有所增加。短时间航天飞行便会引起承重骨的骨重建改变,8~15 天的空间飞行可引起航天员腰椎骨密度下降 3%,同时尿钙增加,而且骨形成标志分子 ALP 水平下降,骨吸收标志分子水平上开。在“和平号”空间站执行 180 天空间飞行任务的航天员中,2 名航天员 BGP、PICP 和 BALP 水平与飞行前相比显著降低。飞行结束后,1 名航天员 PICP 水平低于正常值,BGP、BALP 水平恢复正常,而另 1 名航天员这三种骨形成标记分子水平均恢复正常。此外,这 2 名航天员骨吸收 DPD 和 CTX 水平与飞行前相比整体升高,而 PYD 未出现明显差异。

（二）真实空间微重力环境对模型动物骨代谢的影响

空间动物搭载实验表明,失重影响骨量及骨重建过程。一项研究将小鼠放在空间站 91 天,发现小鼠发生骨质流失,且主要是骨小梁数量减少。与地面对照相比,17 天的空间飞行改变了小鼠股骨的生物力学特征,但未引起骨组织结构的明显改变。小鼠股骨最大抗压能力也未改变,但其抗弯刚度降低了。飞行期间,小鼠骨密质骨量没有明显变化,但内骨膜骨吸收与外骨膜骨形成活动均减弱。其他研究表明,16 天的空间飞行可降低股骨骨干末梢处的矿物质元素含量。有研究发现,当飞行接近 20 天时,大鼠骨膜骨形成活动急剧减弱,而骨吸收活动未发生明显变化,而结束飞行 26 天后骨量会恢复。另一项研究也发现,经过 18.5 天的空间飞行,大鼠胫骨和肱骨骨干的骨膜骨形成活动被抑制,在飞行结束后得以恢复。生长期大鼠暴露在空间微重力环境中 11 天后,大鼠胫骨生长板在横向和纵向上的生长速率并未发生变化。这些数据均说明,空间飞行会改变模式动物的骨重建活动,大部分模式动物在空间飞行中骨量减少,但也有个别动物骨量并无明显变化,飞行时间以及动物年龄的不同可能是造成这些结果差异的一个重要原因。

（三）真实空间微重力环境对骨组织细胞的影响

骨组织损伤或承受机械力时,破骨细胞首先被激活并释放能够分解骨基质的氢离子和水解酶,从而在骨组织表面形成骨吸收陷窝,同时,骨髓间充质干细胞被募集并分化为成骨细胞。成骨细胞分泌类骨质,与钙和磷等矿物质一起通过矿化过程沉积在骨陷窝中。同时,成骨细胞成熟分化为骨细胞,将自身包埋进新的骨基质中,并通过其树突状结构连接起来。空间飞行研究表明,微重力通过影响骨组织细胞作用而抑制骨形成,促进骨吸收,从而使骨重建失衡。

1. 骨髓间充质干细胞　骨髓间充质干细胞是成年人骨髓中的多能干细胞,具有多向分化潜能,能够向成骨细胞、成纤维细胞、网状细胞、脂肪细胞和内皮细胞等分化。研究表明,微重力直接影响骨髓间充质干细胞增殖、细胞周期、细胞骨架、基因和蛋白表达,以及细胞凋亡等,从而影响骨形成。

目前,对于空间微重力环境对骨髓间充质干细胞影响的研究较少。研究发现,微重力对骨髓间充质干细胞最显著的影响就是改变其定向分化能力。8天的空间飞行可抑制骨髓间充质干细胞增殖和细胞周期相关基因的表达,但促进了小鼠股骨和胫骨骨髓间充质干细胞中神经发育相关基因的表达。

2. 成骨细胞　成骨细胞作为骨形成的主要功能细胞,负责骨基质的合成、分泌与矿化,在维持骨重建平衡中发挥重要作用。失重环境下,成熟成骨细胞数量减少,成骨细胞活性下降,分化能力下降,导致骨形成减少,这是引起失重性骨质流失的重要原因之一。4天的空间飞行后,小鼠成骨细胞肌动蛋白分布发生变化,细胞周期变短。鸡胚胎颅骨分离的原代成骨细胞搭载于奋进号航天飞机(STS-59)上,空间飞行5天后,I型胶原(Type I collagen,Col I)和OCN的表达显著下降,这表明空间飞行减慢了成骨细胞分化的进程。另一项研究使用MG-63成骨样细胞系得到了相似的结论。人成骨样细胞MG-63搭载Foton 10空间飞行9天,与地面对照组相比,在1,25-(OH)$_2$D$_3$与TGF-β2诱导下,MG-63中*Col I α1*,*ALP*,*OCN*基因的表达均显著下降,表明空间飞行降低了人MG-63成骨细胞的分化能力。

3. 骨细胞　骨细胞是成熟骨组织中含量最丰富的细胞类型,占骨组织细胞的90%~95%。在过去几十年,随着骨样细胞MLO-Y4的建立,越来越多的研究表明,骨细胞是骨组织感知与响应力刺激的细胞学基础,是骨组织最重要的力感受器之一。返回式卫星Bion-11空间搭载飞行14天后,猴髂骨中的骨细胞适应性骨重建活动(合成胶原蛋白)被激活。大鼠经过12.5天的空间飞行后,与地面对照组相比,骨密质骨膜中的骨细胞功能退化。经过2周的SLS-2空间飞行后,在骨矿物质吸收增强区域,成骨细胞和骨细胞有明显的损伤。

4. 破骨细胞　破骨细胞是负责骨吸收的多核细胞,由单核巨噬细胞分化而来。核因子κB(Kappa-B ligand)、受体活化因子配体(receptor activator of nuclear factor Kappa-B ligand,RANKL)和巨噬细胞集落刺激因子(macrophage colony-stimulating factor,M-CSF)在破骨细

胞形成中起重要的作用。一般认为,短期暴露于微重力环境中,破骨细胞的功能没有明显改变,即骨吸收功能未受到失重的影响。经过17天的空间飞行,大鼠盆骨和胸椎骨中,成骨细胞数量减少,而破骨细胞的数量没有变化。搭载于生物实验卫星Cosmos-1129上的Wistar大鼠经过18.5天的轨道飞行后,体内的破骨细胞数量未发生变化。但蝾螈在生物试验卫星Cosmos-2229上飞行20天后,长骨骨内膜表面的骨吸收活动被激活。由破骨前体细胞Raw264.7细胞诱导而来的破骨细胞搭载于Foton M3卫星飞行5天后,与地面对照组相比,离散的骨吸收陷窝总数增加。可见,尽管在空间微重力环境下生物体的生理应答存在个体差异,但总体的变化趋势是骨形成能力下降,骨吸收能力增强,导致骨重建失衡,引发骨质流失。

第三节 模拟微重力环境与骨代谢

一、地基模拟失重的方法

开展真实空间环境研究的机会有限,利用超导磁体产生的强磁重力环境,可以获得从微重力(μg)到超重力($2g$)不同梯度的重力场。目前已经建立了许多用于生物学和生物医学研究的地基模拟失重平台。常用于地基模拟微重力细胞生物学效应的研究装置有二维回转器、三维回转器、随机回转器、旋转臂式生物反应器、抗磁悬浮等。回转器是生物学家基于平均重力矢量的原理为研究生物体如何适应微重力环境而设计的专用设备。值得注意的是,回转器不能产生真实的微重力环境,只是模拟微重力生物学效应。此外,抛物线飞行[沿着抛物线的轨迹,先是一段表观重力增大(1.8~2g)的过程,之后就是一段微重力的过程]可实现短时间的空间失重,其所产生的失重是真实的失重环境。用于人体生理学效应研究的方法主要是头低位卧床实验,采用头部向下倾斜6°的卧床装置来实现。用于动物模拟失重效应研究的方法主要是小鼠和大鼠后肢去负荷模型。

几种常用于模拟失重平台的基本原理如下:

1. 回转器 该系统模拟微重力条件的原理:①生物体在回转360°的过程中受到的平均重力矢量为0;②生物体对重力变化的响应速度较回转速度慢,故当回转速度大于生物体响应重力矢量变化的速度时,回转引起了生物体的微重力效应。二维回转器绕着单轴回转。三维回转器每个部分分别绕着两个相互垂直的轴回转。随机回转器的结构与三维回转器相同,但其每一部分转动的速度和方向是随机变化的。

2. 旋转壁式生物反应器 旋转壁式生物反应器是由美国国家航空航天局设计的旋转细胞培养系统。该系统中细胞和培养基沿着一个水平轴进行旋转,使细胞处在一个连续的自由下降状态,此时离心力与重力相抵消,细胞表观重力为零。

3. 抗磁悬浮　抗磁悬浮是由大梯度强磁场超导磁体产生的一种全新地基模拟失重方法。该方法利用抗磁性物质所受重力与磁化力平衡的原理,使生物大分子、细胞、组织甚至小动物悬浮。大梯度强磁场由一个特殊设计的超导磁体提供,可以产生一个有梯度的磁场环境,抗磁性物质所产生的磁化力与重力相互抵消,从而形成从微重力(μg)、常规重力($1g$)到超重($2g$)的环境,这个磁场梯度是稳定的,且能持续很长时间。

4. 后肢去负荷　多用于啮齿类动物(大鼠、小鼠),是地基模拟失重方法之一。该模型使动物后肢离开地面,后肢骨骼不承受重力负荷,同时头部流体状态发生改变,与真实空间失重环境下的人体状态相似,然而该模型中动物前肢仍然承重,因此该模型只是部分模拟了真实空间失重环境下人体的生理状态。

5. -6°头低位卧床　-6°头低位卧床是用于人体的地基模拟失重的研究方法。由于-6°头低位卧床引起人体心血管功能紊乱、骨质疏松、肌肉萎缩、内分泌失调、免疫功能下降等生理、病理的变化,与真实空间失重环境的影响相似,因此,此方法一直是地面上用于人体研究的较好的模拟失重效应方法。

6. 抛物线飞行　利用失重飞机进行抛物线飞行也可以产生失重环境。然而,抛物线飞行过程中会出现失重和超重的交替,且每次失重时间仅持续20~25s。因此,此方法只适用于短时间的失重研究,而且负荷有超重因素。

二、模拟微重力环境对骨代谢的影响

(一)人体实验

一项检测-6°头低位卧床对11名成年男性骨重建标记分子影响的研究发现,卧床实验结束时,BALP水平显著升高,OCN水平呈下降趋势,DPD水平从卧床第6天开始持续升高直到卧床结束,Ⅰ型原胶原N端前肽(N terminal propeptide of type Ⅰ procollagen, PINP)水平在卧床第13、14天显著升高,卧床实验结束时,血清和尿液中钙离子浓度显著升高。实验结果提示,-6°头低位卧床会促进骨吸收,减弱骨形成,导致骨重建失衡,从而引起骨质流失。

骨骼不同部位对长时间卧床的响应有一定的差异,对8名25~40岁健康女性进行为期60天的-6°头低位卧床实验发现,胫骨末端骨密度以及髋关节总骨矿盐密度均显著降低。然而,腰椎骨密度没有显著降低,在卧床结束后第3天反而显著升高,并保持较高水平至卧床后6个月。全身总骨密度在卧床中和卧床刚结束时降低。手臂骨密度在卧床结束后升高,骨小梁末梢骨密度在卧床中和卧床后降低。在这些不同部位骨密度的变化中,股骨近端的骨密度下降最为明显,骨质流失最为严重。另一项研究发现,3周卧床后骨密度和骨矿物质含量均显著降低,并且女性组的降低幅度略大于男性组,而OCN水平则显著升高,且女性组的升高幅度略大于男性组。

(二)动物实验

后肢去负荷和低负荷对大鼠骨骼的影响研究发现,低负荷组股骨BALP表达没有明显变化,而去负荷组BALP活性和表达量明显降低。去负荷组和低负荷组股骨干中锌含量和葡萄糖消耗显著降低。当把正常组和低负荷组的股骨干组织在含有胰岛素的培养基中培养时,检测发现BALP活性增强,葡萄糖消耗降低,而去负荷组并未出现此现象。这些结果表明,去负荷可能通过影响胰岛素的活性而引起骨代谢紊乱。

研究2月龄和6月龄大鼠后肢去负荷4周的骨代谢变化发现,后肢去负荷组ALP和OCN水平急剧降低($P<0.01$),同时大鼠出现了明显的低钙血症($P<0.01$)。且对小鼠进行3天的后肢去负荷发现,小鼠骨小梁和骨密质中骨细胞凋亡率呈现上升趋势。

(三)细胞实验

微重力可以影响骨组织细胞的结构和功能,包括细胞形态、细胞骨架、细胞生长和分化。微重力通过抑制成骨细胞调节骨的形成,促进破骨细胞参与的骨吸收。作为响应骨组织力学刺激的感受器,骨细胞能够感知微重力环境,通过改变细胞形态、细胞骨架和可溶性因子的分泌来调控成骨细胞和破骨细胞的活动。

1. 骨髓间充质干细胞 模拟微重力环境可影响骨髓间充质干细胞增殖、周期和凋亡。研究发现,12小时的抗磁悬浮模拟失重可抑制人骨髓间充质干细胞增殖并引起细胞凋亡。二维回转培养条件可抑制大鼠骨髓间充质干细胞增殖和分化,也显著降低了人骨髓间充质干细胞的增殖活性。然而,另一项研究发现,三维回转培养条件显著促进了人骨髓间充质干细胞的增殖。

细胞骨架结构是细胞内重要的力感知单元,对重力的变化非常敏感。分别采用抗磁悬浮、二维回转培养、旋转培养等模拟失重条件培养人骨髓间充质干细胞的研究发现,细胞微丝和微管骨架结构发生紊乱。

使用不同的地基模拟微重力方法,包括后肢去负荷、抗磁悬浮、旋转细胞培养系统等均发现,模拟微重力可导致骨髓间充质干细胞成骨分化减弱和成脂分化增强,该变化可能与丝裂原活化蛋白激酶(mitogen activated protein kinase, MAPK)信号、Ras同源基因家族成员A(RhoA)、细胞骨架紊乱、p38MAPK增强的磷酸化作用、胞外信号调节激酶(extracellular signal-regulated kinase, ERK)减弱的磷酸化作用等有关。

2. 成骨细胞　在模拟失重条件下,成骨细胞的形态、结构和功能也发生了变化。经过12小时和24小时三维回转培养后,MC3T3-E1 和 MG-63 细胞活性降低,细胞微丝骨架被破坏并聚集在细胞外围,细胞迁移受到抑制,且细胞质中自由钙离子浓度升高。二维回转培养也可引起细胞微丝骨架的重排,使其大量聚集在 MC3T3-E1 成骨细胞边缘。抗磁悬浮模拟失重可影响 MC3T3-E1 和 MG-63 细胞形态、增殖、黏附、细胞骨架的平均高度和细胞骨架相关基因的表达。24小时的旋转培养则可降低 MC3T3-E1 细胞 ALP、OCN、runt 相关转录因子基因 2(runt-related transcription factor 2, RUNX2)和激活蛋白 -1(activator protein-1, AP-1)的表达。用三维回转培养前成骨细胞 MC2T3 和 MC3T3-E1 细胞的研究结果发现,*RUNX2*,*osterix*、*ColαI* 基因表达下调。还有研究发现,三维回转模拟微重力条件延迟了人成骨细胞 NHOst 分化进程。除以上研究外,极少部分地基模拟失重研究所获得结果与空间飞行实验结果不同。如一项报道称旋转壁式生物反应器模拟条件对小鼠成骨细胞分化和功能没有影响。另一项研究发现旋转壁式生物反应器模拟条件促进了成骨细胞分化,但大部分研究指出,模拟失重条件会影响成骨细胞形态、增殖、基因表达并抑制成骨细胞分化。

3. 骨细胞　研究表明,在模拟失重条件下,骨细胞会发生细胞形态的改变和细胞骨架的重排。抛物线飞行后,骨样细胞 MLO-Y4 的细胞骨架发生重排,细胞边缘微丝增多,同时微管组织中心消失,连接蛋白43(connexin 43, Cx43)蛋白表达显著降低,然而,细胞面积和高度没有显著变化。三维随机回转引起 MLO-Y4 细胞核周边的微丝骨架重排,但微管骨架未受到影响。抗磁悬浮模拟失重可影响 MLO-Y4 细胞的形态、细胞核尺寸、细胞骨架结构、黏着斑蛋白分布和表达。

4. 破骨细胞　与空间飞行实验结果一致,破骨前体细胞 Raw264.7 和 FLG29.1 经过随机定位机(RPM)或旋转式细胞培养系统(RCCS)培养可被诱导为破骨细胞,伴有破骨细胞标志因子抗酒石酸酸性磷酸酶(tartrate resistant acid phosphatase, TRAP)表达上调。小鼠后肢去负荷增加了其骨小梁和骨密质中破骨细胞的周长和数目。RCCS 培养增强了破骨细胞形成相关因子的表达。

第四节　骨组织细胞对模拟微重力条件响应的机制

一、细胞外基质 - 整合素 - 细胞骨架

目前认为,细胞外基质 - 整合素 - 细胞骨架网络是细胞重力感受的主要途径之一,几乎所有的信号都指向这个系统。大量研究表明,细胞骨架在微重力条件下会发生改变。成骨

细胞、骨细胞和间充质干细胞的微丝和微管骨架会发生重排或被破坏，这可能与黏着斑蛋白和细胞外基质蛋白的改变有关，从而引起细胞增殖、迁移、分化和凋亡的改变。

空间飞行实验结果表明，微重力影响了成骨细胞 ROS 17/2.8 整合素介导的细胞黏附。模拟失重培养条件减少了成骨样细胞 ERK 及 Col I 表达，增加了整合素 α2 和 β1 的表达，抑制了黏附分子蛋白激酶活性并诱导细胞骨架发生重排。随机回转条件下，乳头状甲状腺癌细胞中 Col I、纤连蛋白、硫酸软骨素、骨桥蛋白和 CD44 均上调，提示模拟失重改变了乳头状甲状腺癌细胞的细胞骨架，增加了 ECM 的表达量。

二、力学敏感分子

细胞通过力学转导和许多力学敏感分子协调来响应和适应力刺激。

（一）硬骨素

硬骨素（sclerostin, SOST）在骨细胞中特异性表达，通过抑制 Wnt/β-catenin 信号通路对骨形成进行负向调节。在骨细胞对模拟微重力的响应过程中，SOST 发挥了重要的作用。研究发现，去负荷可增加 SOST 表达从而抑制骨形成，然而硬骨素基因敲除小鼠对于去负荷并无响应，骨形成也没有受到抑制。

（二）间隙连接蛋白

从组织结构上看，骨细胞通过间隙连接与其他骨细胞、成骨细胞、破骨细胞联系起来，并将力信号转换成生化信号传导给其他骨组织细胞。因此，间隙连接在骨组织的力响应中发挥重要作用。间隙连接蛋白 43（connexin 43, Cx43）是一种在骨组织细胞中广泛表达的间隙连接蛋白，对骨组织细胞之间的联系以及成骨细胞、破骨细胞和骨细胞的分化及细胞活性至关重要。由于间隙连接蛋白主要存在于骨细胞，故主要在骨组织细胞响应力刺激时发挥作用。有研究报道称 Cx43 的缺失将减弱骨组织对去负荷的敏感性，使骨细胞不能将力改变信号传导给成骨细胞从而抑制骨形成。也有研究报道，经过抛物线飞行后 MLO-Y4 细胞中的 Cx43 表达显著降低，这表明 Cx43 对重力的敏感性发生了变化。

（三）微管微丝交联因子 1

微管微丝交联因子 1（microtubule actin cross-linking factor 1, MACF1）也被称为肌动蛋白交联因子家族 7（ACF7），是同时连接肌动蛋白微丝和微管的血影蛋白家族成员，参与了很多细胞生理学过程。正常重力下，MG-63 和 MC3T3-E1 细胞中的 MACF1 分散在细胞质中或细胞边缘，并共定位于微丝和微管骨架上。24 小时的抗磁悬浮培养之后，MACF1 的分布主要集中在细胞核周围区域或细胞核的一面，而且其与微丝、微管骨架的共定位关系也明显改变。

（四）其他分子

除上述蛋白外,有很多其他分子参与模拟微重力的细胞感知和响应,例如,蛋白激酶 D（protein kinase D, PKD 1/PKD 2）、一氧化氮（nitric oxide, NO）、前列腺素 E2（prostaglandin E2, PGE2）、驱动蛋白（kinesin）等。

三、信号通路

（一）丝裂原活化蛋白激酶信号通路

丝裂原活化蛋白激酶（mitogen activited protein kinase, MAPK）家族是与细胞生长、分化、凋亡等密切相关的信号转导途径中的关键物质,可由多种方式激活。MAPK 信号通路通过磷酸化信号级联将来自细胞膜的环境信号传递到细胞核,调节相关基因的表达。MAPK 在骨的力传导中起重要作用,ERK 通路和 p38 通路通过磷酸化和激活 RUNX2 来调节成骨细胞分化,而在三维回转、抗磁悬浮等模拟微重力环境中,成骨细胞分化伴随着 p38、ERK 通路活性的减弱以及 ALP 和 RUNX2 表达水平的降低。然而也有研究发现,三维随机回转中小鼠 2T3 前成骨细胞的分化随着 RUNX2、osterix、、OCN、Col Ⅰ和 BMP 表达的降低而减弱,但 ERK 磷酸化水平升高。可见,不同的信号通路可能在不同的实验条件下发挥作用,也有可能出现不同通路之间的交互作用。

（二）Wnt/β-catenin 通路

Wnt/β-catenin 信号通路是骨组织细胞的重要调节因子,通过将机械负荷传递到骨表面的细胞而调节细胞增殖、分化、凋亡等骨组织细胞的其他功能来控制骨量。有报道称,力刺激可增强 Wnt/β-catenin 活性,提示 Wnt/β-catenin 参与了对力学刺激的感知和响应。Wnt/β-catenin 与 SOST 的关系密切,这也表明 Wnt/β-catenin 参与了骨组织细胞对微重力环境的适应性响应。在骨细胞中,Wnt/β-catenin 信号通路还可通过前列腺素 E2（PGE2）信号交互作用而响应力刺激,进而导致 SOST 和 Dickkopf-1 蛋白（DKK-1）等负性调节因子表达下调。

第五节　辐射与骨代谢

辐射在自然界中普遍存在,天然高辐射地区生活的居民、从事核产业的职工、经常接触放射线的医务工作者、从事辐射或相关工作的研究人员以及在太空受到天然辐射的宇航人员等都可能会受到辐射损伤。辐射剂量超过一定限度可引发急性或慢性损伤,严重者可致癌,导致胎儿畸形和死亡。因此,辐射被认为是当今社会继水、大气、噪声污染之后的第四大污染。

过去人们更为关注辐射对神经系统、血液系统和生殖系统等的损伤效应。辐射造成的骨代谢方面的损害比对其他器官的损害一般出现得较晚,为迟发型损害,因此容易被忽视。随着医疗技术的进步,接受过放射治疗的恶性肿瘤患者的生存期不断延长,辐射对骨损害的效应逐渐显现出来,研究辐射对骨代谢的影响显得越来越重要。辐射对骨的损害可表现为骨炎症、骨量减少、骨折愈合延迟和骨疼痛等。

一、辐射的定义

辐射是指以波或粒子的形式向周围物质或空间发射并在其中传递的能量。按能量的大小或生物学作用的不同,辐射可分为电离辐射和非电离辐射。

(一)电离辐射

对机体而言,导致损伤的辐射主要为电离辐射,也称高能辐射,是一种以波动或高速粒子形式传送的高于 10keV 的能量,包括高速带电粒子(α 粒子、β 粒子、质子)和不带电粒子(X 射线、γ 射线以及中子)产生的辐射,能使受照射的物质产生电离作用。当带电粒子贯穿物质时,可在其贯穿路径上以电离的方式将其能量转移至贯穿物质,这种能量以电子伏(electron volt, eV)为单位。

传能线密度(liner energy transfer, LET)是用来描述射线电离密度的参数,指直接电离粒子在其单位长度径迹上消耗的平均能量。不同类型电离辐射的发射源不同,贯穿能力也不同,可根据其电离密度划分为高 LET 和低 LET 电离辐射。高 LET 电离辐射一般在 5~10nm 范围内释放 400eV 以上能量,如重离子辐射;而低 LET 释放的能量一般低于 100eV,如 X 射线和 γ 射线。电离辐射在物质中的吸收剂量单位为戈瑞(gray, Gy),1Gy=100cGy=1 000mGy=1J/kg。电离辐射广泛存在于自然环境和人工环境中,可来源于放射性物质、电子加速器以及宇宙射线等,具有能量高、频率高和波长短等特点,其中 X 射线来源于核外电子的相互作用,γ 射线来自核转变,均具有很强的穿透能力,被广泛应用于各个行业。

电离辐射对机体的危害极大,作用于机体后可产生直接的损伤作用,引起蛋白质、核酸、酶类等生物大分子的化学键断裂,干扰生物大分子参与的细胞功能及代谢调节,进一步引起组织器官及系统的病变;也可以作用于机体内的水分子,使其发生电离和激发,生成大量自由基,造成一系列生物化学反应,以致机体代谢紊乱,引起免疫、神经、内分泌等系统的调节功能障碍及癌变等一系列病变。与低 LET 的 X 射线和 γ 射线诱发的损伤相比,重离子辐射表现出更高的损伤效应,它在空间电离辐射导致航天员的危害中占重要地位,几乎影响所有的器官。

（二）电磁辐射

光辐射和电磁波因其波的频率和能量很低,不足以激发产生带电的离子,属于非电离辐射,又称为电磁辐射。光辐射包括紫外线、可见光和红外线,电磁波则有微波、短波和电能,其中微波和短波通常称为射频辐射。微波的频率范围为 $3 \times 10^7 \sim 3 \times 10^{11}$Hz,短波的频率范围为 $3 \times 10^4 \sim 3 \times 10^7$Hz。一般来说,电磁辐射穿透物体的能力很差,对机体的伤害较小。

二、辐射的来源

自然界中辐射主要有两大来源:天然辐射和人造辐射。天然辐射是人类受到的主要辐射源。联合国原子辐射效应科学委员会 2000 年年报中指出,人类所受的辐射中天然辐射约占 88.6%,人造辐射约占 11.4%。近年来,辐射在军事、医疗、生命科学以及工农生产领域得到广泛应用,比如肿瘤治疗、食物消毒、农作物育种、污水处理等,人们的生产生活得到显著改善的同时,受到的人造辐射也逐渐增多,研究辐射对人类健康的影响具有重要意义。

（一）天然辐射

天然辐射专业术语为本底辐射,主要包括空间辐射和地球上的土壤、岩石、地壳内部的放射性元素,以及人体自身从食物链和空气中得到的 H^3、C^{14} 等。

空间辐射主要来源于太阳的辐射和星际空间的辐射,包括粒子辐射环境和太阳电磁辐射环境。其中,粒子辐射由电子、质子和少量重离子等组成,主要包括地球俘获辐射带、太阳宇宙射线和银河宇宙射线,属于电离辐射。太阳电磁辐射是主要的空间电磁辐射环境,包括红外线、可见光、紫外线等。地球轨道附近最重要的电离辐射防护是地球磁气圈,但是空间飞行过程中这个保护层会丢失,航天员不可避免地受到空间电离辐射的影响,在太空舱里受到来自太阳的电离辐射剂量可达 50mGy/h,在太空舱外为 250mGy/h。因此,空间辐射是除失重之外影响航天员健康和生命安全的重要因素之一。

（二）人造辐射

人造辐射广泛存在于人类活动的各个领域,核燃料,核反应堆,工业部门应用的各种加速器、射线发生器、高压电子管,医疗诊断所用的 X 射线透视、放射性核素,恶性肿瘤的放射治疗等都属于电离辐射。自 20 世纪 80 年代末期以来,医疗辐射正在成为公众所受电离辐射中最大的人工辐射源。联合国原子辐射效应科学委员会（United Nations Scientific Committee on the Effects of Atomic Radiation, UNSCEAR）2008 年的报告指出,美国 2006 年人均医疗辐射剂量已超过本底辐射水平,其他国家今后也将出现这种情况。

三、辐射对骨代谢的影响

传统观点认为电离辐射对生物机体有害,即使是很小的辐射剂量也会对生物体造成损伤,并随着辐射剂量的增加,损伤程度也呈线性增加,即线性无阈（linear no threshold, LNT）理论。该理论认为任何剂量,甚至很小剂量的辐射都是有害的,并随着剂量的提高其危害性呈线性增加。该理论是基于中高剂量电离辐射的相关研究得出的,其可信度逐渐受到质疑。

中高剂量电离辐射对机体的危害已非常明确,主要对破坏细胞、组织或器官,造成不可恢复的损伤,甚至导致机体死亡或造成遗传缺陷。其对机体的作用通常为非特异性刺激,作用方式分为直接作用和间接作用。直接作用表现为 DNA 碱基损伤,分子间交联被破坏,生物大分子以及酶类被破坏致使活性降低甚至丧失,膜分子结构被破坏从而影响细胞的正常功能等。间接作用是指电离辐射作用于机体,使机体内的水分子发生电离和激发,产生大量自由基,引起组织细胞变性和坏死,致使机体代谢紊乱,引起神经、造血、免疫等系统的功能障碍。中高剂量电离辐射对骨的损害表现为骨炎症、骨量减少、骨折和骨疼痛等。

低剂量电离辐射的生物学效应逐渐成为国内外放射医学界研究的热点。有研究表明,低剂量辐射对机体可能产生有益作用。研究发现,低剂量照射可以促进动物生长发育,增强免疫功能,延长寿命等,称为低剂量辐射兴奋性效应。经低剂量辐射预处理的细胞或动物再次接受较高剂量的辐射时,可以产生耐受性,这也说明低剂量辐射处理能够增强 DNA 的修复能力,减轻染色体损伤,称为适应性效应。兴奋性、适应性等效应使线性无阈理论受到挑战。然而对低剂量辐射生物效应,尤其是骨骼系统的辐射生物学效应仍有待进一步探索。

（一）空间辐射对航天员骨代谢的影响

空间的电离辐射比地球表面的电离辐射强很多,航天员长期处于失重状态容易出现骨质流失,而电离辐射环境可加重失重导致的骨损伤。电离辐射处理后肢去负荷小鼠实验也证实,辐射可以加重去负荷骨组织的骨质流失,降低骨骼的力学性能。据此推测,空间辐射与失重之间存在一定的协同作用或交互作用,但其作用机制尚不清楚。

（二）医疗辐射对骨代谢的影响

医疗诊断和放射性治疗中使用的电离辐射通常为放射性物质产生的 γ 射线和电子加速器产生的 X 射线。医疗诊断所受的 X 射线照射剂量一般小于 1Gy,属于低剂量范围。肿瘤放射治疗和血管显影介入治疗中使用的辐照剂量要比放射性检查中使用的辐射剂量高得多。肿瘤患者往往要暴露于较高的辐射剂量之中,治疗靶区多次累积辐射剂量可达到 45~90Gy。治疗靶区周围的正常组织同样也会吸收电离辐射,周围组织吸收的剂量约为治疗靶区吸收剂量的一半。血管显影和介入治疗中使用的辐射剂量也比较大,而且辐照范围广,单次介入治疗时头部暴露超过 2Gy 辐照剂量的患者比例达 47.2%,超过 3Gy 的患者可达 32.1%。

骨骼是人体密度最大的器官,相对于其他组织而言,相同辐射条件下骨组织吸收放射物质的剂量明显高于其他组织,接受放射治疗的肿瘤患者往往会出现骨损害,表现为骨慢性疼痛。据统计,宫颈癌患者接收 6~7 周 45~60Gy 辐射剂量的放射治疗并康复后,59% 的患者在日常活动过程中会出现不同持续时间的疼痛,38% 的患者在休息状态下会出现不同持续时间的疼痛。此外,还会出现不同程度的骨坏死、骨折延迟愈合、骨不连和骨质疏松。放射治疗后的肿瘤患者罹患骨质流失和骨折的风险也明显增加。有研究对放射治疗和非放射治疗肿瘤患者的年龄、种族、肿瘤分期和肿瘤部位配比之后进行骨折风险分析,结果显示,相对于非放射治疗患者,放射治疗的肛门癌患者发生盆骨骨折的风险为 3.16 倍,宫颈癌为 1.66 倍,直肠癌为 1.65 倍。宫颈癌患者接受全盆腔放射治疗后,5 年累积骨盆发生不完全骨折率为 19.7%。此外,还会出现不同程度的骨坏死、骨折延迟愈合、骨不连和骨质疏松,这可能与骨骼力学性能降低、骨细胞和成骨前体细胞死亡、成骨细胞的成骨功能减弱、骨和骨痂周围血小板受损以及骨基质降解有关。1983 年,一项研究提出了被广泛接受的电离辐射致骨坏死的病理机制:辐射引起动脉内膜炎,继而发生组织缺氧、细胞数量减少以及血管减少,最终出现伤口的慢性不愈合。

虽然电离辐射所致的损害大部分局限于辐射部位,但临床流行病学调查提示,骨损伤不局限于辐照部位,远端非辐照部位的骨组织也出现损伤,表现为远端效应。白血病患者头部骨骼接受放射性治疗后,脊柱骨骼出现显著性骨量减少。子宫癌患者放射性治疗后骨盆疼痛及腰椎痛的发病率明显上升。放射性骨损伤的远端效应表明,辐射对骨的损伤不能简单归因于受照骨骼对辐射能量的直接吸收,还可能存在其他因素的影响,但目前尚不清楚。

（三）辐射对实验动物骨代谢的影响

实验动物模型研究显示，较大剂量（>2Gy）的电离辐射引起的骨代谢损害和骨内成骨功能下降，主要体现在骨力学性能下降、骨坏死、骨折延迟愈合、骨不连、骨硬化、骨质流失及骨折等方面。辐射剂量增大，对机体的损伤会更大。3Gy 剂量照射骨折 Wistar 大鼠表现出骨折后早期阶段的修复延迟现象，5Gy 剂量照射后死亡率可达 50%，超过 6Gy 则全部死亡，而骨折前照射对骨折愈合的负面影响更大。辐射引起骨组织的病理变化可描述为内皮样坏死、玻璃样坏死、血管栓塞、骨膜纤维性变，导致辐射区域的骨组织出现缺氧、血管减少和细胞减少。辐射致骨代谢紊乱可能与骨细胞和成骨细胞功能抑制甚至死亡，以及破骨细胞功能活化有关。但也有学者认为，辐射后血管的改变早于破骨细胞的活化。

医疗诊断中骨骼所受的辐射剂量一般小于 1Gy，因此研究低剂量辐射对骨骼代谢的影响具有重要意义。低剂量电离辐射的兴奋性效应、适应性效应已成为国内外放射医学界研究的热点。低剂量 X 射线辐射能够显著促进骨折愈合过程中骨痂的形成和改建，加速骨痂矿化和桥接的形成，加速膜内成骨及软骨内成骨，且骨骼的生物力学性能显著提高。而 0.1Gy 的 X 射线照射后骨折愈合过程未发生显著变化，这可能是一种阈值效应。进一步研究表明，低剂量 X 射线辐照大鼠骨折模型，血管内皮生长因子（vascular endothelial growth factor，VEGF）和骨性标志物表达上调，促进了骨痂中微血管的形成，加速了骨痂重塑及矿化。低剂量电离辐射可以促进骨髓间充质干细胞向成骨细胞方向分化，促进骨痂矿化。低剂量电离辐射的兴奋性效应是医学界的重大发现，具有临床治疗骨折延迟愈合和骨不连的潜能。然而，也有研究认为，低剂量电离辐射可抑制成骨样细胞的增殖与分化，导致骨量及骨密度降低。由此可见，低剂量电离辐射对骨骼代谢的影响仍存很大争议。

四、辐射对骨组织细胞的影响

多数体外研究提示，较大剂量（>2Gy）的电离辐射可以抑制成骨细胞、软骨细胞、骨髓基质细胞的增殖和功能，使其成骨功能减退。低剂量电离辐射（<2Gy）则对成骨细胞无明显损害作用，甚至可以促进其增殖。一定剂量的电离辐射可促进破骨细胞的活化，增加其骨吸收功能。而电离辐射对骨细胞功能的影响研究甚少，可能因骨细胞取材不便，限制了辐射对其功能影响的研究。

电离辐射对细胞的损伤主要体现在生物大分子结构和功能的破坏，如 DNA、蛋白质、生物膜结构等。射线可直接将能量传递给 DNA、蛋白质等具有生物活性的大分子，通过电离和激发使其化学键断裂,造成分子结构的改变和生物活性的丧失。其中,DNA对辐射的敏感性最高,其辐射后的生物学效应也最明显,电离辐射能够直接引起DNA单链或双链断裂、解聚等。

(一)辐射对骨髓间充质干细胞的影响

在所有的骨组织细胞中,骨髓间充质干细胞对辐射最为敏感,有研究报道,高剂量辐射对骨髓间充质干细胞的损伤在于辐射导致其分裂周期停滞于G1期,从而抑制这些细胞增殖,但对其成骨分化无显著性影响。另一些研究则显示,辐射抑制了骨髓间充质干细胞的成骨分化,却没有改变细胞的增殖。还有研究称,辐射对骨髓间充质干细胞的增殖和分化均具有抑制作用,提示电离辐射致骨髓间充质干细胞的干性受损、自我更新能力和多向分化潜能均有不同程度的下降。这些不一致甚至矛盾的结果除了与辐射剂量和辐射方式不同有关外,可能与骨髓间充质干细胞的异质性有关,即骨髓间充质干细胞具有多向分化潜能,既包括祖细胞又包括相对成熟的细胞群,不同分化阶段的细胞对辐射的响应不同。

低剂量X射线辐射能够显著增加骨髓间充质干细胞的增殖和成骨分化能力。经0.05~0.2Gy低剂量X射线全身辐照小鼠72小时后,小鼠G1期的骨髓间充质干细胞显著减少,而S期骨髓间充质干细胞显著增多,说明低剂量辐射可促进骨髓间充质干细胞增殖,其中以75mGy剂量的辐射对细胞的增殖促进作用最为显著。此外,低剂量X射线辐射还可以增强骨髓间充质干细胞向成骨细胞分化的能力,辐射后诱导的细胞矿化结节形成数目显著增加,*Col I*、骨保护素(*OPG*)、*BGP*等相关成骨基因的表达也明显增加。在体实验研究表明,辐射具有刺激骨髓间充质干细胞向多器官趋化迁移的作用。以全身辐照以及局部加强辐照的NOD/SCID小鼠为研究对象,对其输注骨髓间充质干细胞,发现输入的骨髓间充质干细胞在骨髓、肌肉、肺、肠系膜、心肌以及脑组织中均有分布,而未经辐照的小鼠只在骨髓、肌肉和肺中有较少量骨髓间充质干细胞分布。向X射线辐照预处理的大鼠输注骨髓间充质干细胞,也发现骨髓间充质干细胞分布于骨、软骨、骨髓、脾、肺等多器官中。由此可见,辐射可刺激骨髓间充质干细胞向多器官趋化迁移,而骨髓间充质干细胞"归巢(即被趋化向损伤部位迁移)"可能与辐射后损伤部位的组织修复有关。一项通过肢体缺血模型的研究发现,低剂量照射可上调缺血部位的基质金属蛋白酶-9(matrix metalloprotein-9, MMP-9),继而诱导Kit配体(Kit-ligand, KitL)的释放,后者可促使来自骨髓中的多能干细胞和循环中的少量定向祖细胞向缺血部位迁移分化,并释放VEGF,而VEGF可促进祖细胞动员和血管新生,并上调内皮细胞和间质中的MMP-9,且产生的VEGF和Kit配体能进一步促使细胞从骨髓向缺血部位迁移,形成组织修复的正反馈。

（二）辐射对成骨细胞的影响

成骨细胞的分化、成熟及基质的矿化是骨形成和骨折愈合的基础，该过程需要通过信号转导来启动骨特异性转录因子和生长因子的表达，进而促进成骨与骨修复功能的发挥。成骨细胞受到电离辐射后会发生一系列表型特征的变化，这些改变是建立在细胞内信号转导基础之上。

高剂量电离辐射使成骨细胞胞体变大，细胞质呈匀质，折光性降低，偶见多核巨细胞，但对于不同分化阶段的细胞，形态上并没有明显的差异。透射电镜观察可见，辐照后成骨细胞的细胞器减少，溶酶体增多，尤以髓样小体增多较为突出，细胞核不易见到。大于或等于4Gy的电离辐射可致成骨细胞生存率呈指数下降，说明高剂量辐射抑制了细胞的增殖，诱导细胞发生凋亡。电离辐射对成骨细胞增殖的抑制可能与辐射诱导细胞发生 G2/M 细胞周期阻滞有关。此外，高剂量电离辐射剂量依赖性抑制成骨细胞 Col Ⅰ 蛋白以及骨钙素的分泌，抑制碱性磷酸酶的活性，导致细胞矿化能力显著降低。当辐射达到一定临界剂量时，矿化结节大量减少，但其化学成分并没有变化。

有研究报道，0.5Gy 低剂量 X 射线辐射对成骨细胞具有兴奋刺激效应，促进成骨细胞增殖和表达分化相关基因，而小于 0.1Gy 的 X 射线对成骨细胞增殖和分化没有显著影响，这可能是一种阈值效应。经大于临界值的低剂量 X 射线辐照后的成骨细胞在分化过程中，成骨标志物的表达发生了动态改变。基因表达谱芯片检测发现，成骨细胞骨架相关基因和分化相关基因表达上调，其中 Runx 基因家族的转录因子核心结合因子 α1（core binding factor α1，Cbfα1）表达上调，促使 ALP、Col Ⅰ、BGP 表达增多，矿化结节形成增多，成骨细胞呈现出分化成熟能力增强的趋势，提示低剂量 X 射线可能通过细胞外基质 - 细胞局部黏附 - 细胞骨架途径调节成骨细胞的增殖和分化过程。

低剂量 X 射线调节成骨细胞分化过程中有多条信号通路参与其中，包括胰岛素样生长因子 -1/ 丝氨酸苏氨酸蛋白激酶 insulin-like growth factors-1/Akt，IGF-1/Akt）信号通路、转化生长因子 -α1/Smad2/3/Osterix（transforming growth factor-α1/Smad2/3/Osterix，TGF-α1/Smad2/3/Osterix）信号通路、Wnt/ 糖原合成激酶 3β/β- 连环蛋白（Wnt/Glycogen synthesis kinase 3β/β-catenin，Wnt/GSK-3β/β-catenin）信号通路等。低剂量 X 射线辐照在促进成骨细胞分化的同时可以激活 IGF-α1/Akt 信号通路，而阻断 IGF-1 信号可明显减弱低剂量 X 射线辐照对成骨细胞骨钙素表达和矿化的刺激效应。同时，低剂量电离辐射通过诱导细胞表达 IGF-1 调节 TGF-α1 信号，进而抑制细胞凋亡和增强细胞的生存能力。这说明低剂量电离辐射诱导 IGF-1 表达参与了旁效应调节过程，这也可能是低剂量 X 射线诱发非靶效应的机制之一。此外，Wnt/β-Catenin 信号及 TGF-α1/Smad2/3 信号参与了低剂量 X 射线照射促进成骨细胞增殖分化的调控，激活 Wnt/GSK-3β/β-catenin 信号可促进成骨细胞碱性磷酸酶表达升高和活性增强，且 Wnt 信号可能参与了辐照后早期成骨细胞增殖与分化转换过程。

（三）辐射对破骨细胞的影响

破骨细胞代谢增强有两种方式：一是破骨细胞活性增强；二是形成的破骨细胞数量增加。破骨细胞代谢增强是电离辐射导致骨损伤的重要原因之一。然而，目前关于电离辐射对破骨细胞代谢的影响研究较少，且多集中于 γ 射线对破骨细胞代谢的影响。

1. γ 射线照射强度对破骨细胞的影响　在体实验结果表明，大于 2Gy 的 γ 射线单次全身辐照可引起早期小鼠体内破骨细胞突起增多，面积增大，代谢增强，骨吸收增加，骨松质体积分数急性下降，说明电离辐射引起的破骨细胞代谢增强是早期骨质流失的重要原因。此外，其还可引起小鼠体内破骨细胞代谢长期增强。而更大剂量（>20Gy）的 γ 射线全身辐照可引起大鼠破骨细胞数量短时间内上升，数天之后快速下降。

体外研究表明，大于 5Gy 的 γ 射线可以抑制破骨细胞的活性，0.5~5Gy 的 γ 射线可促进体外破骨细胞凋亡。而 2.5~8Gy 的 X 射线可有效抑制破骨细胞的活性，小于 2Gy 的 X 射线可能会对破骨细胞的增殖和活性起到一定的促进作用。体内外研究结果的差异可能是由于破骨细胞体积较大，在体外较为脆弱，X 射线和 γ 射线作为强能量的电离辐射可抑制体外破骨细胞的活性，促进其凋亡。但是，骨组织中的破骨细胞所处的环境比体外稳定，在相同的辐照条件下，体内破骨细胞吸收的电离辐射剂量可能比体外低很多。

2. γ 射线对破骨细胞分化及代谢活性的影响　电离辐射可促进破骨前体细胞分化为破骨细胞，对破骨细胞的代谢活性增强具有直接的促进作用。

（1）电离辐射促破骨细胞氧化应激：活性氧（reactive oxygen species，ROS）和 Ca^{2+} 是 RANKL 启动破骨前体细胞分化为破骨细胞信号转导途径中的关键性调节因子，细胞内 ROS 和 Ca^{2+} 的含量直接影响破骨细胞的活性和数量。γ 射线对破骨细胞最直接而显著的改变是使细胞发生氧化应激，使细胞内 ROS 短时间内快速升高，在早期达到高峰值之后逐渐降低，呈现动态变化，若未出现致死性损伤则可恢复至正常水平，但 ROS 可能会影响 Ca^{2+} 流动从而进一步影响破骨细胞的形成。此外，ROS 水平升高还可提高破骨细胞的骨吸收活性，体内实验中抗氧化剂可抑制电离辐射引起的破骨细胞活化，降低因破骨细胞代谢增强所致的骨松质损伤。

（2）电离辐射对 RANKL 表达水平的影响：γ 射线或 X 射线辐照局部区域后，非辐照区域的骨质流失也增加，这是电离辐射的间接效应，其主要机制之一是电离辐射通过改变成骨细胞和骨髓基质细胞 *RANKL* 基因的表达水平,增强破骨细胞活性并增加破骨细胞数量。体外研究结果表明,电离辐射直接辐照成骨细胞株 MC3T3-E1 或早期成骨细胞后,细胞 RANKL/OPG mRNA 表达上调。成骨细胞上调 RANKL 表达可能是 γ 射线辐照后血清中 RANKL 升高的原因。电离辐射也同样可能通过改变骨髓基质细胞 RANKL 的表达间接影响破骨细胞代谢。RANKL 的上升促进了破骨细胞的代谢增强,但是 RANKL 只是电离辐射后短期上升,而辐射后破骨细胞却呈现长期代谢增强。

（3）γ 射线增加骨髓基质细胞表达其他细胞因子：肿瘤坏死因子 -α（tumor necrosis factor-α, TNF-α）、白细胞介素 -1（Interleukin-1, IL-1）、白细胞介素 -6（IL-6）等细胞因子可协同 RANKL 活化破骨细胞,在 γ 射线对破骨细胞代谢活性的间接促进作用中发挥重要作用。在体实验发现,电离辐射后小鼠血清 TNF-α 明显升高。TNF-α 可以直接作用于破骨细胞或破骨前体细胞,也可作用于骨髓基质细胞或成骨细胞,以恶性循环方式增强 RANKL 的活性,间接促进破骨细胞的代谢。电离辐射也有可能通过影响骨髓单核巨噬细胞分化为破骨细胞的过程,从而引起体内破骨细胞数量增加。

第六节　结论和展望

空间飞行研究表明,微重力引起骨组织细胞变化使骨重建失衡从而引起骨质流失。地基模拟微重力是研究空间微重力环境对骨组织细胞的影响及其潜在作用机制的重要方法。骨组织细胞通过改变其形态和功能来响应并适应微重力环境,在这个过程中,很多关键的亚细胞结构及分子信号都有参与。尽管目前已部分阐明模拟微重力对骨组织细胞功能的影响及作用机制,但由于骨组织细胞的多样性及细胞间相互作用的复杂性,其作用机制仍需要深入研究,同时尚需与真实空间环境的研究相结合。

空间辐射对骨代谢的影响也是关注的重点。由于骨组织密度大,相同条件下吸收的辐射剂量较其他组织更多。然而,骨组织代谢相对缓慢,辐射引起的骨代谢损害一般为迟发型效应,高剂量辐射还会引发远端效应（即非直接辐射区的损伤）。辐射引起骨损害的主要表现为骨疼痛、骨炎症、骨量减少、骨折以及骨折愈合延迟,并表现出剂量依赖性关系。研究辐射造成骨组织损害的机制,揭示和利用低剂量辐射的适应性效应,对辐射引起骨组织损伤的防治具有重要意义。

（骞爱荣　续惠云）

参 考 文 献

1. ALENGHAT F J, INGBER D E. Mechanotransduction: all signals point to cytoskeleton, matrix, and integrins. Sci STKE, 2002 (119), 119: 6.

2. BARTH J L. Space and atmospheric environments: from low earth orbits to deep space, in Protection of Materials and Structures from Space Environment. Berlin: Springer, 2003.

3. BONEWALD L F. Osteocytes as dynamic multifunctional cells. Annals of the New York Academy of Sciences, 2007, 1116: 281-290.

4. BARON R, RAWADI G. Wnt signaling and the regulation of bone mass. Current osteoporosis reports, 2007, 5 (2): 73-80.

5. CLÉMENT G, SLENZKA K. Fundamentals of space biology: research on cells, animals, and plants in space. Berlin: Springer Science & Business Media, 2006.

6. GERSHOVICH J, BURAVKOVA L. Morphofunctional potential of human mesenchymal stromal precursor cells duringin vitromodeling of microgravity effects. Bul Exp Biol Med, 2007, 144 (4): 608-613.

7. HADJIDAKIS D J, ANDROULAKIS I I. Bone remodeling. Annals of the New York Academy of Sciences, 2006, 1092: 385-396.

8. INGBER D. How cells (might) sense microgravity. The FASEB Journal, 1999, 13: S3-S15.

9. LLOYD, S A J, ERIC R B, NEIL D T, et al. Spaceflight-relevant types of ionizing radiation and cortical bone: Potential LET effect? Advances in Space Research, 2008, 42 (12): 1889-1897.

10. LEBLANC A, SPECTOR E R, EVANS H J, et al. Skeletal responses to space flight and the bed rest analog: a review. Journal of Musculoskeletal and Neuronal Interactions, 2007, 7 (1): 33.

11. MARX R E. A new concept in the treatment of osteoradionecrosis. Journal of Oral & Maxillofacial Surgery Official Journal of the American Association of Oral & Maxillofacial Surgeons, 1983, 41 (6): 351-357.

12. MOREY E R, BAYLINK D J. Inhibition of bone formation during space flight. Science, 1978, 201 (4361): 1138-1141.

13. QIAN A R, YIN D C, YANG P F, et al. Development of a ground-based simulated experimental platform for gravitational biology. IEEE Transactions on Applied Superconductivity, 2009, 19 (2): 42-46.

14. SPITTLER A W, BATCH J W, RUTLEDGE B A. Whole body irradiation on the healing of fresh fractures. A.m.a.archives of Surgery, 1954, 68 (1): 93-104.

15. SHANG P, ZHANG J, QIAN A R, et al. Bone cells under microgravity. Journal of Mechanics in Medicine and Biology, 2013, 13 (05): 1340006.

16. SIBONGA J D, ZHANG M, EVANS G L, et al. Effects of spaceflight and simulated weightlessness on longitudinal bone growth. Bone, 2000, 27 (4): 535-540.

17. TIENGO A, ESPOSITO P, MEREGHETTI S, et al, A variable absorption feature in the X-ray spectrum of a magnetar. Nature, 2013 (7462), 500: 312-314.

18. WILLIAMS H J, DAVIES A M. The effect of X-rays on bone: a pictorial review. European Radiology, 2006, 16 (3): 619-633.

19. WILLEY J S, LLOYD S A, NELSON G A, et al. Space Radiation and Bone Loss. Gravit Space Biol Bull, 2011, 25 (1): 14-21.

20. ZHANG P, HAMAMURA K, YOKOTA H. A brief review of bone adaptation to unloading. Genomics, proteomics & bioinformatics, 2008, 6 (1): 4-7.

第九章

龋坏牙体硬组织的再矿化

牙釉质是一层覆盖于牙冠表面的高度矿化的硬组织,处于口腔环境中,经常浸泡在唾液中,与口腔环境中的各种物质、离子接触,并发生反应,其中最重要的反应是牙釉质表面处于脱矿与再矿化的动态变化过程,这种脱矿 - 再矿化活动与牙釉质的化学组成及结构特点紧密相关。

第一节　牙釉质及牙本质的组成与结构

一、牙釉质

（一）化学组成

成熟牙釉质96%~97%（质量分数）是无机物,其余为有机物和水。干燥后的牙釉质矿物质含量达99%（表9-1）。按体积分数计,无机物占86%,有机物占2%,水分占12%。组成牙釉质无机物的主要是含钙离子（Ca^{2+}）、磷离子（P^{3-}）的羟基磷灰石 [HAP, $Ca_{10}(PO_4)_6(OH)_2$],以晶态存在。牙釉质中的羟基磷灰石属于非化学计量比（non-stoichiometry）化合物,通常含有许多其他离子,例如 K^+、Na^+、Mg^{2+}、Cl^-、F^-、CO_3^{2-} 等（表9-1）,这些离子会不同程度地取代 Ca^{2+} 或者 HO^-,并且在人体生物学过程起到非常重要的作用。因此,自然状态下的牙釉质又被称为碳酸化羟基磷灰石（carbonated hydroxyapatite）。

表 9-1　牙体硬组织组成（干重）

	牙釉质	牙本质	牙骨质
矿物质	99%	80%	77%
钙	34%~39%	29%	26%
磷	16%~18%	14%	13%
碳酸盐	2.0%~3.6%	5.6%	5.5%
钠	0.3%~0.9%	0.7%	—
镁	0.3%~0.6%	0.9%	—
氯	0.2%~0.3%	0.4%	—
有机物	1%	20%	23%

（二）结构组成

牙釉质的基本结构是细长柱状的釉柱（图 9-1），其平均直径为 4~6μm。釉柱由许多有一定排列方向的扁六棱柱形晶体构成（图 9-2），晶体宽约 60~70nm，厚约 25~30nm，纵轴（c 轴）长超过 100μm。这种晶体是含有钙、磷的羟基磷灰石［$Ca_5(PO_4)_3OH$］晶体。纯的羟基磷灰石晶体属于六方晶系，其 a、b 轴的夹角为 120°，彼此连接形成的横截面为六边形，垂直于 c 轴（图 9-3）。其晶胞参数 a=b=0.943-0.948nm，c=0.668-0.686nm，z=2，Ca/P 的理论值为 1.67。

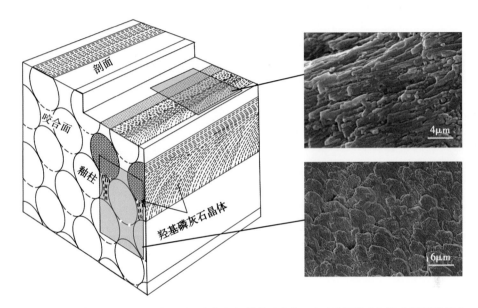

图 9-1　牙釉质的结构（左）及侧面（右上）、横截面（右下）形貌照片（扫描电子显微镜）

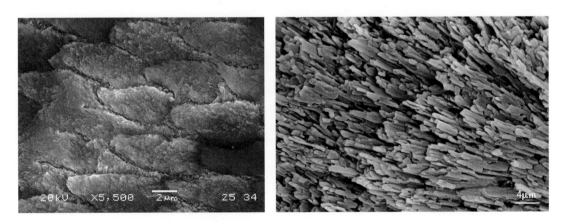

图 9-2　牙釉质横截面表面酸蚀后的釉柱形貌（左），釉柱由羟基磷灰石晶体组成（右）

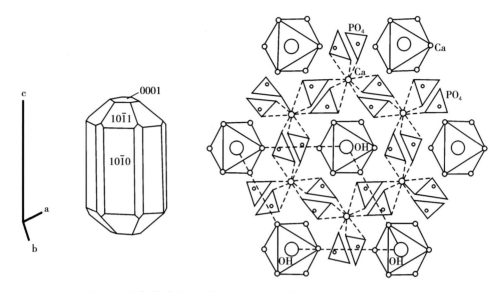

图 9-3 纯羟基磷灰石晶体外形（左）及其在 0001 面上的投影（右）

磷灰石晶格本身具有一定的"柔性"，其晶格结构上的某些 Ca^{2+}、PO_4^{3-}、OH^- 的位点，特别是晶体中心部位，可以被一些外来离子所取代。例如，某些 PO_4^{3-} 可被 CO_3^{2-} 取代，Ca^{2+} 可被 Na^+ 取代，OH^- 可被 F^- 取代。前两者的取代是有限的，超过一定限度会改变羟基磷灰石的晶格结构，而 OH^- 可被 F^- 完全取代，形成氟磷灰石。离子取代影响羟基磷灰石的稳定性，而 CO_3^{2-} 使羟基磷灰石结构稳定性下降，更易于溶解，因此 CO_3^{2-} 对牙釉质溶解度的影响就很大，导致天然羟基磷灰石的溶解度远高于纯羟基磷灰石。F^- 进入磷灰石晶格并取代 OH^- 后，由于 F^- 较氧原子的电负性大，可提高对 OH^- 中氢原子的吸引，使得 $OH\cdots F\cdots HO$ 氢键键能增强，且 F^- 与 Ca^{2+} 的键能较大，Ca^{2+} 不容易溶解脱出，因此含氟磷灰石结构稳定性显著高于天然磷灰石。

羟基磷灰石晶体之间存在微小间隙，其中含有水分和有机物，晶体间的这种间隙构成了牙釉质内部与外界的联系通道，也是牙釉质的营养通道，牙髓 - 牙本质复合体形成的轻度液压推动牙本质小管中的液体通过这些间隙向外渗透扩散。牙釉质内发生的脱矿和再矿化也是通过这些通道传递交换酸性离子、矿物质离子来完成的，因此牙釉质是一种多孔性致密组织。牙釉质的这种多孔性特点，是其在龋损过程中发生表层下脱矿的结构基础，脱矿后这些孔隙会变大。

牙釉质晶体间的蛋白质主要是牙釉质发育时的蛋白质残留物，它以一种精细网状形式覆盖包绕牙釉质晶体，影响牙釉质的化学行为。来自唾液的蛋白质也将覆盖牙釉质表面，在表面形成获得性膜。

二、牙本质

（一）化学组成

牙本质的无机物含量约占 70wt%（50v%），主要是羟基磷灰石，此外还含有约 20wt%（30v%）的胶原和约 10wt%（20v%）的水。牙本质的羟基磷灰石晶体比牙釉质的小得多，磷灰石晶体在纳米尺度上以特定的迭序排列在胶原原纤维内和胶原原纤维间。位于胶原原纤维内的羟基磷灰石晶体占 25%~30%，主要存在于胶原原纤维内的间隙（gap），位于胶原原纤维间的羟基磷灰石晶体占 70%~75%，沉积在胶原原纤维的周围，形成管状形态，包裹胶原原纤维。牙本质这样的结构特点，不但赋予牙本质良好的力学性能，而且羟基磷灰石致密地包裹胶原纤维，可以确保胶原纤维长久地不发生变性或者不被降解因子降解破坏。

（二）结构

结构上，牙本质内有许多牙本质小管（图 9-4），小管从髓腔呈放射状贯通整个牙本质，通向釉牙本质界处，小管内是成牙本质细胞突起。

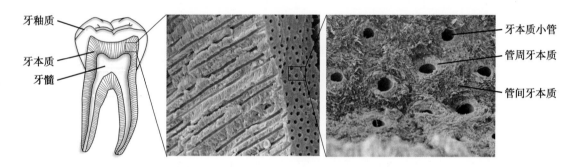

图 9-4　牙齿结构中的牙本质及牙本质小管

牙本质中的胶原纤维呈交织网状存在于管间牙本质及管周牙本质中，管周牙本质胶原纤维含量很少，管间牙本质胶原纤维含量较多，呈致密束状交叉排列。除了上述胶原纤维，牙本质中还含有非胶原蛋白如纤维粘连蛋白（fibronectin）、骨桥蛋白（osteopntin）、玻璃体结合蛋白（vitronectin）、骨钙素（osteocalcin）、骨连接素（osteonectin）、韧黏素（tenascin）、骨涎蛋白 -Ⅱ（bone sialoprotein-Ⅱ）等。

牙本质中的胶原纤维由胶原原纤维束构成（图 9-5），胶原原纤维是胶原纤维的基本结构单位，由Ⅰ型胶原分子构成，该分子结构由三股螺旋结构的胶原蛋白肽链相互缠绕而成，质量约为 285kDa。众多的胶原分子顺长轴平行排列，形成胶原原纤维分子阵列，每个胶原分子两端与续接的原胶分子之间有间隙，属于纤维内间隙。

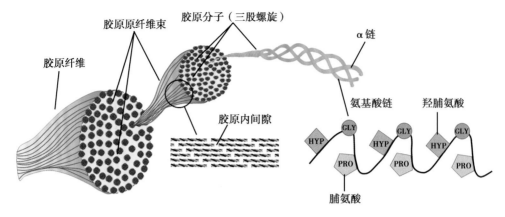

胶原纤维　胶原原纤维束　胶原分子（三股螺旋）　α链

氨基酸链　羟脯氨酸

胶原内间隙

GLY　HYP　PRO　脯氨酸

图 9-5　胶原纤维构成示意图

第二节　牙体硬组织的脱矿与再矿化

一、脱矿与再矿化的基本过程

牙釉质是牙齿暴露在口腔环境的最外层。作为矿物质,牙釉质在口腔多水环境中存在溶解问题,尽管其溶解度很小,这种溶解造成了牙釉质的脱矿(demineralization)。同时,溶解到唾液中的矿物质离子也存在因为过饱和而析出、沉淀的现象,当这种沉积发生在牙齿表面,就会使脱矿的牙釉质再矿化(remineralization)。当达到溶解平衡时,牙釉质矿物质的溶解与沉淀速度相等,处于动态平衡状态。

牙体硬组织的矿物质主要是羟基磷灰石,属于难溶性电解质,溶于水中后形成 Ca^{2+}、PO_4^{3-}、OH^-,其沉淀-溶解平衡可以下式表示:

$$Ca_5(PO_4)_3OH \underset{沉淀}{\overset{溶解}{\rightleftharpoons}} 5Ca^{2+}+3PO_4^{3-}+OH^-$$

水是一种极性分子,其介电常数很高,水分子进入羟基磷灰石晶体表面后,能够凭借这种特性降低晶体中带异性电荷离子间的吸引力,从而将离子驱离晶格。此外,水分子能够与释放的离子水合,水合释放的能量能够克服维持晶体完整的晶格势能。

最初溶入水的是羟基磷灰石晶体表面的 OH^-。晶体表面的 Ca^{2+} 由于羟基的脱离,减少了与羟基磷灰石晶体结构的联系,不稳定性增加,也容易脱溶入水,紧接着晶体表面的磷酸基团与周围联系减少,也发生脱离而成为磷酸根离子(PO_4^{3-})。当溶液为中性时,Ca^{2+} 脱离后游弋到远离羟基磷灰石晶体表面的溶液中,这破坏了羟基磷灰石晶体的电中性。同时,溶解过程中有 OH^- 被拉出表面,发生脱离进入水溶液中,停留在羟基磷灰石晶体表面附近,不能在溶液中游弋太远。

当羟基磷灰石的溶解达到沉淀 - 溶解平衡时,其溶液中 Ca^{2+}、PO_4^{3-}、OH^- 呈饱和状态,此时羟基磷灰石晶体的净溶解将停止。当温度一定时,处于沉淀 - 溶解平衡的电解质,羟基磷灰石解离的离子浓度乘积为一个常数,这个常数称为溶度积(solubility product),以 K_{sp} 表示。一种难溶电解质在一定条件下,沉淀 - 溶解平衡向哪个方向发展,可通过溶度积来判断。当溶液中某难溶电解质的离子浓度乘积大于其溶度积时,就会产生沉淀。此时,由于沉淀析出,离子浓度减小,直到离子浓度乘积等于其溶度积为止。如果溶液中离子浓度乘积等于溶度积,则溶液是饱和的。若溶液中的离子浓度乘积小于其溶度积,就会产生溶解。这就是溶度积规则。表 9-2 是一些生物相关晶体、牙釉质磷灰石及无定形磷酸钙的溶度积。

表 9-2　生物相关晶体、牙釉质磷灰石及无定形磷酸钙的溶度积

磷酸相晶体	英文缩写	化学式	K_{sp}（ –log）
二水磷酸氢钙	DCPC	$CaHPO_4 \cdot 2H_2O$	29.5
β- 磷酸三钙	TCP	$\beta\text{-}Ca_3(PO_4)_2$	29.5
磷酸八钙	OCP	$Ca_8H_2(PO_4)_6 \cdot 5H_2O$	98.6
羟基磷灰石	HA	$Ca_{10}(PO_4)_6(OH)_2$	117.2
氟磷灰石	FA	$Ca_{10}(PO_4)_6F_2$	120.3
牙釉质磷灰石	—	—	104.3~114.4
无定形磷酸钙	ACP	$Ca_3(PO_4)_{1.87}(HPO_4)_{0.2}$	24.8

当溶液为酸性(pH<7)时,随着酸性加强,H^+ 增多,H^+ 与溶解出来的 OH^- 发生中和反应生成水,PO_4^{3-} 与 H^+ 反应生成 HPO_4^{2-},这样就消耗了牙齿表面附近溶液中的 OH^-,使溶液中羟基磷灰石溶解的各离子的浓度乘积低于溶度积,羟基磷灰石的沉淀 - 溶解平衡向溶解这一侧移动,羟基磷灰石被溶解,直至形成的 Ca^{2+}、PO_4^{3-}、OH^- 的离子浓度乘积达到羟基磷灰石的溶度积,建立新的平衡。

$$Ca_5(PO_4)_3OH \longrightarrow 5Ca^{2+} + 3PO_4^{3-} + OH^-$$

$$\downarrow H^+ \quad \downarrow H^+$$

$$HPO_4^{2-} \quad H_2O$$

$$\downarrow H^+$$

$$H_2PO_4^-$$

研究表明,溶液每下降一个 pH 单位,磷灰石的可溶性会以 10 的倍数增加,由此可见,溶液的 pH 值对羟基磷灰石的溶解、脱矿影响巨大。相反,当溶液中 Ca^{2+}、PO_4^{3-}、OH^- 的离子浓度乘积大于羟基磷灰石的溶度积时,沉淀 - 溶解平衡就会向左边移动,使羟基磷灰石晶体析出、沉淀。例如,提高溶液的 pH 值(增加 OH^- 浓度),就可以使沉淀 - 溶解平衡向沉淀方向移动。但是自发性的结晶通常需要这些离子有很高的过饱和度(临界过饱和度),因此与溶解相比,自发性的结晶析出、沉淀通常不容易进行,即使能够进行,析出、沉淀的晶体也不能形成牙釉质那样晶体定向排列的结构,而是不规则地堆积,形成的矿物质孔隙大,强度低。但是,如果溶液中有羟基磷灰石残余晶体,那么 Ca^{2+}、PO_4^{3-}、OH^- 就很容易吸附到晶体表面而析出、沉淀,使脱矿羟基磷灰石晶体长大、长粗。因此,牙釉质的再矿化通常指使 Ca^{2+}、PO_4^{3-}、OH^- 沉积于正常或者部分脱矿牙釉质上的过程。

生理状态下,口腔唾液中含有能够抑制羟基磷灰石晶体自发形成的蛋白质,主要是富含酪氨酸的多肽、富酪蛋白,这些蛋白质覆盖在牙釉质表面,甚至可以阻止晶体的生长。

口腔内牙齿的再矿化通常是在牙面 - 菌斑生物膜 - 唾液间的界面进行,特别是在牙面 - 菌斑生物膜间作用更大。菌斑生物膜中菌斑液的 pH 是影响牙齿脱矿或者再矿化的决定性因素。菌斑生物膜中含有再矿化的多种原料,主要是磷酸钙盐,如二水磷酸氢钙($CaHPO_4 \cdot 2H_2O$)、磷酸八钙[$Ca_8H_2(PO_4)_6 \cdot 5H_2O$]、磷酸三钙[$Ca_3(PO_4)_2$]、羟基磷灰石等。牙齿菌斑液中的磷酸钙盐处于过饱和状态。研究表明,在牙齿龋坏部位,破坏性的脱矿和修复性的再矿化总是同时发生或者交替发生。菌斑生物膜内糖代谢产生的酸使 pH 下降,导致与菌斑接触的牙釉质发生脱矿,这种脱矿就是羟基磷灰石的溶解过程。同样地,牙釉质脱矿部位的再矿化大多数是部分溶解的羟基磷灰石晶体的修复过程和残存晶体的生长过程,新形成晶体的沉积相对较少。

二、龋坏牙体硬组织的结构特点

(一)牙釉质

如前所述,牙釉质龋是由细菌产生的酸引起牙齿表面再矿化 - 脱矿溶解平衡向溶解方向移动造成的,早期表现为牙釉质表面脱矿,主要是一些牙釉质晶体部分或者完全溶解(图 9-6),使晶体间孔隙增大,表面多孔性增加,导致透明度下降,表现为白垩色(图 9-7)。正常牙釉质中孔隙容积占牙釉质体积的 0.1%,龋损时孔隙容积显著增加。

当龋损累及牙釉质深部时,就会发生典型的表层下脱矿,这样的龋损由深层至病变表层可分为四层:透明层、暗层、病损体部和表层(图 9-8)。

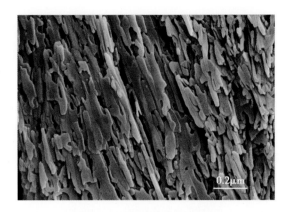

图 9-6　牙釉质晶体部分溶解

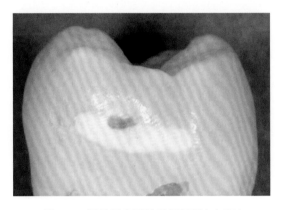

图 9-7　牙釉质表面的早期龋损（白斑）

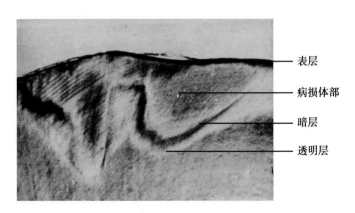

图 9-8　典型牙釉质龋损组织切片

透明层位于龋损最前沿,是龋损最早发生的组织学改变,此处牙釉质晶体开始脱矿,晶体间孔隙增大,孔隙容积达 1%,而正常牙釉质晶体间孔隙容积为 0.1%。由于封切片的树胶可以进入这些孔隙中,而树胶的折射率与正常牙釉质相近,所以光镜下这一区域呈均质透明状。牙釉质透明层矿物质的溶解最初主要发生在釉柱侧面的柱间质区域,导致釉柱结合处的间隙增宽。暗层牙釉质的脱矿程度更大,孔隙容积达 2%~4%。暗层存在再矿化现象,使透明层中较大的孔隙变小,喹啉浸液分子不易渗入其中,在透射光下呈现黑褐色,因此在诸如慢性进展性龋或者静止龋这样的长期龋损都可见到暗层。病损体部是牙釉质龋损的主要部分,此层牙釉质脱矿严重,脱矿后形成的孔隙不但大,而且多,孔隙容积在中心部位可达25%,树胶、喹啉等浸液容易渗入,因此光镜下这一区域在浸渍磨片表现为透明状。表层位于牙釉质龋损最表层,平均厚度 40μm,其结构相对完整,脱矿程度较轻,孔隙容积率为 5%。超微结构观察表明,表层的羟基磷灰石晶体直径达 40~75nm,大于正常牙釉质,说明表层有再矿化现象存在,再矿化离子可来自唾液和菌斑中的矿物质,也可以由深层龋损脱矿后释放的矿物离子在表层重新沉积。

(二)牙本质

由于牙本质含有大约 20% 质量分数的有机成分,所以累及牙本质的龋损除了无机晶体溶解现象外,还存在有机基质的分解破坏。此外,牙本质中的小管为龋损快速扩展提供了通道,因此牙本质龋损的发展过程较牙釉质龋迅速。牙本质龋损早期虽然细菌尚未侵入,但是细菌产生的酸使牙本质脱矿,脱矿后释放的钙、磷离子沿着小管向深部扩散,成牙本质细胞突起也会分泌一些钙、磷酸盐离子,由于深部牙本质的 pH 相对较高,因此钙、磷酸盐离子容易重新沉积,在牙本质小管内矿化,阻塞牙本质小管,形成牙本质龋坏深层的透明层(translucent zone)。小管内形成的磷酸钙再矿化物晶体呈板状和针状,沿 c 轴排列,晶体大小均一,主要是 β-磷酸三钙或者磷酸八钙。而紧邻透明层的龋坏牙本质仅仅发生脱矿,牙本质小管形态仍然比较完整,小管内无细菌侵入,管间及管周牙本质胶原纤维结构基本完好,因此称为脱矿层(zone of demineralization)。在脱矿层的表面是细菌侵入层(zone of bacterial invasion),其特点是牙本质小管内有细菌侵入,能够被碱性复红染色。由于细菌及其代谢产物的存在,此部位牙本质脱矿严重,胶原纤维也发生破坏。细菌侵入层的外面是坏死崩解层(zone of destruction),其浅部可见坏死的牙本质块,牙本质结构丧失,与细菌侵入层邻近的部位还可见扩大的牙本质小管。

三、牙齿的再矿化

(一)生理性再矿化

生理性再矿化是指牙齿萌出后,牙釉质矿化程度不断提高的现象。刚萌出牙的牙釉质羟基磷灰石晶体间孔隙较大,含有更多的有机物和水分,而且牙釉质表面还存在着棒状鞘、牙釉质裂隙及其他缺陷,使表面呈现一定的多孔性。当牙齿长期存在于过饱和的 Ca^{2+}、PO_4^{3-}的唾液中时,唾液中的这些可矿化离子就会渗入表层牙釉质的微小孔隙,吸附在牙釉质羟基磷灰石晶体表面,使晶体进一步生长,其结果是晶体间间隙变小,牙釉质表层矿化程度提高,在牙釉质表面形成一层较硬的无釉柱的高钙化层,此层的矿物晶体较深部大。临床研究表明,牙齿萌出后牙釉质硬度会逐渐增加,第一年硬度提高最快,3年后硬度达到最大,并且稳定下来。这一现象又称为萌出后的成熟。

由于口腔唾液中含有F⁻,因此经过生理性再矿化后,牙釉质表层形成的再矿化矿物质含有较多的氟磷灰石。同时,口腔中的氟离子也会渗入牙釉质表层,置换羟基磷灰石晶体中的部分羟基,形成氟磷灰石,而氟磷灰石的耐酸蚀溶解能力高于羟基磷灰石,因此牙齿萌出1~3年后,牙釉质表层变得更加耐酸蚀。

（二）病理性再矿化

病理性再矿化是指牙齿受到外界因素影响发生破坏（如酸蚀）或者牙体组织发生病变（如龋病）后,病变组织内发生的再矿化现象。例如,临床上用酸蚀剂酸蚀处理牙釉质后,牙釉质表面脱矿,呈白垩色,但在口腔内经过一段时间（4~7天）后白垩色消失,脱矿牙釉质表面得到修复,这就是再矿化的结果。

1. 牙釉质再矿化　牙釉质再矿化可定义为牙釉质丢失的钙、磷再沉积,是牙体组织的一种修复机制。在龋病的发展过程中,脱矿与再矿化是一个动态的物理化学过程,破坏性脱矿与修复性再矿化作用交替进行。当口腔内的钙和磷酸根离子饱和度下降时,溶解平衡向右移动。当钙和磷酸根离子饱和度上升时,平衡向左移动,即牙釉质再矿化。因此,龋病的发展实质上是脱矿与再矿化作用失衡,牙体硬组织向脱矿方向持续发展的过程。钙和磷酸根离子是再矿化的物质基础,钙、磷离子浓度越高,越有利于牙釉质再矿化的发生。龋病的发展或反转,取决于破坏性脱矿因素与修复性再矿化因素之间的平衡,在有利条件下,早期牙釉质龋损可以停止发展并再度变硬,甚至消失。

牙齿龋坏组织的再矿化通常需要部分脱矿的磷灰石晶体存在,当这些部分脱矿的磷灰石晶体暴露在过饱和的 Ca^{2+}、PO_4^{3-}、OH^- 溶液中时,这些离子容易沉积到已有的磷灰石晶体表面,使磷灰石晶体生长到其最初的大小（图9-9）。这种再矿化属于异相成核,相对来说容易发生。

最典型的病理性牙釉质再矿化发生在龋病过程中。当牙齿表面唾液和菌斑液的 pH 低于临界值时（5.5）,H^+ 与 PO_4^{3-}、OH^- 反应,导致 Ca^{2+}、PO_4^{3-}、OH^- 的浓度乘积小于羟基磷灰石的溶度积,相对于羟基磷灰石变得不饱和,沉淀-溶解平衡就会向右移动,牙釉质中的羟基磷灰石开始溶解、脱矿,释放出 Ca^{2+}、PO_4^{3-}、OH^- 离子。随着脱矿的持续,龋坏逐渐深入牙釉质。在此过程中,释放的离子在牙釉质表面富集,特别是在菌斑生物膜内富集,这些部位

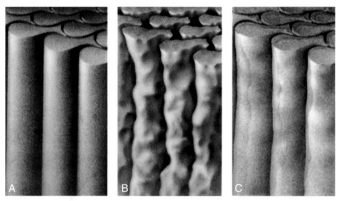

图 9-9 牙釉质早期龋损及其再矿化过程中釉柱变化示意图

A. 正常釉柱 B. 早期龋釉柱 C. 再矿化釉柱

同时含有微量的 F^-，F^- 与 Ca^{2+}、PO_4^{3-} 结合，形成氟磷灰石 $[Ca_{10}(PO_4)_6F_2]$ 或者氟化羟基磷灰石 $[Ca_{10}(PO_4)_6(OH)F]$ 而析出、沉淀，因为氟磷灰石和氟化羟基磷灰石的溶度积远小于羟基磷灰石，它们的溶解度也远低于羟基磷灰石。这就意味着虽然 Ca^{2+}、PO_4^{3-} 浓度乘积未达到羟基磷灰石的溶度积，但是它们与 F^- 组成的离子浓度乘积却大于氟磷灰石的溶度积（pH4.5 以上时），也就是说这些离子对氟磷灰石或者氟化羟基磷灰石来说处于过饱和状态，所以氟磷灰石或氟化羟基磷灰石就优先析出、沉淀，在已存在的羟基磷灰石表面吸附生长（图 9-10）。因此，牙釉质表层及表层下主要是羟基磷灰石溶解，同时有氟磷灰石晶体析出沉淀，沉积在牙釉质表面的孔隙处。由于牙釉质脱矿深部缺乏 F^- 和氟磷灰石，难以形成氟磷灰石，因此龋损表层再矿化程度比体部矿化程度高。当 pH<4.5 时，口腔唾液中的氟磷灰石逐渐变得不饱和，因而氟磷灰石也开始逐渐溶解。

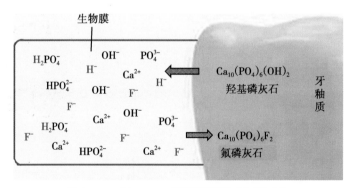

图 9-10 pH4.5~5.5 牙釉质的脱矿与再矿化

研究表明，典型龋损的暗层也存在再矿化现象，暗层是牙釉质龋病变主体损害的边缘部分，这一部分原有牙釉质晶体并没有完全溶解，随着酸性物质被羟基磷灰石中和，此处的pH 升高，从而导致 Ca^{2+}、PO_4^{3-} 析出、沉淀，附着在残留的羟基磷灰石晶体表面，使晶体长大、长粗。

2. 牙本质再矿化　典型的牙本质再矿化发生在牙本质龋损的透明层。如前所述,透明层位于牙本质龋的深层,在透射光下呈均质透明状,这主要是由于牙本质小管管腔内有钙磷矿物沉积而变窄或者弯曲堵塞所致。扫描电镜下可见沉积物为针形或者方形,电子衍射分析表明沉积物是 β- 磷酸三钙或者磷酸八钙。形成晶体的矿物成分主要来源于其浅层脱矿层溶解释放的钙磷等离子。

当牙本质受到磨损和缓慢发展的龋刺激后,牙本质小管中的成牙本质细胞突起发生变性,变性后矿物质沉淀,封闭牙本质小管,从而阻止外界刺激传入牙髓。并且,管周牙本质的胶原纤维也可发生变性。由于钙化后的小管与管周牙本质的折光率差异不大,因而在牙本质切片呈透明状,称为透明牙本质或者硬化牙本质(sclerotic dentin)(图 9-11)。尽管透明牙本质小管内发生矿化,但是该部位的管间牙本质及管周牙本质均存在不同程度的脱矿现象,因而此处牙本质的硬度仍然低于正常牙本质。Martín 等的研究也表明,透明牙本质与牙本质龋损前沿透明牙本质的硬度及弹性模量非常相近,均低于正常牙本质。

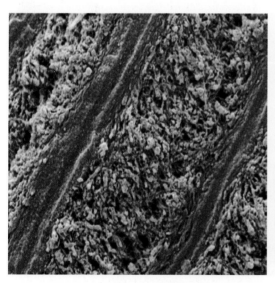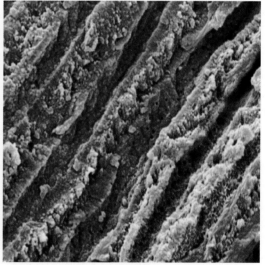

图 9-11　透明牙本质(左)和正常牙本质(右)纵剖面扫描电镜图

第三节　牙体硬组织的人工再矿化

人工再矿化是指通过人工干预促进脱矿的牙釉质、牙本质及牙骨质再矿化,恢复其硬度,终止或者消除早期龋损。根据脱矿 - 再矿化动态平衡理论,为了使平衡向沉淀(再矿化)

一侧移动,可以提高溶液中 Ca^{2+}、PO_4^{3-} 的浓度,或者提高溶液(唾液、菌斑液)的 pH,或者添加 F^-。因此,人工促进牙齿再矿化就是基于这样的原理进行的,即人为地向口腔环境提供钙、磷等离子,来促进牙齿表面脱矿 - 再矿化动态平衡向再矿化一侧移动。这些矿物质离子的来源形式很多,可以是日常饮食中的含钙、磷丰富的食物,例如奶制品,也可以是专门用于再矿化的漱口液等制剂。最常用的人工再矿化方法是应用再矿化液。再矿化液配方很多,主要是含有钙、磷、氟的水溶液。再矿化液中钙、磷的含量与比例对脱矿硬组织的再矿化程度和范围有显著的影响。一般来说,钙、磷原子数量比例为 1.63 的再矿化液的再矿化效果较好。

含有高浓度钙、磷的再矿化液虽然有利于快速再矿化,但是钙、磷离子在口腔中通常只能短暂地以离子状态存在,它们极容易结合形成不溶性磷酸钙晶体而沉淀,因此含有高浓度钙、磷的再矿化液的再矿化主要发生在牙釉质表层,其结果导致表层致密化,钙、磷离子难于渗入脱矿组织深部,而且钙、磷离子沉淀后唾液中的钙、磷离子浓度迅速下降,因此口腔环境中的钙、磷离子浓度通常维持在较低水平。显而易见,较低的钙磷离子浓度更有利于钙、磷离子向龋损脱矿深部渗透,当然,钙、磷离子浓度不能太低,通常不能低于 1.0mmol/L。

关于牙体硬组织再矿化的研究历史久远,研究文献也非常多,但是大多数研究是基于牙釉质作为再矿化研究对象,而关于牙本质人工再矿化的研究相对较少。大多数研究表明,牙釉质的人工再矿化比牙本质的再矿化容易得多,主要原因是脱矿牙本质表面存在着胶原纤维网,而胶原原纤维具有尺寸排阻(size exclusion)效应,即胶原原纤维内部间隙大小有限,小于这些间隙的外来微粒可以进入胶原原纤维内部,而大于这些间隙的则不能进入其中。一些矿化因子体积较大,不能进入其中,因而不能在胶原原纤维内部形成再矿化。

采用人工再矿化的方法修复牙体硬组织脱矿形成的缺损是有限的,目前只能成功地用于牙釉质早期龋损、牙釉质表层脱矿形成的白垩斑或褐斑的再矿化修复,用于牙本质的再矿化也只能用于脱矿浅的缺损及牙本质小管的封堵。

2001 年 ten Cate 等采用牙釉质切片的显微 X 线片研究了侵入牙本质的牙釉质龋损的再矿化,其研究结果表明,浸泡含氟矿化制剂一定时间后,不但观察到脱矿牙釉质的再矿化,而且深部的脱矿牙本质也有再矿化现象发生。他们认为离子扩散或者析出结晶是牙本质再矿化的限速步骤,如果析出沉淀速度快,矿物离子大部分在表层沉淀,不容易渗入龋损深层的脱矿牙本质中。如果析出沉淀速度较慢,龋损深部组织孔隙中的钙、磷离子浓度就会维持在较高水平,有利于矿物质在深部沉积。当然,此处矿物质沉积速度受到局部 pH、籽晶或者基质存在与否以及晶体生长所具有的表面积等因素影响。其他一些学者的研究也表明,龋损组织再矿化中,矿物离子向组织内的扩散是一个控制性因素,龋损表面的优先矿化影响深部组织的再矿化。

一、促进再矿化的因素

(一)氟

氟是已知的最有效促进牙齿再矿化的因素。唾液中的微量氟能够有效地将溶解平衡从脱矿转变为再矿化,这主要是因为氟磷灰石或者氟化羟基磷灰石的溶度积远小于牙釉质磷灰石(表 9-2)。此外,氟可以促进二水磷酸氢钙和磷酸八钙向氟磷灰石或者氟化羟基磷灰石转变,形成的氟磷灰石晶体或者氟化羟基磷灰石晶体的稳定性大于二水磷酸氢钙和磷酸八钙,不容易被酸性溶液溶解。

Moreno 等的研究表明,当羟基磷灰石晶格中 50% 的—OH 被氟替代后,羟基磷灰石的晶体稳定性最大,晶格中离子的溶出倾向大为降低,而外界离子加入羟基磷灰石晶格的倾向反而增加,这说明氟化后的羟基磷灰石溶解性降低,再矿化性增加。

低浓度的氟(约小于 50mg/L)通常有利于形成氟化羟基磷灰石,特别是在略酸环境(5.5>pH>4.5)下更容易形成,在中性条件下形成速度很慢,其反应式如下:

$$Ca_{10}(PO_4)_6(OH)_2+F^-+H^+ \longrightarrow Ca_{10}(PO_4)_6(OH)F+H_2O$$

氟离子还可以渗入牙齿矿物质内部,与羟基磷灰石晶体结构上的羟基置换,使部分羟基磷灰石转变成氟磷灰石或者氟化羟基磷灰石,氟磷灰石结构比羟基磷灰石稳定,其耐受酸蚀能力显著高于羟基磷灰石,氟化牙体硬组织可以提高牙体硬组织的抗龋坏能力。同时,置换出的 OH^- 使矿化局部 pH 升高,又促进羟基磷灰石的再矿化。

$$Ca_{10}(PO_4)_6(OH)_2+2F^- \longrightarrow Ca_{10}(PO_4)_6F_2+2OH^-$$

高浓度的氟(约大于 100mg/L)通常有利于在牙齿表面形成氟化钙,其反应式如下:

$$Ca_{10}(PO_4)_6(OH)_2+20F^-+8H^+ \longrightarrow 10CaF_2+6HPO_4^{2-}+2H_2O$$

由此可见,当对牙釉质局部应用氟制剂时,氟离子浓度越高,越容易形成氟化钙,较低的pH 能够促进氟化钙的形成。形成的氟化钙以球状微粒沉积在牙釉质表面,特别是游离钙浓度较高的区域,例如菌斑、获得性膜、牙釉质孔隙等区域。沉积的氟化钙可作为一个暂时性的氟库,当口腔中氟离子浓度降低或者 pH 降低时,氟化钙会逐渐溶解,向唾液中释放氟离子,起到缓慢释放氟离子的作用。在菌斑生物膜及早期龋损的粗糙面,形成的氟化钙与唾液释放接触面积少,溶解缓慢,可以存留长达几天或者几周的时间。

高浓度的氟还可以进入菌斑,使菌斑液的氟离子在短时间(1~4 分钟)内达到较高的浓度并滞留其中。在酸性环境中,F^-以HF的形式进入细菌内部,提高其氟含量。F^-还可以增强静电作用以吸附到细菌的表面,所有这些都提高了菌斑内的氟含量,形成氟库。另外,含氟磷酸钙盐的易沉积性往往导致这些钙盐只沉积在牙釉质表面,而龋损深层的氟离子浓度不高,深部的再矿化作用削弱。因此,如何解决钙、磷和氟离子高浓度共存,实现氟与钙磷系统协同作用,是钙、磷、氟再矿化系统亟待解决的问题。

氟除了上述作用外,还对口腔中的微生物有影响,主要有三个方面:①氟能够抑制菌斑中的糖酵解,阻止乳酸形成,进而阻止 pH 降低;②抑制细菌摄入葡萄糖,干扰细菌和菌斑在牙齿表面的堆积和黏附;③抑制细菌产酸。通过这些作用,间接地促进牙体硬组织的再矿化。

一般成熟牙釉质的氟含量很低,非氟化牙釉质表面的氟含量大约为 2 000mg/L,饮水氟化地区的牙釉质表面氟含量大约为 3 000mg/L,这说明 HAP 中 6%~8% 的—OH 被氟离子替代,牙釉质最外层 10~20μm 的氟含量更低,这样低的氟含量根本不能降低 HAP 的溶解性。

Bronckers 等认为,氟离子本身可以加速局部钙离子向牙釉质晶体沉积,改善其矿化动力学,并且加快磷酸八钙等物质向磷灰石转化。Aoba 等经过一系列研究发现,氟离子可以使牙釉质表面能降低,从而提高晶体的稳定性。氟离子还可以加速钙离子向晶体沉积,从而改变局部 pH,pH 的改变可能导致釉原蛋白本身发生凝聚,从而提高蛋白质对水解酶的耐受性。

(二)酪蛋白磷酸肽钙磷复合物(casein-phosphopeptide calcium-phosphate complexes)

根据脱矿 - 再矿化动态平衡理论,增加牙齿表面的钙、磷离子浓度,可促进牙体硬组织再矿化。但是,如前所述,口腔中的钙、磷离子浓度难以保持稳定的较高浓度,极易结合形成不溶性磷酸钙晶体而沉淀,这样的沉淀矿化主要发生在牙釉质表层,使表层封闭,不利于钙、磷离子向深部渗入。磷酸钙沉淀之后,口腔环境中的钙、磷离子浓度又会降低,再矿化过程又被削弱。因此,理想的再矿化过程,外界提供的钙、磷离子应当是源源不断的适当浓度的钙、磷离子。但是,一般含钙、磷化合物的溶解度较低,在口腔唾液中的溶解度更低,应用于牙齿再矿化难以达到再矿化所需的离子浓度。因此,如何提高口腔内可利用的钙、磷等离子的浓度,是钙、磷再矿化系统亟待解决的临床问题。

在众多含钙、磷的化合物中,无定形磷酸钙(amorphous calcium phosphate,ACP)是一种水溶性很大的非晶态磷酸钙材料,在水溶液中能够产生大量的钙、磷离子,有利于再矿化。但是,正是其溶解性太大,产生的钙、磷离子很难在水溶液中稳定存在,容易结合成难溶的羟基磷灰石晶体而沉淀。如果使无定形磷酸钙在水溶液保持稳定,并且缓慢释放钙、磷离子,无疑对脱矿牙齿的再矿化非常有利。

众所周知,奶制品的中钙、磷含量很高,不易沉淀,而且表现出一定的抗牙齿龋坏作用。澳大利亚墨尔本大学的 Reynolds 教授领导的研究小组发现,奶制品中的高浓度钙、磷之所以不容易沉淀,是因为其中含有酪蛋白。酪蛋白经胰蛋白酶消化可形成酪蛋白磷酸肽(casein phosphopeptide, CPP),CPP 含有一个活性序列,即磷酸丝氨酸(serine P, SerP)和谷氨酸(glutamic acid, Glu)簇,基本结构为—SerP—SerP—SerP—Glu—Glu—Glu—。这个簇是矿物元素结合区,在 pH 为中性时,具有高负电性,可以和多种 2 价阳离子结合,例如 Ca^{2+}、Zn^{2+}、Fe^{2+}、Mn^{2+}、Se^{2+} 等,形成可溶性复合体并且有抵抗水解的作用。在中性或碱性条件下,磷酸钙溶液中的钙离子首先结合至 CPP 所含的负离子磷酸根基团上,然后溶液中的磷酸根进一步与之结合,这些结合是微弱的化学力结合。由于 CPP 结构具有尺寸排阻效应,能阻止磷酸钙晶体形成与生长,因此奶制品中的磷酸钙多以无定形状态与 CPP 结合,形成亚稳定的水溶性 CPP-ACP 复合体。

Holt 等对 CPP-ACP 复合体的结构进行研究发现,CPP-ACP 复合体内部是由无定形磷酸钙组成的核,外层由 CPP 组成紧密包裹的壳(图 9-12A)。Posner 等提出了无定形磷酸钙内核的结构模型:基本结构是 Ca/P 比为 1.5 的 $Ca_9(PO_4)_6$ 团簇(图 9-12B)。这些团簇无规则堆积形成直径约为 9.5A 的粗糙球体,团簇之间填充结构水,其含量占 10wt%~20wt%。CPP-ACP 复合体中的 CPP 最多可以由 6 个肽链组成一个单位。因 CPP 的三级结构具有高度可动性和可塑性特点,使 CPP 能与较多的钙、磷结合,使它们处于过饱和状态而不至于结晶成核以致形成沉淀,避免钙的流失,从而具有生物活性。

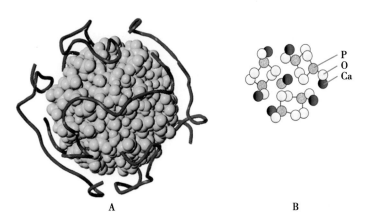

图 9-12 CPP-ACP 复合体结构示意图

A. CPP　B. $Ca_9(PO_4)_6$ 团簇

进一步的研究表明,CPP 结合钙、磷酸根离子的数量与 pH 呈正相关,当 pH 较高时,大量钙、磷离子以 CPP-ACP 形式存在;随着 pH 降低,CPP-ACP 释放出钙、磷酸根离子,这为牙齿再矿化提供了源源不断的原料,起到钙、磷离子储存库的作用,使口腔局部环境中的钙、磷离子处于过饱和状态,抑制牙釉质脱矿,还可使钙和磷酸根离子顺浓度梯度进入牙表面下的病损组织中,促进牙釉质再矿化。根据这样的思路,2004 年 Cross 等以酪蛋白磷酸肽作为载体,人工螯合 ACP,成功制备出 CPP-ACP 复合物,并用于脱矿牙齿的再矿化和牙齿防龋。研究表明,当 CPP 含量为 1.0%(w/v)时,在 pH7.0 条件下,通过形成 CPP-ACP 可以稳定 60mmol/L 的 $CaCl_2$ 和 36mmol/L 的磷酸钠。

在牙齿防龋过程中,除了上述负载钙、磷离子的作用外,CPP-ACP 还可以通过与龈上菌斑细菌细胞壁和细胞间质中的成分结合,有效附着于牙体表面。例如,使用含质量分数 2% 的 CPP-ACP 漱口水 5 天后,牙菌斑中钙、磷浓度分别增加了 118% 和 57%;咀嚼含 CPP-ACP 的口香糖可导致牙菌斑中的 CPP-ACP 浓度明显提高。此外,CPP-ACP 又可结合到变异链球菌表面,起到抑制变异链球菌和表兄链球菌黏附的作用。而且,菌斑中持续较高浓度的钙离子,可起到抑菌和杀菌的作用。当然,CPP 还可以附着在牙釉质羟基磷灰石表面,形成一层对酸有缓冲作用的组织,能防止羟基磷灰石溶解。

牙菌斑生物膜中高浓度的 CPP-ACP 因其直径小且呈电中性,能顺着钙、磷离子的浓度梯度进入牙釉质龋坏表层下,到达牙釉质脱矿后形成的孔隙结构中,附着于磷灰石晶体表面,持续释放钙和磷离子,通过定位于龋损表层及表层下,CPP-ACP 能更高效地促进牙釉质再矿化。

许多动物试验、体外试验和人体试验等均证实,CPP-ACP 具有抑制牙体硬组织脱矿和促进再矿化的作用。Reynolds 等在动物实验中通过每天 2 次在牙齿表面应用不同浓度的 CPP-ACP 溶液,发现 CPP-ACP 降低龋活性具有剂量-效应关系。在体外试验中,CPP-ACP 能够使牙釉质脱矿深度明显降低。在体外应用 CPP-ACP 进行再矿化实验时,研究者发现,对酸性饮料引起的脱矿牙釉质应用 CPP-ACP,可以显著提高牙釉质的显微硬度,其效果明显优于人工唾液,说明 CPP-ACP 的再矿化效果显著。

将 CPP-ACP 加入牙膏中可以赋予牙膏再矿化牙齿的功能。Hegde 等将脱矿后的牙釉质分别使用含 CPP-ACP 的牙膏处理 7、14、21、28 和 35 天,以扫描电镜结合能谱测量技术分析后发现,含 CPP-ACP 的牙膏能有效促进牙釉质表层下再矿化。Zhang 等在体外比较了经 CPP-ACP 与氟化钠(500mg/L)处理后牙釉质表面显微硬度的变化发现,CPP-ACP 较氟化钠更能有效地提高牙釉质表面的显微硬度。Bailey 等通过在体试验观察了 CPP-ACP 预防正畸矫治器周围牙釉质脱矿的效果,他们将45位经过正畸治疗后牙釉质表面出现脱矿性白斑的青少年随机分成两组,实验组使用含10%CPP-ACP的牙齿治疗制剂涂覆白斑区域,并且使用含氟牙膏(F⁻浓度为1 100mg/kg)刷牙和含氟漱口水(F⁻浓度为900mg/L)漱口;对照组使用不含CPP-ACP的安慰制剂涂覆,同时用含氟牙膏(F⁻浓度为1 100mg/kg)刷牙和含氟漱口水(F⁻浓度为900mg/L)漱口。通过为期12周的观察发现,实验组减少牙釉质白斑效果更好,减少白斑的数量高于对照组31%,证实了CPP-ACP有更好的再矿化性能。

CPP-ACP还可与氟离子结合,形成含有氟的CPP-无定形氟磷酸钙(amorphous calcium fluoride phosphate,ACFP)。在不同的pH条件下将钙、磷、氟离子结合到CPP上所形成的复合体进行化学计量分析显示,形成的磷酸钙盐既有ACP,也有ACFP,两者形成的比例由溶液pH和所加入的钙、磷和氟离子的摩尔分数决定。形成的CPP-ACFP同样可以释放钙、磷及氟离子,可同时提供生物可利用的钙、磷酸根和氟离子,使之形成化学剂量摩尔分数的氟磷灰石,促进再矿化。此种复合体还避免了氟磷灰石迅速在牙体表面沉积,缓慢释放出的生物可利用离子,使再矿化深度增加。而且,CPP-ACP与氟联合应用较单独使用CPP-ACP的再矿化作用更强,Srinivasa等的研究发现,含CPP-ACP+900mg/kg氟护牙素的再矿化作用优于仅含CPP-ACP的护牙素。

Reynolds等在一项体外试验中向5%CPP-ACP组中加500×10^{-6}mol/L氟后,牙釉质脱矿深度和脱矿量显著减少的同时,牙釉质表面的再矿化程度显著增加。CPP-ACFP的再矿化机制可能是CPP使ACFP[$Ca_8(PO_4)_5F \cdot H_2O$]固定,从而将钙、磷、氟局限于牙齿表面,使菌斑的pH得到缓冲,达到降低牙釉质脱矿,增强其再矿化的目的。

Cross等用核磁共振光谱和X线衍射测定分析了CPP-ACFP复合体的超微结构,结果显示CPP的功能结构α(S1)-CN(59-79)肽段能与ACFP结合,每一个缩氨酸结合15个钙离子、9个磷酸根离子和3个氟离子,最终形成半径(2.12±0.26)nm的无定形的纳米尺度的团簇,从而稳定磷酸氟钙。CPP-ACFP对脱矿牙釉质的再矿化作用相当明显。因此,CPP是运送Ca、P、F到牙齿的良好载体。

临床研究也证明了其预防龋坏的有效性。Yengopa等对已经发表的有关CPP-ACP的临床防龋原位研究的论文进行了综合分析,认为CPP-ACP在口腔内具有短期再矿化作用,长期具有预防牙齿龋坏的功能。

根据酪蛋白磷酸肽稳定无定形磷酸钙的原理,许多学者提出了许多其他能够稳定无定形磷酸钙的有机化合物,例如聚L-谷氨酸酯、卵黄高磷蛋白、蛋白聚糖、磷脂酰丝氨酸以及某些人工合成物质(例如聚乙二醇)等,这类化合物的共同特点是具有能与 ACP 的母液中 Ca^{2+} 和 / 或 PO_4^{3-} 发生作用的官能团,例如聚乙二醇(PEG)可以稳定 ACP,原因是聚乙二醇分子中的氧原子可以和 Ca^{2+} 发生了络合反应。一般认为,这些长链有机物因与 Ca^{2+} 作用而吸附在 ACP 颗粒的表面,可以阻止 ACP 颗粒长大,并减小 ACP 的溶解度,也阻止 ACP 的结构在溶液中发生变化,从而使 ACP 在溶液中能够稳定存在。

二、牙本质的人工再矿化

长期以来人们重视牙釉质的再矿化过程的研究,因此主要关注羟基磷灰石结晶过程的机制研究,而对于牙本质这样有大量胶原纤维网络结构的矿化机制则研究较少,原因是牙釉质在牙齿的表面,牙釉质的再矿化对牙齿的保护作用更大。但是,在一些没有牙釉质覆盖的牙本质情况下,牙本质的再矿化同样是重要的。

由于组成和结构方面的差异,牙本质的人工再矿化远比牙釉质的困难得多。脱矿后的牙本质显著特点是有胶原纤维三维网存在,而且理想的牙本质再矿化应当包括胶原纤维的原纤维内再矿化和原纤维外再矿化,这样才能够确保再矿化牙本质组织的力学性能和耐久性。无纤维内矿化的牙本质,其硬度和弹性模量均低于正常的牙本质。

传统的脱矿牙本质的再矿化方法主要依靠异相成核的方式进行,即依赖于部分脱矿牙本质中剩余籽晶的外延生长。Koutsoukos 等认为,在籽晶作为异相成核来源的前提下,结构完整且未变性的胶原可以发生再矿化。这种依靠籽晶外延生长的再矿化方式可以克服均相成核的能量障碍,使结晶矿化容易进行。当然这种再矿化需要脱矿组织有残余的羟基磷灰石晶体作为籽晶,籽晶的晶格结构决定了再矿化晶格的结构,无籽晶的区域(完全脱矿)难以发生再矿化,籽晶丰富的胶原基质才能有效被再矿化。这种结晶矿化方式在纳米技术专业术语被称为 top-down 方法。研究表明,top-down 再矿化方法不能再矿化胶原原纤维内,只能再矿化胶原原纤维外。

研究表明,在骨和牙本质的生物矿化过程中,胶原纤维为磷灰石微晶在基质内的沉积提供组织框架,但是胶原纤维网也在空间上制约了羟基磷灰石晶体的生长。在酸的侵蚀作用下,脱矿后的牙本质表层残留一层网状的胶原纤维结构,这一层结构妨碍了再矿化液与未脱矿的牙本质中的羟基磷灰石晶体的紧密接触及钙、磷离子在晶体表面的沉积。而且,胶原自身并不能引导磷灰石晶体的成核。在没有晶体诱导的情况下,钙、磷等离子在此处很难自发形成晶核,因此再矿化速度很慢。即便胶原纤维网层存在籽晶,再矿化也主要在胶原纤维间进行,胶原原纤维内难以再矿化,而纤维内矿化对于保护胶原纤维,赋予再矿化牙本质像自然牙本质那样的生物力学性能具有极为重要的关键作用。基于 AFM 的纳米压痕法进一步证实了无纤维内矿化的牙本质在硬度和弹性模量上，均低于正常的牙本质。

虽然牙本质中的胶原纤维蛋白对牙本质再矿化的促进作用不是很大，但是牙本质中的一些非胶原蛋白对牙本质的矿化起重要作用，重要的非胶原蛋白有磷蛋白（phosphophoryn，PP）和牙本质基质蛋白 -1（dentin matrix protein-1，DMP-1）。这些蛋白为酸性蛋白，富含谷氨酸、天冬氨酸及磷酸化的丝氨酸 / 苏氨酸残基，并且这些酸性蛋白与钙离子和羟基磷灰石晶面有高度的结合力，对磷灰石微晶起成核、抑制、生长调节或锚定等作用。以磷蛋白为例，磷蛋白富含天冬氨酸和丝氨酸，天冬氨酰基和丝氨酰基约占氨基酸残基的 75%，并且 85%~90% 的丝氨酸残基被磷酸化，磷酸根带强负电荷，与钙离子有较高的亲和力。磷酸基使这类蛋白对钙离子的亲和力远大于胶原蛋白和其他无磷酸基蛋白质。这种亲和力不只是表现在结合强度上，也表现在结合量上。磷蛋白的每个分子可以结合几百个钙离子，并使这些钙离子在它的分子上按照磷酸基的分布定位。与此同时，磷蛋白能够与胶原蛋白较强地结合，这样磷蛋白被用作模板引导矿物质在胶原原纤维内的成核与生长，促进和调节胶原纤维内矿化。Padovano 等的研究表明，在脱矿的牙本质表面事先用来自 DMP-1 的肽处理，可促进脱矿牙本质再矿化。

通过无定形前驱相转变形成羟基磷灰石晶体的再矿化是另一种牙本质再矿化的途径。1985 年 Weiner 和 Lowenstam 在贻贝牙齿的矿化过程中发现，最早形成的物相是无定形磷酸钙，经过数周无定形磷酸钙转变成含碳酸根的羟基磷灰石晶体。这种结晶矿化方式在纳米技术专业术语上被称为 bottom-up 方法。在 bottom-up 方法中，首先设法将尺寸大小合适的无定形磷酸钙微粒输送到胶原原纤维内及胶原原纤维间的空隙，然后通过相转变使无定形磷酸钙转变为羟基磷灰石晶体，完成胶原原纤维内及胶原原纤维间的再矿化。这种方法的好处是可以人为控制无定形磷酸钙前驱体的大小，便于前驱体进入胶原原纤维内，完成胶原原纤维内的再矿化。因为胶原原纤维空隙较小，有尺寸排阻效应，大于 40kDa 的分子不能进入其中。

根据 bottom-up 方法的思路，Tay 和 Pashley 提出了一种新型的引导组织再矿化（guided tissue remineralization，GTR）模式。在该模式中，矿物三氧化物凝聚体（mineraltrioxide aggregate，MTA）提供钙离子来源，人工模拟体液提供磷酸根离子，用聚乙烯基膦酸（polyvinylphosphonic acid，PVPA）和聚丙烯酸（polyacrylic acid，PAA）模拟 PP 或 DMP-1 等牙本质磷蛋白磷酸化胶原的模板功能，成功促使钙、磷酸盐离子在脱矿牙本质胶原纤维的纤维间和纤维内再矿化。聚乙烯基膦酸可黏附于微纤维或胶原纤维表面的特定位点并磷酸化此胶原基质支架，从而诱导磷灰石晶核的形成。含大量羧基的聚丙烯酸对钙离子有较强的亲和力，能控制无定形磷酸钙前驱体的大小，以渗入胶原纤维结构内的空隙区域。

第四节　牙齿再矿化的临床应用

一、牙釉质初期龋损的再矿化

大量离体及在体研究表明，牙釉质的早期龋损可以通过再矿化获得修复。牙釉质早期龋损的特征是牙釉质表面出现白斑（点）（图9-8）。例如，在用固定矫治器治疗牙齿畸形的过程中，由于矫治器使牙齿的自洁能力下降，矫治器周围牙釉质容易发生菌斑聚集，导致牙釉质脱矿，形成白斑。这种白斑是正畸治疗临床常见的并发症之一。通过长期使用含氟漱口液或者再矿化液漱口，可以使牙釉质再矿化，白斑消失。也可以用含有氟化物、CPP-ACP的涂膜类材料涂布在白斑表面，快速使白斑再矿化。长期用含氟牙膏刷牙也能够促使白斑再矿化。

二、牙本质龋损脱矿层的再矿化

如前所述，牙本质龋损存在脱矿层结构，临床上将这一层结构称为龋损影响牙本质（caries-affected dentin）或者龋损内层牙本质。在充填修复前去除龋坏组织时，通常保留这一层结构，因为这一层牙本质只是轻度脱矿，还有大量的羟基磷灰石晶体存在，没有细菌侵入，胶原纤维结构也基本正常，矿物质离子容易在残余晶体表面吸附，进行异相成核。因此，此层结构容易再矿化，经适当材料充填，后期仍可发挥正常生理功能。而有细菌感染的龋坏牙本质称为龋感染牙本质（caries-infected dentin）或者外层龋损牙本质，充填修复前需要将其去除，因为龋感染牙本质的管间、管周牙本质脱矿严重，细菌产生的各种水解酶会引起牙本质有机基质分解及组织结构破坏，无再矿化能力。

在龋损影响牙本质表面充填含有氟、钙、磷等元素的充填材料，材料可以长期缓释这些元素，渗入脱矿的牙本质结构，促进牙本质再矿化。

Dickens等采用体外人工龋模型研究了磷酸钙水门汀充填材料对龋损影响牙本质的再矿化作用。结果表明，经过一段时间，在龋损影响牙本质中有羟基磷灰石或者磷酸钙沉淀，矿物质含量显著提高，因此提出在预备窝洞时龋损影响牙本质完全不必去除，应当保留。

Peters 等在体内研究了用磷酸钙水门汀进行窝洞垫底对龋损影响牙本质的再矿化作用。研究表明,修复 3 个月后,磷酸钙水门汀垫底之下的龋损影响牙本质的钙磷矿物质含量显著增加,再矿化深度可达 30μm。

许多研究表明,玻璃离子水门汀是充填覆盖龋损影响牙本质较为理想的修复材料,凝固的玻璃离子水门汀富含钙、磷、氟。水门汀与龋损影响牙本质接触时,在牙本质小管分泌液的作用下,水门汀会部分溶解,释放氟离子、钙离子和磷酸根离子。这些离子向龋损影响牙本质渗透,促进龋损影响牙本质再矿化。同时,玻璃离子水门汀对牙齿有良好的粘接作用,充填物边缘密合性很好,可以防止外界细菌以及酸性离子侵袭,极大地促进了龋损影响牙本质的再矿化。

三、牙本质粘接混合层仿生再矿化

在牙齿缺损修复中,对牙本质粘接的耐久性是影响修复寿命的关键因素之一。目前临床上使用的粘接剂的粘接机制主要基于粘接剂与牙本质间形成一层既有粘接剂又有牙本质胶原纤维的混合层(hybrid layer)结构。结构致密的混合层是确保牙本质粘接耐久的基础。但是,现在的牙本质粘接剂,不论是酸蚀 - 冲洗型,还是自酸蚀型,它们与牙本质形成的混合层结构中总是或多或少存在富含水分的微小区域。这些区域为外界物质分子或离子的扩散和渗透提供了通道,形成纳米尺度的渗漏(图 9-13 中箭头所指)。同时,暴露在该区域的胶原纤维会逐渐水解而破坏,使含水分的微小区域扩大,最终导致整个混合层破坏。如果混合层结构中这种富含水分的微小区域能够通过矿化作用,使磷灰石矿物质充满其中,无疑能够极大地提高牙本质粘接的耐久性。

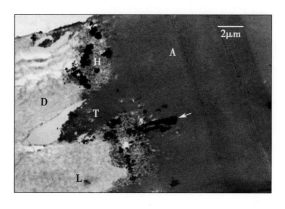

图 9-13　牙本质粘接界面混合层结构(箭头示物质渗漏)
A. 粘接剂;D. 未脱矿的牙本质;H. 混合层;T. 伸入牙本质小管的树脂突;L. 渗漏。

传统的牙本质再矿化研究,主要是应用稳定的无定形磷酸钙作为矿物离子来源对牙本质再矿化,没有同时使用磷酸化胶原的模板类似物,因此矿化后组织无纤维内晶体的沉积再矿化。而纤维内间隙中的水分子长期作用于胶原纤维,会破坏纤维降解。

牙本质胶原纤维内的矿化不仅对再矿化组织力学性能的提高起重要作用,而且可以将矿化相关蛋白复合物中比水大的分子排除在胶原外。研究表明,分子质量大于 40kDa 的分子将完全被排除在 I 型胶原内部水间隔外,而分子质量小于 6kDa 的分子可以渗透到整个胶原纤维的水间隔,这样就可以将内源性胶原溶解酶(分子质量大于 40kDa)排除,从而防止胶原变性。

近年来兴起的引导组织再矿化技术为改善牙本质粘接界面混合层的致密性,进而提高牙本质粘接耐久性开辟了一种新的思路。该技术是将上面介绍的与牙本质矿化密切相关的非胶原蛋白及其类似物和能够提供钙磷离子的无定形磷酸钙引入脱矿牙本质内,前者可以引导后者在胶原原纤维内及原纤维间进行有序沉积和矿化,生成与天然矿化组织形态、尺寸及分级结构类似的矿物质。

Tay 和 Pashley 运用引导组织再矿化对牙本质粘接界面的混合层进行了再矿化,成功地将混合层中未被粘接剂树脂渗入的区域内的水用磷灰石晶体替代,实现了混合层内的纤维内和纤维外的再矿化。虽然非胶原蛋白及其重组体对牙本质再矿化作用显著,然而这一类蛋白质来源非常有限,而且价格昂贵。因此,一些自身带负电荷的聚电解质被用来模拟非胶原蛋白,用于促进牙本质胶原纤维的再矿化,这类聚电解质有聚丙烯酸(polyacrylic acid)、聚天冬氨酸(polyaspartic acid)、聚乙烯基膦酸(polyvinylphosphonic acid)、无机多聚磷酸盐(如三偏磷酸钠)。聚丙烯酸和聚天冬氨酸常被用来模拟 DMP-1 C- 末端富含天冬氨酸和丝氨酸的功能区域,可以稳定无定形磷酸钙成纳米前驱体颗粒。这种纳米颗粒具有一定的流体性,可以进入胶原纤维结构内的空隙区域,形成相互交织的条索状矿物质。聚乙烯基膦酸用来模拟 DMP-1 或磷蛋白等牙本质磷蛋白磷酸化胶原的模板功能,并引导晶体在胶原纤维内的成核与生长。聚乙烯基膦酸与胶原纤维呈静电结合,易发生解吸附,导致胶原不全矿化,而多聚磷酸盐可与胶原纤维形成化学结合,能成功诱导树脂渗透不全脱矿牙本质的纤维内再矿化。

目前引导组织再矿化尚处于体外模拟阶段,所需的时间较长,在达到最佳矿化前裸露的胶原纤维已经发生变性或降解,而且当粘接剂层较厚时,此矿化机制受到抑制,混合层下方的脱矿牙本质不能完全矿化,因此引导组织再矿化离实用阶段还很遥远,还需要进行大量的研究和探索。

四、降低牙本质通透性

牙本质敏感(dentin hypersensitivity)是临床常见的牙齿不适症状,病因尚不十分明确,但是流体动力学说已被广泛接受。基于这一学说,通过封闭暴露的牙本质小管,降低牙本质通透性是治疗牙本质敏感的主要方法。利用再矿化原理封堵牙本质小管,治疗牙本质敏感是近年来牙齿再矿化应用研究的热点之一。

由美国佛罗里达大学 Hench 教授等于 20 世纪 70 年代初研制的生物活性玻璃(bioactive glass),简称生物玻璃(bioglass),是一种通过熔融法制备的以 $Na_2O\text{-}CaO\text{-}SiO_2\text{-}P_2O_5$ 四元系统为主的玻璃粉,其化学组成为:46.1mol% SiO_2,24.4mol% Na_2O,26.9mol% CaO,2.6mol% P_2O_5。由于这种玻璃含有较多的硅氧四面体[SiO_4^{4-}]及磷氧四面体[PO_4^{3-}](图 9-14)网络以外的氧化物(Na_2O 和 CaO),加之磷氧四面体有一个不对称的双键,这些均导致生物玻璃中硅氧四面体网络中非桥氧数量增多,造成较多的网络"断点",使材料的化学活性显著增强,在水溶液中其表面能够发生快速的离子交换反应,释放相关离子。

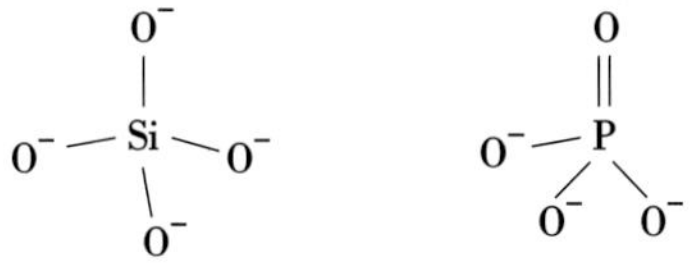

图 9-14 硅氧四面体[SiO_4^{4-}](左)及磷氧四面体[PO_4^{3-}](右)结构

当生物玻璃接触唾液后,玻璃表面的钙、磷酸盐离子溶出,提高唾液中的钙、磷离子浓度,玻璃表面的 Na^+ 可与唾液中的 H^+ 发生交换,提高唾液的 pH,这些都会促使羟基磷灰石沉淀-溶解平衡向沉淀一侧移动,再矿化沉积物在牙表面形成一层富含钙磷的多孔网状矿化层。先形成的是无定形磷酸盐沉淀,然后晶化形成与生物羟基磷灰石结构相似的碳酸化羟基磷灰石[$Ca_{10}(PO_4)_3(CO_3)_2(OH)_2$],覆盖在暴露的牙本质表面,堵塞牙本质小管,阻止小管内液体流动,从而治疗牙本质敏感。目前,采用生物玻璃粉作为主要活性成分研制出治疗牙本质敏感的口腔保健护理用品(例如脱敏牙膏)已经上市。

(赵信义)

参 考 文 献

1. BRONCKERS A L, BERVOETS T J, LYARNU D M, et al. Antagonism of fluoride toxicity by high levels of calcium but not of inorganic phosphate during secretory amelogenesis in the hamster tooth germ in vitro. Arch oral

Biol, 1989, 34（8）: 625-636.

2. CROSS K J, HUQ N L, STANTON D P, et al. NMR studies of a novel calcium, phosphate and fluoride delivery vehicle-alpha（S1）-casein（59-79）by stabilized amorphous calcium fluoride phosphate nanocomplexes. Biomaterials, 2004, 25（20）: 5061-5069.

3. COCHRANG N J, REYNOLDS E C. Calcium phosphopeptides-mechanisms of action and evidence for clinical efficacy. Adv Dent Res, 2012, 24（2）: 41-47.

4. HUQ N L, CROSS K J, REYNOLDS E C. Molecular modelling of the multiphosphorulated casein phosphopeptide alphaS1-casein（59-79）based on NMR constraints. J Dairy Res, 2004, 71（1）: 28-32.

5. HEMAGARAN G, NEELAKANTAN P. Remineralization of the tooth structure-The future of dentistry. Inter J Pharm Tech Res, 2014, 6（2）: 487-493.

6. HOLT C, TIMMINS P A, ERRINGTON N, et al. A core-shell model of calcium phosphate nanoclusters stabilized by beta-casein phosphopeptides, derived from sedimentation equilibrium and small-angle X-ray and neutron-scattering measurements. Eur J Biochem, 1998, 252（1）: 73-78.

7. KOUTSOUKOS P G, NANCOLLAS G H. The kinetics of mineralization of human dentin in vitro. J Dent Res, 1981, 60（12）: 1922-1928.

8. LOWENSTAM H A, WEINER S. Transformation of amorphous calcium phosphate to crystalline dahillite in the radular teeth of chitons. Science, 1985, 227（4682）: 51-53.

9. MARTIN N, GARCIA A, VERA V, et al. Mechanical characterization of sclerotic occlusal dentin by nanoindentation and nano-scratch. Am J Dent, 2010, 23（2）: 108-112.

10. MORENO E C, KRESAK M, ZAHRADNIK R K. Fluoridated hydroxyapatite solubility and caries reduction. Nature, 1974, 247（5435）: 64-65.

11. PADOVANO J D, RAVINDRAN S, SNEE P T, et al. DMP1-derived peptides promote remineralization of human dentin. J Dent Res, 2015, 94（4）: 608-614.

12. REYNOLDS E C, JOHNSON I H. Effect of milk on caries incidence and bacterial composition of dental plaque in the rat. Arch Oral Biol, 1981, 26（5）: 445-451.

13. SRINIVASAN N, KAVITHA M, LOGANATHAN S C. Comparison of the remineralization potential of CPP-ACP and CPP-ACP with 900 ppm fluoride on eroded human enamel: An *in situ* study. Arch Oral Biol, 2010, 55（7）: 541-544.

14. TEM CATE J M. Remineralization of caries lesions extending into dentin. J Dent Res, 2001, 80（5）: 1407-1411.

15. TAY F R, PASHLEY D H. Guided tissue remineralisation of partially demineralised human dentine. Biomaterials, 2008, 29（8）: 1127-1137.

16. TAY F R, PASHLEY D H. Biomimetic remineralization of resin-bonded acid-etched dentin. J Dent Res, 2009, 88（8）: 719-724.

17. TANIZAWA Y, TSUCHIKANE H, SAWAMURA K, et al. Reaction characteristics of hyroxyapatite with F⁻ and PO₃F²⁻ ions. J Chem Soc, 1991, 87（14）: 2235-2240.

18. TOHDA T, TAKUMA S, TANAKA N. Intracrystalline structure of enamel crystals affected by caries. J Dent Res, 1987, 66（11）: 1647-1653.

19. VOLLENWEIDER M, BRUNNER T J, GRASS R N, et al. Remineralization of human dentin usingultrafine bioactive glass particles. Acta Biomaterialia, 2007, 3（6）: 936-943.

20. YANAGISAWA T. Crystalline structure of enamel in carious lesion. J Jp Den Ass, 1997, 46: 1167-1176.

21. YENGOPA V, MICKENAUTSCH S. Caries preventive effect of casein phosphopeptide-amorphous calcium phosphate（CPP-ACP）: a meta-analysis. Acta Odontol Scand, 2009, 67（6）: 321-332.

第十章

牙矿化异常疾病

牙体硬组织是代谢率较低的矿化组织,本章介绍临床上常见的两种矿化组织异常性疾病,即氟斑牙和四环素牙。

第一节 氟 斑 牙

氟斑牙是我国重要的地方病之一,由于我国很多地方是高氟区,氟斑牙对很多地区居民的影响非常严重,氟斑牙可以造成牙齿色泽、质地的改变(图10-1),严重情况下可以引起牙齿形态损毁,带来咀嚼方面的问题。并且,由于氟斑牙影响患者的容貌,会带来一系列的心理问题,严重影响患者的身心健康。1931年Smith等证明了氟斑牙是机体摄入过多的氟造成的。

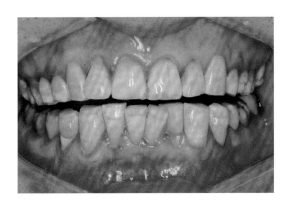

图 10-1　氟斑牙

一、氟斑牙的临床表现、治疗及预防

(一)氟斑牙的临床表现

氟斑牙轻者仅有牙釉质白色斑纹,中度者牙釉质表面着色,重度者牙面出现缺损,损害

程度严重的恒牙依次是第二磨牙、上颌切牙、尖牙、第一磨牙和下颌切牙,乳牙是第二乳磨牙和第一乳磨牙。乳牙的临床表现较恒牙轻,也出现着色和缺损,以第二乳磨牙多见,其次是第一乳磨牙,其病变多在牙颈部。轻度氟斑牙的特点是牙釉质表层下方的孔隙增加,造成白色不透明的牙釉质外观。氟斑牙最早出现的标志是在牙齿表面沿着釉面横纹分布的白色水平线。釉面横纹指横贯于牙釉质的表面,与牙釉质生长线(芮氏线,striae of Retzius)对应的结构。

环境中氟的量越高,牙釉质的白线就越清晰、越厚。受累的牙齿会出现一些斑片状混浊的区域和厚的不透明带。随着氟斑牙程度的增加,整个牙齿可以变成白垩色,失去透明度。随着氟剂量和作用时间进一步增加,也会累及牙釉质深层,同时导致矿化程度降低。中度至重度氟斑牙还会发生牙釉质表面缺损,牙齿在萌出时可有点状蚀坑,甚至伴有萌出后的牙釉质折裂。

中度氟斑牙在牙釉质损伤区域出现黄到浅棕色染色。非常严重的情况下,牙釉质呈现多孔结构,矿化很差,呈棕色染色。相比正常的牙釉质,氟斑牙牙釉质的矿物成分变少,蛋白成分增加。

严重的氟斑牙在萌出后易磨耗。牙釉质表面高浓度的氟使得轻度氟斑牙具有一定的抗龋作用,但是严重的氟斑牙更容易龋坏,这很可能是由于外表面凹凸不平造成最外层的保护层结构丧失而致。

1942年,H.T.Dean设计了一套指数评价系统来描述和诊断氟斑牙,即氟中毒指数。根据临床表现,将氟斑牙分为6级,正常的牙齿为0级。使用这个指数,Dean确定了饮用水中氟的最佳浓度(1mg/L),该浓度可以降低龋病发生率,并使氟斑牙发病率降到最低。

Dean的分类仍然是"金标准",但同时还有一些其他的指数系统,如广泛使用的Thylstrup和Fejerskov指数(TFI),这个系统是一个囊括了更为严重的氟斑牙的分类。该指数是一个10级的分类系统,根据氟斑牙对颊/舌和咬合面的影响,以及相关的偏振光和光学显微镜下的评价来进行评估。这个指数范围包括:轻度(TFI=1~3),中度(TFI=4~5)和重度(TFI=6~9)。

（二）氟斑牙的治疗

氟斑牙的治疗手段是有限的。漂白是治疗轻度氟斑牙(TFI=1~2)的最佳推荐方法。中度氟斑牙的治疗是微打磨,在酸性环境下打磨掉牙釉质外表层的受损结构。对于TFI≥5的患者,可以使用结合微打磨的复合材料修复或美学贴面,对于TFI8~9的患者,冠修复可能是必要的。

（三）氟斑牙的预防

根据美国国家环境保护局（USEPA）建议的限制氟暴露的量，可以指导氟斑牙的预防。USEPA 建议的氟剂量是每天 0.06mg/kg，这是在日常生活中，没有任何明显有害作用的氟摄入量。

美国食品药物管理局 1997 年发布了针对不同年龄段人群氟摄入量的指南。在该指南中，对于小于 6 月龄的婴儿，建议每日摄入氟的总剂量为 0.01mg，低于 USEPA 推荐的剂量。

二、氟斑牙的病因学

氟是自然界固有的化学物质，普遍存在于水、土壤和大气中。氟在自然界主要以化合物的形式存在，绝大多数无机氟化物都能溶于水。我国土壤含氟量上限为 4 000~6 000mg/kg，一般为 50~500mg/kg，水溶性含氟量为 0.1~1.0mg/kg。

多种来源的氟，都有可能导致氟斑牙，包括天然氟，人工添加在饮用水和牙科产品中的氟，以及氟的职业暴露。

氟对人体的效应与剂量有关，低剂量时有生理作用，高剂量时有毒性作用。人类发生慢性氟中毒比较常见。慢性氟中毒常表现为地方性氟中毒和工业性氟中毒。地方性氟中毒的临床表现是氟斑牙和氟骨症，另外还有对肝、肾、消化系统、生殖系统、心血管系统、免疫系统、神经系统的毒性作用等。

引起氟斑牙的氟来源有很多，其中，高氟含量地下水导致氟斑牙是一个世界性的问题。当饮用水含氟量高于 1.5mg/L，可导致氟斑牙的发生。尽管饮用水通常是每日氟摄入的主要来源，在非洲、中国的一些地区、中东和南亚（印度、斯里兰卡），以及美国和日本的一些地区，高浓度的氟离子已经在地下水、蔬菜、水果、茶叶和其他谷物中被检测到。在有些地区的空气中会含有高水平的氟，其来源是土壤中含氟区域的空气灰尘，以及工业释放的废气、地下煤炭的燃烧和火山活动等。

三、氟斑牙的病理、发病机制

氟斑牙的主要病理表现是牙釉质表层下的多孔结构，主要是外层 1/3 出现弥漫性矿化不全和多孔区，严重者微孔容积可达 10%~25%，多孔结构位于釉柱间并沿横纹分布。在形成的牙釉质中，过度矿化带和矿化不足带并存。氟也可以导致牙本质的矿化改变。

重度氟斑牙牙本质的特征是过度矿化，并伴有散在的多孔性病变的表层下结构。扫描电子显微镜图像显示，牙本质小管分布不规则，变窄，受到破坏。

氟斑牙的发病机制与生理条件有关，影响因素包括体重、骨骼的生长速度和改建速度、营养状况和肾功能状况。骨是氟的一个储库，氟结合在生长的磷灰石晶体中，在骨改建过程中，氟离子可以释放出来。在快速的骨生长过程中，如在快速生长的儿童体内，血液中的氟会转移至生长中的骨骼系统，血清氟水平降低，从而降低氟斑牙的风险。营养对控制血清中的氟含量也很重要，如钙、镁、铝等离子可以降低氟的生物利用度。饮食中缺乏这些离子会增加氟的摄入量。

遗传背景在口腔氟中毒发病机制中也起作用。这表现在人群中暴露于相同氟浓度个体的氟斑牙表现有广泛的差异。Everett 等人提供了遗传性因素对于氟敏感性作用的证据。他检测了 12 个不同的近交系小鼠品系，比较其对氟的敏感性，发现某些小鼠品系极易患氟斑牙，而另外的鼠系却对氟斑牙有高度的抵抗能力。这表明遗传因素对于氟斑牙的易感性也是起作用的。

（一）慢性氟暴露对牙齿形成不同阶段的影响

氟在牙釉质形成的不同阶段与细胞和基质相互作用，影响牙釉质的形成。这种影响作用与氟剂量和暴露时间有关。牙釉质发育可以分为 4 个主要阶段：分泌前期、分泌期、轻化期和成熟期。各个阶段都有其独特的机制，影响其对氟的敏感性。大部分关于氟斑牙中氟致病机制的研究都采用啮齿类动物的切牙和磨牙作为模型，因为不可能用人类的牙齿做类似的研究。啮齿类动物的切牙是不断萌出的，每个切牙包含了牙釉质形成的所有阶段。磨牙是有牙根的，其发育开始在子宫内。尽管啮齿类动物需要摄入高含量的氟，大概是 10~20 倍于人类的量用于氟斑牙的研究，但是对于啮齿类动物和人类，氟中毒的血清水平是相似的。

分泌前期：在牙本质矿化开始之后，处于分泌前期的成釉细胞转化为分泌期的细胞。分泌前期的成釉细胞与覆盖于牙釉质（包括釉结）上的细胞影响牙齿的形态发生。目前的研究表明，暴露在体内或是在器官培养中的生理浓度的氟水平之下，牙齿的形态发生不会受到干扰。即使是重度氟中毒的牙齿，牙齿的大小和形态也没有发生改变。

分泌期：当前成釉细胞分化为分泌期成釉细胞，它们开始分泌釉基质蛋白，形成一薄层非棱柱样的牙釉质，紧贴在罩牙本质表面。位于内釉细胞层的，具有托姆斯突的分泌期成釉细胞大量分泌牙釉质，这种釉基质由棱柱样结构的牙釉质组成。棱柱样结构具有釉柱和柱间釉，这两种结构由具有托姆斯突的完全分化的分泌期成釉细胞形成。这些细胞分泌基质蛋白（主要为釉原蛋白），随之，细长的牙釉质晶体随着细胞的后退逐渐形成。

长期暴露于高水平氟（100mg/L）的大鼠分泌期成釉细胞显示多种形态学变化，托姆斯突被异位的物质压迫，溶酶体增多且体积增大；急性氟暴露后，成釉细胞胞浆内出现空泡，托姆斯突受挤压,成釉细胞下形成囊腔。饮用水中的氟摄入或反复注射中等浓度的氟,可以使牙釉质的厚度降低约 10%。虽然这表明慢性氟暴露影响分泌期成釉细胞合成基质的功能,但是还没有非常确凿的证据来证实这个结论。

在分泌末期,成釉细胞失去托姆斯突并分泌最后一层具有小晶体结构的非棱柱样牙釉质。细胞经历了一个短的转化阶段,在此阶段中,牙釉质基质蛋白进行快速水解,留下了多孔的釉基质。

相比分泌期早期的成釉细胞,从分泌末期到转化期转换的成釉细胞对氟的反应更加敏感,会导致部分细胞脱离牙釉质表面,形成细胞下的小空腔,这一现象很可能与氟斑牙表面加重的牙釉质横纹有关。

成熟期:成釉细胞经历了细胞末端从光滑转变为皱褶的变化周期,末端褶皱体现了吸收性细胞的特性。在这个调节过程中,基质蛋白被持续地从细胞外空间中除去,矿化增加并形成一个完全矿化的牙釉质基质结构。在大鼠氟斑牙牙釉质形成阶段的牙釉质基质中,蛋白清除能力降低,釉原蛋白被保留在基质当中。氟斑牙成釉细胞的这种末端形态的转化调节受到抑制。但是,当氟暴露停止,平滑末端的条带又重新出现。这表明,氟化物对成釉细胞调控的影响是可逆的,和年长的成釉细胞相比,年轻细胞分化调控的恢复更迅速。

(二)氟对成釉细胞的直接作用

体外实验中,将成釉细胞和牙暴露于远高于体内血清中氟化物浓度(μmol)的高氟(mmol)环境中,可以看到明显的改变,这表明氟抑制了成釉细胞的分化及分泌功能。氟使成釉细胞产生的变化包括对细胞增殖、凋亡的作用,表现为早期分泌期成釉细胞结构的改变,蛋白质合成减少,应激相关蛋白表达上调以及 F-actin 上调。但是,这些变化在体内并不容易表现出来,因此,通过体外实验来研究氟离子的生物学影响以分析体内的相关变化情况,必须非常谨慎。

然而,也有体外研究数据表明成釉细胞对低水平的氟也很敏感。在体外培养中,低至 5μmol/L 的氟浓度,可以抑制人类初期阶段成釉器的分泌期上皮细胞由 JNK/c-Jun 信号介导的基质金属蛋白酶 -20(MMP-20)的表达。这表明,氟可能通过 MAPK 激酶信号通路来调控成釉细胞的分化。

啮齿类动物的研究表明,氟化物的摄入改变了平滑末端的成釉细胞的数量,也改变了成釉细胞在成熟期的分化调控能力。然而,目前还没有证据表明这些出现在成熟期成釉细胞分化调控中的变化是否源于氟化物的直接作用,或者是由发育中的牙釉质中的氟暴露造成牙釉质基质变化而引起。

长期饮用含氟浓度非常高（150mg/L）的水,成釉细胞可表现出细胞凋亡和内质网应激反应;而当氟浓度（75mg/L）水平较低时,并没有看到这些影响。对低氟作用的研究还需进一步进行,以确定是否还存在与人类慢性氟中毒有关的尚未发现的机制。

（三）氟对牙釉质基质形成的作用可能会间接影响成釉细胞的功能

细胞外釉基质蛋白包括釉原蛋白、成釉蛋白和釉蛋白。所有这些蛋白都和调节牙釉质晶体的形成有关。釉原蛋白在牙釉质基质蛋白中占 90%~95%,在牙釉质形成的过程中,釉原蛋白和其他基质蛋白以被蛋白酶水解的形式,逐渐被有序的羟基磷灰石结构所替换。MMP-20 主要在分泌期负责釉原蛋白的初始水解作用,而 KLK4 是在转化/成熟期存在的主要蛋白酶。

对大鼠分泌期和成熟期牙釉质中分离出的釉基质蛋白水解酶活性的分析研究表明,与对照组相比,在摄入 100mg/L 氟化物（5~10μmol 血清氟）的大鼠成熟早期阶段的牙釉质中,蛋白酶活性显著降低,氟化物摄入可以减少基质蛋白酶活性,这一结果与在成熟期牙釉质中釉原蛋白的保留呈现相关性,且呈剂量依赖性。基质蛋白在成熟期的正常牙釉质中消失,但在氟釉中滞留,在高氟摄入情况下滞留更多。

釉原蛋白的滞留可以延缓牙釉质最终矿化,导致氟斑釉牙釉质表层下矿化不足的特征。这种釉原蛋白滞留的现象可能是由于氟斑釉釉基质中蛋白水解活性的下降造成的。

（四）氟整合到生长的牙釉质晶体可能会导致蛋白水解活性的降低

在牙釉质矿化过程中,许多无机盐离子都参与了晶格构成,如 Ca^{2+}、Mg^{2+}、PO_4^{3-}、CO_3^{2-} 等。矿化的牙釉质的主要成分是羟基磷灰石,其成分在正常情况下遵循下列反应式:

$$Ca_{10}(PO_4)_6(OH)_2+10Ca^{2+}+6PO_4^{3-}+2OH^- \Longrightarrow 2Ca_{10}(PO_4)_6(OH)_2$$

当矿化组织液 F^- 浓度升高后,可以形成氟磷灰石,置换出羟基离子,反应式如下:

$$2NaF+Ca_{10}(PO_4)_6(OH)_2 \Longrightarrow Ca_{10}(PO_4)_6F_2+2OH^-+2Na^+$$

在牙釉质中,晶体的形状是长条状。牙釉质晶体生长的活性、晶体的大小和形状是由牙釉质形成过程中的基质蛋白所控制的。一些研究表明,使用 X 射线衍射在高分辨率电子显微镜下观察粉状的牙釉质样品,或者用扫描电镜观察,可以看到,从氟斑釉中分离出的牙釉质晶体比正常牙釉质晶体的直径大很多。在一些器官培养的研究中可见,在过度矿化的区域,大的扁平六角形晶体混杂许多小的不规则形状的晶体。另有研究认为,人的牙釉质晶体在氟环境下和正常环境下没有区别。

然而,毫无疑问,氟斑牙牙釉质晶体氟含量大于正常牙釉质。氟取代牙釉质中羟基磷灰石晶体的羟基,改变晶体结构和表面特性。有学者测定了重组人釉原蛋白与合成羟基磷灰石晶体的结合作用,发现釉原蛋白结合含氟羟基磷灰石的能力大于正常羟基磷灰石。这表明氟离子掺入晶体的晶格改变了晶体的表面结构,增强了与釉原蛋白的结合能力,可能有助于增加釉原蛋白的含量,并抑制牙釉质晶体的生长。

为进一步研究结合在羟基磷灰石晶体上的氟对釉原蛋白降解的影响,有学者研究了结合在氟磷灰石上的重组釉原蛋白的水解作用。在含氟离子溶液中,MMP-20并未明显降低釉原蛋白的水解作用。然而,当氟结合到磷灰石上,MMP-20对釉原蛋白水解作用的影响明显延缓,且呈剂量依赖关系。即使最低水平的氟磷灰石(F^-浓度为100mg/kg)也有作用。重组KLK4也可降低结合于氟磷灰石的釉原蛋白的水解作用。这些研究表明,在氟斑牙牙釉质的成熟阶段,釉原蛋白水解作用的降低可能是由结合于含氟牙釉质晶体的釉原蛋白水解率的降低所造成的。这些结合于磷灰石的氟化物对釉原蛋白水解作用的影响,与氟斑牙牙釉质表面下层的矿化不足仅可以独立存在于成熟期的现象是一致的。大鼠切牙成熟期牙釉质的矿化缺陷主要表现为发生于牙冠牙釉质表面下层的矿化不足的多孔结构。这种类型的缺陷与临床上多孔白色不透明结构相一致。

(五)氟对牙釉质形成的影响中基质 pH 的作用

在磷灰石晶体形成过程中,受氟离子介导的基质蛋白的去除也可能受到pH变化的影响。磷灰石的形成引起一定数量的质子被中和[$10Ca^{2+}+6HPO_4^{2-}+2H_2O \longrightarrow Ca_{10}(PO_4)_6(OH)_2+8H^+$]。每分子釉原蛋白可以结合多达12个质子。然而,如果没有这种釉原蛋白缓冲系统,或是其中和作用已经饱和,可想而知,氟化物诱导的pH下降可能会改变釉原蛋白的三级结构并影响其功能。

分泌期成釉细胞产生的足量釉原蛋白可能是一种有效的pH控制手段,可以将pH保持在中性。在分泌期的末期,牙釉质基质蛋白酶被激活。在转化期,釉基质蛋白被迅速降解。在这个阶段,成釉细胞之间的细胞连接是开放的,使氟化物容易从血清转移至釉基质中。在基质pH降低的情况下,氟化物含量的增长可以促进牙釉质基质的矿化,并伴有潜在的釉原蛋白潴留。

特别是在牙釉质矿化的最后阶段,Bronckers等推测,在牙釉质基质中的氟可以增强矿化并导致局部过度矿化,需要成釉细胞将过多的碳酸根泵到细胞外釉基质中去。这种过度矿化将消耗掉局部潴留的钙离子,导致随后发生的牙釉质矿化不全。有研究结果支持这个假设,该研究表明,在氟斑牙成熟期的成釉细胞中,pH调节剂NBCe1的mRNA转录上调。

总之,氟改变牙釉质发育的机制是多因素的,也可能有其他的氟作用机制,包括间接影响。对这些未知因素的探索将加深我们对氟斑牙机制的理解。

第二节　四环素牙

四环素是 1945 年发现的一种广谱抑菌剂，1948 年开始应用于临床，是治疗支原体、衣原体、立克次体、螺旋体等微生物感染的一线药物。20 世纪 60 年代早期，临床上发现服用四环素类抗生素会导致牙齿变色，称为四环素牙，以牙齿的棕黄色改变居多（图 10-2）。随后的临床和实验室研究进一步发现，如果在牙齿发育阶段服用四环素类药物，四环素类抗生素可以不可逆地结合到矿化的牙齿结构中，引起牙齿变色甚至牙釉质发育不全。20 世纪 70 年代，四环素类抗生素引起牙齿着色的问题在国内也引起关注。近年来，随着人们健康意识的提高，四环素牙的发病有下降趋势。

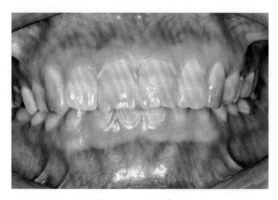

图 10-2　四环素牙

一、药理学

四环素类药物是广谱抗生素，可以对抗革兰氏阳性、革兰氏阴性细菌以及支原体、立克次体和衣原体感染。所有的四环素类化合物均包含一个四稠环的结构，因而命名为四环素。四环素、土霉素、金霉素、多西环素和米诺环素是常用的四环素类抗生素，都有类似的作用谱。四环素类抗生素的作用主要是抑菌，高浓度也可以杀菌。其作用机制是与细菌核糖体上的 30s 亚单位结合，阻止氨基酰 -tRNA 与核糖体结合，从而抑制蛋白质合成。四环素类药物通常是口服，但从胃肠道吸收是不完全的，并且受到食物和二价阳离子的影响。而米诺环素和多西环素在胃肠道的吸收很好。四环素类药物可以穿过胎盘，对发育中的胎儿产生有害作用，因此是孕期禁用的药物。四环素对胎儿的毒性作用包括牙齿变色、牙釉质发育不全、骨发育受抑制。四环素类抗生素通过尿液和粪便排出体外，以泌尿途径为主。此外，这类药物也可以通过乳汁排泄，所以哺乳期的妇女也不应服用。

四环素很少引起严重的不良反应。与其他抗生素相比,恶心、胃痛、上腹部疼痛、呕吐和腹泻是四环素类药物较常见的不良反应。四环素还可以引起光敏反应。有报道称长期服用四环素可引起白色念珠菌感染。米诺环素可以引起头晕、眩晕与耳鸣。所有四环素类药物都可以沉积在骨骼和牙齿的钙化区域,并可能导致变色。

二、发病机制

四环素对牙和骨有亲和性,在牙发育期全身性应用四环素可导致药物在牙体硬组织和骨组织中沉积形成四环素牙。在牙矿化阶段,四环素类抗生素通过血液到达冠部牙髓。由于牙本质磷灰石晶体小,总表面积比牙釉质磷灰石晶体大,所以四环素在牙本质中的沉积比在牙釉质中多,而且在牙釉质中仅为弥散性的非带状色素。在受累牙的膜片上,沿牙本质生长线有黄色的波浪形色素条带,似帽状,大致相似于牙的外界,在紫外线下,条带显示为明亮的黄色荧光。在牙着色的同时,还有骨组织的着色,但是后者可随骨组织生理代谢活动而逐渐去除,然而牙的着色却是永久性的。此外,四环素分子有螯合性质,可与牙组织形成稳固的四环素正磷酸盐复合物,抑制矿化中的核化和晶体的生长。

米诺环素可以与铁离子螯合形成不溶性复合物,引起牙齿染色。除了铁离子螯合理论外,关于米诺环素引起牙齿变色还存在内源性和外源性理论。内源性理论是米诺环素可以与血浆蛋白结合,分布到身体的多种组织中。一些组织对米诺环素有很高的亲和力,如牙髓、牙本质、牙骨质和骨。在这些组织中,药物发生氧化,转化为色素副产品。基于这一理论,鲍尔斯发现抗氧化剂如维生素 C 可以阻断动物模型中米诺环素诱导的色素形成。这一发现还需要更多的研究来证实。外源性理论的基础是米诺环素可以在体外引起牙釉质矿化。由于米诺环素在牙龈液中的浓度很高,可以通过扩散影响牙釉质的形成。

乳牙钙化开始于妊娠第 4 个月末,到出生后 11~14 个月停止。恒牙在出生后开始钙化,除第三磨牙外,恒牙的钙化在 7~8 岁时完成。因此,孕中期、孕晚期的孕妇,哺乳的妇女和 8 岁以下的儿童服用四环素可能会引起四环素牙。有报道称长期服用四环素和米诺环素也可以引起成年后的牙齿变色。

三、临床表现

根据四环素牙着色的程度和范围,可分为四度:①一度(轻度四环素牙),整个牙面从黄色到浅灰色均匀染色,没有带状着色;②二度(中度四环素牙),牙着色由棕黄色到黑灰色;③三度(重度四环素牙),牙表面可见明显的蓝灰色或黑色带状着色;④四度(极重度四环素牙），牙表面着色深，包括顽固性的染色。漂白染色对于四度四环素牙是无效的。

四环素牙着色的类型主要取决于服用的抗生素类型，四环素、土霉素和去甲金霉素引起牙齿变黄，而金霉素使牙齿变为灰棕色。有证据表明，所有的四环素类药物中，土霉素对牙齿变色的作用最小。根管治疗中使用的四环素类药物（例如 Ledermix 和曲安奈德）也可以使牙齿变为暗灰棕色。此外，米诺环素造成牙齿变色的特点是牙冠呈蓝灰色或灰色并变暗，牙根呈黑色或绿色。变色的程度与药物服用的类型、剂量和持续时间有关。

四环素对光敏感，因而四环素牙最开始呈现明亮的黄色，随着年龄增长，四环素在紫外线或日光照射下发生氧化，前牙的唇面会逐渐变为棕色，而腭面和后牙颊面保持黄色。四环素主要结合在牙本质内，结合部位的深浅可以影响着色的程度，越靠近釉牙本质界，着色越明显。四环素牙除了着色外，有时还伴有牙釉质发育不全，严重时，牙釉质大部分甚至完全丧失，牙本质外露着色明显，而轻度的牙釉质发育不全，牙釉质丧失透明度而呈白垩色，牙本质被遮盖，着色不明显。

四、诊断要点

引起牙齿着色的因素很多，在诊断中最重要的是区分不同原因引起的牙齿着色。表 10-1 列出了四环素类抗生素与其他内源性或外源性因素引起牙齿着色的鉴别要点。四环素牙的主要特点：①有牙齿发育阶段服用四环素的药物史；②牙冠变色的位置与服用四环素时牙齿所处发育阶段的部位相一致；③与乳牙相比，恒牙的染色强度较低，但更弥漫；④受累牙齿在暗处紫外灯照射下会发出荧光；⑤着色随时间发生变化，由黄色逐渐变暗，出现棕色。对于米诺环素染色，最重要的是将其引起的蓝灰色染色与表面污渍相区分。同样，牙髓坏死或出血也可表现相同的着色，牙髓活力测试和详细的病史询问可以排除牙髓的病理性变化。此外，米诺环素主要在牙冠的切 1/3 和中 1/3 引起明显的蓝灰色带状染色，而四环素引起的着色在牙冠的颈 1/3 更明显。

五、防治原则

四环素牙的着色是永久性的，对患者的外貌和心理有很大影响，是他们就医的主要动机。根据着色的程度和患者的需求，选用不同的治疗方法。对于重度以上伴牙体硬组织破坏的四环素牙，或对美观要求强烈者，可以采用树脂贴面、瓷贴面和烤瓷冠或全瓷冠修复。对于多数轻中度着色且不伴有牙体组织明显缺损的四环素牙，首选漂白法。最常用的漂白剂为过氧化氢，其他还有过氧化脲、过硼酸钠等。漂白法可以在牙髓腔内给药或在牙冠表面给药,前者适用于死髓牙,后者主要应用于活髓牙。

为防止四环素牙的发生,妊娠和哺乳的妇女及 8 岁以下的儿童不宜使用四环素类药物。此外,四环素和米诺环素也可以引起成人的牙齿和口腔染色。这些不良反应的发生率为3%~6%。大鼠实验发现,同时给予维生素 C 和米诺环素可以减少奎宁环结构的降解产物的形成,由此避免了着色的发生。

表 10-1　牙齿着色类型

着色类型	病因		表现
外源性着色	产色细菌		绿色、黑 - 棕色、橙色
	烟草及副产物		黑 - 棕色
	牙科材料		银汞合金:黑 - 灰色
	药物		硝酸银:灰 - 黑色;
			氟化亚锡:黑 - 棕色;
			氯己定:黑 - 棕色
	食物和饮料		食物本身的颜色
	铁		牙颈部黑染
内源性着色	四环素类抗生素	金霉素	灰 - 棕色
		土霉素	棕黄 - 黄色
		盐酸四环素	棕黄 - 黄色
		去甲金霉素	棕黄 - 黄色
		米诺环素	蓝灰 - 灰色
		多西环素	不变色
	牙本质发育不全		黄色或灰 - 棕色
	牙釉质发育不全		临床牙冠黄或棕色
	氟制剂		不透明黄 - 棕色斑片
	硫化物		黑色
	牙外伤		暂时:红色
			牙髓坏死:灰色、黑色
			充血:灰色、黑色
	高胆红素血症		黄色或蓝绿色、棕色、灰色
	卟啉症		红色或棕色
	褐黄病		棕色

（郑晨曦　孔　辉　朱庆林）

参 考 文 献

1. BRONCKERS A L J J, LYARUU D M, BERVOETS T J M, et al. Fluoride enhances intracellular degradation of amelogenins during secretory phase of amelogenesis of hamster teeth in organ culture. Connect Tissue Res, 2002, 43 (2-3): 456-465.

2. CONCHIE J M, MUNROE J D, ANDERSON D O. The incidence of staining of permanent teeth by the tetracyclines. Can Med Assoc J, 1970, 103 (4): 351-356.

3. DEAN H T. Fluorine in the control of dental caries. J Am Dent Assoc, 1956 (1), 52: 1-8.

4. BESTEN P K DEN. Effects of fluoride on protein secretion and removal during enamel development in the rat. J Dent Res, 1986, 65 (10): 1272-1277.

5. DENBESTEN P K, CRENSHAW M A, WILSON M H. Changes in the fluoride-induced modulation of maturation stage ameloblasts of rats. J Dent Res, 1985, 64 (12): 1365-1370.

6. FEJERSKOV O, JOHNSON N W, SILVERSTONE L M. The ultrastructure of fluorosed human dental enamel. Scand J Dent Res, 1974, 82 (5): 357-372.

7. GROSSMAN E R. Tetracycline and staining of the teeth. JAMA, 1986, 255 (18): 2442-2443.

8. KIERDORF U, KIERDORF H, FEJERSKOV O. Fluoride-induced developmental changes in enamel and dentine of European roe deer (Capreolus capreolus L.) as a result of environmental pollution. Arch Oral Biol, 1993, 38 (12): 1071-1081.

9. LEE JUNG-YEON, NAM HYUN, PARK YOON-JEONG, et al. The effects of platelet-rich plasma derived from human umbilical cord blood on the osteogenic differentiation of human dental stem cells. In Vitro Cell Dev Biol Anim, 2011, 47 (2): 157-164.

10. Møller I J. Fluorides and dental fluorosis. Int Dent J, 1982, 32 (2): 135-147.

11. OLSON C A, RILEY JR H D. Complications of tetracycline therapy. J Pediatr, 1966, 68 (5): 783-791.

12. Smith M C, Lantz E M, Smith H V. The Cause of Mottled Enamel. Science, 1931, 74 (1914): 244.

13. Smith C E, Nanci A, Denbesten P K. Effects of chronic fluoride exposure on morphometric parameters defining the stages of amelogenesis and ameloblast modulation in rat incisors. Anat Rec, 1993, 237 (2): 243-258.

14. SÁNCHEZ A R, ROGERS R S 3RD, SHERIDAN P J. Tetracycline and other tetracycline-derivative staining of the teeth and oral cavity. Int J Dermatol, 2004, 43 (10): 709-715.

15. THYLSTRUP A, FEJERSKOV O, MOSHA H J. A polarized light and microradiographic study of enamel in human primary teeth from a high fluoride area. Arch Oral Biol, 1978, 23 (5): 373-380.

16. TANIMOTO K, LE T, ZHU L, et al. Effects of fluoride on the interactions between amelogenin and apatite crystals. J Dent Res, 2008, 87 (1): 39-44.

17. TREDWIN C J, SCULLY C, BAGAN-SEBASTIAN J V. Drug-induced disorders of teeth. J Dent Res, 2005, 84 (7): 596-602.

18. YANG F, TU J, YANG D Z. et al. Osteogenic differentiation of mesenchymal stem cells could be enhanced by

strontium. Conf Proc IEEE Eng Med Biol Soc, 2010, 2010: 823-826.

19. YAN Q, ZHANG Y, LI W. et al. Micromolar fluoride alters ameloblast lineage cells in vitro. J Dent Res, 2007, 86(4): 336-340.

20. ZHOU R, ZAKI A E, EISENMANN D R. Morphometry and autoradiography of altered rat enamel protein processing due to chronic exposure to fluoride. Arch Oral Biol, 1996, 41(8-9): 739-747.

第十一章

佝 偻 病

佝偻病是一种由正在生长的长骨干骺端生长板和骨基质矿化不全引起的以骨骼病变为特征的全身慢性营养性疾病,主要特征为生长板变宽和长骨远端周长增大,临床表现为腕踝部扩大、肋骨串珠样隆起以及下肢畸形,如膝外翻和膝内翻。佝偻病常伴有骨软化症、脆性骨折和肌无力。婴儿还可表现为颅骨软化、囟门闭合延迟、肌张力减退、低钙血症、抽搐以及心力衰竭。

营养性维生素 D 缺乏是引起佝偻病的最主要的原因,其核心是由于维生素 D 摄入不足或光照不足所导致的儿童体内维生素 D 缺乏。100 多年前的英国大约 25% 以上的儿童患有佝偻病,如今佝偻病仍然是发展中国家儿童常见的非传染性疾病之一,而且发病率呈现上升趋势,尤其是纯母乳喂养和深色皮肤的婴儿发生率较高。在我国,北方佝偻病患病率高于南方。近年来,随社会经济文化水平的提高,我国维生素 D 缺乏性佝偻病发病率逐年降低,病情也趋于轻度。

第一节　维生素 D 缺乏性佝偻病的病因与病理生理

一、维生素 D 缺乏性佝偻病的病因

维生素 D 缺乏性佝偻病的病因可分为以下几类,可以一种或数种合并存在。

1. 围产期维生素 D 不足　胎儿的维生素 D 全部由母体供应,胎儿维生素 D 水平取决于母亲维生素 D 的状态。婴儿出生时脐血内的 $25\text{-}(OH)D_3$ 水平和母体的相关性非常大,大于 68%。维生素 D 富足的孕妇所生孩子的维生素 D 也比较富足,但是骨软化症的孕妇生育先天性佝偻病患儿的概率比较小。母体的 $25\text{-}(OH)D_3$ 可通过胎盘转变为 $1,25\text{-}(OH)_2D_3$,但一般育龄期妇女的维生素 D 水平偏低,而且母乳中维生素 D 的含量很低,小于 $1.5\mu g/L$($60IU/L$),除非母亲补充接近药理剂量的维生素 D(每天 $100\mu g$,即 $4\,000IU$)。因此,妊娠期,特别是妊娠后期维生素 D 不足,如母亲严重营养不良,患有肝肾疾病、慢性腹泻,以及早产、双胎,均可使得婴儿体内维生素 D 储存不足。

2. 日照不足 因紫外线不能透过玻璃窗,婴幼儿长期过多地在室内活动,可导致内源性维生素 D 生成不足。城市中的高大建筑可阻挡日光照射,大气污染,如烟雾、尘埃可吸收部分紫外线。和浅色皮肤的人种相比,有色人种合成同等数量的维生素 D 需要的光照更多。气候的影响,如冬季日照短,紫外线较弱,亦可影响部分内源性维生素 D 的生成。随着纬度增加,光照减少,因此在冬季,北半球纬度高于 35°,南半球高于 32° 时,光照作用合成的维生素 D 几乎可以忽略不计。

3. 生长速度快,需求增加 如早产儿及双胎婴儿出生后生长发育快,需要维生素 D 多,且体内储存的维生素 D 不足。婴儿早期生长速度较快,也易发生佝偻病。重度营养不良的婴儿生长迟缓,发生佝偻病者不多。

4. 疾病影响 胃肠道或肝胆疾病影响维生素 D 的吸收,如婴儿肝炎综合征、慢性腹泻等。肝、肾严重损害可致维生素 D 羟化障碍,$1, 25\text{-}(OH)_2D_3$ 生成不足而引起佝偻病。长期服用抗惊厥药物也可使体内维生素 D 不足,如苯妥英钠、苯巴比妥,可刺激干细胞微粒体的氧化酶系统活性增加,使维生素 D 和 $25\text{-}(OH)D_3$ 加速分解为无活性的代谢产物。糖皮质激素有对抗维生素 D 对钙转运的作用。另外,胃肠大部切除术后也可导致维生素吸收和代谢障碍。

二、维生素 D 缺乏性佝偻病的病理生理

佝偻病的病理学定义是指新骨矿化障碍,这就意味着已经形成的类骨质不能进行矿化(骨软化),生长板软骨不能钙化或者钙化减弱,同时可合并生长板畸形。在大多数佝偻病患者中,这些特征性改变都是由于维生素 D 缺乏所致,多伴有明确的病史,具有典型的生物化学和影像学特征性改变。

维生素 D 缺乏性佝偻病的主要表现为机体为维持血钙水平而对骨骼造成损害。长期严重缺乏维生素 D 可造成肠道钙、磷吸收减少和低钙血症,刺激甲状旁腺激素分泌增加以动员骨钙释放入血,血清钙浓度上升,但同时导致肾小管重吸收磷减少,继发严重钙、磷代谢失调,特别是严重的低血磷。因此,在维生素 D 缺乏性佝偻病患者中可以看到磷缺乏导致的生长板特征性改变。

第二节 佝偻病的临床表现与诊断标准

细胞外液钙、磷浓度不足将破坏软骨细胞正常增殖、分化和凋亡的程序,导致钙化管排列紊乱,长骨钙化带消失、骺板失去正常形态,参差不齐;骨基质不能正常矿化,成骨细胞代

偿性增生,碱性磷酸酶分泌增加。因此,佝偻病的典型表现为骨骼畸形和生长障碍,骨样组织堆积于干骺端,骺端增厚,可出现"串珠""手足镯"等畸形。此外,女性患者可出现骨盆变形,在分娩的过程中可能会导致胎儿死亡。骨容量长期减少还可能会对骨骼产生不利的影响,比如晚年出现骨质疏松性骨折。

由于不同年龄的骨骼生长速度不同,所以维生素 D 缺乏性佝偻病骨骼的临床表现与年龄密切相关(表 11-1)。

表 11-1　维生素 D 缺乏性佝偻病活动期骨骼畸形与好发年龄

部位	名称	好发年龄
头部	颅骨软化	3~6 月龄
	方颅	8~9 月龄
	前囟增大及闭合延迟	迟于 1.5 岁
	牙齿萌出延迟	1 岁出牙,2.5 岁仍未出齐
胸部	佝偻病串珠	1 岁左右
	肋膈沟	
	鸡胸、漏斗胸	
四肢	佝偻病手镯、足镯	>6 月龄
	"O"形腿或"X"形腿	>1 岁
脊柱	后弯、侧弯	学坐后
骨盆	扁平	

一、佝偻病的临床表现

根据临床表现,佝偻病可分为如下 4 期。

1. 初期(早期)　多见于 6 月龄以内,特别是 3 月龄以内的婴儿,主要表现为神经兴奋性增高,如易激惹、烦闹、汗多刺激头皮而摇头引起枕秃(图 11-1)等。但这些并非佝偻病的特异症状,仅作为临床早期诊断的参考依据。此期常无骨骼病变,骨骼 X 线表现正常或钙化带稍模糊;血清 25-(OH)D$_3$下降,甲状旁腺激素(PTH)升高,血钙下降,血磷降低,碱性磷酸酶正常或稍高。

2. 活动期(激期)　早期维生素 D 缺乏的婴儿未经治疗,病情继续加重,出现甲状旁腺功能亢进症和钙、磷代谢失常的典型骨骼改变。

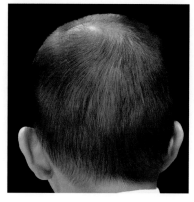

图 11-1　佝偻病初期的枕秃

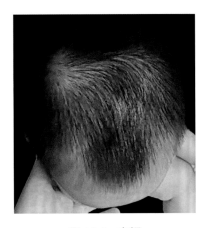

图 11-2 方颅

6 月龄以内婴儿的佝偻病以颅骨改变为主,前囟边较软,颅骨薄。检查者用双手固定婴儿头部,指尖稍用力压迫枕骨或顶骨的后部,可有压乒乓球样的感觉。6 月龄以后,尽管病情仍在进展,但颅骨软化消失。虽然正常婴儿的骨缝周围亦可有乒乓球样感觉,但佝偻病患儿的额骨和顶骨中心部分常逐渐增厚,至 7~8 月龄时,变成"方盒样"头型即方颅(从上向下看)(图 11-2),头围也较正常增大。骨骺端因骨样组织堆积而膨大,沿肋骨方向于肋骨与肋软骨交界处可扪及圆形隆起,从上至下如串珠样突起,以第 7~10 肋骨最明显,称佝偻病串珠(rachitic rosary);手腕、足踝部亦可形成钝圆形环状隆起,称佝偻病手镯、足镯。1 岁左右的患儿可见到胸骨和邻近的软骨向前突起,形成"鸡胸样"畸形。严重佝偻病患儿胸廓的下缘形成一个水平凹陷,即肋膈沟或郝氏沟(Harrison's groove)。

由于骨质软化与肌肉关节松弛,患儿开始站立与行走后双下肢负重,可出现股骨、胫骨、腓骨弯曲,形成严重膝内翻("O"形腿)或膝外翻("X"形腿),有时有"K"形下肢畸形。患儿会坐与站立后,因韧带松弛可致脊柱畸形。严重低血磷可使肌肉糖代谢障碍,导致全身肌肉松弛,肌张力降低和肌力减弱。此期血生化检查不仅血清钙浓度偏低,而且其余指标改变更加显著。X 线片显示长骨钙化带消失,干骺端呈毛刷样、杯口状改变;骨骺软骨盘增宽(>2mm);骨质稀疏,骨皮质变薄;可有骨干弯曲畸形或青枝骨折,骨折可无临床症状。

3. 恢复期 以上任何期经治疗或日光照射后,临床症状和体征将逐渐减轻或消失。血钙、血磷逐渐恢复正常,碱性磷酸酶需 1~2 个月才可降至正常水平。治疗 2~3 周后骨骼有所改善,X 线片出现不规则钙化线。以后,钙化带致密增厚,骨骺软骨盘 <2mm,逐渐恢复正常。

4. 后遗症期 多见于 2 岁以后的儿童,系婴幼儿期严重佝偻病而残留不同程度的骨骼畸形,但已无任何临床症状,血生化正常,X 线检查骨骼干骺端病变消失。

二、佝偻病的诊断与鉴别诊断

1. 佝偻病的诊断 佝偻病的诊断必须依据维生素 D 缺乏的病因、临床表现、血生化及骨骼 X 线检查结果,应注意早期神经兴奋性增高的症状是否具有特异性,如多汗、烦闹等。仅据临床表现的诊断准确率较低,依据骨骼改变的诊断较为可靠,血清 25-(OH)D₃ 水平为最可靠的诊断标准,但很多单位不能检测。血生化与骨骼 X 线检查为诊断的"金标准",但不建议常规做 X 线检查。

2. 佝偻病的鉴别诊断

（1）软骨营养不良：是一种遗传性软骨发育障碍，出生时即可见四肢短、头大、前额突出、腰椎前突、臀部后凸。根据特殊的体态（短肢型矮小）及骨骼 X 线表现进行诊断。

（2）远端肾小管性酸中毒：为远曲小管泌氢不足，从尿中丢失大量钠、钾、钙，继发甲状旁腺功能亢进症，骨质脱钙，从而显现出佝偻病的体征。患儿骨骼畸形显著，身材矮小，有代谢性酸中毒，多尿，碱性尿，除低血钙、低血磷之外，血钾亦低，血氨增高，并常有低血钾症状。

（3）维生素 D 依赖性佝偻病：为常染色体隐性遗传病，可分两型：I 型为肾脏 1- 羟化酶缺陷，使 25-（OH）D$_3$ 转变为 1, 25-（OH）$_2$D$_3$ 发生障碍，血中 25-（OH）D$_3$ 浓度正常；II 型为靶器官受体缺陷，血中 1, 25-（OH）$_2$D$_3$ 浓度增高。两型临床均有严重的佝偻病体征，低钙血症，低磷血症，碱性磷酸酶明显升高及继发性甲状旁腺功能亢进。I 型患儿可有高氨基酸尿症，II 型患儿的重要特征为脱发。

（4）肾性佝偻病：由于先天或后天原因所致的慢性肾功能障碍，导致钙磷代谢紊乱，血钙低，血磷高，甲状旁腺继发性功能亢进，骨质普遍脱钙，骨骼呈佝偻病改变。该病多于幼儿后期症状逐渐明显，形成侏儒状态。

第三节 佝偻病的治疗与预防

维生素 D 缺乏所致的佝偻病治疗起来相对简单，且效价比高，对于营养不良或者伴有低钙血症的患儿通常予以口服维生素 D 和 / 或钙制剂即可。治疗目的在于控制活动期，防止骨骼畸形。

1. 常用的佝偻病治疗方法

（1）补充维生素 D：维生素 D 制剂的选择，究竟是维生素 D$_2$ 还是维生素 D$_3$，以及需要补充多少剂量，这个问题一直备受争议。和维生素 D$_3$ 相比，维生素 D$_2$ 的作用受到越来越多的关注，它既能够升高血清中 25-（OH）D$_3$ 的水平，同时在结束治疗后其血清浓度能迅速下降。部分研究表明这两种制剂升高 25-（OH）D$_3$ 水平的能力相当，其中包括两项在儿童人群中的研究。

治疗的原则应以口服为主，美国内分泌医师协会推荐 0~1 岁婴幼儿给予维生素 D$_2$ 或者维生素 D$_3$ 的剂量为每天 2 000IU 或者每周 50 000IU，连续 6 周，之后每天给予 400IU，对于 1~18 岁的患者也推荐此方案，但是维持剂量为每天 600IU。大剂量维生素 D 与治疗效果无正相关关系,不会缩短疗程,与临床分期无关。采用大剂量治疗佝偻病的方法缺乏可靠的指标来评价血中维生素 D 代谢产物的浓度、维生素 D 的毒性、高血钙的发生以及远期后果,因此大剂量治疗应有严格的适应证。当重症佝偻病有并发症或无法口服维生素 D 者可大剂量肌肉注射维生素 D_3(一次 20 万 ~30 万 IU),3 个月后改为预防量(每天 400IU)。治疗 1 个月后应复查,如临床表现、血生化与骨骼 X 线改变无恢复征象,应与低血磷抗维生素 D 佝偻病鉴别。除采用维生素 D 治疗外,应注意加强营养,保证足够奶量,及时添加转乳期食品,坚持每日户外活动。

(2)补充钙剂:主张从膳食的牛奶、配方奶和豆制品补充钙和磷,只要牛奶足够(每天 500mL 以上),不需要补充钙剂,仅在有低血钙表现、严重佝偻病和营养不足时需要补充钙剂。

2. 佝偻病的预防 佝偻病是一种可以预防的疾病,它的预防应起始于妊娠期。最简单的预防是接受充足的日照,如果无法满足该条件,应该补充维生素 D,其补充剂量目前国际上尚未统一。

一般来说,每天给予 400IU 维生素 D 可充分维持体内维生素 D 的水平,一般不会引起不良的骨骼改变。这表明在排除人种、纬度、日照、污染、社会和文化压力等因素下,该剂量可以满足正常的骨骼生长。一般推荐在儿童停止生长以前每天使用维生素 D $10\mu g$(400IU)作为补充剂量(除外高钙血症及骨肉瘤等禁忌),可以在一定程度上减少佝偻病的发生。

(孙 新 石曌玲)

参 考 文 献

1. ARMAS L A G, HOLLIS B W, HEANEY R P. Vitamin D2 is much less effective than vitamin D3 in humans. J Clin Endocrinol Metab, 2004, 89(11): 5387-5391.

2. CRAVIARI T, PETTIFOR J M, THACHER T D, et al. Rickets: an overview and future directions, with special reference to Bangladesh. J Health Popul Nutr, 2008, 26(1): 112-121.

3. DARLING A L, HART K H, MACDONALD H M, et al. Vitamin D deficiency in UK South Asian Women of childbearing age: a comparative longitudinal investigation with UK Caucasian women. Osteoporos Int, 2013, 24(2): 477-488.

4. GREER F R. 25-Hydroxyvitamin D: functional outcomes in infants and young children. Am J Clin Nutr, 2008, 88(2): 529-533.

5. HOLICK M F. Resurrection of vitamin D deficiency and rickets. J Clin Invest, 2006, 116(8): 2062-2072.

6. HOLICK M F, BINKLEY N C, BISCHOFF-FERRARI H A, et al. Evaluation, treatment, and prevention of

vitamin D defi ciency: an Endocrine Society clinical practice guideline. J Clin Endocrinol Metab, 2011, 96(7): 1911–1930.

7. HOLLIS B W, JOHNSON D, HULSEY T C, et al. Vitamin D supplementation during pregnancy: double-blind, randomized clinical trial of safety and effectiveness. J Bone Miner Res, 2011, 26(10): 2341–2457.

8. PETTIFOR J M. Nutritional rickets. San Diego: Academic Press, 2003.

9. PETTIFOR J M, PRENTICE A. The role of vitamin D in paediatric bone health best practice and research. Clinical Endocrinology and Metabolism, 2011, 25 (4): 573–584.

10. PETTIFOR J M. Vitamin D &/or calcium deficiency rickets in infants &children: a global perspective. Indian J Med Res, 2008, 127 (3): 245–249.

11. SCHLINGMANN K P, KAUFMANN M, WEBER S, et al. Mutations in CYP24A1 and idiopathic infantile hypercalcemia. N Engl J Med, 2011, 365 (5): 410–421.

12. SHAW N J, MUGHAL M Z. Vitamin D and child health: part 2 (extraskeletal and other aspects). Arch Dis Child, 2013, 98 (5): 368–372.

第十二章

骨质疏松与骨衰老

骨质疏松症（osteoporosis，OP）是一种全身性骨骼退行性疾病，其发病机制既与老年人生殖内分泌功能衰退、肌力减弱、消化系统减退和炎症等有关，也与氧化应激引起的骨组织本身衰退改变（骨衰老，aging bone）有关，主要累及 1/3 以上老年人群。初期症状隐匿，随着病情发展，可出现腰背酸痛、身高缩短、驼背或骨折等。骨折及骨折后并发症所致的残疾和死亡，给患者、家庭和社会带来沉重的经济和精神负担。随着人类预期寿命的延长和社会人口老龄化明显加快，骨质疏松症患病人数显著增加，使其与高血压、心脏病、糖尿病等慢性疾病一样，已成为危害老年人健康和生活质量的全球性健康问题。

第一节　骨质疏松症概述

骨是一种代谢活跃且矿化精细的结缔组织，为机体提供机械支撑和脏器保护，又作为钙、磷贮存库维持体内矿盐离子稳定，并参与造血、免疫和糖脂代谢等多系统功能调节。生理（绝经、高龄等）和病理（废用、炎症、内分泌疾病等）原因均可引起骨组织丢失、孔隙增多、机械性能减弱等骨质疏松表现。

一、骨质疏松症定义的历史沿革

现代医学对骨质疏松症的认识可追溯至 100 多年前。18 世纪 20 年代法国病理学家 Jean Lobstein 根据骨组织出现孔隙（pore）增多或多孔（porosity）的病理变化提出 osteoporosis 一词。1941 年美国内分泌学家 Albright 等首次将骨质疏松与绝经后妇女联系起来，指出骨质疏松是卵巢功能衰退、雌激素减少的结果，从而引起广泛关注。随着骨密度（bone mineral density）检测技术建立和发展推动了骨质疏松症的病因学、流行病学、临床诊断与防治的深入研究，逐渐形成共识，并先后于 1990 年第三届国际骨质疏松大会（哥本哈根）和 1993 年第四届国际骨质疏松大会（香港）提出并完善了骨质疏松症的定义，即目前国际上普遍采用的世界卫生组织（WHO）的建议：骨质疏松症是以骨量减少、骨组织显微结构退行性改变为特征，致使骨脆性增加，易发生骨折的一种全身性骨骼疾病。骨量减少是指骨矿物质和骨基质等比例减少。骨组织显微结构退化是指骨小梁变细、稀疏，甚至断裂，骨皮质变薄、多孔等，致使骨力学结构完整性被破坏，应力分散与传递功能丧失。这些变化导致其力学性能下降，使骨骼强度明显下降、骨折风险增加。

脆性骨折是骨质疏松症的主要后果。骨密度仅反映约70%骨力学性能变化，骨基质中胶原结构或交联程度以及矿盐组成的微小变化都会影响骨骼脆性。此外，骨骼几何形状、骨转换速率、微损伤积累（显微骨折）等也是影响骨生物力学性能的重要因素。据此，一些专家强调骨力学性能（如骨强度，bone strength）降低在骨质疏松症定义和诊断中的意义。2001年美国国立卫生研究院（NIH）提出：骨质疏松症是以骨强度下降、骨折风险增加为特征的骨骼系统疾病。该定义强调了骨强度的意义，明确了骨密度只是作为评估骨质疏松症的间接指标。但目前尚缺乏骨强度的精确测定方法，骨密度检测仍是骨质疏松症诊断的主要手段。

二、骨质疏松症分类

（一）病因分类

骨质疏松症可发生于不同性别和任何年龄，多发生于绝经后妇女和老年男性。依据病因可分为原发性骨质疏松症（primary osteoporosis）和继发性骨质疏松症（secondary osteoporosis）两类。

1. 原发性骨质疏松症　原发性骨质疏松症指自然衰老过程中骨组织发生的生理性退行性改变，包括绝经后骨质疏松症（postmenopausal osteoporosis，Ⅰ型骨质疏松症）、老年性骨质疏松症（senile osteoporosis，Ⅱ型骨质疏松症）和特发性骨质疏松症（idiopathic osteoporosis）。绝经后骨质疏松症一般发生于妇女绝经后5~10年，主要与雌激素减少有关。老年性骨质疏松症指70岁以后发生的骨质疏松，是增龄引起的骨、肾、肠等多脏器功能衰退的结果。特发性骨质疏松症主要发生于青少年，原因不明。有人将哺乳期妇女和绝经前女性发生的无明确继发因素的骨质疏松性脆性骨折也归入特发性骨质疏松症。

2. 继发性骨质疏松症　继发性骨质疏松症是由影响骨代谢的疾病或药物诱发的骨质疏松症，如糖皮质激素性骨质疏松症（glucocorticoid induced osteoporosis，GIOP），长期卧床、骨折制动和航天失重等引起的废用性骨质疏松症（immobilization osteoporosis），慢性肾脏病矿物质和骨异常（chronic kidney disease-mineral and bone disorder，CKD-MBD）和甲状旁腺亢进诱发的骨质疏松等。

（二）病理分类

骨质疏松是一种骨转换（骨重建）失衡的疾病。成年后骨代谢活动主要通过骨转换形式进行，在此过程中，破骨细胞吸收骨质产生的陷窝由偶联的成骨细胞分泌的类骨质填补，类骨质进一步矿化成熟形成新的骨基质。在内分泌激素、细胞因子和力学刺激等共同调节下，旧骨吸收和新骨形成保持动态平衡。骨吸收大于骨形成时导致骨量丢失，发生骨质疏松。

依据骨转换病理特点可分为高转换型骨质疏松症（high turnover osteoporosis）和低转换型骨质疏松症（low turnover osteoporosis）。

1. 高转换型骨质疏松症 破骨细胞骨吸收功能和成骨细胞骨形成功能均增强，但以吸收功能增强更明显，同时骨转换速率加快，常见于妇女绝经后早期、甲状旁腺功能亢进症等。

2. 低转换型骨质疏松症 指骨形成功能降低而骨吸收功能增加或减少，转换速率减慢，常见于高龄老人、废用性骨质疏松或物理（如放射）、药物（糖皮质激素、免疫抑制剂等）因素引起的骨代谢障碍。肾病综合征引起的骨代谢改变可呈高转换型、低转换型或二者兼有的混合型。

三、临床表现

多数骨质疏松症患者早期常无明显的自觉症状，往往在骨折后经 X 线或骨密度检查时才发现已有骨质疏松改变。原发性骨质疏松症最典型的临床表现如下。

1. 疼痛 疼痛是患者早期最常见的症状，可有腰背痛或周身酸痛，负荷增加时疼痛加重或活动受限。疼痛系骨转换加快、骨吸收增强引起骨膜下骨质破坏所致。

2. 脊柱变形 脊柱变形是继腰背痛最重要的临床体征，严重者可有身高缩短和驼背，系椎体骨小梁破坏、消失，导致压力下发生椎体变形或压缩性骨折的结果。当累及多个椎体时，可使脊柱缩短、前屈，变形显著者脊柱前倾加剧，形成驼背。多累及第 11、12 胸椎，第 3 腰椎，胸椎体压缩可致胸廓畸形，影响心肺功能等。

3. 脆性骨折 脆性骨折指低能量或非暴力骨折。一般指由站高位置或低于站高位置跌倒，轻度外伤或扭转身体，日常活动如持物、开窗等在无较大外力作用后发生的骨折。常见部位为胸腰椎、髋部、尺桡骨远端和踝关节等。发生一次脆性骨折后再次发生骨折的风险明显增加。

四、诊断

临床上用于骨质疏松症诊断的指标是发生脆性骨折和 / 或骨密度低下。目前骨密度检测仍是骨质疏松症诊断、骨折风险评估、疗效评价的最佳定量指标。骨组织活检形态计量分析可用于与其他代谢性骨病的鉴别。

（一）脆性骨折病史

脆性骨折是骨强度下降的最终体现，50 岁后有过椎体和髋部脆性骨折，即可诊断为骨质疏松症。其他如前臂远端、肱骨近端或骨盆脆性骨折，且骨量减少者可诊断为骨质疏松症。

（二）骨密度低下

骨密度检测方法包括双能 X 线吸收法（dual Energy X-ray absorptiometry, DXA）、单光子吸收法（single photon absorptiometry, SPA）、单能 X 线吸收法（single X-ray absorptiometry, SXA）、定量计算机断层扫描成像（quantitative computed tomography, QCT）、定量超声（quantitative ultrasound, QUS）等，其中 DXA 是目前国际公认的骨密度检测方法。WHO 推荐的骨密度标准是基于 DXA 测定：骨密度值低于同性别、同种族健康成人的骨峰值不足 1 个标准差为正常，降低 1~2.5 个标准差的为骨量低下；降低程度大于等于 2.5 个标准差为骨质疏松症；骨密度降低程度大于等于 2.5 个标准差，同时存在一处或以上脆性骨折时为严重骨质疏松症。现在通常用 T 值（T-score）表示，T 值 =（测定值 - 骨峰值）/ 标准差。T 值 ≥−1.0 为正常；−2.5<T 值 <−1.0 为骨量低下；T 值 ≤−2.5 为骨质疏松症；T 值 ≤−2.5，同时脆性骨折 ≥1，为严重骨质疏松症。（表 12-1）。测定部位的骨密度对预测该部位的骨折风险价值最大，临床上推荐测量部位是第 1~4 腰椎和股骨颈。T 值主要用于反映绝经后妇女和大于 50 岁男性的骨密度水平，对于儿童、绝经前妇女和小于 50 岁的男性，建议用 Z 值表示。Z 值 =（测定值 − 同龄健康人骨密度均值）/ 同龄健康人骨密度标准差。

表 12-1　基于 DXA 测定的骨密度诊断标准

诊断	T 值
正常	T 值 ≥−1.0
骨量低下	−2.5<T 值 <−1.0
骨质疏松症	T 值 ≤−2.5
严重骨质疏松症	T 值 ≤−2.5，脆性骨折 ≥1

（三）X 线片

X 线片可观察骨组织的结构形态，这是对骨质疏松所致骨折进行定性定位诊断的较好方法。但其敏感性低，只有当骨量下降 30% 以上时才可显示出来，对骨密度监测评估的意义不大。由于骨质疏松症患者早期症状不明显，应重视体检中的 X 线检查。如腰痛加重、身高明显缩短时，可选择胸腰椎正侧位摄片进行初步筛查。

（四）实验室检查

骨转换失衡是骨质疏松症的主要病理机制，因此测定相关骨转换生化标志物有利于评估骨转换类型和骨丢失速率，预测骨折风险和判断药物疗效等。临床常用的检测指标包括骨形成和骨吸收两类，其中骨形成指标包括碱性磷酸酶（alkaline phosphatase，ALP）、骨特异性碱性磷酸酶（bone-specific alkaline phosphatase，bALP）、骨钙素（osteocalcin）[又称骨 γ- 羧基谷氨酸蛋白（bone gamma-carboxyglutamic acid-containing protein，BGP）]、I 型原胶原 N 末端前肽或 C 末端前肽（N terminal or C terminal propeptide of type I procollagen，PINP 或 PICP）；骨吸收指标包括抗酒石酸酸性磷酸酶 5b（tartrate resistant acid phosphatase 5b，TRACP5b）、I 型胶原交联 N 末端肽或 C 末端肽（amino-terminal telopeptide or C-terminal telopeptide of type I collagen crosslinks，NTX 或 CTX）、吡啶啉（pyridinoline，PYD）和脱氧吡啶啉（deoxypyridinoline，DPD）。血中钙、磷、25-（OH）D_3、1, 25-（OH）$_2D_3$、PTH 和 FGF_{23} 及雌雄激素等的测定，对与其他代谢性骨病进行鉴别诊断有帮助。

第二节　骨质疏松症的病理生理

骨重建（bone remodeling）是指通过偶联（coupling）的骨吸收和骨形成过程不断清除旧骨、合成新骨的骨组织更新转换过程，是成年后骨组织的主要代谢机制。其作用周期常用基本多细胞单位（basic multicellular unit，BMU）更新过程来表示，包括激活、吸收、逆转、形成等阶段。

在骨吸收刺激因素作用下，首先是破骨细胞（osteoclasts）向骨表面吸收位点募集、吸附和激活，而后由活化的破骨细胞清除陈旧骨组织，此过程一般持续 2 周，可产生深达 40~60μm 的吸收陷窝。该过程受多种因子，包括核因子 κB 受体活化因子配体（receptor activator for nuclear factor κB ligand，RANKL）、巨噬细胞集落刺激因子（macrophage colony-stimulating factor，M-CSF）、IL-1、IL-6 和 PTH、1, 25-（OH）$_2D_3$、降钙素（calcitonin）等激素调控。活化的破骨细胞由膜上整合素受体等与骨基质中的多肽分子（精氨酸 - 甘氨酸 - 天冬氨酸序列，RGD）组成皱褶缘（ruffled border）和封闭带（sealing zone）结构，形成骨吸收微环境区，通过质子泵泌酸（H^+）和分泌抗酒石酸酸性磷酸酶（tartrate resistant acid phosphatase，

TRACP）、组织蛋白酶 K（cathepsin K）、基质金属蛋白酶 -9（matrix metalloproteinase-9, MMP-9）等溶解矿盐，降解有机基质。单个核细胞也参与骨吸收过程。完成吸收后的破骨细胞随之凋亡消失，骨陷窝处被单核细胞、吸收过程释放的骨细胞（osteocytes）和前成骨细胞等覆盖，即逆转期，约持续 2 周。逆转期是骨吸收 / 形成偶联的重要阶段，骨基质中释放的生长因子如转化生长因子 -β（transforming growth factor-β, TGF-β）、胰岛素样生长因子 -1（insulin-like growth factor-1, IGF-1）、骨形态发生蛋白（bone morphogenetic protein, BMP）、血小板源性生长因子（platelet-derived growth factor, PDGF）等在骨吸收 / 形成偶联调节中发挥重要作用。之后，募集和激活成骨细胞（osteoblasts）合成分泌 I 型胶原和非胶原蛋白等，前者交联形成胶原纤维网络，与其他非胶原蛋白一起组成类骨质。此后，成骨细胞通过基质小泡释放高浓度磷、钙以羟基磷灰石微结晶形式沿胶原轴沉积于侧链氨基酸残基上，随着晶体积聚、生长和重新排列逐渐形成矿化成熟的骨基质。完成功能的成骨细胞 50%~70% 发生凋亡，其他的成骨细胞或被包裹于矿化骨基质中形成骨细胞，或附着于骨表面形成衬里细胞（bone-lining cell）。类骨质形成后 5~10 天即开始矿化，初始矿化约为 2 周，最长达 13 周，再次矿化时间长达 24 周。一个周期结束后该位点进入静止期，直到新的周期被激活。通过新旧骨的更新维持钙磷流动，修复微损伤，并适应力学环境改变。成人骨密质的年转换率约为 4%，骨松质的年转换率约为 25%。骨重建活动是在内分泌激素、细胞因子和力学刺激等因素共同调节下进行的，是骨的量和质保持动态平衡的重要生理机制。

一、骨质疏松症与骨转换失衡

骨质疏松症是骨转换失衡的疾病。在一个骨重建周期中，被清除的骨组织量与新合成的骨组织量大致相当。当吸收大于形成时（如增龄），出现骨转换负平衡，导致骨量丢失。此时，如果存在重建周期激活增加、骨转换频率加快（如雌激素缺乏），由于骨形成所需时间远大于骨吸收所需时间，将进一步造成骨量快速丢失。

二、骨质疏松症病理机制

骨量减少和骨强度下降是骨质疏松症的基本特征。一定骨量的维持取决于骨量的储备（峰值骨量）和骨丢失程度，后者受骨重建平衡和骨重建速率影响。峰值骨量或峰值骨强度低下是骨质疏松症的易发因素。破骨细胞骨吸收功能亢进和成骨细胞骨形成功能低下是骨质疏松症重要的病理机制，而高龄可以作为独立因素导致骨量丢失和骨脆性增加（图 12-1）。

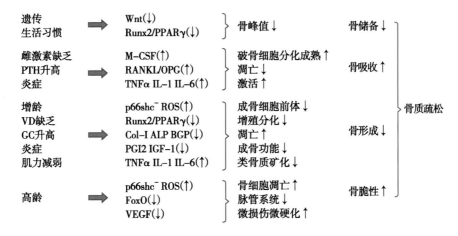

图 12-1　骨质疏松的发病机制

（一）峰值骨量和峰值骨强度低下

峰值骨量（peak bone mass）和峰值骨强度（peak bone strength）指青年时期所能达到的一生最大骨量和最大骨强度。峰值骨量或峰值骨强度低下使骨量或骨强度储备减少，相同骨丢失程度更易发生骨质疏松。峰值骨量和峰值骨强度低下主要受遗传因素决定，也与骨骼发育阶段营养缺乏，包括钙和维生素 D 摄取不足，缺少运动及吸烟、嗜酒等不良生活习惯有关。

（二）骨吸收功能亢进

破骨细胞骨吸收功能增强是骨质疏松症的主要病理机制。雌激素缺乏、继发甲状旁腺功能亢进症和炎症因子升高是引起骨吸收加速的重要原因。

1. 雌激素缺乏　破骨细胞、成骨细胞和骨髓基质细胞均含有雌激素受体，雌激素可直接抑制破骨细胞骨吸收活性，同时通过成骨细胞、骨髓基质细胞等抑制破骨细胞分化和成熟，促进其凋亡。其作用机制包括：①干扰 RANKL-RANK 调节轴，雌激素可以促进骨保护蛋白（osteoprotegerin，OPG）的合成和分泌，抑制 RANKL 的表达，抑制破骨细胞分化；②抑制炎性因子表达，雌激素抑制骨髓基质细胞、单核细胞和 T 淋巴细胞中 IL-1、IL-6 或肿瘤坏死因子（tumor necrosis factora，TNF）等炎症因子合成和分泌，下调 IL-7 和 γ 干扰素（interferon gamma，IFN-γ）表达。TNF 和 IL-1 可以促进基质细胞 IL-6 和 M-CSF 表达，促进破骨细胞分化发育；③抗氧化作用，雌激素可降低骨组织活性氧（reactive oxygen species，ROS）水平，抑制骨细胞凋亡，从而抑制破骨细胞激活。因而，雌激素缺乏可以促进破骨细胞分化成熟和骨吸收，增加破骨细胞激活频率，增加骨转换速率，导致骨吸收明显加速，造成骨量快速丢失和骨微结构破坏，使骨折风险增加。绝经后 5~10 年妇女骨小梁丢失将增加 20%~30%，骨密质丢失增加 5%~10%,同时呈现吸收表面增加,吸收陷窝加深和骨小梁缺损、断裂,骨密质变薄,多孔等形态计量学特征。

2. 甲状旁腺激素相对增多　甲状旁腺激素是调节血钙水平的重要激素。血钙水平降低时 PTH 升高,PTH 通过促进破骨细胞骨吸收等作用动员骨钙入血,维持血钙稳定。老年人肠钙吸收减少,肾脏功能减退导致活性维生素 D[1,25-(OH)$_2$D$_3$]生成减少,同时日照不足、钙和维生素 D 摄入不足,从而引起 PTH 继发性升高。钙和维生素 D 缺乏并继发甲状旁腺功能亢进症是老年性骨质疏松症的重要病理基础。雌激素缺乏导致肠上皮细胞和肾小管上皮细胞钙离子转运障碍,引起钙吸收和重吸收减少,也可诱发 PTH 升高。升高的 PTH 通过促进成骨细胞和骨髓基质细胞表达分泌 RANKL 和单核细胞趋化因子-1(monocyte chemoattractant protein-1,MCP-1),下调 OPG 表达,促进破骨细胞分化和骨吸收活性,引起骨吸收增加。

3. 炎症因子升高　局部炎症因子升高并释放入血可激活破骨细胞,引起继发性炎性骨质疏松症。类风湿关节炎(rheumatoid arthritis,RA)患者肿胀的滑膜组织(包括滑膜成纤维细胞和 T 淋巴细胞)可释放多种炎症因子,如 IL-1、IL-6、IL-11、IL-15、IL-17、TNF、RANKL 和 M-CSF 等。这些炎症因子释放入血将发挥激素样作用,促进破骨细胞分化,抑制其凋亡,引起骨吸收增加。TNF 或 IL-1 抗体可有效阻止炎性骨量丢失。

（三）骨形成功能减退

单纯骨吸收增强不一定导致骨质疏松,骨转换中骨形成能力相对不足是骨转换负平衡的主要原因。增龄、维生素 D 缺乏和糖皮质激素(glucocorticoid,GC)增加或增敏,是成骨细胞骨形成功能减退的重要病理机制。炎症和肌力减退也可引起骨形成功能降低。研究显示,绝经早期骨吸收和骨形成都增加,但骨吸收指标增加约 2 倍,而骨形成指标增加仅约 50%,导致骨转换负平衡、骨量丢失。

1. 增龄　增龄过程中成骨细胞数量减少是骨形成功能降低的主要原因,其机制包括:①增龄导致骨髓间充质干细胞明显减少;②骨髓间充质干细胞向成骨细胞分化数量减少。增龄引起过氧化物酶增殖物激活受体 γ(peroxisome proliferator-activated receptors gamma,PPARγ)激活,使老年骨髓基质细胞成脂分化增强、成骨分化降低,导致骨髓中脂肪细胞增加、成骨细胞减少。成骨分化降低也与硬骨抑素(sclerostin)的抑制作用有关。增龄可引起骨细胞中硬骨抑素表达升高,后者干扰 Wnt/β-catenin 通路,抑制成骨细胞分化;③成骨细胞增殖能力降低,与胰岛素样生长因子-1(insulin-like growth factor-1,IGF-1)减少有关。增龄引起生长因子(growth hormone,GH)合成减少,导致 IGF-1 合成分泌减少;④成骨细胞凋亡增加,可能与氧化应激损伤和内源性糖皮质激素增加或增敏有关。增龄可减弱 GC 对促肾上腺皮质激素(adrenocorticotropic hormone, ACTH)的负反馈作用,激活 I 型 11β- 羟基类固醇脱氢酶(hydroxysteroid dehydrogenase, HSD),增加内源性 GC 生成或提高敏感性,后者通过衔接蛋白 p66^{shc}(66-kDa isoform of the growth factor adaptor Shc)途径引发活性氧(ROS)扩增,导致成骨细胞凋亡。这些因素共同作用引起成骨细胞前体减少、成骨分化减退和成骨细胞凋亡增加等,导致成骨细胞数量减少,基质合成能力减退,骨形成功能低下。

2. 维生素 D 缺乏　维生素 D 缺乏或抵抗是骨质疏松的易发因素。维生素 D 由胆固醇衍生而来。食物中的麦角骨化醇(外源的)和皮肤"光合作用"转化的胆骨化醇(内源的),在肝脏经 25- 羟化酶催化生成 25-(OH)D$_3$,再经肾 1a- 羟化酶催化生成 1,25-(OH)$_2$D$_3$,发挥对骨代谢的调节作用。成骨细胞富含维生素 D 受体(VDR),维生素 D 与之结合后可促进成骨细胞 I 型胶原、ALP、BGP 等合成和分泌,促进类骨质矿化和骨形成。此外,维生素 D 可上调低密度脂蛋白受体相关蛋白 5(low density lipoprotein receptor related protein 5, LRP5)表达,进而激活 wnt 通路,促进成骨细胞分化。老年人易出现维生素 D 不足和活化障碍,影响成骨细胞分化和基质蛋白合成、分泌,引起骨矿化不良,导致继发性甲状旁腺功能亢进症和骨质疏松症,严重的可导致骨软化(osteomalacia)。此外,成骨细胞表达 1α- 羟化酶和 24- 羟化酶,可利用 25-(OH)D$_3$ 合成 1,25-(OH)$_2$D$_3$,维生素 D 缺乏可能也通过干扰 1,25-(OH)$_2$D$_3$ 的旁分泌、自分泌功能,进而影响成骨细胞分化或基质合成。

3. 糖皮质激素增多或致敏　糖皮质激素是强烈的骨形成抑制剂,长期使用糖皮质激素是骨质疏松的常见继发因素。糖皮质激素通过激活 p66^{shc} 引起细胞 ROS 扩增,促进成骨细胞凋亡。此外,糖皮质激素也通过上调 DKK-1(Dickkopf 1)的表达,抑制 wnt 通路,抑制成骨细胞前体分化。

4. 其他　炎症因子升高和肌力减退也可降低骨形成。TNF 可抑制 IGF-1、osterix、RUNX$_2$ 等促骨形成因子表达,同时可通过诱导 DKK-1 表达,抑制 wnt 通路,或激活 Smad 泛素化调节因子(Smad ubiquitin regulatory factor, Smurf),抑制骨形态发生蛋白 2(bone morphogenetic protein-2, BMP-2)信号传递,抑制成骨细胞分化和骨形成功能。成骨细胞可通过 piezo1 等分子感受力学刺激。肌肉萎缩(肌少症, sarcopenia)、长期卧床和失重等力学刺激减少,均可引起成骨细胞分化和基质合成功能减退。

在骨形成过程中,成骨细胞合成分泌类骨质并引导其逐渐矿化成熟。局部钙、磷的有序富集是类骨质矿化的基础。成骨细胞合成分泌的 ALP 作用于有机磷酸盐,可增加局部磷酸盐浓度。非胶原蛋白,如纤维连接蛋白(fibronectin, FN)、骨桥蛋白(osteopontin, OPN)和骨涎酸蛋白（bone sialoprotein, BSP）等与钙高度亲和，对促进矿化、提高矿化基质强度均有重要作用。维生素 D 可提高成骨细胞 ALP 和非胶原蛋白的合成分泌，促进类骨质矿化。骨基质的正常矿化对良好的骨强度至关重要，矿化异常包括矿化过度和矿化不足（低下），前者如骨硬化（osteosclerosis）、骨质增生（hyperostosis）、强直性脊柱炎（ankylosing spondylitis）等，后者如骨质矿化不良、骨软化症（osteomalacia）、佝偻病（rickets）等。

（四）高龄

高龄是引起骨质疏松症的独立因素。除引起骨形成功能明显减退外，高龄时骨转换减慢、骨基质更新周期延长，将导致微损伤累积。同时，骨细胞凋亡增加可使骨组织中骨细胞明显减少，导致脉管系统萎缩，骨组织含水量减少，弹性降低，感知和适应环境的能力减弱。骨细胞丧失也与骨细胞陷窝过度矿化（骨微硬化，micropetrosis）有关。这些改变影响骨组织应力分散，导致骨脆性增加。此外，高龄还与肌肉萎缩、视力下降、平衡能力降低有关，造成跌倒风险增大。

第三节　骨质疏松症的治疗原则与药物

一、治疗原则

骨质疏松症的治疗目的在于延缓骨量丢失，避免初次和再次骨质疏松性骨折的发生。应坚持早防早治、基础措施和药物治疗并重的原则，消除危险因素，调整骨转换平衡，改善骨量和骨质量，降低骨折风险。基础措施包括：均衡膳食（富含钙、低盐、适量蛋白质的食物），补充钙剂和维生素 D，纠正负钙平衡；增加户外运动，增强肌力；预防跌倒风险，加强自身和环境的保护措施；积极治疗原发疾病；减少抽烟喝酒；慎用影响骨代谢的药物等。在此基础上对已有的骨质疏松症积极药物治疗。

二、治疗药物

成骨细胞骨形成功能减退和破骨细胞骨吸收功能活跃导致的骨重建失衡，是骨质疏松症主要的病理机制，因此抑制骨吸收和促进骨形成就成为药物治疗的主要方向。抑制骨吸收的药物包括：抑制破骨细胞激活的雌激素和选择性雌激素受体调节剂，抑制破骨细胞活性的双膦酸盐和降钙素，以及针对破骨细胞分化（OPG-RANKL-RANK 调节轴）、骨吸收功能（组织蛋白酶 K、质子泵、碳酸酐酶Ⅱ）和骨附着功能（RGD）的生物制剂等。促进骨形成的药物包括：PTH、IGF-1 及针对 Wnt/β-catenin 通路的硬骨抑素抗体等。具有双向调节作用的有雷尼酸锶、活性维生素 D、维生素 K$_2$ 和中药等。

（一）骨吸收抑制剂

1. 双膦酸盐类　双膦酸盐（bisphosphonate）是焦磷酸盐的稳定类似物，以 P-C-P 为结构特征，与骨羟基磷灰石有高度亲和力，可特异结合到骨转化活跃的骨表面。随细胞吞噬进入破骨细胞内，代谢成 ATP 毒性类似物（非含氮双膦酸盐）或抑制法呢二磷酸（farnesyl diphosphate，FPP）合成等（含氮双膦酸盐）而触发其凋亡，进而抑制骨吸收。临床研究证明，双膦酸盐不仅可防治骨丢失，还可使骨量增加，降低椎体和非椎体骨折风险。双膦酸盐在肠道的吸收率仅为 1%~3%，并受食物、钙剂、铁剂等影响，服药 6h 后 50% 沉积于骨，骨中半衰期可长达数月和数年，其余以原型随尿液排出。目前临床常用的为第二代和三代产品，如阿仑膦酸钠、唑来膦酸钠和埃本膦酸钠等。

2. 降钙素类　降钙素为钙调节激素，由甲状腺滤泡旁 C 细胞分泌，可抑制破骨细胞分化和骨吸收活性，抑制骨吸收。其临床应用特点是可缓解骨质疏松性骨痛，目前应用于临床的有鲑鱼降钙素和鳗鱼降钙素。

3. 雌激素类　雌激素（estrogen）可降低骨转换，有效阻止骨丢失。临床研究证明雌激素替代疗法（estrogen replacement therapy，ERT）或激素补充治疗（hormone replacement therapy，HRT）都可阻止骨丢失，并可促进骨形成，降低骨质疏松性椎体和非椎体骨折发生率。补充雌激素有增加乳腺和子宫等患癌风险，应严格掌握适应证，避免禁忌证，并定期监测乳腺和子宫安全。

4. 选择性雌激素受体调节剂　选择性雌激素受体调节剂（selective estrogen receptor modulator，SERM）可选择性结合靶器官中不同的雌激素受体，从而发挥不同的调节作用，如他莫昔芬（tamoxifene）和雷洛昔芬（raloxifene）等，与骨骼中的雌激素受体结合，表现为类雌激素样作用，抑制骨吸收，而在乳腺和子宫则表现为抗雌激素样作用，因而可以避免刺激子宫和乳腺。SERM 适用于治疗无更年期症状无血栓疾病的绝经后骨质疏松症。

5. 狄诺赛麦　狄诺赛麦（denosumab）为 RANKL 抗体，可中和升高的 RANKL，抑制破骨细胞分化成熟，促进其凋亡，减少骨吸收和骨转换，可用于骨折风险高的绝经后骨质疏松症。

6. 奥当卡替　奥当卡替（odanacatib）是组织蛋白酶 K（cathepsin K，CTSK）的抑制剂，可有效抑制破骨细胞骨吸收。Ⅲ期临床结果表明，用 odanacatib 治疗 5 年可促进腰椎和全髋骨密度增加。与安慰剂比较，腰椎骨密度增加 11.2%，全髋关节骨密度增加 9.5%，明显降低骨质疏松性髋部、脊柱和非椎骨骨折风险。

（二）骨形成刺激剂

主要有 PTH 类药物。PTH 可以促进成骨细胞前体增殖分化,增加成骨细胞数量和活性。小剂量 PTH 间断使用可促进骨形成。临床研究证明 rhPTH$_{1-34}$ 可有效治疗严重骨质疏松症,提高骨密度,降低椎体和非椎体骨折风险。治疗期间应监测血钙变化,防治高血钙。但由于毒理试验中 PTH 诱发大鼠成骨肉瘤的风险与剂量和治疗时间有关,故治疗时间应不超过 2 年。

（三）双向调节剂

1. 锶盐　人工合成的雷尼酸锶（strontium ranelate）可促进成骨细胞前体细胞增殖和成骨细胞基质蛋白合成与分泌,抑制破骨细胞骨吸收活性,适用于各型骨质疏松症。

2. 维生素 K$_2$　维生素 K$_2$ 是谷氨酸 γ 羧化酶的辅酶,参与维生素 K 依赖蛋白（如骨钙素）的翻译后羧化,可增强成骨细胞合成基质的活性,抑制其凋亡;可抑制破骨细胞形成,诱导其凋亡。

3. 活性维生素 D　活性维生素 D 包括 1,25-（OH）$_2$D$_3$ 和 1α-（OH）D$_3$,后者需经肝脏 25 羟化酶羟化生成活性维生素 D,主要通过增加肠钙吸收,抑制 PTH 分泌,促进成骨细胞分化和骨基质矿化,提高骨量和骨质量,预防老年人骨折发生。

4. 中药　补肾、健脾、活血化瘀等中药单方或组方,有改善临床症候,减轻骨痛、延缓骨量丢失等作用,但其降低骨折风险尚缺乏大型临床研究结果支持。

第四节　骨质疏松与骨衰老

骨衰老是增龄引起的以成骨细胞分化减少、骨细胞凋亡增加为特征的骨组织生理性退行性改变。当叠加生殖内分泌等其他器官功能衰退,如卵巢（雌激素缺乏）、肾上腺（糖皮质激素增多或敏感性增强）、肾（活性维生素 D 缺乏、低钙、继发甲状旁腺功能亢进症）和骨骼肌（肌少症、废用）等,共同导致骨量减少、骨强度降低等骨质疏松表现。氧化应激是骨衰老发生的核心机制。

一、氧化与抗氧化

氧化应激（oxidative stress, OS）是细胞氧化活性增强或抗氧化活性减弱引起的细胞内氧化还原失衡状态。持续或过度的氧化应激可导致细胞蛋白、脂肪和 DNA 等生物大分子损伤,诱发其衰老改变。活性氧（reactive oxygen species, ROS）过剩是其物质基础。

（一）活性氧的产生

ROS 主要来源于线粒体氧化磷酸化过程的电子外溢和脂肪酸代谢（氧化），其他如炎症反应、药物代谢、紫外线或电离辐射等也可引起 ROS 增加。自由电子可被氧捕获形成超氧阴离子自由基（$O_2^- \cdot$）、过氧化氢（H_2O_2）和羟自由基（$\cdot OH$）等，其中羟自由基化学性质活泼，氧化性极强。而过氧化氢半衰期长，细胞浓度高，可产生羟自由基，因而生物效应更重要。低浓度 ROS 可通过半胱氨酸残基氧化触发细胞内一系列信号传递，发挥生理调节作用。过量的 ROS 则引起核酸损伤、脂质和氨基酸氧化及酶失活等而造成细胞伤害，并通过 p66[she] 激活细胞凋亡。

（二）机体对活性氧的反应

机体为应对过量 ROS 的伤害，一方面通过增强抗氧化机制（包括抗氧化物和转录因子等）和损伤修复机制（细胞周期阻滞、DNA 修复等）清除自由基，修复 DNA 损伤；另一方面通过启动自噬（autophagy）或凋亡（apoptosis）更新受损的细胞器和细胞，维持细胞和脏器功能稳定。体内抗氧化物质包括：超氧化物歧化酶（Superoxide dismutase, SOD）、过氧化氢酶（hydrogen peroxidase 或 catalase, CAT）、谷胱甘肽（glutathione, GSH）和硫氧还蛋白（thioredoxin, TrX）等。这些物质通过分解活性氧，或作为递氢体促进过氧化物转化清除 ROS。转录因子 FoxO（Forkhead box protein O）激活是细胞抗氧化的另一重要机制。FoxO 在细胞核质间往返穿梭，氧化应激可通过磷酸化、泛素化和乙酰化等多种机制使其积聚于细胞核，增强靶基因转录活性，如上调 SOD 和 CAT 表达等，提高细胞抗氧化酶活性，同时诱发细胞周期阻滞，促进 DNA 修复，或诱导损伤使细胞凋亡。转录因子 β- 连环蛋白（β-catenin）通过与 FoxO 结合，增强其转录活性，发挥抗氧化作用。细胞自噬可通过清除受损线粒体，减少氧自由基产生。

（三）增龄与氧化应激

随着年龄增加，线粒体受损增加，骨组织抗氧化酶活性降低，磷酸化 p66[she] 增加，ROS 浓度升高，细胞氧化应激水平不断升高。其机制包括：

1. 细胞内受损线粒体累积　导致自由电子外溢增加，ROS 生成增多。氧化应激损伤又造成线粒体损伤，加重氧化应激状态。

2. 抗氧化能力减退　抗氧化物质消耗增多，抗氧化酶活性降低，转录因子 FoxO 和 β-catenin 表达降低等。

3. 氧化脂质增多　增龄过程中脂氧合酶，如 15- 脂氧合酶（arachidonate 15-lipoxygenase, Alox15）升高，引起亚油酸、亚麻酸和花生四烯酸等多聚不饱和脂肪酸（polyunsaturated

fatty acid，PUFA）氧化，生成一系列不饱和酸、醛等脂质过氧化物，如 9- 氢过氧化十八碳二烯酸（9-hydroperoxyoctadeca dienoic acid，9-HPODE）、9- 羟十八碳二烯酸（9-hydroxyoctadeca dienoic acid，9-HODE）和 4- 羟基壬烯醛（4-hydroxynonenal，4-HNE）等，消耗体内 GSH 等抗氧化物质等。

4. p66^{shc} 激活　p66^{shc} 是线粒体内膜适配分子，磷酸化 p66^{shc} 可分解 O_2 产生 H_2O_2，同时灭活 FoxO，抑制 SOD 转录，引发 ROS 快速扩增。p66^{shc} 激活是氧化应激发生的关键，增龄过程中 p53 上调，脂质氢过氧化物（如 4-HNE）累积和升高的糖皮质激素，都可通过激活 p66^{shc} 引发 ROS 快速升高。

二、氧化应激与骨衰老

氧化应激致骨衰退变化的直接证据源于对模型鼠的实验研究，如 SOD 缺失和 FoxO 缺失等。SOD 可通过催化超氧阴离子自由基（O_2^-·）生成分子氧（O_2）和 H_2O_2，后者在过氧化氢酶等作用下生成水和分子氧。其亚型包括 SOD1（CuZn-SOD，胞浆型）、SOD2（Mn-SOD，线粒体型）和 SOD3（胞外型）。SOD1 缺失引起细胞内 ROS 积聚，导致成骨细胞和破骨细胞数量减少，模型鼠（SOD1$^{-/-}$）骨密质和骨松质骨量丢失。维生素 C 抗氧化治疗对其有明显纠正作用。FoxO 是一类含叉头形 DNA 结合域的 O 型转录因子，包括 FoxO1、FoxO3、FoxO4 和 FoxO6，可通过上调 SOD 和 CAT 等的表达，提高细胞抗氧化酶活性，同时诱发细胞周期阻滞，促进 DNA 修复，其中 FoxO1 和 FoxO3 在骨组织抗氧应激中发挥重要作用。条件性剔除 FoxO1，FoxO3，FoxO4 可引起模型鼠（Mx-Cre$^+$；FoxO1，3，4$^{L/L}$）成骨细胞和骨细胞凋亡增加，成骨细胞数量减少，导致骨密质和骨松质骨量丢失。而成骨细胞过表达 FoxO3 鼠（Ocn-Cre；FoxO3^c），则表现为细胞 ROS 水平降低，成骨细胞和骨细胞凋亡减少，成骨细胞数量增加，模型鼠骨量增加。同样，特异性剔除成骨细胞 FoxO1，可引起模型鼠（FoxO1$_{ob}^{-/-}$）骨组织 ROS 增加和成骨细胞数量减少，导致骨密质和骨松质骨量丢失。给予 N- 乙酰半胱氨酸（N-acetylcysteine，NAC）抗氧化治疗可纠正其骨丢失。这些研究证实，氧化应激可导致成骨细胞 / 骨细胞凋亡增加，成骨细胞数量减少，功能减退等骨衰退改变。

骨髓间充质干细胞（bone mesenchymal stem cell，BMSC）是成骨细胞前体细胞。研究表明，增龄过程中 BMSC 增殖能力和成骨分化能力持续降低，这些变化与 BMSC 中过氧化物水平升高、抗氧化酶活性降低等氧化应激损伤有关。氧化应激可促使转录因子 β-catenin 与 FoxO 结合，从而抑制其与 T 细胞特异转录因子（T cell specific transcription factor，TCF）或淋巴增强因子（lymphoid enhancer factor，LEF）的结合，干扰 wnt 信号传递，抑制其向成骨细胞分化。此外，氧化应激过程中产生的 ROS 也可通过激活 GSK-3β 或上调 Dkk1 表达，干扰 wnt/βcatenin 信号传递，影响成骨细胞分化。增龄过程中持续的氧化应激引起成骨细胞增殖受阻、分化减退，同时凋亡增加，导致成骨细胞数量减少和成骨功能减退（图 12-2）。

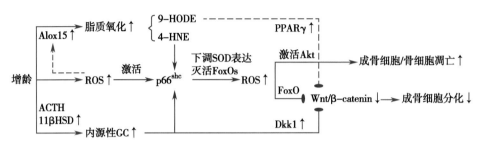

图 12-2　氧化应激引起骨衰老的作用途径

三、骨细胞凋亡

骨细胞凋亡增加是骨衰老的特征之一。骨细胞是包裹在骨基质中的成骨细胞，为其分化终末状态。骨细胞占骨组织细胞总量的 95%，通过脉管系统与突触相互之间或与骨表面其他细胞之间形成联系网络，感受内分泌激素或力学刺激等变化。除通过分泌成纤维细胞生长因子 23（fibroblast growth factor 23，FGF23）参与磷调节外，骨细胞还通过表达分泌 RANKL 和硬骨抑素调节破骨细胞和成骨细胞功能，调控骨转换进程。FGF23 浓度增加，如常染色体显性遗传低磷性佝偻病和肿瘤诱导性佝偻病/骨软化症患者中，通过抑制肾小管上皮细胞磷重吸收和 1, 25-(OH)$_2$D$_3$ 合成，引起磷丢失和骨矿化不良。RANKL 分泌增多，可促进破骨细胞分化，增强骨吸收，增加骨丢失。硬骨抑素表达增加，通过竞争结合低密度脂蛋白受体相关蛋白 5/6（low density lipoprotein receptor-related protein，LRP5/6），干扰 Wnt/β-catenin 通路，抑制成骨细胞分化和骨形成。应用硬骨抑素抗体可促进骨形成，增加骨密度。

骨细胞更新较慢（骨转换时与骨基质同步更新），是氧化应激损伤易累积的细胞。增龄过程中骨细胞凋亡增加、骨细胞数量（密度）减少可能与乏氧诱导因子 -1α（hypoxia inducible factor，HIF-1α）介导的氧化应激增强和自噬减少有关。HIF-1α 可激活骨细胞线粒体中的 p66^{shc}，引发 ROS 扩增，引起细胞膜渗透性增加，启动细胞凋亡。同时，HIF-1α 激活核因子 NF-κB（nuclear factor-kappa B）通路，抑制细胞自噬。电镜观察到高龄鼠骨细胞内有脂褐质堆积，显示自噬活动减弱。骨细胞自噬相关基因 7（autophagy-specific gene 7）缺失（自噬功能丧失）导致氧化应激增多、骨转换减低和低骨量等老年性骨衰退改变。

骨细胞凋亡是破骨细胞激活的因素之一。骨细胞凋亡可引发微损伤周围 100~300μm 范围内 RANKL 高表达。同时,凋亡的骨细胞 OPG 表达也较未发生凋亡的骨细胞明显降低。这样,氧化应激可通过骨细胞凋亡激活破骨细胞,造成骨量减少、骨微结构破坏等。

此外,骨细胞的存在对维持骨组织含水量,增加其弹性也很重要。骨细胞丧失可致组织含水量减低,并引起骨细胞陷窝过度矿化(骨微硬化,micropetrosis),影响骨组织弹性和应力分散功能,导致骨脆性增加。

四、骨衰老与骨质疏松

骨衰老是骨质疏松发生的重要基础。成骨细胞数量减少、成骨细胞 / 骨细胞凋亡增加是骨衰老典型的细胞学特征。增龄过程中持续的氧化应激导致成骨细胞前体细胞减少、成骨分化减退和成骨细胞及骨细胞凋亡增加。当叠加雌激素缺乏时,骨吸收增强、骨转换加快,将加重骨量丢失和骨微结构破坏,导致骨强度明显下降,发生骨质疏松(高转换)。高龄时过剩的氧化脂质对 PPARγ 激活增加,同时内源性糖皮质激素升高或敏感性增强,进一步抑制成骨细胞前体细胞的分化,加重成骨细胞和骨细胞凋亡,使雌激素缺乏导致的高转换状态逐渐形成低转换。

总之,骨衰老观念强调了骨细胞在骨衰退过程中的作用,特别是氧化应激机制的阐明,丰富了骨质疏松症病理机制的认识,为通过抗氧化维持骨稳态、延缓骨衰老提供了理论依据,为骨质疏松症防治提供了新的思路。

(高建军　王洪复)

参 考 文 献

1. BONEWALD L F. The amazing osteocyte. J Bone Miner Res, 2011, 26(2): 229-238.

2. COSMAN F, CRITTENDEN D B, ADACHI J D, et al. Romosozumab Treatment in Postmenopausal Women with Osteoporosis. N Engl J Med, 2016, 375(16): 1532-1543.

3. CANALIS E. Wnt signalling in osteoporosis: mechanisms and novel therapeutic approaches. Nat Rev Endocrinol, 2013, 9(10): 575-583.

4. IYER S, AMBROGINI E, BARTELL S M, et al. FOXOs attenuate bone formation by suppressing Wnt signaling. J Clin Invest, 2013, 123(8): 3409-3419.

5. KRAENZLIN M E, MEIER C. Parathyroid hormone analogues in the treatment of osteoporosis. Nat Rev Endocrinol, 2011, 7(11): 647-656.

6. KHOSLA S, MELTON L J, RIGGS B L. The unitary model for estrogen deficiency and the pathogenesis of osteoporosis: is a revision needed? J Bone Miner Res, 2011, 26 (3): 441-451.

7. 李恩, 薛延, 王洪复, 等 . 骨质疏松鉴别诊断与治疗 . 北京: 人民卫生出版社, 2005.

8. MARIE P J. Bone cell senescence: mechanisms and perspectives. J Bone Miner Res, 2014, 29 (6): 1311-1321.

9. MANOLAGAS S C. From estrogen-centric to aging and oxidative stress: a revised perspective of the pathogenesis of osteoporosis. Endocr Rev, 2010, 31 (3): 266-300.

10. MANOLAGAS S C, ALMEIDA M. Gone with the Wnts: beta-catenin, T-cell factor, forkhead box O, and oxidative stress in age-dependent diseases of bone, lipid, and glucose metabolism. Mol Endocrinol, 2007, 21 (11): 2605-2614.

11. NIH. Consensus Conference: Osteoporosis prevention, diagnosis, and therapy. JAMA, 2001, 285 (6): 785-795.

12. NOJIRI H, SAITA Y, MORIKAWA D, et al. Cytoplasmic superoxide causes bone fragility owing to low-turnover osteoporosis and impaired collagen cross-linking. J Bone Miner Res, 2011, 26 (11): 2682-2694.

13. ROSEN C J. Primer on the Metabolic Bone Disease and Disorders of Mineral Metabolism. 7th ed. Washington DC: ASBMR, 2008.

14. RACHNER T D, KHOSLA S, HOFBAUER L C. Osteoporosis: now and the future. Lancet, 2011, 377 (9773): 1276-1287.

15. World Health Organization. Assessment of fracture risk and its application to screening for postmenopausal osteoporosis. Report of a WHO Study Group. World Health Organ Tech Rep Ser, 1994, 843: 1-129.

16. WEINSTEIN R S. Glucocorticoid-induced bone disease. N Engl J Med, 2011, 365 (1): 62-70.

17. 徐苓 . 骨质疏松症新进展 . 上海: 上海科学技术出版社, 2011.

18. 中华医学会骨质疏松和骨矿盐疾病分会 . 原发性骨质疏松症诊治指南 (2017). 中华骨质疏松和骨矿盐疾病杂志, 2017, 10: 413-444.

第十三章

遗传性骨骼疾病

第一节　概　　述

遗传性骨骼疾病泛指发生在骨骼系统的遗传性病变,包括病变主要在骨骼系统的遗传性疾病,以及一些出现骨骼系统异常的系统性遗传性疾病或综合征。此类疾病涉及范围广,病情种类繁杂。为了对这些疾病进行更好的认识、诊断和治疗,一些学者和国际组织提出了相关分类标准。比较有代表性的是国际骨发育不良协会(international skeletal dysplasia society , ISDS)制订的一系列标准,该协会从 20 世纪 70 年代开始定期举行会议,公布最新的遗传性骨骼疾病研究成果和进展,同时补充和完善遗传性骨骼疾病的诊断标准和相关术语。最新一版的遗传性骨骼疾病诊断标准制订于 2010 年,相关内容公布于 ISDS 网站(www.isds.ch)。根据该标准,遗传性骨骼疾病累计 456 种,可以分为 40 组,其中 316 种疾病的致病基因已明确,涉及 226 个基因。

遗传性骨骼疾病的特点在于:①临床表型差异大。一些患者无明显临床症状,通常是在体检或检查其他疾病时偶然发现。病情严重者出现严重畸形甚至死亡。②多发骨折、感染和畸形是较常见的症状。一些患者以外形改变、骨髓炎、反复肿胀等原因就诊于骨科或其他门诊。③骨骼畸形严重时可挤压邻近组织,表现出一系列的症状,如脑组织或神经组织受压迫造成的脑积水、视神经萎缩,胸廓受压造成的呼吸困难等。④X 线检查对判断遗传性骨骼疾病至关重要,如骨硬化症患者骨质呈现高密度影像,成骨不全者具有骨质疏松样改变,而巨颌症者则表现为多囊性改变等。颅骨的形状,颅缝是否闭合,颅顶骨骼的厚薄、密度等都有助于遗传性颌骨疾病的诊断。

在众多的遗传性骨骼疾病中,成骨不全和骨硬化症是两种非常有代表性的遗传性骨骼疾病,两者均会出现骨折、畸形、感染等临床症状,但其产生的机制完全不同,成骨不全主要与成骨功能或活动异常有关,而骨硬化症主要与破骨活动障碍有关。

第二节　成 骨 不 全

一、概述

成骨不全（osteogenesis imperfecta, OI）又称脆骨病（brittle bone disease）或脆骨蓝巩膜综合征（blue sclera-brittle bones），是一种因 I 型胶原合成或功能障碍而导致多种结缔组织缺陷的遗传性疾病，骨骼脆性增加是其典型的临床特征，其他临床特征还包括蓝色巩膜、牙本质发育不全、听力丧失、长骨和脊柱骨畸形，以及关节活动异常等。疾病严重程度不一，轻者可无骨折发生，重者可发生子宫内骨折及围生期死亡。大部分患者是由于编码 I 型胶原 α 链的两种基因 *COL1A1* 和 *COL1A2* 中的一种发生突变引起。成骨不全主要为常染色体显性遗传，发病率为 1/40 000~1/20 000，不同种族之间的发病率无明显差异。

二、分类

1979 年，Sillence 对 180 名 OI 患者进行了系统的流行病学和遗传学研究，根据患者的临床及影像学表现和遗传方式将 OI 分为 4 种类型：

I 型：常染色体显性遗传，大部分患者为此型，表现出明显的蓝色巩膜，大部分成年患者会出现听力丧失或有传导性听力丧失的家族史。

II 型：常染色体显性或隐性遗传，大部分患者会发生围生期死亡，影像学检查可见褶皱状股骨、串珠状肋骨，1984 年，Sillence 进一步将 II 型分为 3 个亚型，II A 型表现为伴多处骨折的宽的连续串珠状肋骨，II B 型表现为伴发骨折的正常或薄的不连续串珠状肋骨，II C 型表现为厚度不一的不连续串珠状肋骨、肩胛骨及坐骨畸形，细长扭曲的长骨。

III 型：常染色体显性或隐性遗传，也有一些散发病例，大部分患者出生时即出现骨折，病情严重者出现渐进性四肢骨及脊柱骨畸形，巩膜颜色较 I 型浅或接近正常，且可随年龄增大颜色变浅。

IV 型：常染色体显性遗传，巩膜正常，伴有骨折及不同程度的长骨畸形。上述分类方法目前已经被广泛认可和应用，后续也有一些学者对此提出了自己的一些观点，对其进行补充和完善。

2004 年，Rauch 等人在 Sillence 制订的分类基础上进一步增加了三种新的类型：V ~ VII 型。按患病严重程度排序，I 型 < IV、V、VI、VII 型 < III 型 < II 型。

V 型：常染色体显性遗传，伴中度至重度骨形变，早期即可出现前臂骨间膜钙化，因此常导致桡骨头异位,组织学常见粗糙、网眼状骨纹理,骨折或手术干预后常出现骨痂增生,似骨肉瘤。

Ⅵ型:遗传方式目前未知,伴中度至重度骨形变,组织学可见类骨质增多以及特征性鱼鳞状骨纹理,提示骨组织矿化异常。

Ⅶ型:常染色体隐性遗传,临床特征是骨脆性增加,股骨或肱骨短小,臀部、肩部出现异常,一些婴儿会出现髋内翻。

2007 年 Cabral 等人在以上分类的基础之上,增加了Ⅷ型,该型为常染色体隐性遗传,伴有严重的畸形,或可出现围生期死亡。

目前对 OI 的分类仍存在许多争议,如 Van Dijk 等提出,Ⅰ~Ⅳ型是按临床表现分类,而后续类型则是根据致病基因分型,因此建议将后续类型按照临床表现归入Ⅰ~Ⅳ型,但有其他学者则认为此法会给患者的遗传咨询带来麻烦。对于 OI 的分类方法,目前学术界尚无统一定论。

三、发病机制

(一)Ⅰ型胶原

骨基质的最主要成分为Ⅰ型胶原,每一个Ⅰ型胶原分子都由三条多肽链组成:2 条 α1 链和 1 条 α2 链,分别由 COL1A1 和 COL1A2 基因编码。COL1A1 和 COL1A2 在内质网中分别被翻译成前 α1 链和前 α2 链,并组成左手螺旋的三股螺旋结构。前 α 链的 C 端非胶原区包含许多链间的二硫键结合区,这对于胶原蛋白正确的排列以及异源三聚体的组装十分重要。当前胶原分泌到细胞外后,末端前肽就会被特殊蛋白酶裂解。胶原原纤维可与非胶原蛋白相互作用,也可与许多可溶性因子相结合,如生长因子、细胞因子等,从而形成矿物质沉积的支架结构。

(二)候选致病基因

编码Ⅰ型胶原 α1 链和 α2 链的两种基因 COL1A1 和 COL1A2 是 OI 最主要的候选基因,是 90% OI 患者的致病因素。其最典型的突变表现为 COL1A1 和 COL1A2 突变引起Ⅰ型胶原 α1 链或 α2 链中发生甘氨酸的改变,产生正常及不正常的胶原,因而最终获得的表型差异极大,可以从十分轻微到致命不等,这取决于哪一条 α 链受到了影响,替代氨基酸在三股螺旋结构中出现在哪个位置,以及何种氨基酸替代了甘氨酸。由于此种突变基因型与表现型之间的联系较微弱,因此无法准确预测该种突变将产生怎样的表型。如果 COL1A1 基因突变过早产生终止密码子,其导致的结果比其他变异更具有可预测性,大多数情况下,该种突变均导致 I 型成骨不全,并且发生这种突变的基因产物往往不稳定,并在无义介导的降解过程中被毁坏。

其他参与 I 型胶原合成、加工、分泌和基质合成的基因有 *CRTAP*(cartilage-associated protein)、*LEPRE1*(leucine-and proline-enriched proteoglycan 1)、*PPIB*(peptidylprolyl isomerase b)、*SERPINH2*(serpin peptidase inhibitor, clade H, member 2)、*SP7*(transcription factor Sp7)、*SERPINF1*(serpin peptidase inhibitor, clade F, member 1)、*FKBP10*(FK506-binding protein 10)及 *OSX*(Osterix)等。

近年来研究发现,与 I 型胶原无关的其他基因也可以参与成骨不全的发生,如 *IFITM5* 非编码区的单碱基突变可以导致 V 型成骨不全。

四、病理特征

由于临床表型和致病基因的不同,不同患者的骨组织或其他组织的病理变化也不同,存在较大个体差异,而一般的病理特征包括骨皮质变薄,骨小梁纤细,常有微小骨折发生。在软骨内成骨过程中,骨骺软骨及软骨钙化区均正常,但在干骺端成骨细胞及骨样组织稀少,形成的骨小梁纤细稀疏,呈纵向排列,无交叉的骨小梁可见。膜内成骨过程亦受影响,骨膜增厚但骨密质菲薄,且缺板层状结构,哈弗管管腔扩大,骨髓腔内有许多脂肪及纤维组织,骨较正常短,周径变细,两端膨大呈杵状。颅骨甚薄,可见有分散的不规则的钙化灶,严重者像一个膜袋,囟门延迟闭合。

显微镜检查见成骨细胞数量少,海绵状骨缺乏,骨小梁细而薄。骨刺常断裂,层板骨与哈佛系统形成不良,虽有类骨组织形成障碍,但钙化作用正常。几乎所有常染色体显性遗传的成骨不全患者都会表现出骨量减少和骨骼脆性增加。患者髂骨的组织形态学表现是骨小梁和骨松质的骨量减少,成骨细胞和破骨细胞的表面积增加,因而每个骨表面上骨形成总体增加,但单个成骨细胞水平的新骨沉积(矿化沉积率)减少,并且不会因细胞数量的增加而得到补偿,同时骨基质的矿化水平升高。因此有人认为,成骨不全是由于正常骨改建的机制和平衡被破坏造成的。另外,皮肤及巩膜等亦有病变,胶原基质排列紊乱,在皮肤组织中,角质层的胶原不成熟。

五、临床表现

OI 可分为先天型和迟发型两种类型。先天型患者在出生时已有明显病变,在子宫内或分娩时即有多发骨折,肢体畸形、缩短。骨折处有骨摩擦音,颅骨较软。常因颅内出血致死,存活时间也不长。迟发型患者则在出生后不同时期发病,很少有极严重者,可分轻型和重型,前者较晚发生骨折,甚至可无骨折发生,而后者则一般在婴儿期即有骨折。OI 患者表现出的临床症状和严重程度差异极大,临床症状的不同不仅体现在不同类型之间,而且同一分型,甚至同一家族内的个体间也有很大的差异。

（一）典型临床表现

包括骨骼脆性增加、易骨折及骨质疏松。OI 患者在一生任何阶段都有发生骨折的可能性,调查显示 10% 的患者在儿童时期未发生过长骨骨折。对骨密度的检测显示 OI 患者至少有一个区域的骨骼会出现密度降低。最终的骨骼脆性增加量是原发骨骼脆性增加量和由骨质疏松症导致的继发骨骼脆性增加量的综合结果。组织学研究和血、尿检测结果表明,OI 患者的骨吸收和骨形成活动都有所增加,而骨吸收增加量通常大于骨形成的增加量,并且骨吸收对骨形成也有一定的影响,两者综合作用,导致最终的骨骼变化。

（二）其他相关临床表现

包括蓝色巩膜、听力丧失、多器官或组织发育及功能异常。

1. 蓝色巩膜　蓝色巩膜指巩膜呈苍白的灰蓝色。一般巩膜厚度正常,但其胶原纤维间的电子致密颗粒增加,使得胶原纤维组织的性质发生改变,从而导致巩膜变为半透明,透出了下方的脉络膜颜色,因而呈现出蓝色巩膜。

2. 听力丧失　听力丧失是 OI 患者中常见的临床表现,Sillence 分类的所有类型均可出现。这是一种渐进性的缺陷,一般开始于 20~40 岁,多同时出现传导性和感觉神经性听力受损。在临床上,成骨不全患者的听力丧失与耳硬化症类似,两者都出现镫骨底板固定。

3. 口腔异常　如牙本质发育不全等,表现为乳白色、黄色或灰色牙齿,透明度高,髓腔闭塞,牙冠小,牙根短,冠根交界处狭窄等,可导致牙齿过早磨损或折断。在 Sillence 分类中,根据是否出现牙本质发育不全而将 I 型成骨不全分为 I A 和 I B 两个亚型。另外,OI 患者还有可能出现错𬌗畸形、牙齿迟萌和早萌等异常。

4. 骨发育不全等生长缺陷　可表现为身材矮小,脊柱骨、下肢畸形等。成骨不全相关的神经系统相关表现包括畸形巨头、脑积水、脊髓空洞症和颅底凹陷症（颅底内折导致脑干畸形）等,相对的和绝对的巨头畸形在成骨不全患者中十分普遍,而侵及脑干的颅底凹陷症则相对罕见,但其后果极具破坏性。

5. 呼吸系统和心血管系统症状　这是导致成骨不全患者死亡的最常见原因。在严重成骨不全患儿中,复发性肺炎较常见。而在成年患者中,左心衰竭（肺心病）较常见,其产生的原因可能与继发骨骼异常有关,如脊柱侧凸、肋骨骨折或胸廓畸形。成骨不全患者伴脊柱侧凸大于 60° 时,呼吸功能会明显降低。胶原突变直接对肺部产生影响可导致呼吸系统的病理改变,也是成骨不全患者死亡率增加的一个原因。多认为肺源性心脏病是成骨不全患者呼吸系统功能失调的迟发效应。已报道心血管系统症状还包括二尖瓣关闭不全、主动脉根部扩张、房间隔缺损和左心室后壁增厚等。成人患者中最常见的是主动脉根扩张,而当主动脉返流出现时,瓣膜结构的异常则多于根部的扩张。这些改变可能是胶原突变对心肌组织的直接效应。

6. 其他　包括骨骼畸形如脊柱弯曲、肌肉薄弱、关节松弛、韧带松弛,眼科症状如近视或视网膜脱离,皮肤瘢痕宽度增加等。

六、诊断

根据上述临床体征和症状可以进行初步判断。首先,在无任何创伤的情况下出现骨折可考虑 OI,而中度及重度 OI 患儿出生时已有骨折发生。传统上重点关注是否出现蓝色巩膜和牙本质发育不全,这种方法目前仍可取,但应注意其局限性。比如牙本质发育不全在乳牙的发生率高于恒牙,并且有时口腔检查不能发现牙齿异常,而影像学和组织学检查却能显示异常。患者 20 岁之前通常不会出现明显的听力损耗,但是在大多数成骨不全儿童及青少年中,精确的听觉测定能够显示异常。对于有家族史或出现明显临床症状的患者,诊断并不困难。而对于没有家族史且除骨骼脆性增加外无相关的其他临床症状的患者,诊断则较为困难。

血、尿检测常用来进行鉴别诊断,如排除低磷酸酯酶症或佝偻病等。对于重度 OI 患者,可进行产前诊断,超声检查即可发现骨折、弓形变、短小等骨骼异常。

目前的检测手段能够检测到接近 90% 的 I 型胶原突变,这些阳性检测结果都可以作为成骨不全的诊断依据。未检测到 I 型胶原突变则无法排除成骨不全,有可能是突变存在而未检测到,或者发生了与 I 型胶原无关的其他突变。

七、鉴别诊断

许多综合征会出现骨骼脆性增加或骨密度降低,在一些少见的情况下,也会增加骨折发生率,这些与成骨不全具有相似性。因此,成骨不全需要与以下疾病进行鉴别诊断。

1. 佝偻病　表现为骨骺软骨增宽、模糊,干骺端到钙化软骨区不规则、分界不清,干骺端本身呈杯状增宽。此外,其他骨骼的稀疏情况不及成骨不全患者明显。

2. 致死性侏儒　表现为胸部狭窄,椎体变扁,四肢长骨粗短、弯曲,干骺端膨大,头颅增大,但无多发骨折。

3. 软骨发育不全 长骨粗短,干骺端如喇叭状,椎体变扁,但骨密度正常,无缝间骨及多发性骨折。

4. 甲状旁腺功能亢进症 骨密度普遍降低及纤维囊性变,但无骨形成障碍及多发性骨折,且其血清钙增高,磷降低,尿钙磷含量增加。

5. Bruck syndrome 一种常染色体隐性遗传病,主要特征为大关节先天性挛缩以及类似于成骨不全的骨骼改变。出生时身长正常,但由于关节挛缩和畸形仍会导致身材矮小。肘部和膝部翼状胬肉、弓形长骨、畸形足、脊柱后侧凸等都是常见的骨关节症状。骨骼脆性增加会导致骨折多发,但巩膜、牙齿、听力均正常。影像学检查可见颅骨出现缝间骨,以及总体骨量减少。可由无听力损耗、牙本质发育不全和出现畸形足、先天性关节受限予以鉴别。

八、治疗和预防

(一)治疗

躯体康复治疗的目的是使患者躯体运动以及承重能力最大化,提高其日常生活能力,预防骨折发生,促进骨折愈合。

1. 手术治疗 在成骨不全的终身治疗中,矫形手术始终是重要的手段,与躯体康复治疗相互补充配合。儿童最常见的手术原因是骨折。对于儿童骨折治疗应注意避免过度固定,因为这会导致肌肉僵硬无力以及继发的废用性骨量减少,反而会导致更多的骨折。

2. 药物治疗 双膦酸盐作为一种骨吸收抑制化合物被广泛应用于儿童成骨不全的治疗。这类药物并不能产生新骨或改善骨质量,而是能够减缓已形成骨的损失。狄诺塞麦是一种人源化的 RANKL 抗体,具有骨吸收抑制功能。对 RANKL 的抑制会改变 RANKL/OPG 的比率,降低成骨信号,而正常情况下,成骨信号能够刺激破骨细胞的发育。目前尚不清楚狄诺塞麦是否会对牙齿萌出产生比双膦酸盐更大的影响。此外,其他药物还涉及抗骨硬化蛋白抗体、生长激素等。

3. 细胞及基因治疗 骨髓间充质干细胞可以分化为成骨细胞,因此,将健康人的骨髓间充质干细胞移植给成骨不全患者可能是一种可行的治疗方法。基因治疗的目的是消除突变基因及其产物。然而,这种方法面临多重困难。由于大多数严重的病例都是由胶原分子异常造成的,因此不能仅仅替换一个蛋白质,而是要替换失活突变的等位基因,而后替换它的产物。目前这些问题仍在研究中。

4. 其他专科治疗 针对 OI 患者的临床症状,可进行各专科的对症治疗,包括听力受损患者安装助听器,牙齿易折患者进行冠修复,呼吸困难患者进行辅助供氧,以及对于无法独立行走患者提供助行器、拐杖、手杖和轮椅等。

综上所述,OI 目前尚无彻底根治的方法,只能通过各种方法配合运用,以期减少骨折发生,促进骨折愈合,以及提高患者生活质量。针对不同患者临床表型和严重程度的不同及年龄的差异,如何合理地将各种方法综合运用,制订个体化的治疗方案,从而达到最佳的临床疗效,以及如何客观正确地对临床疗效进行评价是目前临床治疗 OI 过程中需要关注的重点。

（二）预防

OI 的预防主要包括防止 OI 患者的骨折和其他任何损伤。在任何情况下,切勿随意拉扯、弯曲 OI 患者的四肢,使其处于不舒适的姿态。在拍摄 X 线片、测量血压或进行其他医疗活动时应小心避免其损伤。对于身材矮小患者,用药剂量应根据身高、体重等而定,而非根据年龄。当怀疑骨折发生时,尽量对可疑患肢进行的检查及治疗操作最小化。

第三节　骨 硬 化 症

一、概述

骨硬化症（osteopetrosis）又称大理石骨病（marble bone disease）、石骨症、Albers-Schönberg 病（OMIM, 166600）,或称原发性脆骨硬化症、硬化性增生性骨病、白垩骨或粉笔骨（chalk bone）。骨硬化症于 1904 年由德国放射学家 Albers-Schönberg 最先报道,并将其命名为大理石骨病。

骨硬化症是一种罕见的伴随全身性骨结构发育异常的遗传性疾病,颅骨为好发部位之一,具有骨密度增加、骨质畸形并累及颅底等特征。钙化的软骨持久存在,引起广泛的骨质硬化,重者髓腔封闭,造成严重贫血。患者的骨质不能正常成骨与破骨,骨质持续形成并逐渐代替髓腔,一直扩展至骨密质表面,使骨质极度致密且脆弱,并失去原来的结构,犹如大理石,骨脆性增加易发生骨折。疾病多由于发生骨折或其他情况需进行 X 线检查时被发现。本病有家族史,多见于近亲结婚的子女,且男性患者多于女性。

骨硬化症从遗传学角度可分为恶性常染色体隐性型、良性常染色体显性型和罕见 X 连锁型（表 13-1）,其发病率在 1∶200 000 左右。根据 OMIM 的记录,常染色体隐性遗传骨硬化症（autosomal recessive osteopetrosis, ARO）可分为 7 型（osteopetrosis, autosomal recessive 1~7, OPTB1~7）（OMIM, 259700、259710、259730、611490、259720、611497 和 612301）,常染

色体显性遗传骨硬化症（autosomal dominant osteopetrosis, ADO）可分为 2 型（osteopetrosis, autosomal dominant 1~2, OPTA1~2）（OMIM, 166600、607634）。根据流行病学资料，ADO 的平均发病率约为 5/100 000，ARO 的平均发病率约为 1/250 000，X 连锁遗传骨硬化症（XLO）更为罕见。

表 13-1　骨硬化症的遗传学分类

类　　型	临床特征	遗传特征	缺陷基因
恶性或婴儿型骨硬化症	全身弥漫性骨硬化，骨脆性增加易骨折，神经系统症状，出生后不久死亡	常染色体隐性遗传	TCIRG1、CLCN7、OSTM1
中度骨硬化症	轻度，身材矮小，骨脆性增加易骨折	常染色体隐性遗传	CLCN7
迟发型Ⅰ型骨硬化症	弥散性骨硬化，骨脆性正常	常染色体显性遗传	LRP5
迟发型Ⅱ型骨硬化症	夹心椎，骨中骨，骨脆性增加易骨折	常染色体显性遗传	CLCN7
迟发型Ⅲ型骨硬化症	颅骨与远端骨硬化	常染色体显性遗传	不明
破骨细胞缺乏性骨硬化症	恶性型，破骨细胞数目减少	常染色体隐性遗传	不明
肾小管酸中毒型	骨硬化，身材矮小	常染色体隐性遗传	CA2
新生儿神经轴索发育不良型	神经轴索球体，早亡	不明	不明
外胚层发育不良伴免疫缺陷型	淋巴水肿，重症感染，无牙，皮肤畸形，早亡	X 连锁遗传	IKBKG（NEMO）

二、病理特征

骨硬化症的主要病理基础是破骨细胞功能缺陷，钙化软骨基质和原始骨小梁重吸收变慢，以致软骨基质持续钙化，骨组织不能改建，钙化的软骨细胞堆积，骨质变得致密而脆硬。其他的骨骼改变主要是骨密质增生，骨松质致密，结构不齐整，骨内血管、脂肪及髓样物质减少。骨质和髓质分界不清，髓腔缩小甚至消失。

三、发病机制

Caffey 认为骨硬化症的基本病理改变是在软骨内骨质形成时，钙化的软骨性基质吸收不良并保持下来，使骨髓腔缩小甚至闭塞，形成硬化和脆性的骨质，骨密质增厚致密，骨松质的骨小梁增多增厚，使骨密质与骨松质无明显分界。显微镜下见破骨细胞失去不规则边缘，呈不活跃状态。在颅骨中主要累及颅底，严重者甚至广泛累及颅盖。

目前认为,和常染色体隐性遗传骨硬化症相关的致病基因包括 *CA2*、*TCIRG1*、*CLCN7*、*OSTM1* 等(表 13-1)。这些基因都与成熟的破骨细胞功能相关,包括酸化细胞与骨交界处,以及局部细胞突起。基因突变时,通常破骨细胞的数目无明显变化。因此,该类遗传性骨硬化症又称为破骨细胞富集类(osteoclast-rich)骨硬化症。*RANKL* 和 *RANK* 类基因突变同样可以引起骨硬化症,其特征为破骨细胞数目缺乏(osteoclast-poor)。*TCIRG1* 基因突变引起的骨硬化症相对最多,占总的常染色体隐性遗传性骨硬化症的 50%。其次是 *CLCN7* 基因,其突变引起的骨硬化症占总的常染色体隐性遗传性骨硬化症的 15%。

(一)*TCIRG1* 基因突变

TCIRG1(T-cell immune regulator 1)基因位于染色体 11q13.2。对带有 *TCIRG1* 基因突变的患者和动物模型研究结果表明,质子泵 a3 亚基对形成破骨细胞骨吸收的酸性微环境起重要作用。*TCIRG1* 隐性突变所致骨硬化症占全部 ARO 病例的 50%。对 *TCIRG1* 基因突变患者骨组织进行分析,其破骨细胞数目高于正常人群,但不具有骨吸收功能。*TCIRG1* 基因突变的 ARO 患者破骨细胞体积相对较大,核数量较多,有正常的极性,与骨有接触面。虽然破骨细胞能保持正常的形态和体积,但其转运 H^+ 及提供溶骨的酸性环境能力丧失,使破骨细胞骨吸收功能产生障碍,继而造成骨硬化症状。

(二)*CLCN7* 基因突变

CLCN7 定位于 16 号染色体,是骨硬化症的致病基因。*CLCN7* 基因突变引起的骨硬化症涵盖多种类型,如一些无系统症状的骨密度增高和一些严重的早亡病例,良性的和轻度症状的骨硬化症通常与单个等位基因突变有关,而严重的病例与两个等位基因突变有关,杂合子则表现为中度症状。通过尸检发现,该类骨硬化症患者破骨细胞的数目正常,但无功能。

四、临床表现

根据 *Gorlin's Syndromes of the Head and Neck* 一书中的表述,骨硬化症在神经系统、骨骼肌肉、造血系统、口腔以及其他部位都存在一定异质性的临床症状,这些症状最先出现在神经系统,其程度也最为严重,但通常由骨骼异常或口腔表现而被发现。

1. 神经系统 一半以上的患者通常在出生后 2 个月左右表现出视觉障碍和眼球震颤的症状,骨硬化压迫视神经造成视神经萎缩,一些病例还表现遗传性视网膜变性。骨硬化对第七对脑神经的压迫可导致面瘫。约 20% 的患者精神发育迟滞。25%~50% 的患者在婴儿时期产生中度的感音神经性和传导性混合型听力丧失。半数病例有中耳炎病史。

2. 骨骼系统 患者全身骨密度增高,骨密质和骨松质不能通过影像学检查进行区分。

在长骨的干骺端和骨干部分可见明暗交替的放射条带。骨骼脆性增加易骨折。

3. 造血系统 出生时,肝脏与肾脏均正常,约50%的病例在儿童时期因髓外造血引起肝脏与肾脏体积增大,65%的患者有溶血性贫血和血小板减少的症状,20%的病例有广泛性的淋巴结肿大。

4. 口腔表现 骨硬化症患者除了表现出颌骨、颅骨骨密度增高,破骨细胞功能障碍等特点外,还伴随一系列的牙、面部、颌骨等方面的病变。牙迟萌是骨硬化症患者最为常见的口腔异常,部分患者还伴有缺牙、畸形牙、牙列拥挤、牙釉质发育不全、牙周发育不良等,一些患者易患龋病。约10%的患者会由于拔牙造成供血不足继而导致颌骨骨髓炎,严重的可产生口外瘘管。部分乳磨牙和恒牙可能表现为畸形并埋藏于牙槽骨基质中,骨关节强直或僵硬。已萌出的牙齿会受到骨吸收异常和骨髓炎症的二次影响,导致龋病高发。

5. 其他症状 偶见脑积水、先天性巨结肠、神经元存储功能异常等临床表现,提示该疾病存在广泛的异质性。

五、临床分型

根据临床表现,骨硬化症可分为恶性(婴儿型)及良性(成人型)两种。

1. 恶性型或婴儿型 发生于出生前后,有些也可发生于儿童期,是最为严重的一个类型,起病较早,进展快,一般出生后不久死亡。全身性骨髓腔缩小或闭塞会引起造血障碍,继而引发贫血、出血、肝脾增大。全身弥漫性的骨硬化可导致一系列症状,在神经系统主要表现为脑水肿、视力下降或失明、眼球震颤、巨头症、斜视、面神经麻痹、耳聋、脑积水、颅内出血、精神迟钝、癫痫及三叉神经受损、视神经萎缩等;伴视神经萎缩、耳聋等症状,主要是由于骨吸收障碍使颅骨中有神经穿通的孔洞或裂隙狭窄,从而压迫神经造成神经损伤引起的。视神经管狭窄可使视神经常处于受压状态,导致视力障碍及视神经萎缩。原发性视神经脱髓鞘使视网膜静脉受压,继而发生视盘水肿及视神经萎缩或原发性颅内压增高与脑积水,最终表现出相关症状。

2. 良性型或成人型 见于青少年及成年人,多在20岁以后才被发现。患者早期无明显症状或有不同程度的贫血和脑神经受压症状。此类骨硬化症最早出现的症状通常是病理性骨折,常因X线检查被发现;也有因口腔疾病症状进行就诊时被发现,其主要表现有牙萌出迟缓、先天性牙缺失、畸形牙、牙釉质发育不全、牙根停止发育、牙早期脱落、牙间隙增大以及错𬌗畸形等。颌骨弥漫性硬化可发生畸形,由于髓腔缩小,易发生牙髓炎,并广泛形成死骨,可有血清酸性磷酸酶升高。

六、诊断

根据患者全身弥漫性骨密度增高、易骨折以及 X 线特征等,骨硬化症不难诊断。重型骨硬化症容易诊断,轻型者有时诊断困难,影像学检查及家族史可协助确诊。骨硬化症的诊断依据如下:

（一）临床表现

1. 幼年发病,发育迟缓。

2. 患者可因造血障碍出现贫血,肝、脾及淋巴结增大,血清酸性磷酸酶升高。因颅骨硬化而出现脑积水和慢性压迫性症状,如面神经麻痹、听力下降、视神经萎缩等。

3. 颅骨高度钙化,密度显著增高,硬而脆,易发生骨折,骨折常呈横形,骨折后难以愈合,身体其他部位骨质的干骺端也存在相同的病变。

（二）X 线表现

骨硬化症为全身性骨骼受累的疾病,X 线片显示颅骨异常致密及增厚,内外板及板障合为一体,难以分辨。颅底变化尤为显著,特别是蝶骨体、蝶骨大翼、蝶骨小翼均明显改变。颞骨及枕骨也可硬化,使板障封闭,失去三层的分界。顶骨、额骨及颌骨可不受侵犯或仅有轻微变化。视神经孔变窄且边缘模糊,乳突小房及鼻旁窦变小或发育不全。骨硬化症在长管状骨及脊椎有特征性的 X 线改变。脊椎椎体表现为上下缘特别致密,其间密度低者为正常骨质,组成三层带状影。长管状骨表现为骨内骨,骨质致密,髓腔变窄或消失。干骺部显示多条互为平行或呈波状的致密线纹,干骺部可呈杵状变形,尤其是胫骨上端内侧可表现为边缘不整呈粗锯齿改变,髂骨翼典型改变为平行髂嵴的多层的同心弧状硬化带。此外,肋骨和锁骨均可呈均匀硬化。有时还可见到骨折,于掌、跖、指及趾骨常有界限分明的骨岛出现。

七、鉴别诊断

1. 致密性成骨不全 该病患儿矮小,颅骨增大,额骨、枕骨突出,常见有缝间骨,末节指骨发育不全,长骨密度增高但骨髓腔存在,患儿无贫血。

2. Van Buchem 病 Van Buchem 病也是一种罕见的常染色体隐性遗传性疾病,与骨硬化症类似,也有骨骼密度增高及硬度增强等表现,与骨硬化症有类似的临床表现和影像学特征,但 Van Buchem 病患者的临床病症较为温和且无并指形成。

3. 颅骨干骺端发育不全 颅骨进行性增大变厚,骨质不脆,多在 5 岁以后才有表现。

4. 颅骨骨干发育不全 主要表现为"狮面"增生,其他部位无骨破坏,骨塑形不佳,锁骨及肋骨增宽。

5. 新生儿骨硬化 通常在出生后 1 个月内骨硬化的症状就会消失。

6. 贫血或白血病时并发的骨髓纤维化 轻型骨硬化症需与骨髓纤维化相区别,因血清酸性磷酸酶升高,有时很难与骨硬化症相鉴别,可借助血液检查及骨髓穿刺检查。

7. 氟骨症 氟骨症为慢性氟中毒所致,患者有长期接触过量氟的既往史及用氟化物治疗骨髓瘤、骨质疏松症的病史,其骨密度的增高整体表现为以躯干为主,向四肢依次减弱,骨纹增粗呈网眼样改变,晚期可见韧带钙化和骨间膜钙化。氟骨症累及头颅时,表现为颅板增厚,密度增高,颅底可出现明显硬化。

8. 维生素 D 中毒 维生素 D 中毒的 X 线特征是,尺桡骨干骨密质模糊并有骨膜反应、骨质疏松、尺桡骨干骺端硬化带、骨干骨密质增厚致密等。维生素 D 中毒患者有明显的血钙增高和尿钙阳性。

9. 甲状腺功能减退症 甲状腺功能减退症是甲状腺素分泌缺乏或不足而出现的综合征,患此病者骨质代谢缓慢、骨形成与吸收均减少、关节不灵活、有强直感、受冷后加重、有慢性关节炎、偶见关节腔积液等。

八、治疗与预防

骨硬化症无特效疗法,一般采取对症治疗。针对良性型骨硬化症,一般给予对症治疗,如控制感染、输血、加强护理、防止外伤性骨折,给予低钙及磷酸纤维素食物,可延缓骨硬化过程。对恶性型有报道用激素、骨髓移植治疗取得一些疗效,有效的治疗途径只有造血干细胞移植。Ballet 等于 1977 年曾采用骨髓移植治疗儿童重型骨硬化症,疗效满意。泼尼松有时用以控制贫血,但对骨生长有不良影响,需保护牙齿,以免发生难治的下颌骨骨髓炎。如并发骨折,治疗原则与正常人的骨折治疗方法相同。

对于一些神经压迫症状严重的,偶需要做神经减压术及脑室引流术。对于有视神经萎缩或视力下降者,可采取视神经减压术来挽救视力;面神经麻痹者,可行面神经减压术。

（段小红 刘 瑾 郝 英）

参 考 文 献

1. BEIGHTON P, BARNARD A, HAMERSMA H, et al. The syndromic status of sclerosteosis and van Buchem disease. Clin Genet, 1984, 25（2）: 175-181.

2. BALLET J J, GRISCELLI C, COUTRIS C, et al. Bone-marrow transplantation in osteopetrosis. Lancet, 1977, 2（8048）: 1137.

3. BALEMANS W, VAN WESENBEECK L, VAN HUL W. A clinical and molecular overview of the human osteopetroses. Calcified Tissue International, 2005, 77（5）: 263-274.

4. 段小红. 口腔遗传病学. 北京: 人民卫生出版社, 2012.

5. 段小红. 口腔遗传性疾病系列讲座（三）常见遗传性颅颌骨疾病. 中华口腔医学杂志, 2015, 50（5）: 315-317.

6. FORLINO A, CABRAL W A, BARNES A M, et al. New perspectives on osteogenesis imperfecta. Nat Rev Endocrinol, 2011, 7（9）: 540-557.

7. GLORIEUX F H, MOFFATT P. Osteogenesis imperfecta, an ever-expanding conundrum. Journal of Bone and Mineral Research, 2013, 28（7）: 1519-1522.

8. HENNEKAM R C M, KRANTZ I D, ALLANSON J E. Gorlin's Syndromes of the Head and Neck. 5th ed. Oxford: Oxford University Press Inc. 2010: 219-237.

9. 庞倩倩, 董进, 夏维波. 骨硬化症研究进展. 中华骨质疏松和骨矿盐疾病杂志, 2014, 7（1）: 82-90.

10. RAUCH F, GLORIEUX F H. Osteogenesis imperfecta. Lancet, 2004, 363（9418）: 1377-1385.

11. SILLENCE D O, ALISON S, DANKS D M. Genetic heterogeneity in osteogenesis imperfect. Journal of Medical Genetics, 1979, 16（2）: 101-116.

12. SATOMURA K, KON M, TOKUYAMA R, et al. Osteopetrosis complicated by osteomyelitis of the mandible: a case report including characterization of the osteopetrotic bone. Int J Oral MaxillofacSurg, 2007, 36（1）: 86-93.

13. CUNDY T. Recent Advances in Osteogenesis imperfecta. Calcif Tissue Int, 2012, 90（6）: 439-449.

14. VAN DIJK F S, PAL S G, VAN RIJN R R, et al. Classification of osteogenesis imperfecta revisited. European Journal of Medical Genetics, 2010, 53（1）: 1-5.

15. VAN DIJK F S, SILLENCE D O. Osteogenesis imperfecta: Clinical diagnosis, nomenclature and severity assessment. Am J Med Genet, 2014, 164A（6）: 1470-1481.

16. WARMAN M L, CORMIER-DAIRE V, HALL C, et al. Nosology and classification of genetic skeletal disorders: 2010 revision. Am J Med Genet Part A, 2011, 155A（5）: 943-968.

17. 汪璐璐, 段小红. 骨硬化症的口腔颌面部特征及其相关治疗. 临床口腔医学杂志, 2013, 29（5）: 317-319.

第十四章

软组织钙化

人体的软组织是指除骨骼外,连接、支撑或包裹其他结构和器官的人体组织,包括皮肤、皮下组织、脂肪、肌腱、筋膜、韧带、滑膜、肌肉、神经、血管等。软组织中有丰富的胶原纤维、弹性蛋白和基质,且富含水分,因而柔软而富有弹性。

软组织钙化是指软组织内出现的矿物质沉着,属于异位矿化,绝大部分伴随病变出现,即属于病理性矿化,但也有少数钙化无临床症状,或其生理病理意义尚不清楚。沉着的矿物质主要是钙磷酸盐,也见尿酸盐、钙的草酸盐和碳酸盐,甚至出现氧化物、硅酸盐等,医学上统称为钙化。钙化的软组织柔顺性降低,僵硬度增加,功能减退。坚硬的沉淀有时还会进一步刺激周围组织发生炎症、水肿等病变。

第一节　软组织钙化的类型与好发部位

一、软组织钙化类型

多种疾病伴发软组织钙化,且其生理病理学和临床意义也有所不同。病因学上,通常将软组织钙化分为营养不良性钙化(dystrophic calcification)、转移性钙化(metastatic calcification)和特发性钙质沉着(idiopathic calcinosis)。

(一)营养不良性钙化

营养不良是软组织钙化最常见的病因。钙化产生于正常血浆钙磷水平下,出现于损伤组织中,如创伤、炎症和失活组织区以及肿瘤中。在这些损伤或失活组织中,新陈代谢速率降低,导致组织 CO_2 水平降低,pH 升高。在 pH 较高或碱性环境下,钙磷酸盐从体液中沉淀出来,形成钙化。羟基磷灰石和焦磷酸钙沉淀等晶体沉淀疾病属于这一类型。

营养不良性钙化有多种不同诱因,其复杂成因可用首字母组合 VINDICATE 表示,其中 V 代表血管(vascular)钙化(如静脉石),I 代表感染(infectious)导致的钙化(如囊虫病),N 代表肿瘤(neoplastic)导致的钙化(如乳腺癌),D 代表药物(drug)导致的钙化,I 代表中毒（intoxication）引起的钙化，C 代表先天因素（congenital）导致的钙化，A 代表自身免疫（autoimmune）引起的钙化，T 代表外伤（trauma）引起的钙化（如外伤血肿），E 代表血管外（extravascular）钙化。

（二）转移性钙化

转移性钙化是在钙和 / 或磷含量升高的体液环境中，发生于正常组织中的钙盐沉淀，多与代谢紊乱有关。由于钙和磷新陈代谢障碍，如甲状旁腺功能亢进症、甲状旁腺功能减退症、继发甲状旁腺功能亢进症、乳碱综合征、结节病、维生素 D 中毒，以及白血病和骨髓瘤中可能出现的广泛的骨破坏条件，使钙盐自骨组织移入软组织内，从而发生转移性钙化。当体液中钙磷水平高于 70mg/dL，转移性钙化通常就会发生。这种类型的钙化已经被证明出现在肺部、胃部和血管系统，表现为贯穿软组织的细小或弥漫性钙化。

（三）特发性钙质沉着

特发性钙质沉着病因不明，可能与自身免疫有关。因其具有独特性而被列为单独一类的软组织钙化。然而，由于钙化发生于正常代谢情况下，也有人将其归为营养不良性钙化的一个亚类。钙质沉着症包含的几种疾病都会出现皮下组织、皮肤或结缔组织的钙盐沉淀。

二、软组织钙化发生的部位

理论上，人体所有软组织都可能发生钙化。不同疾病可以导致不同的软组织钙化，有些疾病会造成多种软组织钙化。典型的皮肤钙化见于硬皮病；痛风患者会发生皮下组织及滑膜钙化；皮下脂肪钙化常见于炎症出血、坏死和栓塞病变；皮肌炎、化脓性肌炎以及细菌和寄生虫感染等都可能发生肌肉钙化；外伤可引起韧带钙化；动脉粥样硬化常见血管及瓣膜钙化；淋巴结钙化多由结核和霉菌引起，也见于转移性肿瘤所引起的骨肉瘤或甲状腺癌等；钙化的关节周炎和骨关节炎可见肌腱、韧带等钙化。

第二节　伴发软组织钙化的相关疾病

一、营养不良性钙化的相关疾病

（一）肿瘤钙化（tumor calcification）

肿瘤导致的软组织钙化是由局部事件引起的，且不是任何特定肿瘤的必要特征。当肿瘤生长区失活，在条件允许情况下可能出现钙化。

原发性恶性肿瘤包括血管瘤、滑膜肉瘤、平滑肌肉瘤、巨细胞瘤、软骨肉瘤和骨肉瘤中常见软组织钙化。血管瘤的影像学表现表明软组织基质中含静脉石（phlebolith），它是直径2~8mm的致密圆球，有特征的透明核心。平滑肌瘤和平滑肌肉瘤是具平滑肌分化的中胚层良性和恶性肿瘤。肿瘤的周期性快速生长可能导致钙化沉淀。组织学上，平滑肌肉瘤中钙化显示，其由肿瘤中非肿瘤性骨化或营养不良性钙化所致。骨骼外的软骨肉瘤可能以非钙化或钙化的软组织基质形式出现。钙化基质在骨骼外的软骨肉瘤中常见，经常表现为粗糙的环形或弧形钙化。

近几十年来，微钙化与肿瘤的关系受到越来越多的关注。钙化的清晰影像学表现已成为一些恶性肿瘤的筛查与诊断特征，如在以钼靶 X 线影像作为当前全世界广泛采用的乳腺癌筛查项目中，钙化是其中重要的，有时甚至是唯一的征象。微钙化对诊断甲状腺癌也有高度特异性，特别是对甲状腺乳头状癌的诊断率最高，可达 100%。多种良、恶性肿瘤，如脑膜瘤、乳腺肿瘤、甲状腺癌、卵巢肿瘤等，都可能伴发微钙化。病理学组织形态上，这些钙化被分为两大主要类型：无特殊形态的一般矿化灶（图 14-1）和具有同心圆结构的砂粒体矿化灶（图 14-2）。

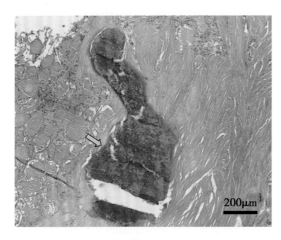

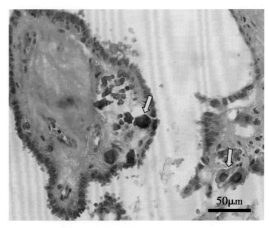

图 14-1　甲状腺癌中的一般钙化灶
HE 染色片（箭头示）

图 14-2　甲状腺癌中的砂粒体钙化灶
HE 染色片（箭头示）

以乳腺疾病为例，综合多年的研究，美国放射学会制定的乳腺影像报告和数据系统（breast imaging reporting and data system，BIRADS）将乳腺钙化分为典型良性、中间性、高度可能恶性三类，并总结了三类钙化形态和分布的具体影像表现，但在实际临床应用中，良、恶性钙化的形态特点有一定的重叠，两者的鉴别仍有一定难度。

（二）心血管系统钙化（calcification in cardiovascular system）

心血管系统中的钙化倾向于发生在机械应力集中和动脉粥样硬化部位，如头臂干、主动脉弓、腹部主动脉等。按钙化发生部位可分为心脏瓣膜钙化（cardiac valve calcification）、动脉钙化（arterial calcification）和静脉钙化（venous calcification）。动脉血管钙化包括主动脉钙化和冠状动脉钙化（coronary artery calcification，CAC）。CAC 与冠心病之间存在有机联系，是判断冠状动脉粥样硬化的可靠指标，检出 CAC 可以为早期诊断冠心病和预测冠心病的发生提供可靠依据。临床统计数据显示，心血管系统中，钙化最普遍的部位是主动脉，其次是冠状动脉，然后是主动脉瓣、二尖瓣和三尖瓣。

1. 心脏瓣膜钙化　心脏瓣膜钙化是老年人心脏瓣膜退行性病变的特征性改变，发病率随年龄增长而增加，在老年人中发病率仅次于高血压、冠心病，是引起心力衰竭、心律失常、晕厥的重要原因之一，多发生于主动脉瓣及二尖瓣，很少累及三尖瓣。瓣膜钙化可单独存在，也可与其他心血管病并存。存在主动脉瓣和二尖瓣钙化的患者冠状动脉性心脏病发病率高于无瓣膜钙化患者，因此这两处瓣膜钙化也可以作为预测和检测冠心病的一个可靠指标，其中二尖瓣钙化对发现严重冠状动脉疾病的实际预测价值可高达 92%。

2. 动脉钙化　动脉钙化是动脉粥样硬化、高血压、糖尿病血管病变、血管损伤、慢性肾病和衰老等普遍存在的病理表现。按照钙化发生的位置又可分为内膜钙化和中膜钙化（Mönckeberg's 硬化）。

内膜钙化较为常见，由动脉粥样硬化导致，与平滑肌细胞表型的转变密切相关。动脉粥样硬化是一种脂肪、胆固醇和钙异常沉淀引起的动脉内膜病变，通常涉及大、中动脉。病变的血管管腔变狭窄，严重时可出现堵塞，是一种严重的血管闭塞疾病。血管内膜层改变，导致粥样斑块形成。这类动脉硬化将导致动脉供血不足的临床症状。动脉钙化表现为不同形状和尺寸的补丁状、不规则状、斑块状或平坦管状致密钙化块体，沿大、中动脉血管分布。

中膜钙化基本上是良性的，其特征的钙化斑块出现在血管中膜层，不涉及内膜层，出现的血管斑块不会使血管直径明显变窄，因而不会出现影响外周循环的血管堵塞。钙化会导致血管膨胀性能降低，脉搏减弱。中膜硬化在老年人中很普遍，而在 35~45 年龄段发病率中等，尤其在糖尿病患者中易见。Moskowitz 认为年轻人出现中膜硬化就有充分理由说明其患了糖尿病。X 线片上，中膜钙化可以表现为一系列可能互不连接的同心环。如果连接起来，表现为沿动脉管路的两条连续平行的细线。Weissman 将其形象地称之为鹅颈灯畸形。

3. 静脉钙化　静脉钙化最常见的是静脉石（图 14-3）。静脉石呈具透明核心的环形或卵圆形，透明核心代表钙化血栓病灶。这些静脉石是静脉中的钙化血栓，紧紧依附于内膜层，不侵犯中膜层。静脉石通常形成于海绵状血管瘤的扩张血管中，可作为该病的

X线影像诊断指征。当在一个小区域出现大量静脉石时,临床诊断时就必须考虑海绵状血管瘤。

肢端静脉功能不全易导致静脉曲张等病变。当长期存在静脉曲张和/或血栓形成时,可能有静脉淤滞,进而出现沿静脉内膜层的钙化(图 14-4)。因肢端静脉功能不全在浅静脉系统中常见,因此导致的钙化最常表现为皮下组织中的静脉石。这些钙化可表现为相互平行的弥散的线,沿静脉分支分布。围绕静脉的溃疡可见更致密的钙化。

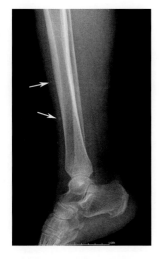

图 14-3　静脉石(箭头示)

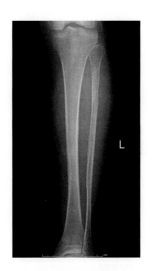

图 14-4　左下肢皮下静脉曲张钙化

(三)创伤(trauma)

物理、化学或热损伤可导致人体软组织营养不良性钙化形成。热烧伤和化学烧伤可造成软组织破坏和纤维化,早期伴随皮下筋膜丧失的肌肉萎缩或缺失,可导致这些区域出现弥散性钙化。打击、碰撞、挤压等机械力作用可导致机体局部血肿,如果这些血肿不能被快速分解(吸收),会形成纤维化继而钙化。出现在肌肉中的这种类型钙化,可以发生骨化,称为创伤性骨化性肌炎,它是一种真正的骨化,而不仅仅是软组织钙化。但许多情况下,钙化的血肿可以在创伤区呈弥散的块体影像征象,随着钙化的发展,其致密度提高,钙化块的边界变得清晰。一段时间后,钙化块趋向于变小,可能成碎片,有些情况下,可观察到钙化被消解。

因受力过度导致黏液囊、关节、筋腱、腱鞘和跖腱膜的钙化,也属于创伤引起的钙化。

(四)晶体沉淀病(crystal depositional diseases)

晶体沉淀病也称晶体性关节病(crystal arthropathies),是晶体相关性关节病(crystal related arthropathies)、晶体沉淀性关节病(crystal deposition arthropathies)和晶体诱导性

关节炎（crystal induced arthritis）的统称，指一组由一种或一种以上晶体沉积于关节内或关节周围组织导致以局部炎性损害为主要表现的疾病。这些疾病包括痛风（gout）、假痛风（pseudogout），也称焦磷酸钙沉积病（calcium pyrophosphate depositional disease，CPPD）、钙化性关节周炎（calcific periarthritis），也称羟基磷灰石沉积病（hydroxyapatite depositional disease，HADD）和骨关节炎（osteoarthritis，OA）。这些晶体沉淀病可以是原发性的，也可以继发于其他潜在疾病。晶体沉淀病常见关节内和关节周围钙化。晶体形成后可通过多种机制导致关节病变，特别是引发急、慢性炎症和机械性效应。

1. 痛风　单水尿酸钠晶体以痛风石沉淀在皮下、关节滑膜、软骨、骨质及关节周围软组织中，最终常常依附于关节（表）面，造成炎性症状。病变导致肉芽组织形成，进而造成潜在的骨和软骨结构的侵蚀。长期痛风患者，痛风石可见钙化，表现为不同密度的关节周软组织钙化（图 14-5）。这些钙化局限于关节内以及邻近的软组织中。

2. 假痛风　临床表现与其他多种关节病相似，存在可能累及一个或几个关节的疼痛、肿胀、泛红以及发热（红肿热痛）的突然发作期。滑液中含菱形的焦磷酸钙晶体。晶体沉淀可发生于透明软骨和纤维软骨，最常累及区包括腕部（三角纤维软骨）、耻骨联合、膝盖（透明软骨和半月板）（图 14-6）、臀部和肩部。钙化也可继发焦磷酸盐出现于肩袖肌中。假痛风的病因尚不清楚，多数情况下自行发作。它被认为与焦磷酸钙代谢异常疾病，如糖尿病、甲状旁腺功能亢进症、血色素沉着病、碱性磷酸酶过少和痛风有关。X 线片显示与疾病相关的钙化可见于软骨、肌腱、黏液囊、滑囊和关节周围软组织中。

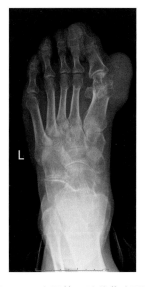

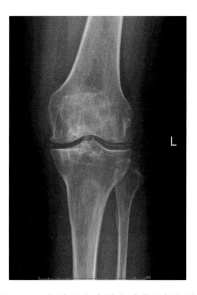

图 14-5　左足第一趾关节痛风石　　　　图 14-6　假痛风患者的左膝半月板钙化

3. 钙化性关节周炎　钙磷酸盐沉淀于关节周围组织通常无任何临床表现,出现临床症状最突出的是急性钙化性关节周围炎,主要发生在肩关节,其他如髋、膝、肘、腕和踝关节也可受累,手足肢端小关节较少累及。急性发作的直接原因推测是沉积于肌腱、腱鞘、韧带以及关节内、外结缔组织中的钙化灶破溃,钙化晶体(主要是羟基磷灰石)脱落进入滑囊或其他软组织,引起急性炎症反应。发作前患部的 X 线片可见高密度边界清晰的钙化沉淀,而急性发作期钙化呈绒毛状,边界不清,发作后钙化变小,密度下降,甚至消失。急性发作期后钙化可再次出现。

4. 骨关节炎　骨关节炎是一种退行性病变,系由于高龄、肥胖、劳损、创伤、关节先天性异常、关节畸形等诸多因素引起的关节软骨退化损伤、关节边缘和软骨下骨反应性增生,又称退行性关节炎、老年性关节炎等,是一种主要破坏关节的疾病。该疾病也被发现可与导致软组织钙化的晶体沉淀有关,其中确定的晶体有羟基磷灰石和焦磷酸钙。钙化累及关节和关节周,包括软骨、滑膜和滑囊。

5. 其他　除了尿酸钠、焦磷酸钙和磷酸钙晶体外,病理标本或关节液中还发现其他种类的晶体沉积,包括草酸盐、脂质晶体、蛋白质晶体等。其中有的也可引起类似关节炎的症状,有的具有潜在致病性,有的还未找到与之相对应的病症。

草酸盐晶体关节病:草酸盐晶体在关节内的沉积可导致多种关节的急、慢性病变,其中最常累及膝关节和手关节,其他如腕、踝、足关节和腱鞘、关节囊的病变也见报道,因肾衰而采用血液透析或腹膜透析治疗的患者还可发生椎间盘的草酸盐沉积,且往往导致椎间盘的破坏和退行性变。

脂质晶体关节炎:临床上常以单关节炎起病。膝关节最常受累,其次为腕关节。偏光显微镜下检查关节液,出现典型的脂质液晶微球,直径 2~20μm。脂质晶体微球有双折射现象,可见等臂十字状阴影。若关节液中发现大量液晶微球,可结合临床症状进行诊断。

蛋白质晶体关节炎:系由关节内沉积大量的副蛋白而继发的慢性侵蚀性多关节炎。沉淀的蛋白质晶体周围有慢性炎症反应,冷沉淀球蛋白和单克隆免疫球蛋白不只沉积于关节内,在机体的其他部分也有沉积。当这些蛋白在血管内结晶时可导致血管栓塞。

(五)神经疾病导致的钙化(calcification resulting from neurologic disorders)

人们对伴随神经疾病出现的软组织中钙沉淀的认识还很欠缺。这些钙化多见于关节周围区域,是神经疾病已经存在一段时间的证据。围绕不敏感关节有钙盐沉淀,许多研究者认为是导致局部组织慢性创伤的不稳定性造成的,这种不稳定性使组织改变发生钙化。最常见的疾病有脊髓损伤、脊髓痨、糖尿病和脊髓空洞症。

围绕神经性关节病(也称 Charcot joint)的 X 线表现比较典型,早期有关节积液并伴邻近软组织肿胀。骨碎屑形成可能是神经性关节病的第一征象。随着病情发展,关节不稳定,关节周围钙化形成,并沿肌鞘分割成碎片。这些钙化经常以稻谷样形式出现,并伴有区域疼痛和肿胀。

此外,人脑中枢神经系统病灶中也发现有矿化。一些学者研究了癫痫、阿尔茨海默病、帕金森病、脑神经元损伤、先天性组织缺血患者大脑中的钙化,发现所有疾病中都出现以羟基磷灰石为主要成分的钙化,并指出不同疾病的钙化组成近似,尺寸大小取决于不同疾病的细胞环境。不同疾病的钙化都是脑细胞防止受到损伤的一种自我适应性表现。将细胞中游离的钙离子以磷酸盐的形式固定下来,可以减小细胞的能耗,从而降低细胞活动信号以防受到进一步的损伤。

(六)埃勒斯-当洛综合征(Ehlers-Danlos syndrome)

埃勒斯-当洛综合征又称弹力过度性皮肤(cutis hyperelastia)、全身弹力纤维发育异常症,属遗传性疾病,被认为受遗传和家族影响的先天性营养不良所致。它影响皮肤及其血管、关节和皮下组织。皮肤弹性增加、弥散性皮下钙化、皮肤和血管脆性增强、关节活动范围过大和异常的血肿形成是典型特征。

最稳定的 X 线表现是皮下散在的小圆形钙化结节,且两侧常呈对称性排列。这些结节紧靠皮肤,腿部最常见,可见于内、外侧,与钙化的静脉血栓相似,但更大。这些结节显示低密度的透光区被统一的边界清晰致密的阴影环绕的钙化结构,也可为弥漫性或斑点状钙化。

(七)弹性假黄瘤(pseudoxanthoma elasticum)

该病以遗传紊乱造成的弹性组织变性为特征,主要导致弹性组织钙化。X 线表现为广泛的软组织钙化、血管钙化、动脉粥样硬化斑块和次要动脉狭窄。通常的钙化区域涉及真皮的中层,偶尔出现在上层,也可见关节周围钙化。

(八)结核病(tuberculosis)

结核病是由结核杆菌感染引起的慢性传染病,可侵犯人体全身器官,其中以肺脏受侵为主。结核杆菌侵入人体组织生长繁殖,产生代谢产物,破坏人体组织,形成干酪样坏死。坏死物偏于酸性,不易液化吸收,能长期存在。在机体抵抗力强或化疗后,干酪样病灶中的结核杆菌代谢低落,繁殖能力削弱,病灶失水而干燥,钙盐沉着形成钙化。钙化出现在结核杆菌被抑制和杀灭之后,因此钙化是结核病的痊愈形式之一。

二、转移性钙化的相关疾病

与转移性钙化相关的疾病有甲状旁腺功能亢进症、甲状旁腺功能减退症、继发性甲状旁腺功能亢进症、赘生物(肿瘤)、乳碱综合征、维生素 D 中毒和肿瘤样钙质沉着。

(一)甲状旁腺功能亢进症(hyperparathyroidism)

该病是指甲状旁腺分泌过多甲状旁腺激素(parathyroid hormone,PTH)。甲状旁腺自身发生病变,如过度增生、瘤性变甚至癌变,或身体存在其他病症,如长期维生素 D 缺乏等都可能导致甲状旁腺功能亢进症。原发性甲状旁腺功能亢进症通常不导致转移性钙化,而继发性甲状旁腺功能亢进症患者出现转移性钙化相当常见。这些患者通常有肾病,需要透析。甲状旁腺功能亢进症可导致高钙血症,而长期高钙血症可导致关节、血管、皮下组织、肌腱、脑组织和角膜等处钙盐沉积,引起转移性软组织钙化。由于高钙血症的存在,加上骨基质释放和尿液酸碱度的改变等易导致反复尿路结石,钙盐在肾实质内的不断沉积也使肾功能逐步下降,甚至出现肾衰和尿毒症。

(二)甲状旁腺功能减退症(hypoparathyroidism)

该病是甲状旁腺激素(PTH)分泌减少和 / 或功能障碍导致的一种临床综合征。其临床表现为神经肌肉兴奋性增高、低钙血症、高磷血症与血清 PTH 减少。多数患者头部基底节钙化,少数松果体及脉络丛钙化。头颅 X 线片可检测到基底节钙化,CT 扫描比 X 线片更敏感,能更早且更多地发现颅内钙化灶。

(三)肾性骨营养不良(renal osteodystrophy)

该病是由慢性肾功能衰竭导致的骨代谢病,简称肾性骨病,包括儿童的肾性佝偻病和成人的骨质软化、纤维性骨炎、骨质疏松、铝性骨病等,表现为钙磷代谢紊乱、酸碱平衡失调、维生素 D_3 活化障碍、骨骼畸形,并可引起继发性甲状旁腺功能亢进症。

肾性骨营养不良患者钙磷代谢紊乱,其体内异常的钙、磷水平导致常见的多部位软组织钙化。肾性骨营养不良与甲状旁腺功能亢进症关系密切,互相促进。后者可继发于前者,并使前者进一步加重。终末期肾病的软组织钙化也是第二和第三期甲状旁腺功能亢进症的一个表现。随着血液透析和器官移植的持续进步,患者生存质量不断改善,该病软组织钙化的影像学表现检出率越来越高。

终末期肾病和肾移植患者还会表现出皮肤的软组织钙化,即所谓钙化防御,或称钙化尿毒症性小动脉病(图 14-7)。由于小动脉中钙沉淀,出现了钙化防御,导致叠加在皮肤上的缺血性溃疡。钙化防御最常出现在继发于慢性肾功能损害的甲状旁腺功能亢进症,而在肾功能正常的情况下少见。

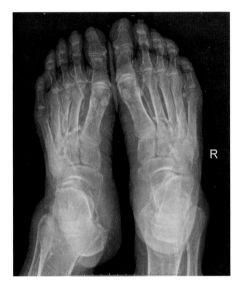

图 14-7 慢性肾衰竭患者多发严重的血管钙化

（四）乳碱综合征（milk alkali syndrome）

该病是指因长期进食大量牛奶或钙剂,并服用大量可吸收的碱剂引起的高钙血症、碱中毒及不同程度的肾功能损害等临床症候。高钙血症及碱中毒促进肠道钙吸收,使体内的钙磷沉着于软组织中,造成相应组织器官结构和功能损害。钙化主要发生于肾脏和眼睛,也见于皮肤、血管、肺及脑组织等。

（五）维生素 D 中毒（hypervitaminosis D）

该病是一种由于防治佝偻病时错误诊断和过量使用维生素 D 所导致的医源性疾病。机体过量摄入维生素 D,使体内维生素 D 反馈作用失调,肠吸收钙与磷增加,血钙浓度过高,降钙素调节使血钙沉积于骨与其他软组织,影响功能,造成损害。患者可见肾、血管、心脏及四肢等软组织的转移性钙化。

（六）结节病（sarcoidosis）

该病是一种肉芽肿炎症性疾病,以侵犯肺实质为主,并累及全身多脏器,如淋巴结、皮肤、关节、肝、肾、眼及心脏等组织。结节病可伴发高血钙、高尿钙症状,血钙、尿钙持续增高,则病灶处易形成钙化,甚至引起肾结石。

其他伴发转移性软组织钙化的疾病有骨髓瘤（myeloma）和一些白血病（leukemia）等。骨髓瘤的恶性浆细胞浸润骨组织,造成多发性溶骨损害。一些白血病,如 T 细胞淋巴瘤,也会导致多发性溶骨性破坏。由于骨组织破坏,血钙升高,出现高钙血症、高磷血症,甚至高尿酸血症,继发肾脏损害,进而在肾脏及其他软组织出现转移性钙化以及尿路结石。

三、特发性钙质沉着的相关疾病

特发性钙质沉着的相关疾病包括弥漫性钙质沉着、局限性钙质沉着和肿瘤样钙质沉着。患者出现皮肤、皮下组织或者深层结缔组织的钙化。

(一)弥漫性钙质沉着(calcinosis universalis)

该病是一种不常见的出现全身皮下钙化的疾病,钙化机制不明。疾病发展的早期,钙化见于皮下脂肪中。随着疾病的发展,累及关节、肌肉、韧带、肌腱及心血管系统。儿童发病时,如 Werner 综合征,病情可能进展很快,甚至导致死亡。

弥漫性钙质沉着的 X 线表现各个阶段有所不同。初期钙化最常局限于皮下脂肪,早期钙化围绕皮下和结缔组织散布,晚期钙化呈串珠状平行于受累肢排列成纵向的带。远端趾骨经常钙化。

(二)皮肌炎(dermatomyositis)和多肌炎(polymyositis)

皮肌炎和多肌炎属于可出现弥漫性钙质沉着的疾病。皮肌炎和多肌炎属自身免疫性结缔组织疾病,可单独存在,也可与其他胶原血管病并存,甚至合并恶性肿瘤。成人病例中相关恶性肿瘤发病率高。钙化常见于皮下组织和肢端的肌肉中,皮下水肿可能出现较早,继发纤维化和关节挛缩。钙化随复发的肌炎发育。X 线片上,钙化表现为四肢骨架周围大量小的球状或细线状密集体,进而合并,变成薄片状外观,沿韧带、肌腱和筋膜面分布(图 14-8)。

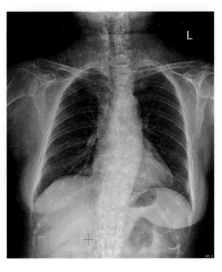

图 14-8 皮肌炎导致皮肤、皮下甚至肌肉组织内的弥漫性钙质沉着

（三）局限性钙质沉着（calcinosis circumscripta）

该病指局部软组织区域的钙化。钙化总是形成于皮肤和皮下组织,最常见于关节之上。约一半的病例与胶原血管病有关,尤其是硬皮病。局限性钙质沉着也与其他疾病,如类风湿性关节炎、系统性红斑狼疮、萎缩性肢端皮炎和其他混合结缔组织病有关。

（四）硬皮病（scleroderma）

该病是一种胶原血管病,当与钙质沉着有关时,被称为 Thibierge Weissenbach 综合征。该病最终会侵犯身体所有系统。钙沉淀最常发现于远端指（趾）骨、面部、腋窝、前臂、皮下组织、肌肉和关节周围结构。通常在钙质沉着前数年,许多患者表现出雷诺现象,属于相关硬皮病综合征的一个常见征象,此外还有肢端毛细血管扩张、食管功能异常、指（趾）端硬化等。X 线片上,硬皮病可见皮肤和皮下组织的钙化团块,损伤出现在手、足及四肢肢端,如经常摩擦及出现其他形式轻微创伤的肘部,尤其好发于手指,可见于 50% 以上的患者。

（五）系统性红斑狼疮（systemic lupus erythematosus）

这种胶原血管病是一种多发于青年女性的累及多脏器的自身免疫性炎症性结缔组织病。其钙质沉着不像硬皮病和皮肌炎那么常见。研究显示,约 7% 的系统性红斑狼疮患者可观察到钙化。特征钙化出现在皮下组织、皮肤、关节周围和一些血管上。钙化偶尔可形成溃疡,并继发感染。

（六）肿瘤样钙质沉着（tumoral calcinosis）

该病是一种罕见的家族性疾病,以皮下关节旁软组织和四肢伸展侧出现大的分叶状钙化块体为特征。虽然大多数患者无临床症状,但由于关节旁的大钙化块以及附近神经受压导致的神经症状而出现运动范围受限是广为人知的并发症。损害在前 20 年发育,通常发生于臀部、肘部和肩部周围的滑囊部位。沉淀经常是囊性的,主要由羟基磷灰石晶体组成。血清钙水平正常,但常有轻微的高磷血症。患者可合并出现骨膜反应、CPPD 样关节病和牙齿异常。X 线片上出现特征的圆形或卵圆形钙化结节。这些结节最终增大、合并而在关节附近形成奇特、边界清晰、分叶状的钙化块体。

第三节　软组织钙化的病理检测和影像特征

一、临床检查

简便易行的肉眼观察和手触摸,对于皮肤及浅表性软组织钙化可以进行大致判断。钙化部位可能有凸起、红肿的斑点或斑块,触之坚硬,弹性差,严重时可见皮损、溃疡。

二、组织学检查

传统的组织学配合化学染色技术检测是软组织钙化的有效观察和研究手段。显微镜下,观察经不同方法染色的钙化组织切片,不但可以区分钙化物与各种有机组织,观察组织的细微病变,还可以观察钙化与有机组织的关系,加深对疾病和病变的认识,因此组织活检成为诊断疾病的重要手段,如良、恶性肿瘤的确诊。常用的与钙化检测有关的染色方法有苏木精-伊红染色(HE 染色)、普鲁士蓝染色、茜素红 S 染色等。在 HE 染色片中,细胞核、钙化物为蓝紫色深染,细胞质、细胞外基质(如胶原等基质蛋白成分)为粉红色浅染。钙盐在茜素红 S 染色中呈深染的红色双折光性沉淀物。铁盐在普鲁士蓝染色中呈蓝色。

三、影像学检查

影像学检查是软组织钙化的重要检测方法,包括 X 射线成像、超声、计算机断层扫描(computed tomography, CT)、磁共振成像(magnetic resonance imaging, MRI)等。

由于钙化物的成分与结构不同于软组织,对 X 射线吸收明显不同,因此 X 射线成像成为应用最广泛的钙化检测的影像学技术。钙化在 X 线片上表现为与骨组织亮度近似的亮白。X 线片上可以显示钙化的数量、分布、大小、形态及其与其他组织的关系。成分不同、矿化程度不同的钙化(致密度不同)会表现出不同的灰度,因此 X 线片也会在一定程度上显示钙化组成与钙化程度。

CT 中钙化影像与普通 X 线片中的影像一样,也是显示对 X 射线高吸收的白像,但 CT 的密度分辨率更高,同时可以不同方向、不同断面多层扫描,有助于检测隐蔽的钙化。

近十几年来发展起来的双能 X 射线吸收法(dual energy X-ray absorptiometry, DEXA)与双能 CT(dual energy computed tomography, DECT),配合计算机图像处理技术,可以更清晰地显示不同成分或不同致密度的钙化,弥补了普通 X 线和普通 CT 成像的不足。例如痛风患者的单水尿酸钠沉淀,早期病变在普通 X 线片上的影像难于观察与判断,而 DECT 能十分清晰地显示(图 14-9)。

钙化在超声检测中显示强回声。在 MRI 检测中,钙化呈灰黑色。与 CT 类似,MRI 也可以不同方向多断面成像,且密度分辨率较高,可较准确区分各种软组织与钙化的轮廓及其之间的界限。

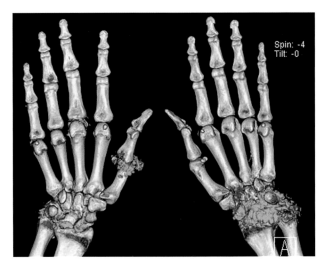

图 14-9　痛风患者双手及腕关节的尿酸盐（绿色）沉淀的 DECT 图

四、其他检查方法

用采集器、空针穿刺等方法采集病变部位积液、组织与脱落的细胞，制成细胞学涂片，在显微镜下观察，也可能观察到脱落于积液中的钙化物，了解钙化的形态与光性特征，但由于取材的局限性，该方法观察到钙化的概率并不高。

第四节　软组织钙化的矿物特征

由于人体中的矿物大多为纳米多晶集合体，十分细小，矿物学特征的检测与分析主要利用电子显微镜及光谱学技术。

一、软组织钙化中的矿物

（一）磷酸盐矿物

1. 羟基磷灰石和碳羟基磷灰石　软组织钙化中出现最多的矿物为钙磷酸盐矿物。在钙磷酸盐矿物中，磷灰石（apatite）族矿物最重要。磷灰石族矿物属六方晶系，包括氟磷灰石（fluorapatite）、氯磷灰石（chlorapatite）、羟基磷灰石（hydroxyapatite，HAP）3个矿物种，其晶体化学式为 $Ca_5[PO_4]_3(OH, F, Cl)$。在氟磷灰石和羟基磷灰石下，还可分出碳氟磷灰石（carbonate fluorapatite）和碳羟基磷灰石（carbonate hydroxyapatite，CHAP）亚种，其成分中由 CO_3^{2-} 部分取代 PO_4^{3-} 或 OH^-、F^-，化学式可表示为 $Ca_5[PO_4, CO_3]_3(OH, F, CO_3)$。软组织钙化的磷灰石主要是 HAP 或 CHAP。根据碳酸根取代的位置不同,CHAP 又可划分出 A 型 CHAP 和 B 型 CHAP。前者的碳酸根取代了主要络阴离子磷酸根,而后者的碳酸根取代了附加阴离子羟基。A 型和 B 型 CHAP 的区分需要拉曼光谱和红外光谱。人体软组织钙化中的碳羟基磷灰石以 B 型 CHAP 为主,含少量 A 型 CHAP。它们混杂在一起,难以分离,构成了绝大多数软组织钙化的主要矿物相。

2. 无定形磷酸钙 无定形磷酸钙(amorphous calcium phosphate,ACP)也是软组织钙化的主要物相之一。非晶态的 ACP 稳定性较差,一般形成于钙化初期,被认为是钙化的前驱体。随着时间的推移,ACP 会脱玻化,转变为更稳定的 HAP 或 CHAP。在软组织的钙化斑块中,可以看到形成较早的中心是 CHAP,而边缘为 ACP(图 14-10)。

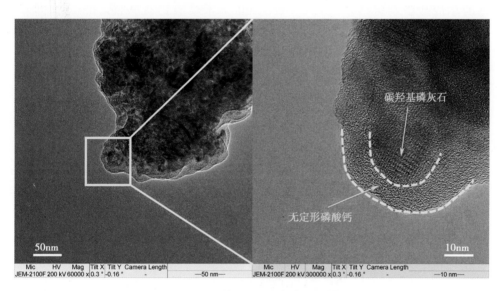

图 14-10 脑血管钙化的透射电子显微镜图

3. 磷酸八钙 磷酸八钙(octacalcium phosphate,OCP)被发现于关节及关节周围钙化、心血管系统钙化及部分肿瘤钙化灶中。OCP 为三斜晶系,晶体化学式为 $Ca_8H_2[PO_4]_6 \cdot 5H_2O$。它经常作为钙化的前驱体出现,后期会水解为(C)HAP,产出不如(C)HAP 广泛,但一些(C)HAP 的板状、纤维状等形态被认为是继承了其形态特征。

4. 白磷钙石 白磷钙石(whitlockite,WH)出现在牙石、软骨组织、血管钙化以及乳腺肿瘤钙化中。WH 属三方晶系,化学式为 $Ca_{18}Mg_2H_2(PO_4)_{14}$,晶体结构与磷酸三钙(tricalcium phosphate,TCP)十分接近,但结构中 Ca 被 Mg 部分替代,故也被称为镁白磷钙石。WH 在病理性钙化中常与 CHA 伴随出现,在肺结核钙化中可见块状的 WH 晶体与针状的 CHAP 晶体共存。

5. 焦磷酸钙 焦磷酸钙（Calcium pyrophosphate，CPP）也称二水焦磷酸钙，化学式为 $Ca_2P_2O_7 \cdot 2H_2O$。人体内形成的该晶体有单斜、三斜两种对称形式。出现于累及关节及其他运动系统的晶体性关节病，也称为焦磷酸钙关节病，如假痛风。病理上主要表现为关节软骨、半月板、滑膜及关节周围组织的焦磷酸钙沉积。

此外，软组织钙化中还发现少量磷酸三钙，化学式为 $Ca_3(PO_4)_2 \cdot 2H_2O$，出现于晶体沉淀病中。软组织钙化中的上述钙磷酸盐矿物常常是以一种物相为主，同时混合其他物相，难于分离，物相的鉴定主要利用粉晶 X 射线衍射（X-Ray diffraction，XRD）与透射电子显微镜（transmission electron microscope，TEM）。

（二）草酸盐矿物

钙的草酸盐矿物包括草酸钙石（weddellite）、水草酸钙石（whewellite）、三水草酸钙（calcium oxalate trihydrate），是肾结石和泌尿系结石中的常见矿物，一些软组织钙化病灶中也偶有所见，如肿瘤和晶体沉淀性关节病。在乳腺肿瘤和甲状腺肿瘤的钙化中都曾经发现过草酸钙石，甚至个别乳腺肿瘤病例中观察到四方晶系草酸钙石 [化学式 $CaC_2O_4 \cdot (2+x)H_2O$（$x<0.5$）] 的良好四方双锥形态，颗粒大小可达 200~300μm。单斜晶系的水草酸钙石（$CaC_2O_4 \cdot H_2O$）见于个别卵巢浆液性癌中砂粒体的核心部位。这种产状的水草酸钙石颗粒大小为十几纳米，结晶程度比外围的碳羟基磷灰石高，透射电镜下显示明显的电子衍射斑点。草酸盐晶体沉淀病的关节滑液及其他组织活检标本中发现的草酸盐晶体有草酸钙石和水草酸钙石，多数位于细胞外，但有的位于细胞内。晶体形态多样，典型的具双锥状或信封状外形，大小 5~30μm 不等，为正光性的非均质体。

（三）碳酸盐矿物

人体软组织钙化中发现的碳酸钙沉淀主要在脑部的松果体钙化中，物相为三方晶系的方解石（calcite），化学式为 $CaCO_3$。晶体长径可达数微米至 10μm，形态有三种类型，分别为六方、立方和圆柱状。个别乳腺癌病例中，见有少量病理性方解石和文石（aragonite），后者属斜方晶系，化学式为 $CaCO_3$。这些碳酸盐矿物是与钙磷酸盐矿物混杂的纳米晶。

（四）尿酸盐晶体

单水尿酸钠（monosodium urate）为痛风中沉淀的典型晶体。其化学式为 $NaC_5H_3N_4O_3 \cdot H_2O$，沉淀于皮下、关节囊、滑囊、软骨及其他组织处，晶体呈长针状、放射状排列。

（五）其他矿物

除了上述较常见的矿物，在阿尔茨海默病和帕金森病的钙化区域附近还发现了铝硅酸盐矿物沉淀，在人的脑组织中发现存在磁性物质。Kirschvink 等利用超灵敏超导测磁技术观察到了人脑皮质、小脑和脑膜中存在亚磁性物质。高分辨透射电镜和电子衍射分析表明，这些物质为磁铁矿和磁赤铁矿，且其形态和结构与趋磁细菌和鱼类的生物磁性物质很相似。这些磁性物质颗粒细小，多数脑组织可含有最少每克 500 万个单晶体畴。对于软脑膜和硬脑膜，每克有 1 亿个以上的单晶体畴。研究表明，磁性物质含量不随年龄的变化而出现明显增加或降低的趋势，但是，对男性而言，磁性物质含量随年龄有少许增加的趋势，而对女性来说，则未观察到这种现象。目前尚无确切的证据表明这些磁性物质是病理性矿物，它们对人体健康的影响如何，还需要进行大量的研究。

二、软组织钙化矿物的主要表现形式

钙磷酸盐系列矿物（包括碳羟基磷灰石、无定形磷酸钙、磷酸八钙等）是软组织钙化中最重要的矿物相，它们在病灶中混杂在一起构成纳米集合体，难于分辨。

（一）病理与影像学表现

通常病理检查所看到的钙化都是其集合体形态。医学影像学检查观察到的这些钙化的集合体形态多样。斑点状钙化最常见。炎性坏死组织钙化，如冷脓肿、淋巴结结核、寄生虫的钙化（如旋毛虫病和猪绦虫病）、痛风石、血管钙化、硬皮病钙化等都可呈斑点状。钙化初始常常是斑点状微钙化。环形钙化常见于血管瘤、囊肿、错构瘤、滑膜瘤或软骨瘤的钙化，尤其是囊肿和血管瘤的环形钙化更完整且清晰。团块状钙化常见于内分泌和代谢及营养性障碍等，如甲状旁腺功能亢进症和维生素 D 中毒等疾病中，心血管系统及肿瘤病灶中也常见团块状钙化。这些团块状钙化可以由微小的斑点状钙化堆积而成，代表钙化已经发生了较长时间。条纹状钙化多见于寄生虫的钙化，如猪囊虫病、丝虫病。如发现条管状外形，多为血管广泛的钙化。松果体中的磷酸盐钙化可呈桑葚状矿物集合体，大者尺寸可达 200μm。

（二）偏光显微镜与扫描电镜观察

在偏光显微镜及扫描电镜下观察，钙化初始形成时，是一些纳米钙化小球（图 14-11），进一步发展，纳米钙化小球聚集成几微米至上百微米，甚至毫米大小的球状和团块状的钙化聚集体。在球状钙化中，有的具有同心层或同心层加放射状结构，被称为砂粒体（psammoma body），有的则是不具同心层结构的致密球体，可称为类砂粒体（图 14-12）。团块状钙化有的为均匀致密的钙化块体，有的显示由钙化小球聚集而成。不同疾病中的钙化体可能出现在不同软组织部位，其分布形态与软组织形态、致病体形态等多种因素有关，如一些寄生虫钙化呈条纹或条索状，广泛的血管钙化呈线状、条管状等。有的钙化外表较光滑，有的则呈毛刺状。

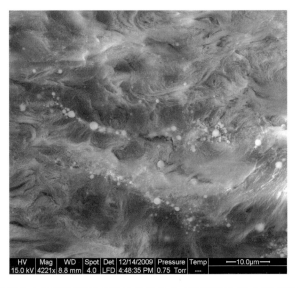

图 14-11 乳腺增生中依附胶原形成的纳米钙化小球的环境扫描电子显微镜（ESEM）图

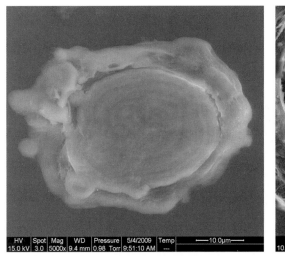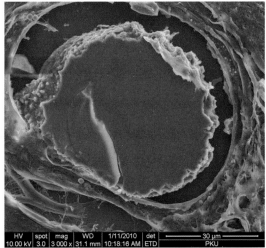

图 14-12 甲状腺癌钙化中的砂粒体（左）和乳腺纤维腺瘤钙化中的类砂粒体（右）ESEM 图

（三）透射电子显微镜观察

透射电子显微镜下可见（碳）羟基磷灰石呈短柱状、纤维状、粒状等形态，通常为粒径 4~8nm 的纳米晶体，晶体沿（002）方向择优取向排列，总体结晶度都较低。晶体沉淀病中的焦磷酸钙晶体为纤维状、羽毛状晶簇。

第五节　软组织钙化的形成机制

软组织矿（钙）化属于病理性钙化，尽管少数钙化（尤其是微钙化）并无临床症状，或者与疾病无显著的对应关系，不需要治疗。人体的病理性钙化是失控过程。在某种诱因作用下，人体正常平衡被打破，全身或局部环境中钙、磷或其他成分异常，人体防御机制启动，将游离的钙等以矿化的形式固定下来，这样可以减小细胞的能耗，从而降低细胞活动信号以防受到进一步的损伤。因此，钙化是细胞防止受到损伤的一种自我适应性表现。

不同疾病的具体矿化机制有所不同，有的研究比较透彻，有的尚不明晰。

一、钙化物形成方式

1. 尿酸钠沉淀　晶体沉淀病的矿化研究比较深入。痛风中单水尿酸钠晶体的形成源于患者嘌呤代谢紊乱和 / 或尿酸排泄减少所致的高尿酸血症，而高尿酸血症或者由于先天性嘌呤代谢紊乱和 / 或尿酸排泄障碍引起，或者继发于肾脏疾病或某些药物所致尿酸排泄减少、骨髓增生性疾病及肿瘤化疗所致尿酸生成增多等。无法通过正常代谢排出的高含量尿酸将与钠结合形成尿酸钠晶体，以降低血液中的尿酸含量。因此长期的高尿酸血症会导致痛风石形成。

2. 焦磷酸盐沉积　焦磷酸钙沉积病病因不明，被认为与年龄、遗传因素、某些疾病（如甲状旁腺功能亢进症、血色素沉着病等）、创伤等有关。正常人膝关节滑液中的焦磷酸浓度随着年龄的增长而升高，滑液中焦磷酸浓度升高会促进焦磷酸钙沉淀。伴有原发软骨成分和结构异常的家族性常染色体显性遗传病也可导致焦磷酸钙沉淀。由于机体某些代谢机制紊乱造成焦磷酸代谢异常，常需要增加焦磷酸的来源，会加速焦磷酸钙沉淀。例如，因碱性磷酸酶浓度下降，存在一些抑制碱性磷酸酶的离子，低镁血症而造成焦磷酸的降解减少；由于血色素沉着病或肝豆状核变性造成的成核剂浓度升高而加快成核反应；高钙血症、甲状旁腺功能亢进症激活更多的腺苷酸环化酶。也就是说，多种因素可导致人体内焦磷酸和 / 或钙水平升高，从而引发焦磷酸钙沉淀。

3. 碳羟基磷灰石和无定形磷酸钙等钙磷酸盐沉淀　碳羟基磷灰石和无定形磷酸钙等钙磷酸盐（也称碱性磷酸钙）沉淀广泛出现于多种人体软组织以及多种疾病中。钙化的形成都是由于人体的钙磷水平异常。转移性钙化是由于某些疾病导致机体钙磷代谢异常，骨

组织中的钙和 / 或磷组分进入体液、软组织导致后者钙或磷水平升高而引发。营养不良性钙化则是在人体正常代谢情况下，由某种疾病导致局部软组织环境中钙磷水平异常而引发。

二、钙化形成机制

一旦人体全身或局部钙磷水平异常，在软组织诱导和调控下的钙化机制将会启动，以使体液中的钙磷水平恢复正常。导致钙化形成的重要因素有：

1. 足够的时间　分子量相对较小的矿物沉积成为微米级甚至毫米级的矿化物，需要相对漫长的时间。因此，出现矿化物提示病变发展相对缓慢，而矿化也更容易出现在陈旧性的坏死之中。

2. 足够的无机盐离子储备且不能在短期内被正常代谢　矿化形成首先要有物质供给，分泌物中无机盐离子，尤其是钙离子相对丰富是钙化的基础，因此具有分泌功能的腺上皮来源的病变更易出现钙化。此外，坏死及凋亡的细胞也能释放大量的细胞内无机盐离子，可为矿化提供物质基础。矿化的形成还要求丰富的钙等离子不会在短期内被正常代谢掉，这样才能造成局部或全身离子浓度异常增高，从而启动固体沉淀的钙化机制。

3. 人体钙化需要有机质的参与　胶原较其他有机质更容易成为生物矿化的成核点。首先胶原在人体中分布极其广泛，其次胶原的分子量大，分子呈长条形多聚体状，可暴露的与无机盐离子相互作用的位点多，因此容易成为各个部位、各种病变矿化的成核点。此外细胞坏死后释放的细胞蛋白或其他有机成分也可能成为钙化成核点。无机盐的储备量、有机质的分布形态、矿化空间以及矿化时间共同决定了最终矿化物的形态。

三、矿（钙）化过程

钙化初始时，一般先形成前驱相 ACP 等组成的纳米小球，这些小球会随时间推移而脱玻化转变为更稳定的 CHAP 纳米晶体集合体。同时，ACP 还会逐渐沉淀包裹在先形成的纳米小球外，形成具同心环结构的微米级矿化球。微米级矿化球内可以有 1 个或数个纳米小球，纳米球体之间由 ACP 或 OCP 等充填，而微米级矿化球团聚体外部也可有一层 ACP 或 OCP。随着时间的推移，矿化沉淀量逐渐增加，分散的球状钙化集合体融合成团块状（图 14-13）。同时，由于重结晶作用，前驱相逐渐转变为 CHAP，最终形成均一的致密块状钙化。在缺乏足够磷的体液环境里，也会出现少见的草酸钙，甚至碳酸钙的沉淀。

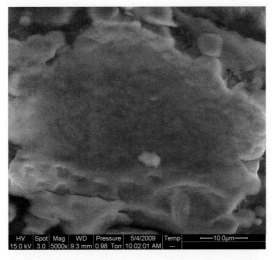

图 14-13　甲状腺癌钙化灶中钙化纳米小球融合成的块状钙化 ESEM 图

（王长秋）

参 考 文 献

1. BLACK A S, KANAT I O. A review of soft tissue calcifications. J Foot Surg, 1985, 24（4）: 243-250.

2. BACONNIER S, LANG S B, POLOMSKA M, et al. Calcite microcrystals in the pineal gland of the human Brain: First physical and chemical studies. Bioelectromagnetics, 2002, 23（7）: 488-495.

3. BOBBA R S, O'NEILL J. Soft tissue calcifications. New York: Springer, 2015.

4. DOBSON J. Nanoscale biogenic iron oxides and neurodegenerative disease. FEBS Lett, 2001, 496（1）: 1-5.

5. FRAPPART L, BOUDEULLE M, BOUMENDIL J, et al. Structure and composition of microcalcifications in benign and malignant lesions of the breast: Study by light microscopy, transmission and scanning electron microscopy, microprobe analysis, and X-ray diffraction. Hum Pathol, 1984, 15（9）: 880-889.

6. KIRSCHVINK J L, KOBAYASHI-KIRSCHVINK A, WOODFORD B J. Magnetite biomineralization in the human brain. Proc Natl Acad Sci U S A, 1992, 89（16）: 7683-7687.

7. LIBERMAN L, ABRAMSON A F, SQUIRES F B, et al. The breast imaging reporting and data system: Positive predictive value of mammographic features and final assessment categories. Am J Roentgenol, 1998, 171（1）: 35-40.

8. 李康, 唐国栋, 杨重庆, 等 . 人体心血管系统中磷酸盐矿物矿化作用 . 岩石矿物学杂志, 2009, 28（2）: 191-197.

9. MOSKOWITZ M. Soft tissue changes accompanying vascular disease of the extremities. Seminars in Roentgenology, 1973, 8（1）: 91-100.

10. 梅放, 柳剑英, 张燕, 等 . 乳腺病变伴发生物矿化的类型及机制研究 . 矿物学报, 2011, 31（4）: 704-712.

11. MENG F L, WANG C Q, LI Y, et al. Psammoma bodies in two types of human ovarian tumours: a mineralogical

study. Mineralogy and Petrology, 2015, 109: 357-365.

12. OBENAUER S, HERMANN K P, GRABBE E. Applications and literature review of the BI-RADS classification. Eur Radiol, 2005, 15(5): 1027-1036.

13. RAMONET D, DE YEBRA L, FREDRIKSSON K, et al. Similar calcification process in acute and chronic human brain pathologies. J Neurosci Res, 2006, 83(1): 147-156.

14. RAMONET D, PUGLIESE M, RODRÍGUEZ M J, et al. Calcium precipitation in acute and chronic brain diseases. Journal of Physiology-Paris, 2002, 96(3-4): 307-312.

15. WEISSMAN S D. Radiology of the Foot. Baltimore: Williams & Wilkins, 1983.

16. 伍沪生. 痛风与晶体性关节病. 北京: 人民卫生出版社, 2014.

17. 王长秋, 杨若晨, 鲁安怀, 等. 人体卵巢癌中砂粒体矿化的矿物学研究. 岩石矿物学杂志, 2009, 28: 617-622.

18. WANG C Q, YANG R C, LI Y, et al. A study on psammoma body mineralization in meningiomas. Journal of Mineralogical and Petrological Sciences, 2011, 106(5): 229-234.

19. 王长秋, 赵文雯, 鲁安怀, 等. 甲状腺乳头状癌组织坏死后矿化特征研究. 矿物学报, 2011, 31(4): 623-628.

20. 赵文雯, 王长秋, 鲁安怀, 等. 甲状腺乳头状癌中砂粒体矿物学研究. 岩石矿物学杂志, 2009, 28(6): 623-628.

第十五章

心脏瓣膜钙化病

如同其他器官一样,心脏也可发生钙化,心脏的钙化在大多数情况下考虑是病理性的。钙化可作为心血管疾病发病率和死亡率的风险标志物,其形状和部位对于诊断潜在的心血管疾病很有帮助。过量的钙负荷、慢性炎症、慢性肾脏疾病、代谢异常(包括高磷血症和高钙磷沉积)、钙化蛋白颗粒的形成和营养不良等均可增加心脏钙化的风险。心脏中容易出现钙化的部位主要在瓣膜、冠状动脉和软组织,其中心脏瓣膜作为心脏内部的阀门,容易因钙化而出现各种病理生理改变。人体心脏共有 4 个瓣膜:主动脉瓣、二尖瓣、三尖瓣和肺动脉瓣(图 15-1)。瓣膜是心脏内可以开闭的膜状结构,其组成包括瓣叶、瓣环和瓣下结构。二尖瓣由前(大)瓣和后(小)瓣两叶组成;三尖瓣由前、后、隔瓣三个瓣叶组成;主动脉瓣和肺动脉瓣均由三个瓣叶组成。其中,位于左心系统的主动脉瓣和二尖瓣承担的负荷重,更容易出现钙化损伤。心脏瓣膜的生物结构与血流和力学环境密切相关,在功能方面取决于细胞、基质、物理力学环境的复杂相互作用。心脏瓣膜的钙化可导致严重的血流动力学异常,而心脏瓣膜病多数与钙化密切相关。本章将重点探讨心脏瓣膜钙化的机制和相关疾病诊治。

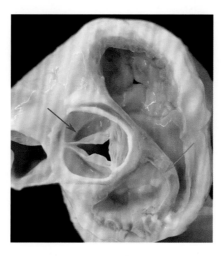

图 15-1　主动脉瓣及二尖瓣的结构(红色箭头示主动脉瓣,蓝色箭头示二尖瓣)

第一节 主动脉瓣钙化

主动脉瓣每日约开闭 100 000 次。主动脉瓣必须通过连续的修复以保持其柔韧性。钙和硬化组织的积累会导致其柔韧性下降，并最终演变为主动脉瓣狭窄。在过去的几十年中，主动脉瓣狭窄的病因有相当大的变化，已由风湿性心脏病转移为退行性主动脉瓣钙化。此外，先天性二叶主动脉瓣是第二大常见的主动脉瓣钙化的病因，发生率约为 1%，常见于男性。

一、主动脉瓣的结构和功能

正常的主动脉瓣叶非常纤薄、光滑并富有弹性。瓣膜在心腔内的主要作用为控制调节血流方向，结构化的细胞外基质（extracellular matrix，ECM）可维持瓣膜的物理结构，异质化的细胞成分通过复杂的机制调节瓣叶的灵活性和耐久性。

1. 细胞成分 主动脉瓣叶位于主动脉流出道的基底部，瓣叶表面有四种细胞：瓣膜内皮细胞（valve endothelial cell，VEC）、瓣膜间质细胞（valve interstitial cell，VIC）、瓣膜基底部的心肌细胞和平滑肌细胞，其中瓣膜内皮细胞可表现为单层融合的形状。在心内膜下，基质内的瓣膜间质细胞通过自身分泌来调节细胞功能。

2. 基质成分 主动脉瓣的典型组织结构可分为三层：窦部纤维层、中间疏松层和心室主动脉流出道层。在胚胎发育阶段（20 周）时瓣膜没有分层，第三层在出生后血流冲击下出现，三层结构中均无血管结构。主动脉瓣组织结构呈典型的层样结构，瓣叶的圆周方向密集排列胶原纤维，疏松层主要由糖胺聚糖（glycosaminoglycan，GAG）和蛋白聚糖组成，心室主动脉流出道层包含弹力胶原蛋白、糖胺聚糖和蛋白聚糖，这些层样结构为主动脉瓣提供一定强度的结构支撑，使其具有天然弹性，在心动周期中可被压缩与复原（图 15-2）。

3. 功能特点 瓣膜的结构与血流动力学环境下剪切应力和机械力的变化相适应。当瓣膜关闭时，纤维层的致密结缔组织可以提供足够的强度支撑，疏松层糖蛋白基质在瓣膜开闭时可起到物理缓冲和润滑作用，心室主动脉流出道层通过弹性纤维提供弹性，在心动周期过程中瓣叶发生形态改变时，机械力通过室侧弹性纤维、胶原纤维恢复到原始方向。这一功能特点充分保证了发育正常的主动脉瓣在长期的生理功能刺激下不发生临床疾病。

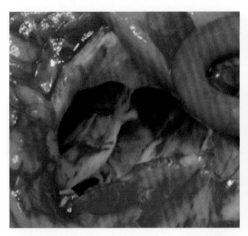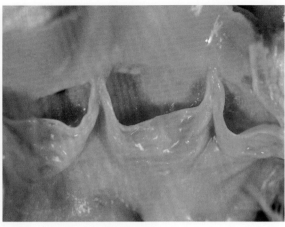

图 15-2 正常主动脉瓣的三叶结构,瓣叶具有天然弹性

二、主动脉瓣钙化的病理机制

主动脉瓣钙化性疾病的特征在于瓣膜钙化和瓣膜内形成骨组织,导致主动脉瓣狭窄(图 15-3)。主动脉瓣钙化和骨形成的发病机制曾被认为是由组织损伤和细胞坏死导致相关羟基磷灰石晶体沉积的被动变性过程。然而越来越多的证据显示,瓣膜钙化的主要机制可能类似于骨的钙化过程,是一个由骨和软骨相关基因介导的多种细胞参与的复杂过程。有研究表明,瓣膜的前体细胞经历了成骨改造,血液循环中的骨髓基质干细胞和骨前体细胞可能参与了瓣膜损伤或病变早期的细胞充填过程,进而促进相关组织钙化和骨形成,而瓣膜间质细胞是否参与此过程尚不清楚。另有研究进一步表明,骨形成可发生在严重的主动脉瓣病变中,在钙化的主动脉瓣膜中存在成骨细胞的特异性转录,并可检出成骨标志物:包括骨钙素、Cbfa1(Runx2)、骨桥蛋白、骨涎蛋白、BMP2/4 和 X 型胶原等。

主动脉瓣的钙化可以是异位钙化(钙的积聚位于非骨骼部位),也可以是营养不良性钙化或转移性钙化。异位钙化发生时,钙在细胞外形成可溶性磷酸盐离子,以结晶的形式构建羟基磷灰石。以死亡细胞的基质囊泡为核心,病灶部位出现钙化结晶是老龄瓣膜钙化的主要病理机制。然而,在老年患者中钙积聚较少发生在主动脉瓣叶的尖部,提示此时病变机制比老龄因素更重要。营养不良性钙化多发生于正常血浆钙磷水平的损伤组织中,如创伤、炎症和失活组织区以及肿瘤中。转移性钙化则发生于钙磷含量升高的体液环境中,如正常主动脉瓣组织中的钙盐沉淀,多与代谢紊乱有关。瓣膜间质细胞功能改变,瓣叶纤维化增厚,生物力环境改变等因素,均可导致瓣膜中异位钙化和骨形成。

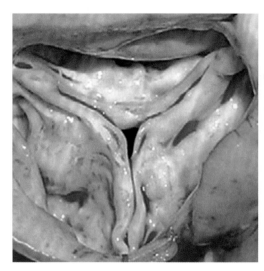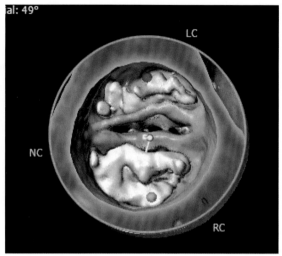

图 15-3　典型主动脉瓣钙化,可见瓣膜柔韧性丧失、瓣叶增厚、交界融合,
出现主动脉瓣狭窄,CT 影像可见明显的瓣叶

三、主动脉瓣钙化机制

(一)内皮病变

传统观点认为,主动脉瓣钙化狭窄的病理机制是羟基磷灰石矿物的被动累积造成的,但最近的研究表明该过程类似于动脉粥样硬化,有炎症和脂质代谢的参与。总胆固醇升高、低密度脂蛋白增加、甘油三酯升高、高密度脂蛋白降低、性别、吸烟、高血压和糖尿病等,这些因素均可提高主动脉瓣钙化发病率,而降低动脉粥样硬化风险的因素可减缓主动脉瓣钙化病变的进展。然而,主动脉瓣钙化的危险因素并非完全等同于动脉粥样硬化,先天性瓣膜发育异常的患者会较早发展为主动脉瓣钙化。代谢骨疾病、继发性甲状旁腺功能亢进症、肾脏疾病、血清肌酐增高等因素均与主动脉瓣钙化的形成有关。但是,目前对参与主动脉瓣病变分子机制的研究落后于动脉粥样硬化性疾病。

主动脉瓣钙化的病变发展涉及内皮损伤、炎症和动脉粥样硬化标志性事件,如脂质堆积、基质金属蛋白酶(matrix metalloproteinase, MMP)活化、肾素-血管紧张素系统相互作用等。与动脉粥样硬化类似,瓣膜病变的早期会出现内皮损伤。电子显微镜显示,钙化主动脉瓣内皮细胞层在早期即出现破损,在瓣膜的突出部位更为明显(图 15-4)。主动脉侧疏松层局部病理变化特征提示,循环压力和血液流变学异常(如先天性二叶主动脉瓣)可诱发硬化和钙累积。与动脉粥样硬化相似,瓣膜钙化部位常常发生在血流动力学异常的部位。

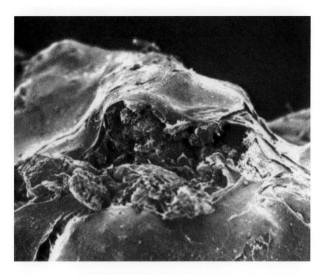

图 15-4　电子显微镜显示钙化主动脉瓣内皮细胞层损伤

（二）炎症

炎症是主动脉瓣钙化的突出特点,起初内皮细胞可发生一氧化氮和前列环素的表达水平下降,这两种分子均可调节血管的炎症反应。淋巴细胞存在于钙化瓣膜中,在病变早期参与炎症反应,与损伤修复相关。单核细胞可黏附并迁移到内皮下,瓣膜分泌的趋化分子可诱导单核细胞分化成巨噬细胞。同时,血管细胞黏附分子 -1 也可存在于病变瓣膜中。与动脉粥样硬化病变相似,主动脉瓣病变部位很少见有中性粒细胞。

促炎细胞因子在调节瓣膜钙化过程中被认为起着关键作用。研究表明转化生长因子 -β（transforming growth factor, TGF-β）是一种重要的细胞因子,具有"骨诱导"属性并有助于钙化过程形成。对人类钙化的主动脉瓣免疫组织化学研究也发现,钙化区域的 TGF-β浓度比非钙化区域高,钙化的主动脉瓣可通过细胞外基质结合蛋白来结合 TGF-β。基质金属蛋白酶可激活和释放 TGF-β1。在主动脉瓣间质细胞培养液中加入 TGF-α1,可见到细胞增殖、迁移、聚集活动增强,并形成凋亡的碱性磷酸钙化小结。

（三）血脂改变

研究表明,脂质参与了血管组织的钙化过程（图 15-5）,主动脉瓣的矿物成分在超微结构上与胆固醇密切相关,胆固醇的氧化参与了冠状动脉粥样硬化病变和瓣膜钙化,如 25- 羟基胆固醇脂质在钙化的瓣膜中有积聚现象。与动脉粥样硬化病变机制类似,主动脉瓣上的巨噬细胞通过膜清道夫受体,与氧化低密度脂蛋白和胆固醇结合。这些活动可能与局部炎症、细胞凋亡等机制相关。

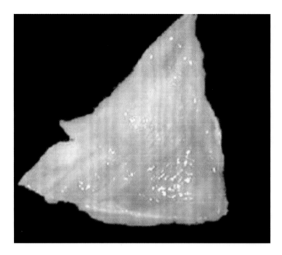

图 15-5　离体主动脉瓣关闭不全的瓣叶（脂质聚积发生在
钙化之前,也是瓣膜损伤的早期表现）

（四）血管钙化

研究表明,动脉粥样硬化的钙化斑块中存在血管平滑肌细胞在纤维组织中蓄积,与其相类似,主动脉瓣的组织结构也包含血管平滑肌细胞间质层。正常情况下,成纤维细胞分泌胶原蛋白和其他细胞外基质蛋白结合,以保持瓣叶的完整性。瓣膜上的驻留细胞可通过转化参与瓣膜的钙化过程。体外克隆培养结果发现,主动脉瓣膜间质细胞或肌纤维母细胞可自发进行表型转换,成为成骨细胞样细胞,分泌碱性磷酸酶和细胞外骨基质蛋白等,继而形成钙化结节。

（五）基质金属蛋白酶

为保持主动脉瓣的完整性和柔韧性,细胞外基质需要降解或重组来达到生理性重塑,决定主动脉瓣重塑功能的物质包括 MMP 和金属蛋白酶组织抑制剂（tissue inhibitors matrix metalloproteinase,TIMP）。MMP 是一种有普通功能域的内肽酶,可以降解细胞外基质成分,内皮细胞和平滑肌细胞可分泌 MMP,包括 MMP-1、MMP-2 和 MMP-3,而 MMP-9 存在于钙化主动脉瓣中。在病理过程中,炎症细胞是基质金属蛋白酶和其他蛋白酶（如组织蛋白酶）的主要分泌源;钙化瓣膜中活化的巨噬细胞通过上调基质金属蛋白酶的基因表达来分泌细胞因子,例如触发 T 淋巴细胞分泌 MMP-2;血管内皮细胞可影响 MMP 的分泌,对于钙化的主动脉瓣,MMP-2 的释放取决于血管内皮细胞上的黏附分子 -1 的水平;细胞外基质糖蛋白肌腱蛋白 -C（tenascin-C）通过细胞因子活化与钙结合参与矿化,并参与调节碱性磷酸酶活性、上调 MMPs 的表达水平。另外,降解的 Ⅰ 型胶原可通过 MMP 促进肌腱蛋白 -C 在转录水平的上调。主动脉瓣狭窄伴瓣膜钙化的患者,有明显的肌腱蛋白 -C 聚积,MMP-2 和碱性磷酸酶活性升高。

（六）异位成骨

严重主动脉瓣钙化者病变瓣膜中存在着板层骨，与骨髓类似，这些板层骨中存在有造血细胞成分，可能由异位钙化引发。

钙化的主动脉瓣中可见细胞外骨基质蛋白，如骨桥蛋白、骨连接素、基质 γ- 羧化谷氨酸的蛋白质和骨形态发生蛋白（bone morphogenic protein，BMP）等。这些蛋白都是骨形成过程中发挥重要作用的分子，提供了钙化过程的支架平台。据报道，约 13% 严重主动脉瓣钙化患者的钙化瓣膜中存在成骨细胞和破骨细胞，表明钙化瓣膜局部存在异常的组织修复。目前的研究表明，血管内皮生长因子和成纤维细胞生长因子在骨折愈合中具有协同作用，它们可能也参与了主动脉瓣中的骨形成。在靠近主动脉壁的瓣膜区域仅有微量血管，但在钙化主动脉瓣膜的整个瓣叶均有新生血管。另外，类似于骨折愈合，钙化瓣膜也存在着软骨组织成分。在细胞培养试验中，瓣叶成肌纤维细胞最有可能转化为成骨细胞样细胞。

（七）遗传因素

细胞外分子的基因研究发现，小鼠 γ- 羧基谷氨酸蛋白和护骨素可以直接或间接地抑制细胞外基质钙化。还有研究提示，降低 BMP 拮抗剂水平可诱发瓣膜骨化，同时下调钙离子抑制剂水平也有助于钙在主动脉瓣叶中积累，而通过调控这些分子的表达，有望减轻钙化程度。BMP 的多种拮抗剂可控制 *BMP* 基因表达并调节骨形成，这些拮抗剂理论上可能起到调节主动脉瓣骨化的作用。

（八）肾素 - 血管紧张素系统

肾素 - 血管紧张素系统控制血压并通过体液和电解质平衡调节心血管系统和肾脏的功能。在 SD 大鼠主动脉瓣膜中可观察到血管紧张素转换酶（angiotensin converting enzyme，ACE）及血管紧张素 Ⅱ（angiotensin Ⅱ）与缓激肽受体结合。高密度血管紧张素转换酶结合部位与解剖纤维化部位重合，应用赖诺普利后可减轻局部纤维化水平。肾素 - 血管紧张素系统和缓激肽可能参与了正常主动脉瓣的生理修复或磨损过程，如果肾素 - 血管紧张素系统始终占主导地位，则主动脉瓣可出现病理纤维化和钙化，因为在主动脉瓣硬化或主动脉瓣狭窄标本中可见血管紧张素转换酶活性增高。血管紧张素转换酶分布在细胞外，与载脂蛋白 B 共定位。在主动脉瓣损伤中存在血管紧张素 Ⅰ 受体，该受体是血管紧张素 Ⅱ 的主要受体，血管紧张素转换酶可通过血浆脂蛋白酶聚集在主动脉瓣病变区域，如那些有大量低密度脂蛋白的区域。因此，肾素 - 血管紧张素系统可能与主动脉瓣炎症病变有关，并可能促进巨噬细胞在瓣膜间质内的扩增。

四、治疗

（一）药物干预的观察研究

对主动脉瓣钙化引起的主动脉瓣膜狭窄的治疗，目前尚无美国食品药品监督管理局批准的药物。非随机临床研究表明，药物治疗可以减缓主动脉瓣钙化进展。两个回顾性研究和基于人口调查的研究提出，使用他汀类药物的患者可显著降低主动脉瓣狭窄的年进展率，但进展速度不能简单地通过血脂改变说明。虽然超声心动图检查可精确测量主动脉瓣面积，但并无法推测局部钙含量。电子束 CT 可进行组织钙测定，目前已被用于测量主动脉瓣钙化程度。

两个主动脉瓣钙化的回顾性临床研究表明，他汀类药物可抑制 MMP-1，MMP-2 和 MMP-3 的分泌，还能够抑制血管平滑肌细胞和巨噬细胞 MMP-9 的分泌，这些均有利于减轻主动脉瓣病变。这提示他汀类药物可稳定动脉粥样硬化和心脏瓣膜病变，延缓瓣膜钙化及骨化。但是，他汀类药物治疗主动脉瓣钙化或骨化病变的疗效和安全性尚需要进一步随机对照试验来评价。目前还没有应用血管紧张素转换酶抑制剂或抗炎药物来治疗主动脉瓣钙化的研究，需要观察性研究或随机对照试验来进一步评估炎症和肾素 - 血管紧张素系统对主动脉瓣钙化的作用及其可能的机制。

（二）传统外科主动脉瓣置换术

钙化性主动脉瓣狭窄是成年人最常见的原发性心脏瓣膜疾病。在年龄超过 75 岁的老年人群中，中度至重度主动脉瓣狭窄（aortic stenosis，AS）的发生率约为 4.6%。外科主动脉瓣置换术（aortic valve replacement，AVR）是所有年龄组患者的首选治疗策略。8 个针对超过 80 岁患者的回顾性研究显示，单独主动脉瓣置换术 30 天的死亡率为 9.2%，远期生存患者跨主动脉瓣压差可显著降低，左心室收缩功能可恢复正常，绝大多数患者可恢复正常体力活动。

（三）球囊主动脉瓣成形术

球囊主动脉瓣成形术（balloon aortic valvuloplasty，BAV）是一种针对老年人的常见病——重度主动脉瓣狭窄的介入手术，其由法国医生 Cribier 在 1986 年首次报道。初步临床经验显示该技术是安全可行的，可明显改善患者的近期症状，但对瓣膜状态的改善甚微，并存在较高的 1 年内再狭窄率。大样本临床研究表明，5~9 个月再狭窄率为 40%~80%。因此，尽管患者可从球囊主动脉瓣成形术中获益，但生存率未能改善。然而，由于血流动力学再狭窄等临床症状复发可滞后 6~9 个月，因此扩大了姑息治疗的优越性，对那些对远期疗效期望不高的老年患者,其提高整体生活质量的时间可持续 1~1.5 年。目前对球囊主动脉瓣成形术改善主动脉瓣狭窄的治疗机制知之甚少,可能涉及多种机制。首先,球囊诱导钙化结节撕裂可创建铰接点,胶原基质沿所创建的裂化平面填充,提高瓣叶的活动度和瓣叶开闭能力。再狭窄一般认为发生于瓣叶损伤处瘢痕组织,并可能存在异位骨化(骨形成)。有时,瓣膜弹性成分的反冲作用可能会导致数小时或数天内瓣膜早期再狭窄。

(四)经导管主动脉瓣置入术

随着科技的发展及器械的创新,介入、微创等技术理念逐步被应用于主动脉瓣疾病的治疗中,大大降低了外科手术的风险。2002 年法国医生 Cribier 开展了全世界第一例不宜外科手术的主动脉瓣狭窄患者的经皮瓣膜置入手术并获得成功,具有里程碑意义。此后,经导管主动脉瓣置入术(transcatheter aortic valve implantation, TAVI)技术快速发展。截至目前,全球共进行了近 100 万例该手术,且手术例数呈几何式的增长趋势。在全球范围内开发了大量的介入瓣膜器械并开展了相关技术的研究,经导管主动脉瓣置入术的适应证范围也在逐渐扩大,其相关器械除了穿刺针、各种导丝、导管等一般介入器械外,主要为介入瓣膜及其输送系统。目前临床应用广泛的包括球囊扩张式 Edwards SAPIEN 经导管主动脉瓣系统及自膨式 Medtronic CoreValve 经导管主动脉瓣系统。经导管主动脉瓣置入术是目前瓣膜领域的一个重要发展方向。

经导管主动脉瓣置入术的中短期多中心临床研究结果十分令人鼓舞,对其长期的随访研究仍在进行中。我国已在多个大的心脏中心开展了此项技术,空军军医大学西京医院自 2016 年 2 月来,已累计完成逾 1 000 例此类手术,相对于单纯主动脉瓣球囊扩张术,经导管主动脉瓣置入术提供了可更持久地改善症状的治疗主动脉瓣狭窄的策略,对于外科手术高危的老年患者,经导管主动脉瓣置入术扩大了瓣膜置换治疗的适应证范围。同时,对于既往曾接受主动脉瓣置换术的患者,考虑到二次开胸手术的高风险,经导管主动脉瓣置入术也可作为生物瓣膜钙化失效后施行二次手术的一种有效选择。

第二节　二尖瓣钙化

二尖瓣退行性钙化病变是引起人类发病和死亡的重要原因,与二尖瓣退行性钙化病变相关的病理改变包括蛋白聚糖(proteoglycan, PG)、糖胺聚糖(glycosaminoglycan, GAG)沉积,以及弹性蛋白碎片和胶原蛋白断裂。这些变化使瓣叶增厚,瓣叶附属结构脆化,引起瓣叶脱垂和腱索断裂,最终导致退行性二尖瓣关闭不全、血流动力学异常。目前研究热点是二尖瓣退行性钙化的相关细胞和分子机制,普遍认为二尖瓣退行性钙化病变并非老龄化的必然结果,而与关键效应蛋白的信号机制密切相关,加强对其信号传导机制的了解有助于找到减缓或控制疾病进展的治疗策略。

一、二尖瓣的结构和功能

与主动脉瓣的半月瓣类似,二尖瓣同样呈三层结构:松质层在中间;心房层为放射状的弹性纤维;心室侧是纤维层,并延续成为腱索。细胞外基质成分可反映生物力学对心脏瓣膜的影响,心房层放射状的弹性纤维可对抗血流产生的剪切力;纤维层致密的胶原纤维结构可对抗心脏瓣膜闭合时较大的张力并维持开闭时的弹性;松质层中含有丰富的蛋白聚糖和糖胺聚糖,起到支撑、营养和协同的作用。

二、二尖瓣钙化机制

目前在心脏瓣膜退行性钙化病变中,刺激启动蛋白表达的病理学机制尚不明确,可能包括化学和物理刺激触发信号通路,进而通过转录因子控制基因表达。

（一）化学刺激

化学刺激可能包括来自循环系统血浆中的物质或心脏瓣膜附近的细胞所释放的物质,其中 5- 羟色胺可能是引起二尖瓣退行性变的重要因素。较高的 5- 羟色胺水平与类癌综合征诱导的瓣膜病相关,然而由于血小板快速清除或肝脏细胞的快速代谢,血浆中的循环5- 羟色胺水平通常较低。血小板释放的 5- 羟色胺的生物学特性尚不清楚,但外源性的5- 羟色胺和其他化学刺激物质可以由血小板带到心脏瓣膜。在退行性钙化病变的二尖瓣中可以观察到瓣膜内皮细胞的侵蚀破坏及血小板在二尖瓣表面的黏附。瓣膜内皮细胞的侵蚀可能由二尖瓣关闭不全的湍流引起。

（二）机械性刺激

生物力学环境可以重塑细胞外基质,间充质细胞将对力刺激作应答。二尖瓣退行性钙化病变本质是细胞外基质动态平衡失调,因此生物力学环境的改变是退行性瓣膜病的起始原因。涉及心脏瓣膜的生物力包括张力、剪切力、压缩力和弹力等。

高张力在退行性钙化瓣膜病发病机制中可能发挥的作用备受关注,高血压和遗传性结缔组织异常（例如马凡综合征）是公认的高危因素,均可增加瓣膜间质细胞的拉伸应变。高血压可增加总张力,结缔组织异常可引起基质变化,基质支撑力的弱化可解释年龄与二尖瓣退行性钙化病变的联系。最近的体外实验说明拉伸应变是二尖瓣退行性钙化病变的始动机制。有研究显示,体外给予二尖瓣静态或周期性张力可增加 α-SMA(alpha-smooth muscle actin)、MMP-1、MMP-13、组织蛋白酶 K、木糖基转移酶以及核心蛋白聚糖的表达水平。活体实验也表明,二尖瓣近侧湍流可诱导二尖瓣的黏液变性,说明异常剪切力可以引起二尖瓣退行性钙化。体外瓣膜内皮细胞和瓣膜间质细胞共培养表明,瓣膜内皮细胞调节瓣膜间质细胞表型的功能可通过剪切力的变化而引起。

(三)TGF-β

TGF-β 属于生长因子超家族,包括 TGF-β 亚型 TGF-β1、TGF-β2、TGF-β3,骨形态发生蛋白,抑制素等。TGF-β 是刺激细胞外基质产生的细胞因子,可抑制细胞增殖。分泌的 TGF-β 为成熟的二聚体生长因子及关联蛋白。TGF-β 通过与色氨酸 - 苏氨酸激酶受体结合而活化,活化的 TGF-β 可与细胞外基质成分快速结合,在蛋白水解酶如 MMPs 作用下发挥作用。TGF-β 受体 II 磷酸化形成 TGF-β 受体 I 复合体,后者再磷酸化继而激活 Smad2/3。激活后的 Smad2/3 与 Smad 蛋白结合后形成 Smad 复合物,进入细胞核并激活特定基因。另一条 TGF-β 信号通路涉及 TGF-β 激活激酶(TAK1)。以纤维化为突出特点的心脏疾病中,TGF-β1 过表达,同样心脏瓣膜钙化病变中也发现 TGF-β1 过表达。在培养的瓣膜间质细胞中 TGF-β1 介导肌成纤维细胞转化(α-SMA 表达),呈浓度依赖性,并与张力环境相协同。TGF-β1 还诱导糖胺聚糖的合成。5- 羟色胺信号通路与 TGF-β 信号通路及效应基因蛋白在功能上存在关联关系,5- 羟色胺所诱导 TGF-β1 的 mRNA 表达呈浓度依赖性,这种效应依赖细胞外信号调节激酶(extracellular-signal regulated kinase, ERK)的磷酸化。

(四)发育调控通路

二尖瓣退行性变与骨形成、软骨形成及主动脉瓣退行性变等病理过程很相似,因此有假说认为二尖瓣瓣膜退行性变也通过遗传发育通路调节。心脏瓣膜的发生是高度保守的,其所受到的调控发育信号通路包括基于受体信号传导、转录因子和下游结构基因的激活等,这些通路在骨、软骨及大动脉的发生发育过程中都起一定的调控作用。目前所了解的瓣膜发育过程最后共享的调控通路包括:①心房 / 心室及弹性动脉发育中的 Notch1;②松质层发育及线粒体产生过程 SOX9- 聚集蛋白聚糖共享通路;③纤维膜发育及骨形成过程中共享 Wnt- 骨膜蛋白通路;④腱索和肌腱发育中的 FGF4- 巩膜 - 腱生蛋白共享通路等。

(五)一氧化氮

一氧化氮具有内皮依赖性的血管扩张等多种生物学功能,由一氧化氮合酶(nitricoxide synthase, NOS)调控。NOS 有三种亚型:内皮型 NOS(eNOS)、神经型 NOS(nNOS)和诱导型 NOS(iNOS)。内皮型一氧化氮信号通路由钙 / 钙调蛋白介导调控,NO 活化靶细胞中可溶的鸟苷酸环化酶,产生环鸟苷酸,进而激活环鸟苷酸依赖性蛋白激酶 G。内皮细胞释放一氧化氮是由内源性血管扩张剂(例如乙酰胆碱、缓激肽)的特定受体以及血流产生的剪切力调控。在离体二尖瓣中证实有一氧化氮释放,瓣膜内皮细胞释放的一氧化氮依赖于钙离子内流和 eNOS 的激活。二磷酸腺苷、缓激肽和凝血酶可引起二尖瓣的瓣膜内皮细胞释放一氧化氮,在二尖瓣退行性钙化病变中 NOS 的活性增强,并在病理变化最严重的区域活性最强。这些研究表明,在二尖瓣退行性钙化病变中存在 eNOS 活性增强和一氧化氮释放增加,但是否一氧化氮参与或介导了病理性基因表达仍不确定。

(六)血管紧张素Ⅱ

血管紧张素Ⅱ在与退行性二尖瓣关闭不全相关联的充血性心力衰竭及心室重构起着重要作用。研究显示,血管紧张素Ⅱ在二尖瓣退行性钙化病变中的信号转导中起重要作用。瓣膜间质细胞培养研究发现血管紧张素Ⅱ可以刺激钙内流和胶原合成。血管紧张素Ⅱ可以直接增加心脏纤维原细胞 TGFβ1 的表达。在培养的二尖瓣瓣膜间质细胞中加入血管紧张素还原酶抑制剂,可以抑制 TGF-β3 合成。

三、二尖瓣钙化的表现

1. 二尖瓣结构与二尖瓣钙化　二尖瓣环是二尖瓣附属结构的一部分,构造复杂。鞍形的二尖瓣瓣环在左心室收缩和舒张,以及二尖瓣瓣叶接合中起到重要作用。高龄瓣环钙化可能延伸到二尖瓣瓣叶,尤其是后叶,导致舒张期跨二尖瓣压力梯度升高。这种形式的二尖瓣狭窄通常为钙化或退行性,在形态学和发病机制上与风湿性二尖瓣狭窄不同。二尖瓣环钙化常发生在左室后壁和二尖瓣后叶之间的区域,外科或尸检中发现钙沉积可延伸到左室心肌和后瓣叶的心内膜表面。经胸超声心动图的胸骨旁长轴位和短轴位可观测到典型的二尖瓣环钙化(mitral annulus calcification,MAC)。主动脉瓣、乳头肌和腱索钙化通常与二尖瓣环钙化同时存在。

2. 二尖瓣钙化的临床特点　二尖瓣环钙化以女性高发,与高龄、糖尿病、高血压、冠心病等因素相关,在二尖瓣脱垂患者中也有二尖瓣环钙化,瓣环损伤部位的营养不良性钙化由冗余瓣叶过度张力造成的。据统计,二尖瓣环钙化在 60 岁以上女性中的阳性率约占 9%,男性约 3%。慢性肾脏疾病患者中瓣环钙化也较为常见,40% 以上的终末期肾病患者中都有二尖瓣环钙化。二尖瓣环钙化现有年轻化倾向,且轻度慢性肾病已是二尖瓣环钙化的高危因素,肾病患者中引起二尖瓣环钙化的原因主要是继发性甲状旁腺功能亢进症相关的钙磷代谢异常,这种情况会导致全身钙磷负荷过大,软组织如瓣环易引起钙化。此外,二尖瓣环钙化可反映粥样硬化负荷以及房性心律失常,与中风及心血管发病率和病死率的相关性较大。

3. 二尖瓣钙化与二尖瓣反流　因二尖瓣环钙化引起的瓣膜功能障碍最常见的是二尖瓣关闭不全。正常心脏中左室底部进行类似于括约肌的收缩,而二尖瓣瓣环后部是左室底部的一部分,在收缩期瓣环做括约肌一样的周期性动作,当瓣环钙化时,括约肌样收缩将消失。由于瓣环大小没有降低,因而二尖瓣后叶基底部钙沉积引起瓣叶抬高,进而引起二尖瓣反流。其结果是与前叶接合的面积减小,腱索相应延长和断裂的风险上升,这些变化又进一步增加了二尖瓣反流的风险。

4. 二尖瓣钙化与二尖瓣狭窄　二尖瓣环钙化引起的舒张期跨瓣压差升高并不常见,但在二尖瓣环严重钙化并向二尖瓣叶扩展时会出现,此时二尖瓣瓣口面积下降,导致二尖瓣钙化性或退行性狭窄(图 15-6)。这种二尖瓣狭窄与风湿性二尖瓣狭窄不同,风湿性二尖瓣狭窄的特点是瓣叶结合部融合,瓣尖部活动受限,腱索变短。

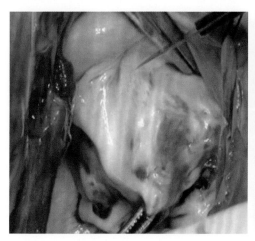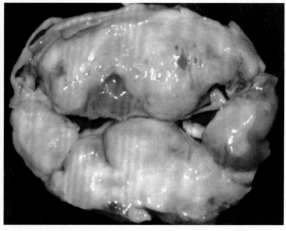

图 15-6　二尖瓣钙化性狭窄肉眼观

四、治疗

1. 经皮二尖瓣球囊成形术　经皮二尖瓣球囊成形术(percutaneous balloon mitral valvuloplasty, PBMV)是利用球囊扩张的机械力量使粘连的二尖瓣叶交界处分离,以缓解瓣口狭窄程度。根据所用扩张器械的不同可分为 Inoue 球囊法、聚乙烯单球囊法、双球囊法及金属机械扩张器法。目前临床普遍应用的是 Inoue 球囊法。经皮二尖瓣球囊成形术适用于窦性心律下的二尖瓣狭窄,瓣膜无明显变形、弹性好、无严重钙化;瓣膜下结构无明显异常,左心房无血栓,瓣口面积≤1.5cm²;二尖瓣交界分离手术后再狭窄、心房纤颤、二尖瓣钙化;

合并轻度二尖瓣或主动脉瓣关闭不全等情况。二尖瓣狭窄伴重度肺动脉高压、手术治疗危险性很大者,不宜换瓣者,也可作为经皮二尖瓣球囊成形术的治疗对象。

2. 经导管二尖瓣夹合术 经导管二尖瓣夹合术(MitraClip)已经成为治疗退行性和功能性二尖瓣反流高危患者的一种手术方式。MitraClip 系统利用导管系统在二尖瓣前后瓣叶之间植入一个"夹子"以提供附着点,在二尖瓣反流处用一个"夹子"抓住瓣叶的理念,将MitraClip 置于前、后叶的中心部分,并夹合瓣叶,通过减少二尖瓣返流,左心室容量随之减少,诱导有益的左心室重塑。从解剖上来看,MitraClip 在两瓣叶间建立了一座组织桥,二尖瓣瓣环横向扩张,使修复能够持久。与外科手术在后叶病变的病理类型中取得较好的效果不同,MitraClip 对前叶和后叶病变的治疗效果较好。

3. 二尖瓣置换术 二尖瓣反流的非风湿性病因主要包括退行性瓣膜病,如钙化、瓣膜脱垂、腱索断裂或黏液样变性,或心脏功能性异常,如缺血性心肌病。显著的二尖瓣反流(评价指数 =3+ 或 4+)在人群中的发生率约为 0.5%。病理生理学研究显示,药物治疗对器质性二尖瓣反流的患者并没有明显效果,不能延缓疾病进展。对于严重钙化的二尖瓣狭窄患者或伴有显著二尖瓣反流的患者,标准的治疗方式是进行二尖瓣置换手术。历经40 余年的临床验证,二尖瓣置换被公认为一种安全且有效的治疗方法。

(杨 剑)

参考文献

1. BARBER J E, KASPER F K, RATLIFF N B, et al. Mechanical properties of myxomatous mitral valves. J Thorac Cardiovasc Surg, 2001, 122(5): 955-962.

2. BONOU M, VOULIOTIS A I, LAMPROPOULOS K, et al. Continuity equation is the echocardiographic method of choice to assess degenerative mitral stenosis. Cardiol J, 2011, 18(5): 577-580.

3. CRIBIER A, ELTCHANINOFF H, BASH A, et al. Percutaneous transcatheter implantation of an aortic valve prosthesis for calcific aortic stenosis: First human case description. Circulation, 2002, 106(24): 3006-3008.

4. FOX C S, LARSON M G, VASAN R S, et al. Cross-sectional association of kidney function with valvular and annular calcification: The framingham heart study. J Am Soc Nephrol, 2006, 17(2): 521-527.

5. HARPAZ D, AUERBACH I, VERED Z, et al. Caseous calcification of the mitral annulus: A neglected, unrecognized diagnosis. J Am Soc Echocardiogr, 2001, 14(8): 825-831.

6. JIAN B, JONES P L, LI Q, et al. Matrix metalloproteinase-2 is associated with tenascin-c in calcific aortic stenosis. Am J Pathol, 2001, 159(1): 321-327.

7. JONES P L, JONES F S, ZHOU B, et al. Induction of vascular smooth muscle cell tenascin-c gene expression by

denatured type i collagen is dependent upon a beta3 integrin-mediated mitogen-activated protein kinase pathway and a 122-base pair promoter element. J Cell Sci, 1999, 112（Pt 4）: 435-445.

8. KIZER J R, GEFTER W B, DELEMOS A S, et al. Electron beam computed tomography for the quantification of aortic valvular calcification. J Heart Valve Dis, 2001, 10（3）: 361-366.

9. LETAC B, GERBER L I, KONING R. Insights on the mechanism of balloon valvuloplasty in aortic stenosis. Am J Cardiol, 1988, 62（17）: 1241-1247.

10. LINCOLN J, LANGE A W, YUTZEY K E. Hearts and bones: Shared regulatory mechanisms in heart valve, cartilage, tendon, and bone development. Dev Biol, 2006, 294（2）: 292-302.

11. LACERDA C M, MACLEA H B, KISIDAY J D, et al. Static and cyclic tensile strain induce myxomatous effector proteins and serotonin in canine mitral valves. J Vet Cardiol, 2012, 14（1）: 223-230.

12. MONTERO A, OKADA Y, TOMITA M, et al. Disruption of the fibroblast growth factor-2 gene results in decreased bone mass and bone formation. J Clin Invest, 2000, 105（8）: 1085-1093.

13. NKOMO V T, GARDIN J M, SKELTON T N, et al. Burden of valvular heart diseases: A population-based study. Lancet, 2006, 368（9540）: 1005-1011.

14. OTTO C M, MICKEL M C, KENNEDY J W, et al. Three-year outcome after balloon aortic valvuloplasty. Insights into prognosis of valvular aortic stenosis. Circulation, 1994, 89（2）: 642-650.

15. ROBERTS W C. The structure of the aortic valve in clinically isolated aortic stenosis: An autopsy study of 162 patients over 15 years of age. Circulation, 1970, 42（1）: 91-97.

16. RAJAMANNAN N M, EVANS F J, AIKAWA E, et al. Calcific aortic valve disease: Not simply a degenerative process: A review and agenda for research from the national heart and lung and blood institute aortic stenosis working group. Executive summary: Calcific aortic valve disease-2011 update. Circulation, 2011, 124（16）: 1783-1791.

17. SELZER A. Changing aspects of the natural history of valvular aortic stenosis. N Engl J Med, 1987, 317（2）: 91-98.

18. SIMMONS C A, GRANT G R, MANDUCHI E, et al. Spatial heterogeneity of endothelial phenotypes correlates with side-specific vulnerability to calcification in normal porcine aortic valves. Circ Res, 2005, 96（7）: 792-799.

19. STEPHENS E H, NGUYEN T C, ITOH A, et al. The effects of mitral regurgitation alone are sufficient for leaflet remodeling. Circulation, 2008, 118（14 Suppl）: S243-249.

20. WALKER G A, MASTERS K S, SHAH D N, et al. Valvular myofibroblast activation by transforming growth factor-beta: Implications for pathological extracellular matrix remodeling in heart valve disease. Circ Res, 2004, 95（3）: 253-260.

第十六章

多发性骨髓瘤

多发性骨髓瘤（multiple myeloma，MM）是恶性浆细胞病中最常见的一种类型，其特征是单克隆浆细胞恶性增殖并分泌大量单克隆免疫球蛋白。MM常表现为恶性浆细胞增生、广泛浸润和大量单克隆免疫球蛋白出现及沉积，正常多克隆浆细胞增生和多克隆免疫球蛋白分泌受到抑制，广泛的骨质破坏，反复感染，出现贫血、高钙血症、高黏滞综合征、肾功能不全等，最终出现许多不良后果。

第一节　流　行　病　学

本病的发病率在不同国家、种族之间有所不同，在北美、北欧、澳洲等地较高，在亚洲较低。美国的发病率为4.5/10万，日本的发病率为0.9/10万。MM在中国的年发病率1.6/10万，近年来呈现上升趋势，中老年好发，男性患者稍多于女性，中位发病年龄为57岁，发病年龄高峰为50~60岁。

第二节　病因及发病机制

MM的病因迄今尚未完全明确。临床观察、流行病学调查和动物实验显示，电离辐射、慢性抗原刺激、遗传因素、病毒感染、基因突变可能与MM的发病有关。恶性肿瘤是多因素、多基因、多步骤改变导致的疾病，MM也不例外。

目前认为骨髓瘤细胞起源于前B细胞或更早阶段。近年的研究发现骨髓瘤有 *c-myc* 基因重组，部分有高水平的 *n-ras* 基因蛋白质表达，被激活的癌基因蛋白质产物可能促使浆细胞无节制地增殖、浸润并分泌大量单克隆免疫球蛋白。骨髓瘤细胞在原发骨髓部位过度增殖导致正常的骨髓造血功能受到抑制，瘤细胞广泛浸润累及淋巴结、脾脏、肝脏等部位，引起相应组织器官功能障碍。白介素6（IL-6）是促进B细胞分化成浆细胞的调节因子，进展性骨髓瘤患者骨髓中 IL-6 异常升高,提示以 IL-6 为中心的细胞因子网络失调可引起骨髓瘤细胞增生。除 IL-6 外,瘤细胞还分泌肿瘤坏死因子、IL-11、巨噬细胞集落刺激因子、血管内皮生长因子等,这些因子统称为破骨细胞激活因子,可以激活破骨细胞,导致骨质疏松、骨质破坏。骨髓瘤细胞还可分泌大量单克隆免疫球蛋白引起血液黏滞度增高、凝血因子功能障碍,而大量的轻链自肾脏排泄引起肾功能损害,轻链沉积于组织器官可造成淀粉样变性。与此同时,正常多克隆浆细胞增生和多克隆免疫球蛋白合成受到抑制,使机体免疫力下降,易继发感染。

第三节 病 理 表 现

MM 最常见的表现是侵犯骨骼,病变骨的骨小梁被破坏;骨髓腔被灰白色胶样瘤组织所填充,若有出血则呈暗红色;骨密质变薄或被腐蚀破坏,因而骨质变得软而脆,可用刀切开。瘤组织可穿透骨密质,浸润骨膜及周围组织。

在显微镜下瘤组织呈弥漫分布,间质量少,由纤细的纤维组织及薄壁血管组成,小部分肿瘤可有丰富的网状纤维。瘤细胞是不同分化程度的浆细胞,分化好者酷似正常成熟浆细胞,分化差者类似组织细胞,胞体较大,外形不规则,细胞质蓝染,细胞核旁空晕不明显,细胞核大且染色质细致,含 1~2 个核仁,可见双核或多核瘤细胞(图 16-1,图 16-2)。

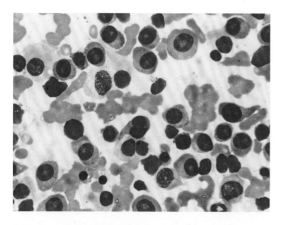

图 16-1 骨髓瑞姬氏染色(1 000×),可见骨髓增生明显活跃,主要为浆细胞,细胞胞体大小不一,细胞核圆形或椭圆形,多偏位,细胞核染色质粗糙,部分可见核仁,细胞质量多少不等,蓝色,核浆间有空白淡染区,可见双核浆细胞,成熟红细胞呈缗钱状排列

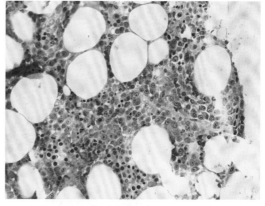

图 16-2 塑料包埋骨髓活检,HGE 染色(400×),可见骨髓增生活跃,间质中浆细胞弥漫增生,细胞胞体中等,细胞核多偏位,染色质粗糙,部分可见核仁,细胞质较丰富,细胞核周晕较明显,可见双核浆细胞。基质水肿,正常造血组织呈局灶性

骨髓外浸润多见于肝、脾、淋巴结及其他单核巨噬细胞系统,也可见于肾、肺、心、甲状腺、睾丸、卵巢、消化道、子宫、肾上腺及皮下组织,常见受累组织器官为舌、肌肉、消化道、肾、心肌、血管、关节囊及皮肤。部分病例的瘤组织及脏器有淀粉样物质沉着,即免疫球蛋白的轻链沉着。用刚果红染色,在光镜下呈砖红色,在偏振光显微镜下呈苹果绿色双折光。

第四节　临 床 表 现

MM 最常见的症状是与贫血、肾功能不全、感染或骨破坏相关的症状。相关的骨骼症状有骨痛、局部肿块、病理性骨折及溶骨性损伤(图 16-3,图 16-4),可合并截瘫。因单克隆免疫球蛋白(monoclonal gammopathy,简称 M 蛋白)导致的免疫力下降可表现为反复感染、败血症、病毒感染等形式,在 MM 患者中带状疱疹的发病率较高。M 蛋白增高还可引致高黏滞综合征,影响出凝血机制。高黏滞综合征的主要表现为头昏、眼花、耳鸣、手指麻木等。根据其对出凝血机制的影响,临床上可表现为不同形式的出血,穿刺后血肿的发生率高。某些患者以高钙血症、肾功能不全起病,主要表现有呕吐、乏力、贫血、意识模糊、多尿或便秘等。贫血呈正细胞正色素性,少数合并白细胞、血小板减低。另外,某些特殊类型的 MM 还可以有胸闷气短、外周性水肿、肝肿大、舌体肥大等淀粉样变的相关表现。

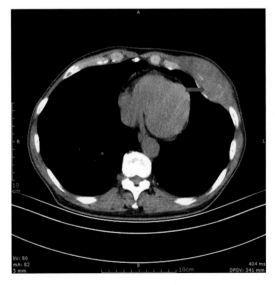

图 16-3　多发性骨髓瘤胸部 CT,左侧胸壁可见软组织肿块影(箭头示),为多发性骨髓瘤髓外浸润

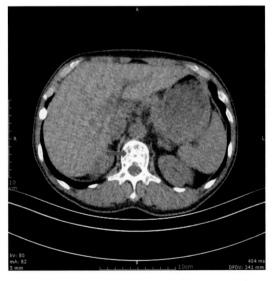

图 16-4　多发性骨髓瘤椎体 CT,椎体内可见多发斑点状、片状低密度影(箭头示),为多发性骨髓瘤典型溶骨性骨质破坏

第五节 实验室检查和辅助检查

1. 实验室检查

（1）血液检查：血常规+网织红细胞、凝血常规、肝肾功能、离子、血脂、血糖、外科综合、免疫球蛋白定量（免疫五项）、血清蛋白电泳、血清免疫固定电泳、血清游离轻链、C反应蛋白、乳酸脱氢酶、β2微球蛋白、肌钙蛋白 I（TnI）、脑钠肽（BNP）、N末端脑钠肽前体（NT-proBNP）。贫血MM筛查：铁代谢、叶酸、维生素 B_{12}、促红细胞生成素（EPO）。

（2）尿液检查：尿常规、尿蛋白电泳、尿免疫固定电泳、24小时尿蛋白定量、24小时尿微量白蛋白检测、肾早期损伤检查（含24小时尿 α1 微球蛋白、β2 微球蛋白、IgG、κ 轻链、λ 轻链）。

2. 骨髓检查

（1）骨髓形态学：骨髓细胞学涂片分类、骨髓活检，必要时加做免疫组织化学染色（建议针对如下分子的抗体：CD19、CD20、CD38、CD56、CD138、κ 轻链、λ 轻链），外周血涂片（浆细胞百分数）。

（2）流式细胞免疫表型分析：4色以上标记，分子抗体如下：CD19、CD38、CD45、CD56、CD20、CD138、κ 轻链、λ 轻链，必要时加做 CD27、CD28、CD81、CD117、CD200、BCMA 等的抗体。微小残留病（MRD）检测：cyκ、cyλ、CD19、CD27、CD138、CD45、CD56、CD38，最低敏感度为 10^{-5}。

（3）细胞遗传学：荧光原位杂交（FISH）检查包含 IgH 重排、17p 缺失（p53 缺失）、13q14 缺失、1q21 扩增。若 FISH 检测 IgH 重排阳性，则进一步检测 t（4;14）、t（11;14）、t（14;16）、t（14;20）等。若浆细胞比例低于50%，需进行 CD138 磁珠分选后进行上述检查。

（4）分子生物学：二代测序（NGS）检测基因突变，特别是 *TP53* 突变。

3. 影像学检查

（1）评估骨质破坏程度及有无髓外病变

1）经济条件允许时行全身 PET-CT。

2）全身低剂量 CT 或磁共振弥散加权成像（DW-MRI）或下列分段检查：颈椎、胸椎、腰椎、骨盆 MRI，颅骨及长骨平片，肺部 CT+ 三维重建，疼痛部位（X 线片、CT 或 MRI）。

（2）其他影像学检查：心电图、心脏彩超、腹部彩超、胸部 CT。

4. 其他检查　疑有淀粉样变或髓外浆细胞瘤时进行组织活检。

第六节　诊断和鉴别诊断

一、诊断标准

1. 有症状（活动性）多发性骨髓瘤　需满足以下 3 项中的任何 1 项：

（1）骨髓中单克隆浆细胞比例≥10% 和 / 或活检证明有浆细胞瘤。

（2）血清和 / 或尿出现单克隆 M 蛋白，该项无血、尿 M 蛋白量的限制，如未检测出 M 蛋白（诊断不分泌型 MM），则需骨髓瘤单克隆浆细胞≥30% 或活检为浆细胞瘤。

（3）骨髓瘤引起的以下临床表现（≥1 项）。

1）靶器官损害表现：可以简化为 CRAB，虽然其他类型的终末器官损害也偶有发生，若证实这些脏器的损害与骨髓瘤相关，可进一步支持诊断和分类。CRAB 的内涵如下。C：血钙升高，较正常上限升高 0.25mmol/L 或者 >2.75mmol/L。校正血清钙（mmol/L）= 血清总钙（mmol/L）–0.025× 血清白蛋白浓度（g/L）+1.0（mmol/L），或校正血清钙（mg/dL）= 血清总钙（mg/dL）– 血清白蛋白浓度（g/L）+4.0（mg/dL）。R：肾功能不全，肌酐清除率 <40mL/min 或者肌酐 >177mmol/L。A：贫血，血红蛋白 <100g/L 或较正常值低限下降 20g/L。B：骨病，使用 X 线、CT 或 PET-CT 发现一个以上部位溶骨性损害。

2）无靶器官损害表现，但出现以下 1 项或多项 SLiM 指标异常。S：骨髓单克隆浆细胞比例≥60%。浆细胞单克隆性可通过流式细胞术、免疫组织化学、免疫荧光的方法鉴定其轻链 κ/λ 限制性表达，判断骨髓浆细胞比例应采用骨髓细胞涂片和骨髓活检方法，而不是流式细胞术进行计数。在穿刺和活检比例不一致时，选用浆细胞比例高的数值。Li：受累 / 非受累血清游离轻链比≥100。需要受累轻链数值至少≥100mg/L。M：MRI 检查出现 >1 处 5mm 以上局灶性骨质破坏。

2. 冒烟型（无症状）多发性骨髓瘤　诊断标准需要同时符合下面 2 条标准：①血清单克隆 M 蛋白（IgG 或 IgA）≥30g/L 或尿 M 蛋白 >500mg/24h 和 / 或骨髓单克隆浆细胞比例为 10%~60%；②无相关器官及组织的损害（无 SLiM-CRAB 等终末器官损害表现，无浆细胞增殖导致的淀粉样变性）。

二、分型

多发性骨髓瘤分为 IgG 型、IgA 型、IgM 型、IgD 型、IgE 型、轻链型、双克隆型及不分泌型，其中轻链型又分为 κ、λ 型。

三、分期

1. Durie-Salmon（DS）分期系统　该系统（表 16-1）主要反映肿瘤负荷。

表 16-1　多发性骨髓瘤的 Durie-Salmon（DS）分期标准

分期	DS 分期标准
Ⅰ	Hb>100g/L 血钙正常 X 线检查正常或只有孤立的溶骨病变 低 M 蛋白产率（IgG<50g/L，IgA<30g/L，本周蛋白 <4g/24h）
Ⅱ	介于 Ⅰ 期和Ⅲ期之间 符合下列至少一项：Hb<85g/L，血清钙 >3.0mmol/L（12mg/dL）
Ⅲ	X 线检查提示多处进行性溶骨性损害 高 M 蛋白产率（IgG>70g/L，IgA>50g/L，本周蛋白 >12g/24h）

注：DS 分期明确后，需根据患者肾功能是否受损进行 A、B 亚型分型，其中 A 亚型指肾功能正常：血清肌酐水平 <177μmol/L（2mg/dL）或者肌酐清除率 >40mL/min；B 亚型指肾功能不全［血清肌酐水平 ≥177μmol/L（2mg/dL）或肌酐清除率 ≤40mL/min］。

2. ISS 及 R-ISS 分期系统　该系统（表 16-2）具有较强的预后判断价值。

表 16-2　多发性骨髓瘤的 ISS 及 R-ISS 分期标准

分期	ISS 分期标准	R-ISS 分期标准
Ⅰ 期	β_2 微球蛋白 <3.5mg/L 且白蛋白 ≥35g/L	ISS Ⅰ 期、细胞遗传学标危，同时 LDH 正常水平
Ⅱ 期	介于 Ⅰ 期和Ⅲ期之间	介于 Ⅰ 期和Ⅲ期之间
Ⅲ 期	β_2 微球蛋白 ≥5.5mg/L	ISS Ⅲ期同时伴有高危遗传学异常或 LDH 升高

注：高危遗传学异常用荧光原位杂交可检测出 17q- 或 t（4；14）或 t（14；16），标危即未出现此类异常。

3. 危险度分层（表 16-3）。

表 16-3　Mayo 骨髓瘤分层及风险调整治疗（mSMART）3.0 危险度分层

高危组	标危组
FISH：t（4；14），t（14；16），t（14；20），17p 缺失，1q 扩增，p53 突变	其他，可以具有超二倍体
RISS Ⅲ期，浆细胞标记指数（PCLI，S 期浆细胞比例）≥3%	t（11；14）
基因表达谱（GEP）：高危表型	t（6；14）
双打击：任意 2 个高危遗传学异常	
三打击：3 个或更多高危遗传学异常	

四、鉴别诊断

MM 需与可出现 M 蛋白的下列疾病鉴别：意义未明的单克隆丙种球蛋白病（monoclonal gammopathy of undetermined significance，MGUS）、华氏巨球蛋白血症、AL 型淀粉样变性、浆细胞瘤（骨或骨外）、POMES 综合征。

MGUS 的特点为无恶性浆细胞病或可引起免疫球蛋白增多的其他疾病，单克隆免疫球蛋白升高有限，M 蛋白一般小于 30g/L，骨髓中浆细胞比例小于 10% 且形态正常，无骨髓瘤相关症状或器官损害。华氏巨球蛋白血症虽然血中有大量单克隆 IgM，但骨髓中淋巴样浆细胞增多而非骨髓瘤细胞增多，且少有溶骨性损害或肾功能不全。淀粉样变性的诊断有赖于活体组织检查，用刚果红染色，在光镜下呈砖红色，在偏振光显微镜下呈苹果绿色双折光。原发于骨骼的单个孤立的浆细胞实体瘤称为孤立性浆细胞瘤，诊断依靠组织活检的病理检查，治疗以手术切除和 / 或放射治疗为主，预后较好。原发于骨髓外或骨骼外的浆细胞实体瘤称为髓外浆细胞瘤，常发生于呼吸道、胃肠道及其他组织，诊断也需依赖组织活检的病理检查，治疗首选放射治疗，预后好于孤立性浆细胞及多发性骨髓瘤。POEMS 综合征是一种病因和发病机制尚不清楚的多系统疾病，表现为多发性神经病（polyneuropathy，P）、器官肿大（organomegaly，O）、内分泌病（endocrinopathy，E）、单克隆免疫球蛋白病（monoclonal gammopathy，M）和皮肤改变（skin changes，S）。

此外，MM 还需与反应性浆细胞增多症、转移性癌的溶骨性病变、浆母细胞性淋巴瘤、单克隆免疫球蛋白相关肾损害（monoclonal gammopathy of renal significance，MGRS）等鉴别，其中 MGRS 是由于单克隆免疫球蛋白或其片段导致的肾脏损害，其血液学改变更接近 MGUS，但出现肾功能损害，需要肾脏活检证明是 M 蛋白或其片段通过直接或间接作用所致。反应性浆细胞增多症见于病毒感染、细菌感染、疫苗接种、血清病等，患者不仅有其原发病的临床特点，而且骨髓中浆细胞的比例一般不超过 10% 并为正常成熟浆细胞，免疫球蛋白增多有限且为多克隆性，也无骨骼损害。

第七节　治疗及预后

一、治疗原则

1. 冒烟型骨髓瘤暂不推荐治疗，每 3~6 个月随访 1 次，高危冒烟型骨髓瘤可以根据患者意愿进行综合考虑或者进入临床试验。

2. 症状型骨髓瘤应积极治疗。

二、抗肿瘤治疗

1. 诱导治疗

（1）适合自体干细胞移植者：如年龄≤65岁，体能状况好，或虽>65岁但全身体能状态评分良好的患者，经有效的诱导治疗后应将自体造血干细胞移植（ASCT）作为首选。拟行 ASCT 的患者，诱导方案应避免使用烷化剂和亚硝基脲类药物，含来那度胺的疗程数应≤4。目前诱导多以蛋白酶体抑制剂联合免疫调节剂及地塞米松的3药联合方案为主，超高危患者可加入达雷妥尤单抗。硼替佐米建议使用周方案，采取皮下注射方式，可以减少不良反应。

推荐方案：来那度胺/硼替佐米/地塞米松（RVd）；硼替佐米/环磷酰胺/地塞米松（BCD）；硼替佐米/沙利度胺/地塞米松（BTD）；硼替佐米/阿霉素/地塞米松（PAD）；沙利度胺/阿霉素/地塞米松（TAD）；沙利度胺/环磷酰胺/地塞米松（TCD）；来那度胺/环磷酰胺/地塞米松（RCD）；达雷妥尤单抗/来那度胺/硼替佐米/地塞米松（DRVd）。

（2）不适合自体干细胞移植者：治疗方案除以上方案外，可选用如下方案：硼替佐米/地塞米松（BD）；来那度胺/地塞米松（Rd）；硼替佐米（VMP）/马法兰/醋酸泼尼松；马法兰/醋酸泼尼松/沙利度胺（MPT）；马法兰/醋酸泼尼松/来那度胺（MPR）。

2. 自体造血干细胞移植　对中高危患者，早期序贯 ASCT 意义更为重要。ASCT 前需进行干细胞动员，动员方案可用大剂量环磷酰胺联合粒细胞集落刺激因子或 CXCR4 拮抗剂，每次 ASCT 所需 CD34$^+$ 细胞数建议≥$2×10^6$/kg，建议采集可行2次移植所需的细胞数供双次或挽救性第2次移植所需。预处理常用方案为马法兰 140~200mg/m^2。对于高危 MM 患者，可考虑在第1次移植后6个月内行第2次移植。

3. 巩固治疗　ASCT 后患者进行再分层，对于未达 CR 患者及高危患者可以使用巩固治疗，巩固治疗一般采用先前有效的方案，2~4个疗程，随后进入维持治疗。不适合接受 ASCT 的患者，如诱导方案有效，建议继续使用有效方案至最大疗效，随后进入维持阶段治疗。

4. 维持治疗　维持治疗可选择来那度胺、硼替佐米、伊沙佐米、沙利度胺等。标危患者维持治疗1~2年。高危患者用蛋白酶体抑制剂单药或者联合免疫调节剂维持治疗2年以上。

5. 难治或复发患者治疗

（1）首次复发：治疗目标是获得最大程度的缓解，延长无进展生存期（PFS）。在患者可以耐受的情况下，选用含蛋白酶体抑制剂、免疫调节剂或达雷妥尤单抗的 3~4 药联合化疗。有条件者序贯 ASCT。

（2）多线复发：以提高患者生活质量为主要治疗目标，尽可能获得最大程度的缓解。

（3）侵袭 / 症状性复发与生化复发：侵袭性复发及症状性复发的患者应该启动治疗。对于仅有生化复发的患者，不需立即开始治疗，当单克隆球蛋白 3 个月内增加 1 倍以上时，开始治疗。对于无症状及受累球蛋白上升速度缓慢的生化复发患者，应密切观察，每 3 个月随访 1 次。

（4）复发患者首先推荐进入适合的临床试验，尤其是 CAR-T 临床试验。初次治疗有效，6 个月以上复发患者，可以选择与初次诱导治疗相同的方案，或换用不同作用机制的药物联合化疗。如 6 个月以内复发，换用与复发前不同作用机制药物组成的方案。对硼替佐米、来那度胺均耐药的患者，可考虑使用含达雷妥尤单抗联合化疗。对于伴有髓外浆细胞瘤的复发患者，使用含细胞毒药物的多药联合方案。选择含达雷妥尤单抗治疗方案的患者，用药前应完成血型检测，并与输血科充分沟通，输血科备案患者信息，如患者输血，需使用专用试剂配血。

治疗方案：伊沙佐米 / 来那度胺 / 地塞米松（IRd）；达雷妥尤单抗 / 来那度胺 / 地塞米松（DRD）；达雷妥尤单抗 / 硼替佐米 / 地塞米松（DVD）；达雷妥尤单抗 / 伊沙佐米 / 地塞米松（DID）；地塞米松 / 环磷酰胺 / 依托泊苷 / 顺铂 ± 硼替佐米（DCEP ± B）；地塞米松 / 沙利度胺 / 顺铂 / 阿霉素 / 环磷酰胺 / 依托泊苷 ± 硼替佐米（DT-PACE ± V）。条件合适者进行自体或异基因造血干细胞移植。

三、支持治疗

1. 骨病的治疗　口服或静脉使用双膦酸盐（包括氯膦酸二钠、帕米膦酸二钠和唑来膦酸）。无症状骨髓瘤不建议使用双膦酸盐。静脉使用双膦酸盐建议在 MM 诊断后前 2 年每月 1 次，2 年之后每 3 个月 1 次持续使用。口服双膦酸盐可以长期使用。若出现了新的骨相关事件，则重新开始至少 2 年的治疗。使用前后需监测肾功能，并根据肾功能调整药物剂量。如果在原发病治疗有效的基础上出现肾功能恶化，应停用双膦酸盐，直至肌酐清除率恢复到基线值 ±10%。唑来膦酸和帕米膦酸二钠有引起下颌骨坏死的报道,双膦酸盐使用前应该进行口腔检查,使用时避免口腔侵袭性操作。如需进行口腔侵袭性操作,需在操作前后停用双膦酸盐3个月,并加强抗感染治疗。即将发生或已有长骨病理性骨折、脊椎骨折压迫脊髓或脊柱不稳者,可行外科手术治疗。低剂量的放射治疗(10~30Gy)可以作为姑息治疗,用于缓解药物不能控制的骨痛,也可用于预防即将发生的病理性骨折或脊髓压迫。以受累部位的局部放疗为主,以减轻放疗对干细胞采集和化疗的影响。

2. 高钙血症　严重和症状性的高钙血症除治疗原发病之外,还需要水化、利尿,如患者尿量正常,则日补液2 000~3 000mL。补液同时合理使用利尿剂以保持尿量 >1 500mL/d。其他药物治疗包括大剂量糖皮质激素、降钙素,合并肾功能不全时,应用血液或腹膜透析替代治疗。

3. 肾功能不全　水化、碱化、利尿,以避免肾功能不全;减少尿酸形成和促进尿酸排泄;有肾功能衰竭者,应积极透析;避免使用非甾体抗炎药(NSAIDs)等肾毒性药物;避免使用静脉造影剂;长期接受双膦酸盐治疗的患者需监测肾功能。

4. 贫血　持续存在症状性贫血的患者可考虑使用促红细胞生成素治疗,但需要注意其对血压和血液高凝状态的影响。在用促红细胞生成素的同时,应酌情补充铁剂、叶酸、维生素 B_{12} 等造血原料。达雷妥尤单抗与红细胞表面 CD38 结合,干扰输血相容性检测,在开始使用达雷妥尤单抗之前,应对患者进行血型鉴定和抗体筛查。

5. 感染　如反复发生感染或出现威胁生命的感染,可考虑静脉使用免疫球蛋白。若使用大剂量地塞米松方案,应考虑预防卡氏肺孢子菌肺炎和真菌感染。使用蛋白酶体抑制剂、达雷妥尤单抗的患者可使用阿昔洛韦或伐昔洛韦进行带状疱疹病毒的预防。对于乙型肝炎病毒(HBV)血清学呈阳性的患者,应预防性使用抑制病毒复制的药物,并注意监测病毒载量。联合达雷妥尤单抗治疗的患者,应在治疗期间以及治疗结束后至少6个月内监测 HBV 再激活的实验室参数。对于在治疗期间发生 HBV 再激活的患者,应暂停达雷妥尤单抗治疗,并给予相应治疗。

6. 凝血/血栓　对接受以免疫调节剂为基础的方案的患者,应进行静脉血栓栓塞风险评估,并根据发生血栓的风险给予预防性抗凝或抗血栓治疗。

7. 高黏滞血症　血浆置换可作为症状性高黏滞血症患者的辅助治疗。

第八节　疗 效 评 判

1. 多发性骨髓瘤的疗效评估标准（表 16-4）

表 16-4　MM 疗效评估标准

疗效分级	评 估 标 准
严格意义的完全缓解（sCR）	满足 CR 标准的同时要求游离轻链（FLC）比率正常和经免疫组织化学或流式细胞术检测证实骨髓中无克隆性浆细胞
完全缓解（CR）	1. 免疫固定电泳检测血清和尿中单克隆 M 蛋白消失，软组织浆细胞瘤消失，骨髓中浆细胞 <5% 2. 对仅依靠血清游离轻链（FLC）水平作为可测量病变的患者，除满足以上 CR 的标准外，还要求 FLC 比率恢复正常（0.26~1.65） 3. 以上指标均需连续 2 次评估
非常好的部分缓解（VGPR）	1. 血清蛋白电泳检测不到 M 蛋白，但血清和尿免疫固定电泳阳性，或血清 M 蛋白降低≥90% 并且尿 M 蛋白 <100mg/24h 2. 在仅依靠血清 FLC 水平作为可测量病变的患者，除满足以上 VGPR 的标准外，还要求连续 2 次累和未受累 FLC 之间的差值缩小 >90%
部分缓解（PR）	1. 血清 M 蛋白减少≥50%，24h 尿 M 蛋白减少≥90% 或 <200mg/24h 2. 如果血清和尿中 M 蛋白无法检测，要求受累 FLC 与非受累 FLC 之间的差值缩小≥50% 3. 如果血清和尿中 M 蛋白以及血清 FLC 都不可测定，并且基线骨髓浆细胞比例≥30% 时，则要求骨髓内浆细胞数目减少≥50% 4. 除了上述标准外，如果基线存在软组织浆细胞瘤，则要求浆细胞瘤缩小≥50% 5. 以上血清和尿 M 蛋白指标均需连续 2 次评估。如做影像学检查，则应无新的骨质病变或原有骨质病变进展的证据
微小缓解	1. 血清单克隆 M 蛋白减少 25%~49%，24h 尿轻链减少 50%~89% 2. 若基线存在软组织浆细胞瘤，则要求浆细胞瘤大小减少 25%~49% 3. 溶骨性病变的数量和大小没有增加（可允许压缩性骨折的发生）
疾病稳定	不符合 CR、VGPR、PR 及 PD（进展）标准。如做影像学检查，则应无新的骨质病变或原有骨质病变
进展	至少符合以下 1 项（以下数据均为与获得的最低数值相比）： 1. 血清 M 蛋白升高≥25%（升高绝对值须达到 5g/L），若基线血清 M 蛋白≥50g/L，M 蛋白增加≥10g/L 即可 2. 尿 M 蛋白升高≥25%（升高绝对值须≥200mg/24h）

疗效分级	评 估 标 准
进展	3. 如果血清和尿 M 蛋白无法检出,血清受累 FLC 与非受累 FLC 间差值的增加绝对值 >100mg/L)
	4. 骨髓浆细胞比例升高≥25%(增加绝对值≥10%)
	5. 出现新的溶骨性病变或软组织浆细胞瘤,或现存骨病变或者软组织浆细胞瘤增大≥25%
	6. 出现仅与浆细胞异常增殖相关的高钙血症(校正血钙 >11.5mg/L)
临床复发	符合以下 1 项或多项:
	1. 出现新的骨病变或者软组织浆细胞瘤(骨质疏松性骨折除外)
	2. 明确的可测量病变 SPD[①]增加 50% 且绝对值≥1cm,已有的浆细胞瘤或骨病变增加
	3. 高钙血症(>115mg/L 或者 >2.75mmol/L)
	4. 血红蛋白浓度下降≥20g/L
	5. 血肌酐上升≥176.8μmol/L (2mg/dL),并且与 MM 相关
	6. 血清 M 蛋白相关的高黏滞血症
CR 后复发	1. 免疫固定电泳或常规电泳检查血或尿 M 蛋白再次出现
	2. 骨髓浆细胞比例≥5%
	3. 出现以上 PD 的标准之一

注:骨髓克隆性浆细胞的定义为应用免疫组织化学方法检测,连续 2 次 κ/λ>4∶1 或 <1∶2(分别针对 κ 型和 λ 型患者,计数≥100 个浆细胞),若无骨髓病理,可以用敏感性达到 10^{-4} 的多色流式细胞术监测骨髓标本无克隆浆细胞代替。
①多个病灶最长径与垂直于病灶最长径的病灶最短径乘积之和。

2. IMWG MRD 疗效标准　MRD 检测在 CR 的基础上进行。

（1）持续 MRD 阴性（ sustained MRD-negative ）:二代流式（ new generation flow, NGF ）或二代测序（ NGS ）检测骨髓 MRD 阴性并且影像学表现阴性,至少间隔 1 年的 2 次检测均为阴性。进一步的评估用 MRD 阴性持续时间描述,例如 5 年 MRD 阴性。

（2）二代流式 MRD 阴性（ NGF MRD-negative ）:应用 NGF 检测,骨髓无表型异常的克隆性浆细胞,流式采用 EuroFlow 标准操作规程(或者应用经过验证的等效方法),最低检测敏感度为 10^5 个有核细胞中可检测出 1 个克隆性浆细胞。8 色流式抗原组合为 cyκ、cyλ、CD19、CD27、CD138、CD45、CD56、CD38,最低敏感度为 10^{-5}。

（3）二代测序 MRD 阴性（ NGS MRD-negative ）:采用巢式 PCR 扩增结合 NGS 深度测序方法（ Lympho SIGHT 平台或经过验证的等效方法),检测患者全骨髓细胞中肿瘤浆细胞 IgH（ VDJH ）、IgH（ DJH ）或 Ig-Kappa（ IGK ）克隆性重排为阴性。最低检测敏感度为 10^5 个有核细胞中可检测出 1 个克隆性浆细胞。

（4）原有影像学表现阳性的 MRD 阴性（imaging positive MRD-negative）：要求 NGF 或 NGS 检测 MRD 为阴性，并且原有 PET-CT 上所有高代谢病灶消失，或者病灶标准摄取值（SUV）低于纵隔血池，或者低于周围正常组织的 SUV 值。

（5）MRD 阴性后复发（relapse from MRD negative）：MRD 阴性转为阳性（NGF 或者 NGS 证实存在克隆性浆细胞，或影像学表现提示 MM 复发）；固定电泳或蛋白电泳检测血清或尿中 M 蛋白再现；骨髓中克隆浆细胞≥5%；出现任何其他疾病进展的情况。

第九节　随访监测及预后

1. 无症状骨髓瘤　每 3 个月复查相关指标，包括血肌酐、白蛋白、乳酸脱氢酶、血清钙、β2 微球蛋白、血清免疫球蛋白定量、血清蛋白电泳及血免疫固定电泳、24h 尿总蛋白、尿蛋白电泳及尿免疫固定电泳。血清 FLC 有助于判断疾病进展。骨骼检查每年进行 1 次或在有临床症状时进行。

2. 有症状骨髓瘤　诱导治疗期间每 2~3 个疗程进行 1 次疗效评估。巩固及维持治疗期间每 3 个月进行 1 次疗效评估。不分泌型骨髓瘤的疗效评估需进行骨髓检查。血清 FLC 有助于疗效评估，尤其是不分泌型骨髓瘤的疗效评估。骨骼检查每 6 个月进行 1 次，或根据临床症状进行。

3. MM 的预后因素　MM 的预后因素主要可以归为 3 个大类：宿主因素、肿瘤特征和治疗方式及对治疗的反应。宿主因素中，年龄、体能状态和老年人身心健康评估（geriatric assessment, GA）评分可用于评估预后。肿瘤因素中 Durie-Salmon 分期主要反映肿瘤负荷与临床进程，R-ISS 分期主要用于预后判断，mSMART 分层系统提出基于危险分层的治疗模式。治疗反应的深度和微小残留病水平与预后明显相关。

第十节　骨髓瘤骨病

80% 的 MM 就诊时伴骨病，其中 20% 伴有病理性骨折，约 60% 的 MM 在病程中发生病理性骨折。其发病机制主要是由于破骨细胞过度激活，导致溶骨性损坏，不伴随反应性骨形成，即骨破坏和骨形成失衡所致。骨髓瘤骨病最常见的临床表现是骨痛，70% 为腰骶部疼痛，其次是胸背痛。其他临床表现还包括病理性骨折、压缩性骨折、高钙血症。骨病不仅严重影响患者生活能力和生活质量,甚至影响患者的生存。

骨髓瘤骨病的治疗包括双膦酸盐类药物治疗、抗 MM 治疗、局部放疗和外科手术治疗。

（一）双膦酸盐类药物

1. 一旦明确诊断多发性骨髓瘤,影像学诊断的骨破坏、骨髓瘤相关的骨质疏松,在接受抗骨髓瘤治疗的同时开始双膦酸盐治疗。双磷酸盐是否能够改善全身 MRI 或者 PET-CT 尚未发现伴有骨破坏的 MM 患者生活质量尚不清楚,不推荐双膦酸盐治疗。

2. 唑来膦酸和帕米膦酸二钠降低多发性骨髓瘤骨不良事件（骨侵犯、骨破坏所致病理性骨折、脊髓压迫和高钙血症）疗效相同,推荐作为活动性多发性骨髓瘤骨不良事件的预防。其中,唑来膦酸是唯一被证实能够改善患者生活质量的双膦酸盐药物。

3. 双膦酸盐治疗的时间推荐为 2 年。

（1）1 年后:≥VGPR 并且无活动性骨病应停用双膦酸盐,或者每 3 个月用双膦酸盐治疗一次,持续 2 年;<VGPR 或者存在活动性骨病则继续双膦酸盐治疗。

（2）2 年后:无活动性骨病停用双膦酸盐;有活动性骨病由医生慎重决定是否继续应用双膦酸盐（表 16-5）。

表 16-5 骨病的处理

临床表现	双膦酸盐用量	持续时间
广泛的溶骨性病变、长骨骨折或多发性压缩性骨折	唑来膦酸 4mg,每 3~4 周 1 次	持续 4~6 个月。如果是 VGPR,则每 12 周 1 次持续 24 个月。如果发生活动性骨病,则重新开始使用唑来膦酸
局限的溶骨性病变或压缩性骨折	唑来膦酸 4mg,每 12 周 1 次	如果是 VGPR,则持续 24 个月。如果发生活动性骨病,则重新开始使用唑来膦酸
X 线片上无溶骨性病变或骨折		
MRI 或 PET-CT 上无溶骨性病变或骨折	无需双膦酸盐	不适用

4. 双膦酸盐使用时的注意事项

（1）补充钙和维生素 D_3 保持钙平衡:补充钙 600mg/d 和维生素 D_3 400IU/d。维生素 D 缺乏会提高甲状旁腺激素水平,影响骨重塑,因此摄入足够的钙和维生素 D 非常重要。

（2）伴有肾功能不全的患者补钙需谨慎。

（3）所有应用双膦酸盐的患者均需要检测肌酐清除率、血清电解质和尿蛋白,采取预防措施避免下颌骨坏死。

5. 双膦酸盐应用的肾脏安全性管理

（1）双膦酸盐导致肾功能损害虽然不常见，却是主要的并发症。

（2）推荐每次使用双膦酸盐前，以及在用药过程中动态监测肾功能，尤其是在每次给药前、后要保持水化状态。

（3）建议所有患者定期（3~6个月）监测尿蛋白，如24小时出现不明原因的尿蛋白 >500mg 应考虑停药直到患者肾功能恢复正常。

（4）在双膦酸盐使用过程中尽可能避免或减少使用非甾体抗炎药等可能损害肾功能的药物。如果不可避免，应在使用双膦酸盐 24 小时后使用。

（5）避免滴注过快。

（6）推荐每月监测患者肌酐清除率（CrCl），根据 CrCl 调整药物剂量。若 CrCl<12mL/min，应待其恢复到基线值的 10% 以内才可使用双膦酸盐。

6. 双膦酸盐推荐剂量及用法（表 16-6）

表 16-6　常用双膦酸盐的推荐用法

种类	用法	剂量	使用时间
氯膦酸二钠	口服或静脉滴注	1.6g/d	静脉滴注时间至少超过 2 小时，若为口服，服药后 2 小时不能进食
帕米膦酸二钠	静脉滴注	90mg/m，每月 1 次	至少持续 4 小时
唑来膦酸	静脉滴注	4mg/m，每月 1 次	至少持续 15 分钟

7. 肾功能恶化的定义（根据临床试验）

（1）血清肌酐浓度从基线正常值（<1.4mg/dL）升至≥0.5mg/dL。

（2）血清肌酐浓度从基线正常值（>1.4mg/dL）升至≥1.0mg/dL。

8. 双膦酸盐相关性颌骨坏死（BRONJ）管理

（1）BRONJ 的发病率为 1.8%~12.8%。唑来膦酸比其他双膦酸盐发生 BRONJ 的概率高（唑来膦酸 10%，帕米膦酸二钠 4%）。目前发病机制不清楚，危险因素包括药物、口腔科操作、口腔感染及全身性因素（如高龄、严重骨质疏松等）。

（2）推荐双膦酸盐治疗前进行口腔检查，在治疗过程中要保持良好的口腔卫生，用药过程中避免口腔侵袭性操作，如必须进行，需停用双膦酸盐 3 个月。

（3）BRONJ 尚无标准化治疗手段，近年来欧美国家采用臭氧治疗获得了良好的临床疗效。

（二）抗 MM 治疗

抗 MM 治疗可采用蛋白酶体抑制剂和血管免疫调节剂。

（三）局部放疗

1. 局部低剂量（10~30Gy）放疗：用于缓解严重局部骨痛，避免即将发生的病理性骨折或即将发生的脊髓压迫等情况。

2. 脊髓压迫状态、严重顽固性疼痛、病理性骨折等急症情况一般不用放疗。

3. 放疗干扰骨骼愈合，所以一般优先用全身系统性抗骨髓瘤疗法替代放疗。

4. 放疗可伤害骨髓造血系统，影响造血干细胞动员和采集。

5. 接受椎体成形术 / 球囊扩张椎体后凸成形术等骨科手术的患者，应在手术至少 14 天后放疗。

6. 放疗镇痛效果一般出现于放疗结束后数天，可与镇痛药联用。

（四）骨科处理

1. 戴支具，若疼痛经背部支具减轻，不需要椎体成形术。

2. 椎体成形术 / 球囊扩张椎体后凸成形术的适应证：经 MRI 确诊的椎体压缩性骨折（VCF）引起的持续性严重疼痛，严重影响日常生活，需要高剂量镇痛药控制，活动受限或残疾，全身系统性抗瘤治疗后持续疼痛的新发（急性）VCF 及慢性（陈旧性）VCF。

3. 其他骨科手术，颈、胸、腰椎溶骨性病变可能导致截瘫时，请骨科进行病椎切除及人工椎体置换固定术，长骨骨折等情况请骨科行相应的手术。注意：一般状态差，伴严重的重要脏器功能不全（心、肺、肾等），血液高凝状态，感染等 MM 患者不适合手术。

（贾卫静　高广勋）

参 考 文 献

1. WANG S, XU L, FENG J, et al. Prevalence and incidence of multiple myeloma in urban area in China：a national population based analysis. Front Oncol, 2019, 9：1513.

2. LIU W, LIU J, SONG Y, et al. Mortality of lymphoma and myeloma in China, 2004-2017：an observational study. J Hematol Oncol, 2019, 12（1）：22.

3. LU J, LU J, CHEN W, et al. Clinical features and treatment outcome in newly diagnosed Chinese patients with multiple myeloma：results of a multicenter analysis. Blood CancerJ, 2014, 4（8）：e239.

4. RAJKUMAR S V, DIMOPOULOS M A, PALUMBO A, et al. International Myeloma Working Group updated criteria for the diagnosis of multiple myeloma. Lancet Oncol, 2014, 15（12）：e538-e548.

5. DURIE B G, SALMON S E. A clinical staging system for multiple myeloma. Correlation of measured myeloma cell mass with presenting clinical features, response to treatment, and survival. Cancer, 1975, 36(3): 842-854.

6. PALUMBO A, AVET LOISEAU H, OLIVA S, et al. Revised international staging system for multiple myeloma: a report from International Myeloma Working Group. J Clin Oncol, 2015, 33(26): 2863-2869.

7. KUMAR S, PAIVA B, ANDERSON K C, et al. International Myeloma Working Group consensus criteria for response and minimal residual disease assessment in multiple myeloma. Lancet Oncol, 2016, 17(8): e328-e346.

8. YAN Z, CAO J, CHENG H, et al. A combination of humanised anti-CD19 and anti-BCMA CART cells in patients with relapsed or refractory multiple myeloma: a single arm, phase 2 trial. Lancet Haematol, 2019, 6(10): e521-e529.

9. XU J, CHEN L J, YANG S S, et al. Exploratory trial of a biepitopic CART targeting B cell maturation antigen in relapsed/refractory multiple myeloma. Proc Natl Acad Sci U S A, 2019, 116(19): 9543-9551.

第十七章

慢性肾脏病矿物质和骨异常

矿物质和骨代谢异常是慢性肾脏病（chronic kidney disease，CKD）的常见并发症，既往被统称为肾性骨营养不良。进一步研究发现，CKD患者的矿物质和骨代谢障碍常与心血管结构和功能异常相关。在这些代谢异常和心血管病变中，骨扮演了具有活性作用的内分泌器官。因此，2006年，改善全球肾脏病预后组织（Kidney Disease：Improving Global Outcomes，KDIGO）国际工作组推荐以肾性骨营养不良专用于描述CKD相关的骨矿化和代谢异常，以慢性肾脏病矿物质和骨异常（chronic kidney disease-mineral and bone disorder，CKD-MBD）（亦称为肾性骨病或肾性骨营养不良）描述由CKD引发的范围更广的全身性病变。

CKD-MBD的定义是：由于慢性肾脏病所致的矿物质和骨代谢异常综合征，可能有一项或多项以下临床表现：①钙、磷、甲状旁腺激素（PTH）或维生素D代谢异常；②骨转换、骨矿化、骨量、骨线性生长或骨强度异常；③血管或其他软组织钙化。实际上，CKD-MBD描述的是一种临床综合征，其始动环节是肾小球滤过率（GFR）下降，导致肾脏对磷酸盐排泄障碍，机体被迫以升高成纤维细胞生长因子23（FGF23）以及PTH的水平，同时降低1,25-$(OH)_2D_3$和Klotho蛋白水平等，来维持血磷及对抗由血磷变化导致的一系列病理生理改变。但随着患者肾功能的恶化，磷潴留加剧，上述调节机制已经不足以维持磷稳态，随之出现高磷血症、低钙血症、继发性甲状旁腺功能亢进症（secondary hyperparathyroidism，SHPT）、血管和软组织钙化、骨异常等，早期患者可无明显临床主诉症状，随着肾功能下降，尤其是CKD4~CKD5D期，部分患者会出现皮肤瘙痒、皮肤溃疡、肌无力、骨痛、骨骼畸形、身材变矮、心律失常、心肌肥厚及冠脉血管病变、心肌梗死等，这一系列严重不良后果，最终使患者的生活质量下降，骨折、心血管事件和死亡风险增加。

第一节 病理变化及发生机制

一、矿物质变化概述

正常情况下，人体血清磷和钙水平主要通过以下三种激素的相互作用得以维持：PTH；骨化三醇[1,25(OH)$_2$D$_3$]，即维生素D$_3$的活性代谢物；FGF23。另外，循环或可溶性Klotho也在矿物质稳态中发挥作用。这些激素主要作用的四个主要靶器官为骨、肾、肠和甲状旁腺。肾脏在调节血清钙和磷以及三种激素方面起着关键作用。因此，当CKD患者机体肾功能异常时，很容易引起矿物质紊乱。在CKD病程的早期，尤其是在肾小球滤过率<30mL/min（肾功能评估指标）时，可以普遍观察到矿物质异常。随着CKD病情的进展，机体试图通过调整骨化三醇、PTH、FGF23和Klotho水平来达到维持正常血清钙和磷浓度的目的。当这些代偿机制无法维持体内正常的矿物质平衡时，最终导致钙、磷、甲状旁腺激素、骨化三醇、FGF23、Klotho浓度改变，骨重塑和矿化异常（常称之为肾性骨营养不良或肾性骨病，即CKD-MBD），儿童骨骼线性生长异常，骨骼外软组织和血管的异位钙化。

1. 钙和磷的稳态调节

（1）血清磷：无机磷对许多生理功能至关重要，包括骨骼发育、矿物质代谢、细胞膜结构和信号转导、血小板聚集和线粒体能量转移等。正常情况下，体内血清磷浓度维持在0.97~1.61mmol/L。成人身体磷的总含量约为700g，其中85%以羟基磷灰石[(Ca)$_{10}$(PO$_4$)$_6$(OH)$_2$]的形式存在于骨骼和牙齿中。只有1%位于细胞外，其中70%以有机磷酸盐形式存在于磷脂中，30%是无机物状态，而无机部分15%和蛋白质结合，剩下的85%与钠、镁、钙以复合物形式存在，部分以单氢键或双氢键结合的游离状态存在于循环中。因此，血磷仅反映了一小部分体内的磷含量。相比于正常人，CKD患者的血磷同样有昼夜节律变化，所以其血清磷不能准确反映体内总磷量。磷和磷酸盐经常互换使用，但严格来说，磷酸盐中的磷是指无机形式的磷（HPO$_4^{2-}$和H$_2$PO$^-$），然而，多数实验室将磷酸盐（全身磷的可测量无机成分）称为"磷"。

磷分布范围非常广，几乎所有的食物中均含有磷。食物中的磷通常以蛋白质或磷酸盐添加剂的形式存在。目前推荐的磷每日摄入量为800mg。单从饮食上控制磷摄入对于CKD终末期透析患者面临许多风险，因为这类人群中营养不良风险接近50%，为限磷而减少蛋白摄入，可能会进一步加重营养不良。肾脏在维持磷平衡方面主要通过排泄、重吸收方式。大多数无机磷能被肾小球自由过滤，70%~80%被近端小管重吸收，剩余的20%~30%在远侧小管被重吸收。该过程为主动转运，是由位于肾小管基底膜侧钠 - 钾泵（Na^+-K^+-ATP 酶）驱动完成的耗能过程。管腔面的主要转运蛋白为 NaPi-IIa（SLC34A1）和 NaPi-IIc（SLC34A3），少量由 Ⅲ 型钠依赖性磷协同转运蛋白 Pit-2（SLC20A2）完成。PTH 和 FGF23 可通过不同的信号机制下调 NaPi 转运蛋白降低血磷。FGF23 可与 FGF 受体（FGFR）-Klotho 复合物结合后刺激磷转运蛋白内吞。PTH 则与 PTH 受体 1（PTHR1）结合后，主要通过上调环磷酸腺苷 / 蛋白激酶 A（cAMP/PKA）水平发挥生物学效应，该过程 Na^+-H^+ 交换调节因子 1 和 3（NHERF1 和 NHERF3）扮演着十分重要的角色。另外，FGF23 还可通过抑制 25（OH）D_3 转化为骨化三醇同时增加其分解，降低骨化三醇浓度，从而进一步减少肠道对磷的吸收，降低血磷。

（2）血清钙：人体正常血钙浓度维持在 2.25~2.58mmol/L，但这部分血钙只占体内总钙的 1%，并不能真实反映体内总钙水平。另外，具有生物活性的血清离子钙通常只占血清总钙的 40%~50%，其浓度还受到白蛋白水平、PTH、pH 等因素的影响，尤其是低蛋白血症时，血清离子钙相对增加，血清总钙值可能会低估离子钙浓度，需要矫正。血钙会随着年龄变化而变化。成人前因骨生长发育需要，血钙浓度和年龄成正相关，25~35 岁时骨骼停止生长，为避免钙负荷过度，机体会通过调整 PTH 和骨化三醇浓度促进肾脏对钙的排泄和抑制肠道钙吸收，达到降低血钙的目的。在 CKD 患者中，因 GFR 下降，常无法维持正常水平的离子钙以及年龄相关的生长发育所匹配的血钙水平。终末期肾病和肾替代治疗时血钙调节机制甚至无效。因此有研究推荐 CKD3 期和 CKD4 期的患者，为维持钙平衡，建议通过食物或药物每日摄入钙 1 000mg。

钙的主要吸收部位在肠道，有维生素 D 依赖途径和细胞旁途径。摄入的钙通过肠上皮细胞的瞬时受体电位（transient receptor potential vanilloid，TRPV）进入细胞，其中 TRPV6 在肠道中最为重要。然后与钙结合蛋白 -D9K 结合被运送到基底膜，在这里主要通过 Ca-ATP 酶转运入血，而该基底膜上的 Na^+-Ca^{2+} 交换则起次要作用。尽管小肠和结肠的其他部分也有钙的吸收，但十二指肠是钙吸收的主要部位。因肠道维生素 D 依赖吸收途径所致的低钙血症，即肠道全部钙维生素 D 依赖吸收途径被阻断，可通过骨和肾脏等功能变化来代偿，如通过食物或额外补充骨化三醇来纠正。虽然 25- 羟维生素 D_3 1-α- 羟化酶（CYP27B1）在肠道广泛分布，但只有在直肠炎症状态下才能进行维生素 D 的 1a 羟化，维生素 D 活化（即维生素 D 的 1a 羟化）其实大部分是由肾脏来完成的。

在肾脏中，60%~70% 的钙在近端小管被动重吸收，这一过程由钠和水重吸收产生的跨上皮电化学梯度驱动。在髓袢升支粗段，10% 的钙通过细胞旁运输被重吸收，该段的钙敏感受体（Calcium sensing receptor，CaSR）则可抑制其吸收。这种细胞旁重吸收通常需要特定的蛋白 paracellin-1,该蛋白遗传缺陷会导致高钙尿症和低镁血症。然而,钙吸收的主要调节部位和方式则位于远曲小管和以跨细胞方式进行。该处作用机制类似于肠道钙的吸收:钙通过 TRPV5 进入细胞,进而与钙结合蛋白 -D28k 结合并转运至基底外侧膜,其中钙被 NCX1 和 / 或 PMCA1b 主动重吸收。与肠上皮细胞一样,骨化三醇可上调所有这些转运蛋白,PTH 可通过促进肾脏骨化三醇合成和增强 TRPV5 活性间接升高血钙,循环中 Klotho 已被证明可和 TRPV5 通道的胞外域紧密结合,保持细胞膜上的该通道开放,从而促进钙吸收。

(3)钙敏感受体:20 世纪 80 年代通过动物和人类的生理学研究证明血清离子钙下降会引发 PTH 快速释放,表明甲状旁腺中存在 CaSR,1993 年从牛的甲状旁腺细胞首次克隆,并越来越受到人们重视。CaSR 属于 G 蛋白偶联受体的超家族成员,是一种具有非常大的细胞外结构域的糖基化蛋白质,有七个跨膜段和一个相对较大的胞质域。CaSR 的主要配体是 Ca^{2+},但它也能感应其他二价和多价阳离子,包括 Mg^{2+}、Be^{2+}、La^{3+}、Gd^{3+} 和聚精氨酸。钙可与其细胞外多个位点结合,其构象变化后激活磷脂酶 C、磷脂酶 A_2、磷脂酶 D,同时抑制 cAMP 产生。CaSR 激活后可激活磷脂酶 C,通过增加胞内 1,4,5- 三磷酸肌醇(IP3)诱发内质网钙释放,胞内钙浓度升高则可抑制 PTH 分泌。相反,CaSR 失活会降低细胞内钙并刺激 PTH 分泌。CaSR 信使 RNA(mRNA)在多种组织中广泛表达,包括 CKD-MBD 系统内多个器官,如甲状旁腺、肾、甲状腺、骨、肠、心血管。

CaSR 在整个肾脏中均有表达,不同部位生理功能各不同:足细胞——细胞骨架变化,近端小管——磷酸盐重吸收、骨化三醇合成、酸化和液体重吸收,致密斑——肾素分泌,髓袢升支粗段——钙、钠、钾和氯化物调控,远曲小管及连接小管——钙转运,连接管——酸碱、水平衡,这对于正常肾脏维持钙稳态具有重要作用。值得注意的是,尿钙升高会激活集合管中的 CaSR,导致酸性尿和多尿(高钙血症的常见临床症状),从而防止钙磷沉积。

CaSR 在骨骼中的作用以及该作用是否由 PTH 介导,还存在一些分歧。显然,骨细胞对钙有反应。CaSR 在胎儿骨骼发育中很重要,早期成骨细胞中 CaSR 条件性缺失会导致骨表型改变。研究表明,CaSR 调节 PTH 诱导的骨吸收和形成。另外,在体外间充质干细胞分化似乎部分依赖 CaSR,而在后期分化程度更高的细胞中,其似乎更多参与钙转运。钙也调节骨中 FGF23 的合成,尽管这种作用可能不是通过 CaSR 介导的。

有数据还表明它参与了血管钙化。有研究表明,免疫组织化学染色显示 CaSR 在正常人动脉上表达,在钙化区域则下调。CaSR 在体外培养的血管平滑肌细胞(VSMC)上表达,拟钙剂 R-568 可逆转动脉钙化并抑制 5/6 肾切除术大鼠模型中血管平滑肌细胞和内皮细胞增殖。这些数据表明 CaSR 参与了 CKD-MBD 三个组成部分的病理变化和发生机制。

2. 甲状旁腺激素 有生物活性的甲状旁腺激素是由甲状旁腺细胞合成和分泌的多肽，是由 84 个氨基酸组成的直链结构。很多因素可调节其基因的表达、PTH 分泌和甲状旁腺细胞增殖，其中维生素 D、钙、磷在共同调控 PTH 产生和甲状旁腺细胞增殖中发挥着重要的作用。

PTH 的主要功能是维持钙平衡，低钙可刺激 PTH 分泌，而 PTH 则通过以下几个途径升高血钙：动员骨矿物质溶解从而释放钙和磷来维持钙稳态；促进肾脏对钙的重吸收和磷的排泄；增加肾脏 1-α- 羟化酶表达将 25（OH）D$_3$ 转化为骨化三醇；通过其对骨化三醇合成的影响，间接促进胃肠对钙和磷的吸收。在健康人中，低钙血症引起的血 PTH 浓度升高可有效纠正低钙并维持血磷浓度。肾脏对于这种正常的体内平衡反应至关重要，但往往严重的 CKD 患者可能会失去该功能。当 GFR<60ml/（min·1.73m^2）时，会继发甲状旁腺增生及 PTH 水平升高。其中低钙血症和 / 或 1, 25- 二羟维生素 D$_3$ 是导致这种异常的原因。随着肾功能的持续下降，甲状旁腺细胞维生素 D 受体（VDR）和钙敏感受体数量下降，加重了它们对维生素 D 和钙的抵抗。此外，高磷血症也直接影响甲状旁腺的功能和增生。这些均会导致继发性甲状旁腺功能亢进及 PTH 水平升高。

钙、磷、FGF23 和活性维生素 D 在 CKD 继发性甲状旁腺功能亢进症发展中的相互关系是十分复杂的，几乎不可能在人体中进行全面准确的评估，因为其中一个的变化会导致其他的快速变化。由 CaSR 介导的离子钙减少可能是 PTH 释放的最有效刺激。血磷通过增强 PTH mRNA 的稳定性来刺激 PTH 的产生。FGF23 则可以不依赖于 Klotho 的方式直接刺激 PTH 释放。1, 25- 二羟维生素 D$_3$ 通过与 VDR 结合减少 PTH 基因表达直接抑制 PTH 释放。只要给予的活性维生素 D 量足够大，即使它和 VDR 具有较低亲和力，仍可以减少 PTH 的释放。尽管 PTH 诱导的信号转导主要影响矿物质代谢，但在 CKD 中也有许多 PTH 过量导致的骨骼外表现，包括贫血、心血管和软组织外钙化、周围神经病、心功能不全、高脂血症、骨骼和肌肉疼痛、瘙痒和阳痿。如前所述，在肾脏中 PTH 促进钙的重吸收和磷的排泄。在骨骼中，PTH 受体位于成骨细胞，它的作用具有时间依赖性。PTH 长期作用则可抑制成骨细胞分化和骨的矿化。相比之下，PTH 脉冲式而非连续性分泌则可刺激成骨细胞增殖，该作用构成了 PTH 治疗骨质疏松症的基础。此外，PTH 也可与骨细胞 wnt/β-catenin 信号相互作用。

3. 维生素 D 机体利用胆固醇为原料合成 7- 脱氢胆固醇，后者又通过皮肤在紫外线（紫外线 B）和高温作用下合成维生素 D$_3$。维生素 D$_2$（麦角钙化醇）和维生素 D$_3$（胆钙化醇）还可以来源于食物。D$_2$（植物源）和 D$_3$（动物源）化合物之间的区别在于 D$_2$ 比 D$_3$ 多一个甲基和碳碳双键。一旦进入血液，两者都与维生素 D 结合蛋白（DBP）结合并被运送到肝脏,并被 CYP27A1(25- 羟化酶)以一种基本上不受调控的方式羟基化,产生 25(OH)D$_3$ 通常也被称为骨化二醇。一旦两者转化为骨化二醇,则具有类似的生物活性。骨化二醇在肾脏(或其他细胞)中通过 1-α- 羟化酶的作用转化为骨化三醇。同样,骨化三醇也可被肾脏的酶降解,如 24- 羟化酶(CYP24A1)和 CYP3A4。

现普遍认为,骨化三醇的主要来源是肾脏。但有证据表明其他器官也存在 1-α- 羟化酶的表达,同时能将 25(OH)D$_3$ 转化为骨化三醇。这些细胞包括成骨细胞、乳腺上皮细胞(正常和癌变)、前列腺(正常和癌变)、肺泡和循环巨噬细胞、胰岛细胞、滑膜细胞和动脉内皮细胞。这些细胞中的一些直接吸收骨化三醇,另外一些以巨蛋白介导的方式内吞 DBP-25(OH)D$_3$ 复合物,之后 25(OH)D$_3$ 被 1-α- 羟化酶羟基化后保存于特定的单元格。细胞中 CYP24A1 的存在也表明骨化三醇的代谢可能受细胞水平的调节。循环中 25(OH)D$_3$ 的浓度比骨化三醇高 1 000 倍,提示许多细胞可通过局部或自分泌 / 旁分泌 25(OH)D$_3$。

骨化三醇对骨重建有许多种作用,因此,在维生素 D 缺乏状态下骨骼出现病变也就不足为奇了。然而,维生素 D 对骨骼的直接影响很难与维生素 D 缺乏模型中的低钙血症和甲状旁腺功能亢进症等继发性因素区分开来。

二、肾性骨营养不良

1. 骨生物学概述 机体大部分钙和磷都储存在骨骼中,因此骨骼在体内维持钙磷平衡中起着不可或缺的作用。骨松质主要位于长骨的骨骺中,15%~25% 以钙化形成存在,并具有代谢功能,转换时间相对较短。相比之下,骨密质位于长骨的骨干中,钙化率达到 80%~90%,主要起保护和机械作用,其转换时间为数月。骨骼主要由 90% 高度组织的 I 型胶原交联纤维组成,其余部分由蛋白聚糖和非胶原蛋白填充,如骨桥蛋白、骨钙蛋白、骨连接蛋白和碱性磷酸酶。羟基磷灰石是主要的晶体物质。

成骨细胞是骨形成细胞,破骨细胞是骨吸收细胞。成骨细胞来源于位于骨髓的间充质干细胞,后期诱导发育为骨祖细胞,演变成骨内膜或骨膜祖细胞,最后转变为成熟的成骨细胞。这种分化途径的控制是非常复杂的,涉及循环激素、局部生长因子和转录因子。一旦骨形成完成,成骨细胞可能会发生凋亡或以静止骨细胞的形式在骨内矿化。骨细胞通过一系列小管相互连接并充当机械感受器。骨细胞受到机械负荷刺激后可通过旁分泌信号调节激活局部破骨细胞启动骨重塑。破骨细胞通过骨保护素 / 核因子 κB 受体激活剂配体(OPG/RANKL)系统迁移到达骨骼中的某个位置,然后融合形成称为破骨细胞的多核细胞。这些细胞高度极化,通过释放各类酸性酶重新进行骨吸收。细胞骨架、PTH、细胞因子和骨化三醇在诱导定向破骨细胞前体融合方面很重要。

2. 肾性骨营养不良中的骨调控 骨重建调控非常复杂,参与骨重建相关的细胞,比如破骨细胞和成骨细胞,在调控系统作用下经历骨重建常常需要 3~6 个月。目前负责调控三个主要系统是 OPG/RANKL, sclerostin/Wnt/β-catenin 和 PTH/PTHR1。但肾性骨营养不良患者是否通过 OPG/RANKL 进行骨重建目前证据还不多,需要更多研究进一步探讨。对于 sclerostin/Wnt/β-catenin, 肾性骨营养不良动物模型观察到升高血 sclerostin 可与 Wnt/β-catenin(经典途径)竞争性结合骨细胞和成骨细胞表面的 LRP5/LRP6 受体,影响成骨细胞分化,使得骨量减少。但在其他动物研究中却发现,抗 sclerostin 抗体治疗骨量减少无效。在高磷血症和继发性甲状旁腺功能亢进症的肾性骨营养不良中,高磷血症也会激活 β- 连环蛋白信号,促进成骨细胞活动。PTH/PTHR1 可通过抑制骨硬化蛋白和 Wnt 通路抑制剂 Dickkopf-1(DKK-1)从而抑制 Wnt 经典信号转导途径,减少成骨细胞活动。另外,PTH 也可通过非依赖 Wnt 和磷信号途径(PKA 系统)抑制成骨细胞活动。以上均可导致成骨细胞间充质分化增强,其释放的 RANK 诱导破骨细胞活化,骨吸收增加。

肾性骨营养不良相关的骨代谢异常表现主要包括高转化性骨病(甲状旁腺功能亢进骨病,严重者表现为纤维囊性骨炎)、低转化性骨病(动力缺失性骨病和骨软化症)和混合型骨病。双四环素标记骨活检是骨转化状态异常最有价值的诊断方法,是其他所有生化和无创检查手段都不能替代的金标准。

三、高转化性骨病

高转化性骨病(high-turnover bone disease)主要由 CKD 患者 PTH 过高所致,表现为骨高转化和正常矿化,骨形成率增加,破骨细胞数量增多和活性增强,扇贝形骨小梁吸收空隙增加,伴成骨细胞数目异常增多。类骨质(未矿化骨)增加,其内基质快速沉积,使胶原呈无序排列,表现为编织外观。骨量根据疾病严重程度不同而异,可表现为骨密质量下降而骨松质增加,检查可见四环素标记带清晰覆盖在大部分骨表面,提示骨形成加速,无矿化缺失。严重者发展成骨髓纤维化(纤维性骨炎),主要组织学特征是骨转化(骨形成和吸收)明显增加,以及骨小梁周围出现大量纤维化,伴成骨细胞和破骨细胞活动性增加,破骨细胞数量和吸收面均明显增加,破骨细胞穿入骨小梁形成大量吸收腔隙。

轻度至中度继发性甲状旁腺功能亢进症引发骨骼病变通过影像学诊断敏感性欠佳,一般难以发现。但在严重的骨骼病变相对容易。典型的病变包括骨密质外表面和内表面的吸收缺陷,特别是骨膜下表面的吸收。骨密质内的吸收扩大了哈弗氏通道,导致纵向条纹。骨内膜表面的吸收导致骨密质变薄。这些病变常首先在双手骨骼中发现,最典型的表现是中指骨的骨膜表面骨吸收,也可以看到该部位的骨沉积加速(骨膜新生)。

高转化性骨病患者早期通常没有骨病症状,随着肾脏病进展可出现骨痛、身高变矮、骨质疏松症、骨折等,因此临床医生必须高度警惕该病。骨活检仍然是诊断该病的金标准。但骨活检是一种侵袭性操作,临床实际操作困难。对于大多数患者,临床医生会将血清 PTH 和骨特异性碱性磷酸酶作为高转化性骨病和其他 CKD 相关代谢性骨病的替代生物标志物,但对于 CKD 患者,这些标志物准确分类骨病的敏感性和特异性有限。

四、低转化性骨病

低转化性骨病(low-turnover bone disease)的特点是因破骨细胞和成骨细胞数目减少及活性下降,骨转运和重塑降低。组织学形态学的主要表现为骨软化或无动力性骨病。

1. 骨软化 骨软化特征为矿化滞后时间延长,以及类骨质厚度、表面积和体积增加,荧光显微镜下很少或无四环素沉积。以前发生骨软化症主要和铝中毒有关,主要原因为透析液中水污染以及长期使用含铝的磷结合剂。其他可导致 CKD 患者骨软化的原因包括 $25(OH)D_3$ 缺乏、代谢性酸中毒和低磷血症。铝诱导的骨软化中,成骨细胞和破骨细胞显著减少。目前由于透析质量的改进,该类骨病较少见。

2. 动力缺失性骨病 动力缺失性骨病是透析患者,尤其是糖尿病患者中最常见的肾性骨营养不良形式。过去几十年,动力缺失性骨病的患病率相对于其他形式的肾性骨营养不良有所增加,其患病率部分取决于地域。KDIGO 工作组回顾了 1983—2006 年间实施的骨组织学研究发现,动力缺失性骨病的患病率在 CKD 3~5 期血液透析和腹膜透析患者中分别为 18%、19%、50%。动力缺失性骨病已在很大程度上取代了先前由骨软化症引起的那部分肾性骨营养不良,并超过了继发性甲状旁腺功能亢进症引起的高转化性骨病。动力缺失性骨病的危险因素主要包括使用含钙的磷结合剂、高钙透析液和活性维生素 D 类似物,其他可能的危险因素包括高龄和糖尿病。

动力缺失性骨病的特征为骨形成较低或缺乏,并伴类骨质骨缝变窄、细胞数量减少及轻微的骨髓纤维化。这意味着,骨转换明显减少,骨细胞(成骨细胞和破骨细胞)活性缺乏。与骨软化症不同,动力缺失性骨病中成骨细胞的胶原合成速率及其后续矿化都低于正常,因此没有骨软化症中所见的类骨质形成增加。

动力缺失性骨病主要为 PTH 释放受到过度抑制(可能由维生素 D 类似物、含钙的磷结合剂和/或过量的拟钙剂使用)引起或骨骼对 PTH 作用存在抵抗所致。骨细胞也会表达

CaSR,因此拟钙剂可能也会对骨骼产生直接作用。一项动物实验研究表明,拟钙剂直接参与骨骼合成代谢,但该效应与其对 PTH 的抑制无关。如果在人类中证实这些发现,拟钙剂对骨骼的直接作用可能会降低动力性骨病的风险。西那卡塞(拟钙剂)对骨转换的作用是否与依特卡肽(CaSR 的直接激活剂)不同,目前尚不明确。

虽然动力缺失性骨病患者的 PTH 水平较低,但往往仍高于健康人群的上限值。这提示,机体对 PTH 的抵抗可能发挥着更大作用,因为正常 PTH 浓度已不足以维持骨转换。临床和实验研究也表明,在肾性骨病初期,尿毒症毒素会抑制骨细胞 Wnt/β- 连环蛋白信号,并增加 Wnt 拮抗因子(如硬化蛋白、Dickkopf-1 及 sFRP-4)的表达。这表明,早在 CKD 2 期就可发生动力缺失性骨病,其原因为存在骨转换抑制因子,还包括对 PTH 作用的抵抗、骨化三醇水平降低、性激素缺乏、糖尿病以及骨细胞 Wnt/β- 连环蛋白信号抑制等。

五、混合型骨病

混合型骨病包括高转化性纤维性骨炎和低转化骨软化的病理表现,分为 1 型和 2 型,1 型为混合型尿毒症骨病特征,表现为类骨质增加,骨形成率正常或增加,伴或不伴纤维化;2 型为混合型尿毒症纤维化,类骨质正常,骨形成率正常,伴纤维化。骨容积 / 组织容积比值在不同病因 CKD 患者中有很大差异,骨重塑部位和破骨细胞数量通常增加。目前混合型骨病确切病因和临床意义尚不明确。

六、动脉钙化

不同病理生理过程导致的血管病变可发生在不同的动脉节段,但皆可伴发钙化。动脉粥样硬化的特征性改变为纤维脂质斑,随着病情演进,粥样硬化斑块会出现钙化,斑块逐步增大突向管腔,导致管腔狭窄。然而,影像学的进展,尤其是血管内超声技术的出现,使人们认识到动脉粥样硬化还可表型为动脉环形病变和钙化,甚至在病变早期就可出现血管钙化。这种病变主要表现为中膜增厚和钙化,而血管内膜甚少累及,故很少引起血管狭窄和阻塞。该类型血管钙化被称为 Mönckeberg 钙化或中膜钙化,多发生在大、小弹性动脉,多见于高龄、糖尿病和 CKD 患者,是 CKD 和糖尿病患者心血管和全因死亡率增高的重要原因。

慢性肾脏病血管钙化发病率高,对透析人群行冠状动脉 CT 扫描,发现 54%~100% 的患者有不同程度冠状动脉钙化。早期人们认为 CKD 患者血管钙化是由于钙、磷被动沉积于血管壁所致,血管钙化是不可调控的被动的过程,是动脉粥样硬化自然演变的一种结局。但近年的研究发现血管钙化是复杂的主动调控过程,类似骨骼的成骨形成。其发病机制主要为：①钙磷代谢紊乱、钙超负荷、高磷血症形成触发血管钙化的矿物质应激。②多种因素刺激血管平滑肌细胞（vascular smooth muscle cell，VSMC）转分化为软骨/成骨样细胞，成为血管钙化的中心环节，而后者进一步诱发凋亡小体和基质囊泡形成及其内容物释放，促使羟基磷灰石结晶产生和钙化。③正常机体存在抑制钙化和促进钙化的因素，而前者是机体免于血管钙化或异位钙化的主要屏障。CKD患者由于促钙化因素/抑钙化因素的失衡，促使了血管钙化的发生。抑钙化因子如基质Gla蛋白（matrix glaprotein，MGP）和胎球蛋白-A（Fetuin-A）、焦磷酸盐等减少，促钙化因子如氧化应激、PTH、FGF23水平增加等促进了血管钙化的发生。④细胞外基质的降解和重构也是血管钙化发生的重要原因。

造血干细胞定向分化为平滑肌细胞、成骨细胞、软骨细胞和脂肪细胞，这个过程需要不同转化因子参与。成骨细胞分化的主要特征为表达RUNX相关转录因子2（RUNX2），在动物实验中敲除该蛋白相关基因可导致无法成骨。基因技术已经确认，血管钙化部位中平滑肌细胞成软骨化样分化。在体外，高磷可通过刺激NaPi-1和NaPi-2上调RUNX2的表达。慢性肾脏病各类异常代谢毒素同样可以通过非磷依赖途径刺激平滑肌细胞RUNX2高表达。CKD患者体内升高的FGF23因子可增强磷诱发的血管钙化效应，加上传统和非传统血管钙化危险因素，CKD患者血管钙化高发病率也就不足为奇了。

七、钙化防御

钙化防御（calciphylaxis）也称为钙性尿毒症性小动脉病，几乎只发生在CKD患者，死亡率高、致残率高，是一种罕见的危及生命的周围血管钙化综合征，主要表现为外周远端动脉、皮肤和皮下细动脉中膜钙化，皮下脂肪和真皮层的微循环闭塞，从而导致剧烈疼痛及缺血性皮肤病变。

钙性尿毒症性小动脉病首先出现的是微血管钙化，推测是通过上调成骨因子和骨重塑因子的主动进程而引起的，这些成骨因子包括BMP-2、RUNX2和骨桥蛋白。另外，脂肪细胞也可能在钙化防御的血管钙化发生发展过程起重要作用。其他常见因素包括：CKD-MBD及其相关治疗（包括甲状旁腺功能亢进症、钙磷异常以及使用维生素D）、血管钙化抑制因子缺乏以及慢性炎症等。

甲状旁腺功能亢进症、活性维生素D的使用、高磷血症、血浆钙磷沉积升高与钙化防御相关。动物模型显示，给予大量甲状旁腺激素可引起缺血性皮肤坏死，表明甲状旁腺功能亢进症对疾病有促发作用。活性维生素D类似物可能通过增加血清钙磷的作用而间接促发钙化防御，或直接作用于血管诱发钙化防御。

血管钙化抑制剂缺乏可能在钙化防御的发病机制中发挥了一定作用。这类抑制因子包括胎球蛋白-A和基质Gla蛋白。胎球蛋白-A是一种丰富的血清糖蛋白,它可与循环中的钙、磷结合,从而形成钙卫蛋白颗粒,有助于清除过多的循环钙和磷。MGP是一种与矿物质结合的细胞外基质蛋白,由血管平滑肌、内皮和软骨细胞合成。动物模型显示,MGP可抑制动脉和软骨钙化。MGP的活性取决于维生素K依赖性羧基化作用。一项病例对照研究纳入了20例有钙化防御的血液透析依赖患者(病例组)和20例无钙化防御的血液透析依赖患者(对照组)发现,病例组的血浆未羧基化MGP和羧基化MGP水平均高于对照组。然而,病例组中总羧基化MGP比例低于对照组。该发现具有重要意义,因为华法林(维生素K拮抗剂)是钙化防御的危险因素。华法林能够抑制MGP的维生素K依赖性羧基化作用增加钙化防御发生的风险。

第二节 检测指标及诊断

一、生化指标

CKD-MBD矿物质代谢紊乱指标主要包括钙、磷、PTH、FGF23及维生素D代谢的异常等,这些指标主要用于诊断和管理,部分指标汇总如下(表17-1)。

表 17-1 CKD-MBD 生化指标

	检测方法	有效成分	肾脏代谢	昼夜节律	季节变化	进餐	透析
PTH	+	+	+	+	−	−	+
25-(OH)D$_3$	−	+	−	−	+	−	−
1, 25-(OH)$_2$D$_3$	−	+	−	+	−	−	?
FGF23	−	+	−	?	?	+	−
可溶 α-Klotho	?	不确定	+	?	?	?	?
骨硬化蛋白	?	不确定	−	?	?	?	?
骨特异性碱性磷酸酶	−	+	−	−	−	?	−

注:1. 检测方法 + 表示标本处理及方法对检测结果有影响,− 表示无影响。

2. 有效成分 + 表示可检测到有效成分。

3. 肾脏代谢 + 表示经过肾脏代谢,− 表示不经过肾脏代谢。

4. 昼夜节律、季节变化、进餐、透析 + 表示有影响,− 表示无影响。

5. ? 表示无足够证据。

1. 血清钙 临床常规采用自动生化仪比色法,测量精确度和重复性好。CKD 患者血钙波动大,尤其是透析患者,透析后血液浓缩对血钙值影响大,且血钙只占体内总钙的 1%,大部分钙沉积在骨中。具有生物活动的血清离子钙通常只占血清总钙 40%~50%,低蛋白血症时,血清离子钙相对增加,血清总钙值可能低估了离子钙浓度。CKD 患者血白蛋白 <40g/L 通常采用校正钙,肾脏病预后治疗倡议美国肾脏病与透析患者生存质量指导(KDOQI)和 KDIGO 指南均推荐采用以下公式计算:

校正钙浓度(mg/dL)= 血清总钙(mg/dL)+0.8 × [4- 血白蛋白(mg/dL)]。

高钙血症指校正血清总钙水平高于实验室设定的正常值高限(>2.58mmol/L)。低钙血症指校正血清总钙水平低于实验室设定的正常值低限(<2.25mmol/L)。

2. 血清磷 临床常规采用自动生化仪比色法,测量精确度和重复性好。磷大部分存在于细胞内,pH 和血糖会影响磷在细胞内外转运,健康人的血磷和尿磷还存在昼夜节律。透析患者血磷水平和透析相关。高磷血症指校正血清总磷水平高于实验室设定的正常值高限(>1.61mmol/L)。低磷血症指校正血清总磷水平低于实验室设定的正常值低限(<0.97mmol/L)。

3. PTH 血浆或血清中的 PTH 浓度不仅可作为 CKD-MBD 异常矿物质代谢的指标,而且还可作为初步诊断纤维性囊性骨炎的无创生化标志。PTH 测量也可作为监测肾性骨营养不良演变的有用指标,并可作为 CKD 患者骨转换的替代指标。虽然 PTH 作为骨重建标志物的敏感性和特异性并不理想,但它是目前可用的最佳标志物。然而,在部分患者中确定特定类型的肾性骨营养不良的最终方法仍需要骨活检,启动这一侵入性诊断程序同时亦需要能够提供骨组织学评估的专业实验室人员和设备。

循环中的 iPTH 不仅有全段 PTH1~84,同时也有其氨基片段 PTH、中间段 PTH 和羧基端片段 PTH,后两者无生物学活性,但却占健康成人循环中 PTH 总量的 80%,CKD 患者中比例甚至高达 90%。全段 PTH1~84 的血浆半衰期为 2~4 分钟。相比之下,CKD 时主要由肾脏清除的羧基端片段 PTH,其半衰期可比肾功能正常时长 5~10 倍。PTH 的分泌也有昼夜变化,并且释放是脉冲式的,这进一步使测量复杂化。

PTH 片段可使不同检测方法得到的结果不一致。PTH 检测的主要困难在于片段 PTH 的影响,尤其是在 CKD 患者中更要重视。20 世纪 60 年代初期,采用放射免疫测定法测量 PTH。由于所用抗血清的不同特性,这种检测方法准确性低,为第一代检测技术,现已淘汰。第二代检测方法使用两个有免疫亲和力的抗体测量 PTH1~84 和 PTH7~84 片段,是临床实践最常使用方法。相比之下,第三代检测技术则可检测真正的 1~84 氨基酸全长 PTH 分子(包括生物活性、完整 PTH)。基于检测方法、肾脏功能情况,这可能部分解释了那些有生物活性的 PTH 升高时,CKD 患者的 PTH 值并没有相应增加。目前临床常用的第二代检测通常采用自动化程序完成。尽管每个实验室都有合理的变异系数,但市售检测的标准并不统一,检测抗体并非都在相同的位点结合。因此,试剂盒间的变异性可能很高。这也是 KDIGO 指南建议每次都采用相同的检测方法并动态观察 PTH 趋势,并把 CKD 透析患者的 PTH 干预值设置为正常值上限 2~9 倍,而不是某个具体的 PTH 值,因为 PTH 变化趋势比单个数值更有意义。

4. 维生素 D　血清骨化醇浓度通常通过免疫测定法测量,尽管其测量的金标准是高效液相色谱法,但在临床上并不能广泛开展。与 PTH 检测不同,骨化醇采用双位点免疫测定法的样品处理对结果几乎没有影响。然而,一些实验室只能测量维生素 D 即维生素 D_2 和维生素 D_3 其中的一个或两个。但是否有必要区分维生素 D_2 和维生素 D_3 是有争议的,因为尚不清楚区分这两者是否影响患者的管理和结局。与 PTH 一样,维生素 D 也存在一些检测间的变异性,但目前正将这些测定标准化。25- 羟维生素 D 半衰期较长,因此反映全身储存状态。相比之下, 1, 25 $(OH)_2D$ 半衰期相对较短,测定更昂贵和困难,通常仅在 CKD 患者高钙血症时进行,其测量结果解释还需要结合临床进行谨慎解读。换言之,CKD4 或 CKD5 伴高钙血症患者的血 1, 25 $(OH)_2D$ 正常值可能偏高。除了 CKD 分期和血清钙测量的影响,还应考虑肾外来源 1, 25 $(OH)_2D$ 的可能。

5. FGF23　FGF23 目前主要用两种不同的测定法测量。第一种使用两种针对 C 末端的抗体,用于测量完整和 C 末端片段(单位: U/mL)。第二种检测使用一种针对 N 端区内表位的抗体和另一种针对 C 端区域内表位的抗体,从而检测完整的分子(单位: pg/mL)。目前这两种检测方法与临床事件的关联方面具有差异,由于 FGF23 片段检测、抗体特异性和校准的差异,它们的一致性较差。尽管可以在尿液中检测到 FGF23,但目前还不清楚有多少可被肾脏清除。FGF23 的临床运用还需时间和更多研究数据来支撑。

6. α-Klotho　目前尚不清楚循环或可溶性 α-Klotho 水平是否反映 Klotho 的组织水平。一些研究观察到低循环水平与 CKD 的进展有关,但其他研究未能证实。尿液中检测到 Klotho 表明其水平可能受残余肾功能的影响。不同的检测试剂盒会产生不同的结果。

7. 骨硬化蛋白(sclerostin)　循环骨硬化蛋白浓度在 CKD 中较高,并随着疾病进展而升高。然而,骨硬化蛋白似乎不通过肾脏排泄,其水平升高反映了潜在的生物学活性。尽管骨硬化蛋白升高与动脉钙化和人体成骨细胞数量增加有关。但硬化素在 CKD 临床诊断中的作用仍然是探索性的。

8. 骨特异性碱性磷酸酶　骨特异性碱性磷酸酶由成骨细胞产生,是反映成骨细胞活性的指标,且不被肾脏清除。其浓度与 CKD 中的骨形成相关性较好,并且有助于解释 PTH 值并评估骨转化状态,但作为独立预测指标的能力有限。

9. 基于胶原蛋白的骨生物标志物　成骨细胞分泌 C 端和 N 端切割产物 I 型原胶原蛋白分别称为分泌型 I 型胶原 C- 端前肽(s-PICP)和分泌型 I 型胶原 N- 端前肽(s-PINP),它们是骨形成的标志物。相比之下,血清 I 型胶原交联 C- 末端肽(s-CTX)和血清 I 型胶原交联 N- 末端肽(s-NTX)被认为是骨再吸收时释放的交联片段,是骨吸收的标志物。除了 s-PICP,其他均可经肾脏排泄,因此当肌酐清除率降低时,这些标志物不能完全反映骨转化的改变。在横断面研究中,观察到其较高的血清浓度与更高的骨折概率有关。

10. 抗酒石酸磷酸酶 5b　抗酒石酸酸性磷酸酶 5b 是破骨细胞在骨吸收过程中释放的酶,在骨吸收过程中,可能是一个很好的标志物。然而,在 CKD-MBD 研究中该生物标志物及其骨骼病变相关性的数据表明其作用有限。

二、骨异常的临床表现及评价方法

CKD-MBD 中骨量和密度异常很常见,容易诱发骨折和儿童生长发育异常。肾性骨营养不良主要指 CKD 患者骨形态学的改变,常通过骨组织形态计量学进行量化,确诊需要骨活检。

(一)临床表现

在过去 10 年中,不同类型的肾性骨营养不良的患病率发生了变化。以前主要以继发甲状旁腺功能亢进症导致的高转化性骨病(囊性纤维性骨炎)为主,但尿毒症性骨营养不良和无动力性骨病有上升趋势。然而,在过去的 20~30 年中,高转化性骨病与低转化性骨病患者的总体百分比却没有显著变化,尽管骨软化症基本上已被无动力性骨病"替代"。

肾性骨营养不良的早期临床症状不明显,部分患者无症状,随着病情进展,可出现乏力、下肢肌无力、骨痛、骨折、身高变矮及骨骼畸形等。高转化性骨病患者后期可有纤维囊性骨炎表现,表现为肢端骨吸收性丧失(肢端骨溶解),特别是在末端指骨、锁骨远端和颅骨"胡椒罐盐"改变。颅颌面骨骼改变引起患者面容丑陋,口腔、面部骨骼畸形。脊椎受累呈现典型"橄榄球衫"特征。

20 世纪 80 年代因铝引发的骨软化症很常见。患者以中轴骨疼痛尤为常见。疼痛系骨低转化,这种低转化可损害骨微损伤修复能力。除了骨软化症、骨折、肌肉病变,同时常伴随其他症状,如贫血;严重神经系统病变,包括运动障碍、癫痫发作和脑电图异常,这和尸检时脑组织高水平的铝浓度相关。

许多动力缺失性骨病患者没有症状,部分患者可发生骨痛。尽管症状不明显,但该类患者是骨折的高危人群。终末期肾病患者髋部骨折的概率是一般人群的数10倍。骨折风险升高的部分原因可能是动力缺失性骨病患者的骨骼微结构性质改变,从而使骨强度降低。此外,动力缺失性骨病患者易发生血管钙化,有研究表明,动力缺失性骨病患者中钙负荷对主动脉钙化和僵硬的影响比高转化性骨病更大。

（二）评价方法

1. 骨活检　骨活检是CKD患者肾性骨营养不良的金标准。主要活检部位通常在髂嵴处。具体方法为:一般是在2次不同四环素标记（间隔几日）后在髂嵴处取材。四环素标记结合羟基磷灰石并发出荧光,便于辨认骨。识别不同四环素标记期间形成的新骨,计算骨形成速率。典型标记方案是用四环素标记2次（每次为期3日）,期间间隔21日。第2个标记周期必须在骨活检前2日完成。例如,常在活检前23~25日给予四环素,一次250mg,一日3次;然后在活检前2~4日给予地美环素,一次300mg,一日3次。首选的方法是用一支8mm套管针穿透骨密质取材。骨标本行Goldner Masson三色法染色,以区分矿化的板层骨与未矿化的类骨质,另行Villanueva染色来观察四环素荧光。病理科医生咨询送检的临床医生后,可以根据指征、病史或其他组织学特征决定是否对标本进行铝染色。例如,如果患者有明显的临床铝暴露史,或病理医生发现明显骨软化,可行铝染色。这种通过骨活检评估的动态参数是评估骨转换的基础,是辨别肾性骨营养不良类型的关键。除了动态指标外,也可以通过一些静态参数,如定量组织形态测量法分析骨组织学状态。2006年美国肾脏病基金会（National Kidney Foundation, NKF）肾性骨营养不良工作组制定了TMV（骨转化、骨矿化、骨量）分类。该分类描述了3个关键骨组织学特征:骨转化（turnover）,分为低、正常或高;骨矿化（mineralization）,分为正常或异常;骨量（volume）,分为低、正常或高。虽然该分类在理论上可评估骨异常的所有组合,但它只是描述,不能确定骨病的病理学原因,也未充分考虑所有CKD骨病的临床重要结局,即骨组织学亚型的骨折风险均明显升高。

2. 骨的非侵袭性评估

（1）双能X射线吸收法（DEXA）:DEXA是采用最小辐射和快速扫描,获得单位时间面积骨矿物质密度（简称骨密度,单位:g/cm^2）的一种方法。DEXA对于骨密度（BMD）评估具有良好的可重复性,同时具有和年龄、性别、种族匹配的参考范围。在健康人群中,通过DEXA获得的BMD是公认诊断骨质疏松症的良好指标。KDIGO指南建议DEXA评估CKD1~3期患者的骨折风险。然而,对于CKD3期以后的患者由于缺乏明确的数据证明DEXA可预测CKD-MBD的骨折,指南不推荐DEXA,其BMD低者应称为CKD-MBD伴低BMD。一项Meta分析试图观察透析患者中股骨颈、脊柱和桡骨的DEXA测量值是否与脊柱和/或非脊柱骨折相关,结果发现在非股骨颈,而是脊柱和桡骨远端与骨折有关。尽管 CKD 和有骨折病史患者的 BMD 可能较低,但 BMD 和 CKD 骨病变存在相当大的重叠,因此对该类人群骨折的辨别能力较差。此外,通过 DEXA 评估腰椎 BMD,局部动脉钙化可能会混淆结果。在 CKD-MBD 患者中 BMD 无法预测骨转化类型,而这是选择药物治疗的一个重要决策因素。因此,CKD-MBD 伴低 BMD 者不应常规接受抗骨质疏松症治疗。DEXA 是一种廉价且应用广泛的骨密度评估工具,易于在不同部位进行标准化测定。它可作为纵向观察干预措施对 CKD 的 BMD 影响的一个很好的工具。遗憾的是,迄今为止,CKD-MBD 骨质疏松的治疗方式限制了它在 CKD 患者中的应用。

(2)定量计算机断层扫描技术(QCT):QCT 主要对中轴骨骼的横截面进行三维成像,提供单位空间或体积 BMD(vBMD)。它可评估骨松质和骨密质的 BMD。在 CKD 中,脊柱骨松质的 QCT 测量值与其体积组织形态学相关。外周 QCT(pQCT)通过扫描胫骨和桡骨远端避免患者接受大剂量电离辐射,一项研究表明它与骨折有关。虽然来自单一研究,但显示它具有预测透析患者骨量丢失所致骨折风险的能力。高分辨率外周定量计算机断层扫描(HR-pQCT)具有比 pQCT 更高的分辨率,它的扫描精度可以达到 80μm,可以评估骨松质的微结构:骨体积分数(bone volume fraction,BV/TV)、骨小梁厚度(trabecular thickness,Tb.Th)、骨小梁间距(trabecular separation,Tb.Sp)以及骨小梁数量(trabecular number,Tb.N)等。部分研究发现,通过桡骨和胫骨的 HR-pQCT 可以区分 CKD 有无合并骨折,但目前仅限于临床和基础研究。

(3)显微计算机断层扫描和显微磁共振成像:相比于 HR-pQCT,微型计算机断层扫描和显微磁共振成像扫描精确度更高,就其空间分别率接近于骨活检。在严重肾性骨营养不良大鼠中,微型计算机断层扫描可用于评估严重高转化性骨病的微结构。在合并继发性甲状旁腺功能亢进症的血液透析患者中,显微磁共振成像可发现远端胫骨骨小梁破坏。但目前还没有将此技术与其他成像方法进行比较预测 CKD 骨折风险的验证性研究。

三、血管钙化的诊断及评价方法

多种方法可对 CKD 患者进行动脉钙化评估。不同影像学检查方法对检测心血管钙化的敏感性和特异性不同。CT 扫描——电子束 CT(EBCT)和多层螺旋 CT 是诊断冠状动脉和主动脉钙化敏感性和特异性较好的方法,可作为 CKD-MBD 干预的良好观察指标。此外,还有腹部侧位 X 线片、动脉脉搏波速度、超声心动图(瓣膜钙化)等更加简便、经济的方法作为评估心血管钙化的措施。目前 CKD 心血管钙化研究主要以 CT 为基础影像学技术进行冠状动脉钙化评分,其敏感性和特异性好,是血管钙化诊断的金标准。但它无法区分中层钙化和内膜钙化,且有一定的辐射剂量。已有研究对腹主动脉的侧位 X 线片、超声心动图、动脉脉搏波速度、EBCT 进行了比较,发现腹部侧位 X 线片、动脉脉搏波速度是预测冠脉钙化的较好方法。以 CT 为基础的影像学检查价格昂贵,而腹部侧位 X 线片和超声心动图灵敏度高、价格合理,故推荐用 X 线片和超声心动图筛查 CKD-MBD 心血管钙化。

第三节 预防及治疗

CKD-MBD 是 CKD 患者常见严重并发症,患者除了矿物质、骨代谢异常、甲状旁腺功能亢进之外,还可以出现心血管钙化,导致全因死亡率和心血管死亡率的明显增加,因此应该积极预防和治疗,主要措施包括:控制血磷、维持正常血钙、控制继发性甲状旁腺,预防和治疗血管钙化。

一、控制血磷

慢性肾脏病早期可出现磷酸盐潴留,主要为滤过的磷酸盐减少导致。当 GFR 低于一定值时可出现明显的高磷血症。高磷血症与死亡率和并发症发病率升高相关。CKD-MBD 高血磷治疗在透析和非透析人群稍有不同。

1. 非透析慢性肾脏病患者 对于非透析 CKD 患者,血清磷的目标值是维持在正常范围(0.97~1.61mmol/L),进展性或持续性高磷血症(血清磷 >1.61mmol/L)是治疗的指征。对于血磷正常患者,不推荐将磷酸盐水平降至低于正常值或预防性给药。对于进展性和持续性高磷血症,主要通过以下方法治疗:①限制饮食磷酸盐摄入。在无营养不良风险前提下,磷酸盐摄入限制在约 900mg/d,避免不必要的饮食磷酸盐摄入(如含磷酸盐的食品添加剂,乳制品,某些蔬菜、加工食品和饮料),同时摄入更多高生物价值来源的蛋白质(如肉类和蛋类)。但需注意药物可能是饮食磷酸盐的重要来源。与新鲜的动植物食品相比,加工食品中的磷酸盐含量更高,应避免。②使用磷结合剂阻止肠道吸收摄入的磷酸盐。磷结合剂分为含钙和不含钙两类,含钙的包括碳酸钙和醋酸钙,不含钙的主要包括司维拉姆和碳酸镧。其他药物还包括枸橼酸铁和氢氧化亚铁。

2. 透析治疗患者 对于大多数透析患者,血清磷的目标为 3.5~5.5mg/dL(1.13~1.78mmol/L),但尚无数据表明该做法可改善结局。血清磷 >5.5mg/dL(1.78mmol/L)是治疗的指征。除了饮食限制磷摄入和使用磷结合剂外,充分有效透析也十分重要,高危人群可通过增加透析次数和透析时间、改变透析方式降低血磷。但药物选择方面建议大多数患者如经济条件允许尽可能使用不含钙的磷结合剂。如果无不含钙的磷结合剂或经济无法承受，抑或血钙低下而 PTH 升高（如同时接受拟钙剂治疗的患者），可选择含钙的磷结合剂。

二、控制血钙

CKD 时，由于功能肾单位减少、活性微生物 D 缺乏、SHPT、代谢性酸中毒、治疗药物影响，相当数量的患者可出现血钙异常，即使同一位 CKD 患者，在疾病和治疗的不同阶段，也可以表现出现不同的血钙水平。但由于机体循环中的钙比例低以及机体对钙稳态强大的调节能力，低钙血症发生风险较低。对 26 221 例透析患者分析发现，血钙正常者占 84%，高钙血症者占 13%，低钙血症者占 3%。低钙血症会促进 CKD 患者发生肾性骨病、SHPT、死亡的风险增加，高钙血症也会使 CKD 患者发现转移性钙化。目前对于 CKD3a~5D 期患者，建议尽可能避免高钙血症。对于 CKD5~5D 血钙的上限水平目前存在争议。目前主要预防措施有：合理应用含钙磷结合剂、活性维生素 D 及类似物，减少高钙透析液使用等。

三、继发性甲状旁腺功能亢进症的治疗

CKD 患者继发性甲状旁腺功能亢进症治疗以降低过高血磷和维持正常血钙为目的，一些控制血磷和血钙的措施会降低 PTH 水平。控制血磷和血钙后，如果 PTH 仍然未达到目标值且呈进行性升高趋势，则可以采用活性微生物 D 及其类似物、拟钙剂等药物治疗或者活性维生素 D 及拟钙剂联合治疗。药物治疗措施无效时可采用甲状旁腺切除手术。

1. 控制高磷血症，维持血钙水平达标　对于控制高磷及维持血钙有关措施上述部分章节已有提及。因为维生素 D 缺乏与 PTH 水平升高相关，且可能使低钙血症加重，故建议对缺乏维生素 D 的 CKD 患者补充维生素 D（使用维生素 D_3 或维生素 D_2），但以下患者除外：血清磷酸盐升高的患者，除非实现了磷控制；有高钙血症的患者（校正血清总钙浓度高于实验室正常上限）。维生素 D 的制剂和剂量与一般人群相同。但目前尚未明确 CKD 患者补充维生素 D 对矿物质代谢或其他结局的影响。而活性维生素 D（骨化三醇）仅用于继发性甲状旁腺功能亢进症患者。

2. 合理使用活性维生素 D 及其类似物、拟钙剂　对于高磷血症、低钙血症及维生素 D 缺乏纠正后仍持续性和进行性甲状旁腺功能亢进，使用维生素 D 衍生物（骨化三醇）来治疗。尚未明确使用骨化三醇或合成维生素 D 类似物治疗持续性高 PTH 的阈值。根据 KDIGO 指南，透析患者 PTH 水平应维持在 PTH 正常上限的 2~9 倍。非透析患者是否干

预和 PTH 上限值还存在争议。但临床上会对大部分 PTH 升高至超过检测参考上限 2.3~3 倍（即 150~200pg/mL，上限为 65pg/mL）的患者进行治疗。目前主要的药物有：骨化三醇、25 羟维生素 D_3、帕立骨化醇、度骨化醇、马沙骨化醇等。但该类药物使用时需注意高钙血症和异位钙化的风险。对于非透析 CKD 患者，2017 版 KDIGO 指南不推荐使用拟钙剂（西那卡塞）来抑制 PTH，主要考虑缺乏西那卡塞在 CKD 透析前的有效性和安全性数据。尽管西那卡塞可降低 PTH 水平，但可导致低钙血症、尿钙排泄增加、血清磷酸盐水平升高。透析患者高 PTH 治疗方案包括拟钙剂、骨化三醇或合成维生素 D 类似物，如果 PTH 很高，这些药物单药治疗的疗效不足，也可采用拟钙剂联用骨化三醇（口服或静脉）或合成维生素 D 类似物。骨化三醇和合成维生素 D 类似物均可降低 PTH。

3. 甲状旁腺切除术　对于难治性甲状旁腺功能亢进症，常需手术干预，即血清 PTH 持续进行性升高，尽管使用维生素 D 衍生物和西那卡塞治疗虽未引起明显的高磷血症或高钙血症，但仍不能降至 <600pg/mL。严重疾病可能需要甲状旁腺切除术。其指征：iPTH 持续大于 800pg/mL（正常值 16~62pg/mL）；药物治疗无效的持续性高钙和 / 或高磷血症；具备至少一枚甲状旁腺增大的影像学证据，如高频彩色超声显示甲状旁腺增大，直径大于 1cm 并且有丰富的血流；以往对活性维生素 D 及其类似物药物治疗抵抗。目前的手术方法有：甲状旁腺全切除 + 自体移植术、甲状旁腺次全切除术和甲状旁腺全切术。目前尚无比较三种手术方式的高质量随机对照试验研究，亦无足够的数据显示哪种方式更好。

4. 甲状旁腺介入治疗　甲状旁腺介入治疗有两种方式：一种是在超声引导下经皮无水乙醇注射术，也称化学性甲状旁腺切除术；另一种是在超声引导下经皮热消融术，也称物理性甲状旁腺切除术。前者术后复发率高，已逐渐淘汰。后者由于组织损伤小，降低 PTH 效果，逐渐得到认可，我国较多医院开展了此技术。

（肖　丹　朱　军）

参　考　文　献

1. MOE S, Drüeke T, Cunningham J, et al. Definition, evaluation, and classification of renal osteodystrophy: a position statement from Kidney Disease: Improving Global Outcomes（KDIGO）. Kidney Int, 2006, 69（11）: 1945-1953.

2. HILL K M, Martin B R, Wastney M E. et al. Oral calcium carbonate affects calcium but not phosphorus balance in stage 3-4 chronic kidney disease. Kidney Int, 2013, 83（5）: 959-966.

3. BINDELS R J. 2009 Homer W. Smith Award: Minerals in motion: from new ion transporters to new concepts. J

Am Soc Nephrol, 2010, 21 (8): 1263-1269.

4. BRENNAN S C, Thiem U, Roth S, et al. Calcium sensing receptor signalling in physiology and cancer. Biochim Biophys Acta, 2013, 1833 (7): 1732-1744.

5. RODRIGUEZ-ORTIZ M E, Canalejo A, Herencia C, et al. Magnesium modulates parathyroid hormone secretion and upregulates parathyroid receptor expression at moderately low calcium concentration. Nephrol Dial Transplant, 2014, 29 (2): 282-289.

6. RAGGI P, Chertow G M, Torres P U, et al. The ADVANCE study: a randomized study to evaluate the effects of cinacalcet plus low-dose vitamin D on vascular calcification in patients on hemodialysis. Nephrol Dial Transplant, 2011, 26 (4): 1327-1339.

7. SPRAGUE S M, MOE S M. The case for routine parathyroid hormone monitoring. Clin J Am Soc Nephrol, 2013, 8 (2): 313-318.

8. JONES G. Extrarenal vitamin D activation and interactions between vitamin D (2), vitamin D (3), and vitamin D analogs. Annu Rev Nutr, 2013, 33: 23-44.

9. CHANAKUL A, Zhang M Y, Louw A, et al. FGF-23 regulates CYP27B1 transcription in the kidney and in extra-renal tissues. PLoS ONE, 2013, 8 (9): e72816.

10. HU M C, Shi M J, Zhang J N, et al. Renal production, uptake, and handling of circulating alphaKlotho. J Am Soc Nephrol, 2016, 27 (1): 79-90.

11. ISAKOVA T, Wahl P, Vargas G S, et al. Fibroblast growth factor 23 is elevated before parathyroid hormone and phosphate in chronic kidney disease. Kidney Int, 2011, 79 (12): 1370-1378.

12. HU M C, KURO-O M, MOE O W. Renal and extrarenal actions of Klotho. Semin Nephrol, 2013, 33 (2): 118-129.

13. FAUL C, Amaral A P, Oskouei B, et al. FGF23 induces left ventricular hypertrophy. J Clin Invest. 2011; 121 (11): 4393-4408.

14. DE BORST M H, VERVLOET M G, TER WEE P M, et al. Cross talk between the renin-angiotensinaldosterone system and vitamin D-FGF-23-klotho in chronic kidney disease. J Am Soc Nephrol, 2011, 22 (9): 1603-1609.

15. BARON R, KNEISSEL M. WNT signaling in bone homeostasis and disease: from human mutations to treatments. Nat Med, 2013, 19 (2): 179-192.

16. RHEE Y, LEE E Y, LEZCANO V, et al. Resorption controls bone anabolism driven by parathyroid hormone (PTH) receptor signaling in osteocytes. J Biol Chem, 2013, 288 (41): 29809-29820.

17. GIACHELLI C M. The emerging role of phosphate in vascular calcification. Kidney Int, 2009, 75 (9): 890-897.

18. KETTELER M, BONGARTZ P, WESTENFELD R, et al. Association of low fetuin-A (AHSG) concentrations in serum with cardiovascular mortality in patients on dialysis: a cross-sectional study. Lancet, 2003, 361 (9360): 827-833.

19. KETTELER M, ROTHE H, BRANDENBURG V M, et al. The K-factor in chronic kidney disease: biomarkers of calcification inhibition and beyond. Nephrol Dial Transplant, 2014, 29 (7): 1267-1270.

20. LAVI-MOSHAYOFF V, WASSERMAN G, MEIR T, et al. PTH increases FGF23 gene expression and mediates

the high-FGF23 levels of experimental kidney failure: a bone parathyroid feedback loop. Am J Physiol Renal Physiol, 2010, 299 (4): F882-F889.

21. RODRIGUEZ-ORTIZ M E, LOPEZ I, MUÑOZ-CASTAÑEDA J R, et al. Calcium deficiency reduces circulating levels of FGF23. J Am Soc Nephrol, 2012, 23 (7): 1190-1197.

22. SPRAGUE S M, BELLORIN-FONT E, JORGETTI V, et al. Diagnostic accuracy of bone turnover markers and bone histology in patients with CKD treated by dialysis. Am J Kidney Dis, 2016, 67 (4): 559-566.

23. KIDNEY DISEASE: IMPROVING GLOBAL OUTCOMES (KDIGO) CKD-MBD WORK GROUP. KDIGO clinical practice guideline for the diagnosis, evaluation, prevention, and treatment of Chronic Kidney Disease-Mineral and Bone Disorder (CKD-MBD). Kidney Int Suppl, 2009, (113): S1-S130.

24. MOORTHI R N, MOE S M. Recent advances in the noninvasive diagnosis of renal osteodystrophy. Kidney Int, 2013, 84 (5): 886-894.

25. SHERRARD D J, HERCZ G, PEI Y, et al. The spectrum of bone disease in end-stage renal failure-an evolving disorder. Kidney Int, 1993, 43 (2): 436-442.

26. ALFREY A C. Aluminum and renal disease. Contrib Nephrol, 1993, 102: 110-124.

27. NATIONAL KIDNEY FOUNDATION. K/DOQI clinical practice guidelines for bone metabolism and disease in chronic kidney disease. Am J Kidney Dis, 2003, 42 (4 suppl 3): S1-S201.

28. OTT S M. Bone disease in CKD. Curr Opin Nephrol Hypertens, 2012, 21 (4): 376-381.

29. BARRETO D V, BARRETO FDE C, CARVALHO A B, et al. Association of changes in bone remodeling and coronary calcification in hemodialysis patients: a prospective study. Am J Kidney Dis, 2008, 52 (6): 1139-1150.

30. NICKOLAS T L, STEIN E, COHEN A, et al. Bone mass and microarchitecture in CKD patients with fracture. J Am Soc Nephrol, 2010, 21 (8): 1371-1380.

31. LONDON G M, GUÉRIN A P, MARCHAIS S J, et al. Arterial media calcification in end-stage renal disease: impact on all-cause and cardiovascular mortality. Nephrol Dial Transplant, 2003, 18 (9): 1731-1740.

32. BELLASI A, BLOCK G A, FERRAMOSCA E, et al. Integration of clinical and imaging data to predict death in hemodialysis patients. Hemodial Int, 2013, 17 (1): 12-18.

33. PALMER S C, HAYEN A, MACASKILL P, et al. Serum levels of phosphorus, parathyroid hormone, and calcium and risks of death and cardiovascular disease in individuals with chronic kidney disease: a systematic review and meta-analysis. JAMA, 2011, 305 (11): 1119-1127.

34. KIDNEY DISEASE: IMPROVING GLOBAL OUTCOMES (KDIGO) CKD-MBD UPDATE WORK GROUP. KDIGO 2017 Clinical Practice Guideline Update for the Diagnosis, Evaluation, Prevention, and Treatment of Chronic Kidney Disease Mineral and Bone Disorder (CKD-MBD). Kidney Int Suppl, 2017, 7 (1): 1-59.

35. 王莉, 李贵森, 刘志红. 中华医学会肾脏病学分会《慢性肾脏病矿物质和骨异常诊治指导》. 肾脏病与透析肾移植杂志, 2013, 22 (6): 554-55.

第十八章

骨 关 节 炎

骨关节炎（osteoarthritis，OA）系关节的退行性疾病，国际骨关节炎研究学会（osteoarthritis research society international，OARSI）对 OA 的最新（2015 年）定义是：一种滑膜关节疾病，其特点是由关节不同水平损伤而激活了组织异常适应性修复反应，导致细胞活动异常和细胞外基质降解。起初可表现为分子水平的紊乱（主要是关节组织的代谢异常），继而出现解剖和/或生理性紊乱（主要为软骨基质降解、骨改建、骨赘形成、关节炎症以及正常功能的丧失），直至出现严重的关节功能障碍（见 OARSI 官方网站：http：//oarsi.org/research/standardization-osteoarthritis-definitions）。

OA 女性高发，主要临床表现为疼痛、关节僵硬、关节动度减弱等慢性功能障碍。OA 临床症状个体差异较大，早期比较隐匿，且常迁延反复，症状与影像学显示的病变程度常不平行。OA 可单关节或多关节受累，好发于膝、髋、脊柱、颞下颌关节和手部关节等部位，可累及关节软骨、软骨下骨、骨髓、半月板（关节盘）、滑膜、韧带以及相关的肌肉、神经等多种组织结构。

正常关节组织的矿化主要存在于骨密质、骨松质以及骨软骨交界区，发生 OA 时正常的骨组织矿化活动明显改变，关节软骨中也会出现矿物沉积，这些特征可在影像学检查中有不同程度的表现，对临床诊断和疗效评价具有重要的参考价值。

第一节 概 述

关节的主要功能是负重和运动，其主要组织结构基础是关节软骨、骨软骨交界（osteochondral junction）以及软骨下骨（图 18-1）。在传统观念中，OA 的主要问题是软骨病变。软骨中没有血管、神经，软骨细胞是成年关节软骨中唯一的细胞类型，也是对力刺激以及生长因子、细胞因子、炎症介质和其他基质变化产生响应的基本单位。软骨一旦病变，软骨细胞很难成功完成组织修复，因此人们习惯以关节软骨的退变程度作为 OA 严重程度的评价指标，并作为是否需要进行人工关节置换的主要依据。但也有一部分学者持软骨下骨或骨软骨交界区的病变是 OA 主要问题的学术观点。

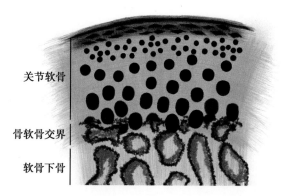

图 18-1 正常关节软骨、骨软骨交界区域以及软骨下骨结构

（图中标注：关节软骨、骨软骨交界、软骨下骨）

一、正常关节的功能结构

（一）关节软骨

成年人关节软骨中的细胞主要是软骨细胞,其主要功能之一是通过调节代谢活动以适应关节的功能需要。正常情况下,软骨细胞的合成与分解处于动态平衡。软骨基质主要为蛋白多糖、胶原以及一些非胶原蛋白,软骨组织中的渗透压较大因而容纳大量的水,为软骨提供弹性。

正常关节软骨细胞分层排列,不同层的细胞处于不同的分化阶段,分化程度较低的软骨细胞排在浅层,分化程度较高的细胞排在深层,由浅入深软骨细胞体积逐渐增大,细胞质逐渐增多。根据细胞的大小和形态差异,关节软骨可分为表面带、增殖带、前肥大带、肥大带和钙化软骨带。不同层软骨细胞分泌不同的软骨基质,前肥大带软骨细胞主要分泌 II 型胶原,肥大带软骨细胞主要分泌 X 型胶原,钙化软骨带细胞主要分泌钙化基质,软骨细胞被埋于软骨基质构成的陷窝中。成年后关节软骨细胞通常仅维持一种低水平的基质代谢活动,再生能力较低,即使细胞可能有再次获得发育早期软骨表型的趋势,但很难真正重现层状排列的软骨组织。

（二）骨软骨交界

关节的骨软骨交界由钙化软骨、潮标以及软骨下骨板构成。

1. 钙化软骨带 钙化软骨带是骨软骨之间重要的矿化结构,硬度介于骨和软骨之间,其中的细胞与生长板中的细胞有类似的特性,呈现肥大带软骨细胞表型,成年后细胞活动水平较低。胶原纤维平行于关节面方向走形，透射电镜下观察，未见纤维穿过该区，说明骨和软骨组织在此部的结合主要靠彼此嵌合将软骨附在骨组织上。钙化软骨带的主要功能是在骨与软骨之间传导负荷。

钙化软骨带形状不规则，厚度约占整个软骨厚度的5%。由于软骨厚度与关节受力情况相关，因此关节受力可能对钙化软骨带的厚度有重要影响。长时间、长距离跑步，可增加膝关节软骨总厚度以及钙化软骨带的厚度，而制动也可以增加钙化软骨带厚度，制动后再运动又可使钙化软骨带厚度恢复正常。以往的观点认为钙化软骨带构成了一个有效的屏障，使可溶性分子不能渗透钙化软骨及软骨下骨板，软骨的营养以及调节软骨细胞功能活动的分子完全来自滑膜组织或软骨自身。但大量研究证明，正常成熟关节的骨、软骨之间存在着多种形式的分子交流，不仅有血管等交通管道，而且钙化软骨带是可渗透的。但是分子物质由浅层向深层扩散时，在钙化软骨内的扩散速度明显小于在非钙化软骨带中扩散的速度。

2. 潮标 潮标（tidemark）是钙化软骨和非钙化软骨之间不规则的线性界限，关节纵剖面观，潮标呈轻微波动的线形；剔除表面软骨从关节的顶部观察，潮标表面可有小的凹陷等不规则外形。通常认为潮标由界面上不连续矿化所致的一些非特异性分子聚集而形成。随着年龄的增长，潮标数量会增多，各潮标之间的最短距离大约为1个细胞的高度。多重潮标可能是软骨内成骨的矿化活动被反复启动的结果。

（三）软骨下骨

软骨下骨为关节软骨提供力学支撑，可以吸收震荡，消减大约30%的关节负荷，因此其生化、结构、形态等特征直接影响关节的功能。

软骨下骨包括软骨下骨板和骨板下方的骨小梁。软骨下骨板由深层软骨（钙化软骨）和薄层骨密质构成，孔隙较少，血管分布少。骨板下方的骨小梁改建非常活跃，在承担和分散关节负荷方面发挥重要作用。

二、骨关节炎的病理学特点

OA病因可不同，但其组织病理学表现却大同小异，主要包括：不均衡软骨丢失、软骨钙化以及活跃的软骨下骨改建，晚期常有骨赘形成，并可有相关滑膜和关节周围结构（韧带等）的异常。发生OA时软骨细胞、骨细胞可释放多种细胞因子和生长因子，对退变软骨及软骨下骨进行修复，但同时可加重OA病变。依据关节软骨的细胞形态及其数量变化、关节软骨基质降解程度以及关节表面完整度等表现，OARSI提出了OA组织病理学分级标准：将正常的关节软骨设定为0级，将OA软骨按照病变侵袭的深度依次分为6级（表18-1）。

表 18-1 OARSI 提出的 OA 组织病理学分级标准

级别	表现	
0 级：软骨表面完整，软骨组织形态无损伤	软骨基质：结构正常，纤维排列有序，番红 O 着色均匀	
	软骨细胞：形态正常，各层排布有一定方向性	
1 级：软骨表面无显著裂隙	软骨基质：浅层完整，有水肿和 / 或摩擦导致的表面浅微裂隙，浅层和浅中层有局灶性的番红 O 深染区和浅染区	
	软骨细胞：浅层和浅中层细胞死亡残留鬼影细胞，细胞增殖形成簇状软骨细胞团，出现细胞肥大	
2 级：软骨浅层裂隙	软骨基质：浅层软骨连续性破坏，出现贯穿浅层的裂隙，软骨上 1/3 出现较多番红 O 阴性染色区	
	软骨细胞：细胞死亡、细胞增殖形成簇状软骨细胞团，细胞肥大表现同 1 级，程度更重	
3 级：软骨垂直裂缝	软骨基质：垂直型裂缝深达软骨中层，裂缝末端分叉。软骨深层出现番红 O 阴性染色区。天狼星红染色出现新合成胶原	
	软骨细胞：裂缝周围软骨细胞死亡、团簇排列、肥大化，软骨细胞排列方向性消失	
4 级：软骨糜烂	软骨基质：软骨浅层剥脱形成游离体，软骨出现糜烂表面，中层软骨直接暴露。大部分番红 O 染色阳性区域消失，胶原纤维排列疏松	
	软骨细胞：细胞坏死，部分代偿修复的软骨细胞周围可有排列紧密的胶原纤维	
5 级：软骨剥脱	软骨全层剥脱，骨表面直接暴露或形成薄层修复性纤维软骨，骨表面常有微骨折及修复性改建	
6 级：骨变形	骨改建，骨赘形成。微骨折及修复性改建范围常超出软骨剥脱边界	

三、骨关节炎的临床特点

疼痛是 OA 最主要的临床表现，关节组织结构退变造成的关节功能障碍是影响患者生活质量的主要原因，因此临床症状及影像学表现是目前诊断 OA 最主要的依据。由于对 OA 的病因及其致病机制尚不十分清楚，目前 OA 的治疗主要是对症治疗，治疗时首选保守治疗方法，对于严重功能障碍者可采取手术方法（包括人工关节置换方法）治疗。药物治疗以止痛剂和非甾体类抗炎制剂为主，其主要作用是控制疼痛，延缓疾病进程。软骨组织工程研究以及 OA 基因治疗和干细胞治疗是目前研究的热点。

（一）OA 的诊断

理想的诊断应当包括病因、病变累及部位以及病程的诊断，应提供基因、代谢、生化、影像等有助于诊断的病变信息。然而，目前临床上 OA 的诊断仍主要依靠症状、体征以及影像学检查，虽然有人建议采用一些生化指标辅助诊断，但尚未被广泛采用。

1. 临床诊断　OA 的临床表现包括关节僵硬、疼痛和运动障碍,骨和软骨两方面的变化都可能造成关节僵硬,其具体机制尚不清楚。晚期 OA 常伴滑膜炎是疼痛的重要原因之一,有时流行病学调查直接用疼痛症状作为 OA 的筛查指标。最近,欧洲抗风湿病联盟(European league against rheumatism, EULAR)OA 分会建议,膝关节 OA 可依据以下三大症状和三大体征进行临床诊断,三大症状为(膝关节)持续性疼痛、僵硬以及功能下降,三大体征为关节杂音、运动受限、骨性增大或变形。

2. 影像诊断　主要针对关节骨及软骨的组织变化,诊断技术包括计算机断层扫描术(computed tomography, CT),磁共振成像(magnetic resonance imaging, MRI),双能 X 射线吸光法(dual energy X-ray absorptiometry, DEXA),正电子发射断层成像(positron emission tomography, PET)等。检测指标主要有:

(1)骨密度:研究表明,轻度 OA 膝关节软骨下骨矿物密度降低,但动物实验结果显示,前交叉韧带损伤 18 个月后软骨下骨板以及距骨板 1.5mm 范围内的骨小梁中骨体积有所增加,影像学检查也可见骨硬化。损伤后 54 个月组织形态学测量也发现,最贴近软骨的软骨下骨区域骨密度明显增加,骨小梁骨量增加而间隙减小。因此,OA 晚期骨形成、骨量以及骨矿化水平或骨密度总体上是增加的。

(2)骨髓损伤(bone marrow lesion, BML)和骨髓水肿:诊断主要依据磁共振检查。但骨髓损伤和水肿并非 OA 的特征性变化,这些变化也可见于骨坏死、类风湿性病变、创伤、软骨下骨纤维血管的长入等情况。骨髓损伤在组织学方面可表现为骨转换增加,是代谢活动增强的表现。由于这种增强的代谢活动与局部组织病变密切相关,例如软骨丢失程度、骨小梁的显微骨折、髓腔纤维化程度和骨改建活动等,临床上可有疼痛及影像学显示的关节软骨和骨的破坏,因而骨髓损伤和水肿常作为 OA 病变的指征。

(3)关节形态改变:一些骨质变化可以出现在 OA 早期,例如骨小梁减少,骨小梁厚度、骨体积分数(bone volume fraction)以及骨小梁间隙等方面的变化,但软骨下骨区域骨密度及骨硬度的增加等变化则主要出现在 OA 晚期,可表现为骨质磨损、骨赘形成等关节形态变化。由于软骨丢失,躯体负重关节(如膝关节)可出现关节腔变窄。

3. 体液检查　关节液、血液及尿液中软骨基质以及骨基质降解标志物的增加,可反映软骨代谢水平以及关节损伤情况。例如,骨吸收标记物——尿 I 型胶原分子 N 末端和 C 末端在进展性 OA 中明显增加,因此可以采用单克隆抗体检测血液或尿液中的这些胶原降解产物的含量,或检测新基质合成代谢相关产物,以评价 OA 关节损伤或修复情况。

（二）OA 的治疗原则

OA 是整个关节的疾病，其发病机制尚不清楚，因此目前尚无有效治疗措施。目前的治疗原则主要包括止痛、改善关节功能活动、缓解关节僵硬、减少软骨损伤，从而延缓手术。

1. 物理治疗　物理治疗的主要策略之一是改善生物力学环境，因为异常生物力是 OA 最重要的病因。针对不同的关节可采取不同的方法改善生物力学环境，例如，对于颞下颌关节，可采取治疗异常咬合的方法；对于膝关节和髋关节，可以采取包括配以合适的鞋、手术矫正不良力线等方法。临床上常采用护腰、护膝、护肘以及咬合板等用品保护关节免受意外损伤，并通过控制体重和进行合理的功能锻炼，以增强肌力，提高维持身体平衡的能力，减小关节创伤。

2. 药物治疗　药物治疗主要包括以缓解主诉症状为目的的治疗和以防止病情进展为目的的治疗，例如针对炎症、疼痛等病理过程予以一些非甾体抗炎药物，以及针对软骨、软骨下骨以及骨软骨交界区组织病变而进行的治疗。近年来还出现了以干细胞、组织工程技术等修复关节软骨的治疗方法，但如何构建和提高修复后关节组织与原组织的相似度，如何维持软骨细胞表型和组织结构完整性，尚需要深入研究。目前尚没有药物对所有 OA 都有明显疗效。未来的治疗研究不仅需要制订个体化治疗目标，还需进行多中心、双盲、设安慰剂的对照研究，以及采用包括放射诊断指标及临床诊断指标在内的综合评价体系，进行相应的临床试验研究。

3. 手术治疗　对于晚期重症 OA，目前仍以人工关节置换为有效治疗手段。

四、骨关节炎的病因学研究

许多因素与 OA 发生有关，虽然性别因素受到关注，女性患病率略高于男性，膝关节 OA 的人群发病率男性约 6.5%，女性约 8.8%，但通常把与 OA 相关的因素分为影响发病的病因因素和影响疾病进展的促进因素，前者主要包括年龄、性别、职业、损伤以及与生物力相关的解剖和功能性因素（例如异常咬合对颞下颌关节的异常生物力作用）等，后者则主要包括体重、代谢性疾病（如糖尿病、晶体沉积疾病等）、局部外周神经疾病及肌功能异常等，其中年龄、性别、基因、种族、饮食等属于个体层面的因素，而损伤、职业活动、肌力等则属于关节层面的因素。

通常可将 OA 常见的病因及疾病促进因素笼统地归为生物力、增龄和遗传等三个方面。

（一）OA 的三大病因及疾病促进因素

1. 异常生物力　关节负荷主要由关节软骨、软骨下骨以及半月板或关节盘等结构承担，因此关节负荷异常将导致这些承载结构发生相应的变化。通常构成关节的两个关节面之间凹凸协调，所谓凹凸协调并不意味着时刻都保持着紧密的接触关系，出生后多数关节的两个关节面之间的接触主要在边缘区域,承载时该接触部位会变形。随着所承负荷的逐渐增大或持续存在,接触面积增加,承载部位便从边缘向中央扩展。这种增龄性变化通过促进关节改建活动,关节面形态改变使关节面之间的接触变得更加协调。例如:出生时髋臼关节面的曲率半径一般大于股骨头的曲率半径,但随着年龄的增长,股骨头和髋臼都逐渐变成球形,这种匹配性的增龄变化提示可能存在关节负荷的增龄性再分配,使之前并不承重的部位的负荷逐渐增加。

构成关节的所有组织几乎都可对生物力刺激产生响应,异常载荷加到正常关节面上和正常载荷加到异常关节面上都会引起关节组织的响应变化,前者如肥胖、肢体力线异常等情况,后者如髋臼发育不良等关节形态和结构异常。异常生物力刺激过久或过强,超过关节组织的代偿能力时便导致关节退变。许多生物力因素可被人为干预,如控制饮食(体重)、加强锻炼(肌力)以及外科矫正(力线异常)等。

2. 增龄因素　属于非可控因素,65 岁以上人群最主要的健康问题就包括 OA。关节软骨的增龄变化包括关节软骨变软、抗张强度减弱以及基质硬化等,这些变化会影响关节的功能。更年期相关的雌激素低下、肌力减弱等因素,也是导致 OA 发生的危险因素。由于 OA 与年龄密切相关,使得有些 OA 关节软骨病变很难与衰老性改变区分,导致临床研究中很难找到条件匹配的对照。

3. 遗传因素　实验研究表明,基因突变所致的骨、软骨异常可使年轻动物也出现 OA 样变化。然而尚没有证据证实 OA 系个别基因或一组基因突变所致。先天性软骨发育不良可导致软骨基质形成障碍、骨骼异常、关节力线以及关节完整性受累,表现出早期 OA 的征象,但这类先天性(或基因异常相关性)OA 在临床上并不多见。

(二)动物实验在 OA 病因与病理机制研究中的重要地位

OA 发病比较隐匿,所获得的病理标本主要集中在晚期。动物实验可以进行时间依赖变化的观察和分子水平的干预,因而可以进行相关的机制研究,是研究 OA 早期诊断、治疗与预防策略的重要途径。目前许多关于 OA 的病理机制、发生与发展规律的认识,主要来自动物实验结果。构建高仿真动物模型在 OA 研究中具有极其重要的意义。

1. 常用的 OA 动物模型　OA 动物模型报道最多的是膝关节和颞下颌关节,其中膝关节 OA 中具有代表性的动物模型是前交叉韧带手术损伤模型。犬膝关节前交叉韧带手术损伤后 18 个月,膝关节便出现明显 OA 样组织学变化,然而进展到软骨全层丧失则需要 4 年之久。这种缓慢的关节变化符合 OA 的临床发病特点,因此被认为是一个较好的 OA 疾病模型。近年来王美青领导的课题组构建了单侧前牙反𬌗(unilateral anterior crossbite, UAC)导致颞下颌关节出现 OA 样变的大鼠、小鼠疾病模型。该模型操作简单,不对关节本身进行手术操作,且诱导的关节病变稳定,OA 组织学、影像学等形态学表现典型,是一种高仿真的颞下颌关节 OA 模型(图 18-2)。另外,豚鼠随着年龄和体重的增加而自发 OA,被认为是与人类 OA 最具有可比性的 OA 动物模型。

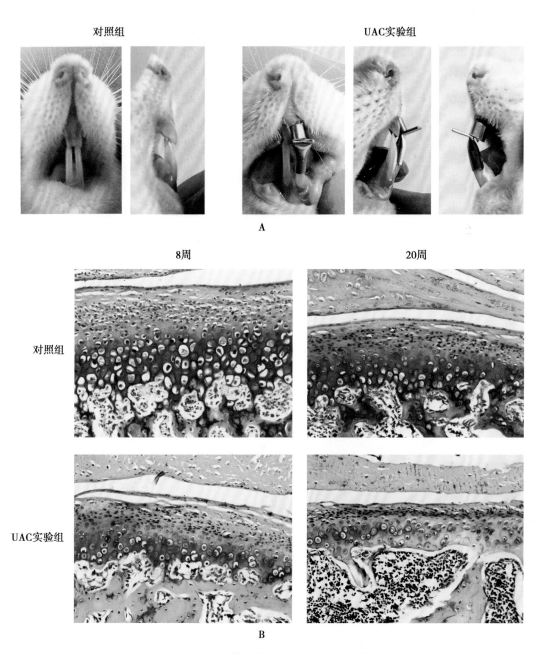

图 18-2　UAC 模型大鼠咬合及髁突 OA 病变

A. 对照组大鼠和 UAC 模型大鼠咬合图　B. 对照组和 UAC 实验组大鼠颞下颌关节髁突软骨番红 O 染色图,与对照组相比,UAC 实验组大鼠髁突软骨厚度减小,各层细胞间界限不清晰,软骨基质含量显著降低,呈现出典型的 OA 改变

向关节腔内注射生物或化学制剂也常用于诱发实验性关节炎。近年来基因修饰动物备受 OA 研究者的关注,以干预基因表达的方法研究 OA 进程中骨和软骨的相关问题。采用生物标记物进行的定性、定量分析,对认识 OA 的发生、发展过程,以及对 OA 的诊断和治疗研究,也具有重要价值。

2. OA 动物实验研究的局限性 动物实验常采用年轻动物,这与临床实际并不一致。对动物的疼痛评价并不能复制对人的疼痛评价,因此一些来自动物实验的发现其临床意义尚不明确。尚没有证据证明 OA 是个别基因突变的结果,因此采用个别基因突变的动物模型研究人类 OA,其仿真性较差。大动物研究中存在因缺少针对性的生化试剂等困难而影响分子水平的研究,以大鼠、小鼠等小动物为研究对象开展靶向药物机制的探索研究,具有疾病进展快、经济实用等优势,但其种属所决定的药物研究局限性显而易见。

第二节 关节的异常矿化

关节组织的异常矿化是 OA 的主要组织病理学表现之一,主要包括:软骨异常钙化、骨软骨交界区域异常矿化和软骨下骨改建异常。

一、骨关节炎软骨钙化

矿物质异常沉积是 OA 关节软骨病变的特征之一,其中涉及软骨细胞死亡、细胞内代谢改变、软骨基质微观结构变化等多个方面。与没有钙盐结晶的 OA 患者相比,关节软骨内有钙盐结晶的 OA 患者病情更严重且进展更快。关节运动时的摩擦等作用可使含有钙盐晶体的软骨组织脱落进入关节腔,形成 "关节鼠",是滑膜炎症的主要刺激源之一。

关节软骨内的钙盐结晶主要为二羟焦磷酸钙(calcium pyrophosphate dehydrate,CPPD)和碱性磷酸钙(basic calcium phosphate,BCP),二者的化学性质、形状、阳性表现以及病因意义均不同。CPPD 晶体($Ca_2P_2O_7 \cdot 2H_2O$)多呈长方形或短棒形,钙磷比约为 $1:1$。BCP 则由羟基磷灰石[hydroxyapatite,$Ca_{10}(PO_4)_6(OH)_2$]、磷酸八钙[octacalcium phosphate,$Ca_8(HPO_4)_2(PO_4)_4 \cdot 5H_2O$]和磷酸三钙[tricalcium phosphate,$Ca_3(PO_4)_2$]构成,其中的羟基磷灰石、磷酸八钙和磷酸三钙的钙磷比大约依次为 $1.67:1$、$1.33:1$ 和 $1.50:1$。

（一）钙盐晶体的形成

CPPD 晶体和 BCP 晶体的形成过程并不完全相同。

1. CPPD 晶体形成 CPPD 主要见于 OA 关节,其晶体形成需要以下几种物质参与:

（1）细胞外焦磷酸根离子（pyrophosphate，PPi）：钙盐结晶形成过程中阴离子是必不可少的，PPi为CPPD结晶提供阴离子磷酸根离子（phosphate，Pi），促进CPPD结晶沉积。软骨细胞是关节软骨内PPi的最主要来源，软骨细胞可以通过分泌一些胞外酶，促进细胞外基质中三磷酸腺苷水解而产生PPi；通过核苷酸焦磷酸酶/磷酸二酯酶-1（nucleotide pyrophosphatase/phosphodiesterase-1，NPP-1）在细胞内水解三磷酸腺苷产生细胞内PPi，再通过ANKH无机磷酸盐转运子（ANKH inorganic pyrophosphate transport regulator）将细胞内的PPi转运至细胞外。

（2）钙离子（Ca^{2+}）：Ca^{2+}与PPi的结合属于化学性结合，当钙离子和PPi达到一定浓度就可以导致CPPD结晶析出与形成。在含有CPPD结晶的OA软骨内，Ca^{2+}浓度显著升高，其原因是：①OA软骨内软骨细胞死亡后，细胞钙库中的大量Ca^{2+}被释放出来；②OA软骨基质渗透性增加，关节液可以更多地进入软骨基质中。

（3）细胞周围基质的结构改变：OA软骨基质内发生的胶原纤维断裂和排列疏松，为CPPD结晶形成提供最初始的合成位点，并促进CPPD结晶进一步生长扩大。组织形态学观察发现，在OA软骨中，基质结构正常的区域内没有CPPD晶体，而在基质结构异常的部位则有明显的CPPD结晶沉积。在发生CPPD结晶沉积的软骨内有大量结构破坏的Ⅱ型胶原，同时蛋白多糖几乎完全消失。CPPD可以利用化学溶液合成，但是该过程需要很高的温度、pH和离子浓度，而在以胶原为主的软骨基质中，生理浓度的离子和pH就可以导致CPPD结晶形成。这些现象均说明，软骨基质结构对于CPPD结晶形成非常重要。

（4）软骨细胞来源的微结构：主要包括软骨细胞的凋亡小体、坏死细胞碎片、基质小泡等。凋亡小体和坏死碎片可以直接作为CPPD晶体形成的晶核。基质小泡则是直径仅有50~200nm的膜包裹的细胞器，除了可以作为钙化的晶核外，基质小泡内含有浓缩的离子、酶素和底物等基质钙化所必需的成分，具有促进CPPD结晶形成的作用。

2. BCP结晶形成　BCP可以出现在多种组织中，如软组织、肿瘤和血管钙化部位等。BCP结晶的结构与骨组织中的钙盐结晶非常类似，但是一些可以促进CPPD结晶形成的因素同样也可以促进BCP结晶形成。因此，BCP结晶通常与CPPD结晶共存。对于OA关节，病程越长，其软骨内BCP结晶的检出率越高。

BCP结晶体积远小于CPPD结晶，在含有BCP结晶的OA软骨中，Ca^{2+}浓度显著高于正常软骨，但是与CPPD结晶相比，BCP结晶形成过程尚有更多的不明确之处。通常认为，骨基质结构（例如胶原类型）的改变先于骨组织钙盐结晶形成。体外研究也证实，细胞外基质的存在与否对BCP结晶的形成速率和形成量有显著的影响。然而，目前尚缺乏组织形态学证据证实 OA 软骨基质结构改变可以促进 BCP 结晶形成。基质小泡在 BCP 结晶形成中发挥了重要作用,组织形态学观察发现,在关节软骨内 BCP 结晶周围存在明显的基质小泡。体外研究也表明,从关节软骨内提取的基质小泡,在体外具有促进 BCP 结晶形成的作用。与 CPPD 结晶不同,PPi 并不能促进 BCP 结晶形成,相反却能抑制 BCP 结晶形成,而 Pi 的增加则可促进 BCP 结晶的形成。Pi 是 PPi 的水解产物,细胞内或细胞外基质中的非组织特异性碱性磷酸酶(tissue-nonspecific alkaline phosphatase,TNAP)能够将 PPi 进一步水解为 Pi。此外,OA 软骨中细胞死亡、核酸降解,也可以产生大量的 Pi。

(二)钙盐晶体形成的分子调节

很多病理致病因素(包括细胞因子)可以同时促进 OA 和钙盐晶体形成,除无机磷酸盐转运子跨膜蛋白(ANK)、核苷酸焦磷酸酶 / 磷酸二酯酶 1(NPP1)、TNAP 外,下列分子也可参与促进或抑制软骨中钙盐晶体的形成。

1. **转化生长因子 -β(transforming growth factor-β,TGF-β)** TGF-β 在 CPPD 结晶形成和 OA 的发展中均发挥了重要作用,在 OA 患者和很多 OA 模型动物的关节滑液中均可以发现较高浓度的 TGF-β。在 OA 模型小鼠的膝关节腔中注射 TGF-β 可以导致深层软骨更为严重的蛋白多糖丢失和骨赘生成,而抑制 TGF-β 受体则能够显著抑制以上表现。TGF-β 能够促进关节软骨内 PPi 的浓度,为 CPPD 结晶形成提供物质来源;够促进软骨细胞形成基质小泡并分泌到软骨基质中,为钙盐结晶沉积提供初始核心;促进软骨细胞分泌基质金属蛋白酶 -13(matrix metalloproteinase-13,MMP-13),加速软骨基质的降解,促进 OA 软骨退变。

2. **基质 γ- 羧基谷氨酸蛋白(matrix gla protein,MGP)** 系由 84 个氨基酸残基组成的蛋白质,最初发现于小牛骨组织中,随后在软骨和动脉血管壁中也发现了其较为广泛的分布。MGP 在软骨内成骨过程中发挥着重要的调节作用,主要表现为对钙化活动的抑制。通过质粒转染的方法使生长板软骨细胞高表达 *Mgp*,可以有效减少钙盐结晶沉积,而 *Mgp* 敲除小鼠则表现为骨骼系统发育障碍,同时在动脉管壁中出现大量异位沉积的钙盐。在小鼠动脉硬化模型中,*Mgp* 高表达于正常血管与钙化部位的交界处;在生长板软骨中,*Mgp* 主要在软骨内钙化区域和非钙化区域的交界处高表达。但是目前对于 MGP 抑制钙盐结晶沉积的作用机制尚不十分明了,推测其可能的机制是:MGP 在基质中的分布位置掩盖了钙盐结晶形成所需要的结合位点。

3. **胞外 5' 端核苷酸酶(ecto-5'-nucleotidase,e5NT)** 也称 CD73,其主要作用是将细胞外的三磷酸腺苷和一磷酸腺苷分解为腺苷酸,腺苷酸对 TNAP 的活性有很强的抑制作用,而 TNAP 可以将 PPi 水解为 Pi,促进 BCP 结晶的形成。因此,CD73 可以通过抑制 TNAP 的活性间接发挥其抑制 BCP 钙盐晶体形成的作用。在 *CD73* 敲除小鼠中,确实观察到在动脉血管管壁内存在大量异常沉积的 BCP 结晶。

（三）钙盐晶体对 OA 的影响

很多研究表明钙盐结晶能够促进 OA 进展，一方面钙盐结晶能够通过诱导炎性介质的表达来间接影响 OA；另一方面钙盐结晶本身可直接对关节软骨组织产生有害作用。

1. 钙盐晶体的间接影响　肿瘤坏死因子（tumor necrosis factor，TNF）和白细胞介素-1（interleukin-1，IL-1）等炎症因子参与了 OA 进程中的软骨退变，例如，促进软骨细胞合成诱导型一氧化氮（nitric oxide，NO）和前列腺素（prostaglandin，PG），从而抑制软骨基质合成。而钙盐结晶能够显著促进软骨细胞 TNF 分泌，从而加速 OA 软骨退变。有研究证实对单核细胞施以 CPPD 或 BCP 结晶刺激，可以显著提升 TNF、IL-1 和前列腺素 E_2（prostaglandin E_2，PGE_2）的表达。对体外培养的人 OA 关节滑液中的成纤维细胞施以 BCP 结晶刺激，可以显著促进 MMP-1 合成，而分泌的 MMP-1 能够直接降解软骨基质。

2. 钙盐晶体的直接影响　钙盐结晶（特别是 BCP 结晶）的作用：①诱导体外培养的关节软骨细胞有丝分裂，经由磷脂酶 A2（phospholipase A2，PLA2）/环氧合酶（cyclooxygenase，COX）信号通路激活磷脂酶 C（phospholipase C，PLC）和水解磷脂肌醇，诱导胶原酶和蛋白酶合成和原癌基因表达。②直接促进 OA 滑膜细胞和人成纤维细胞高表达 PGE2 和 COX-2。③促进体外培养的成纤维细胞和滑膜细胞合成 MMP，其可能的信号机制是将这些细胞暴露于钙盐结晶后，导致细胞内钙浓度快速上升，细胞通过内吞作用将钙盐结晶摄入细胞后，将其消化分解，从而导致细胞内钙浓度持续上调，上调的钙离子浓度将活化 κ 基因绑定核因子（nuclear factor κ-gene binding，NF-κB）、蛋白激酶 C（protein kinase C，PKC）和 Ras（一种小 G 蛋白）级联反应。丝裂原活化蛋白激酶（mitogen-activated protein kinase，MAPK）信号通路也参与了钙盐结晶促进 MMP 合成的过程。

二、骨关节炎骨软骨交界的异常矿化

OA 时骨软骨交界区的异常矿化活动包括：①深层软骨加速钙化，使得钙化软骨带异常增厚，潮标向非钙化软骨推进；②骨形成相关的软骨下骨密质的密度增加及骨质硬化。

（一）OA 骨软骨交界异常矿化的机制

OA 关节骨软骨交界区的异常矿化，包括深层软骨的异常钙化和软骨下骨密质的异常骨形成。

1. 深层软骨异常钙化　软骨钙化是关节软骨对异常生物力刺激的主要响应方式之一。关节软骨受异常生物力作用后，基质内（尤其是软骨肥大层基质）胶原纤维出现排列疏松甚至断裂,导致 Ca^{2+} 结合位点暴露。深层软骨细胞凋亡、坏死增加,核酸降解增多,产生大量 Pi,并释放大量基质小泡,与增多的凋亡小体和坏死细胞碎片共同提供了矿化初始核心。此外,软骨细胞在异常生物力作用下合成、分泌的抑制矿化的分子减少而促进矿化的分子增加。上述改变最终共同导致了软骨内钙盐的形成(图 18-3),而形成的钙盐又可以反过来刺激软骨细胞高表达基质降解分子,从而进一步减少软骨基质,致使软骨对异常生物力的抵抗力进一步减弱,呈现恶性循环。长期承受异常生物力作用的软骨,其肥大层会出现普遍的钙化,导致钙化软骨带厚度所占比例增加,一些钙化区域甚至可以侵入软骨的中层乃至浅层(图 18-4)。

2. 软骨下骨密质的骨形成活动增强　影像学证据显示,在发育过程中,骨软骨交界区最初为疏松的多孔状形态,其密度随年龄增加而不断增加,最终形成致密的板层状结构,即软骨下骨板或软骨下骨密质。这个过程在 OA 关节中明显加快,表现为骨软骨交界处更早形成并不断增厚的致密骨板(图 18-5)。研究表明,OA 关节软骨下骨区域成骨活动及破骨活动处于失偶联状态,贴近软骨下皮质骨区域的骨形成活动增强(图 18-6),表现为软骨下骨密质(骨软骨交界区域)增厚、矿化活动增强、硬度明显增加,而软骨下骨小梁区域的骨吸收活动增强,表现为骨小梁区域骨吸收明显、骨量减少、骨密度降低。

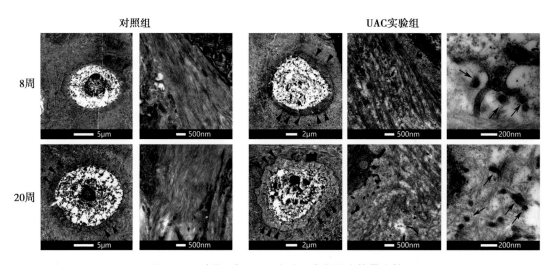

图 18-3　对照组与 UAC 实验组大鼠髁突软骨比较

对照组大鼠髁突软骨透射电镜观察图,肥大层软骨细胞均位于边界清晰的软骨陷窝内,陷窝边缘外部的软骨基质内胶原纤维排列有序、紧实,仅在 20 周时见到钙盐沉积痕迹(三角箭头示)。UAC 实验组大鼠髁突软骨透射电镜观察图,肥大层软骨内基质出现胶原纤维排列紊乱,纤维间间隙增大,部分纤维甚至出现断裂,随 UAC 刺激时间的延长这些变化逐渐加剧。肥大层软骨细胞周围基质内出现典型的钙盐沉积痕迹,表现为环绕细胞的不规则黑色线状结构,且随刺激时间的延长而程度加重。在紧邻细胞的软骨基质中,可以观察到大量直径 50~200nm 的基质小泡样结构(箭头示)。

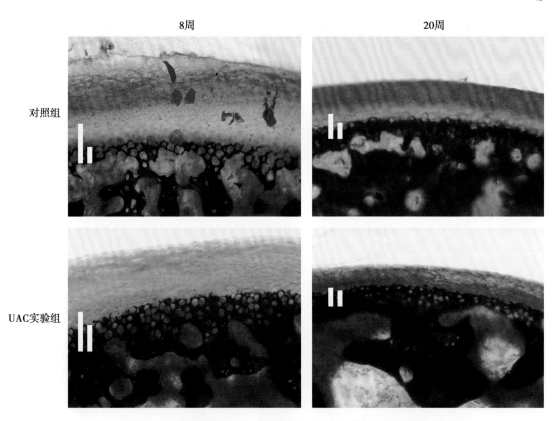

图 18-4 对照组与 UAC 实验组 von Kossa 染色结果比较

von Kossa 染色结果表明, UAC 刺激下髁突软骨钙化程度明显重于同期对照组, 且钙化软骨层厚度所占比例在各个时间点上均显著升高, 肥大层出现普遍的钙化, 20 周时钙化区域侵入软骨的中层。

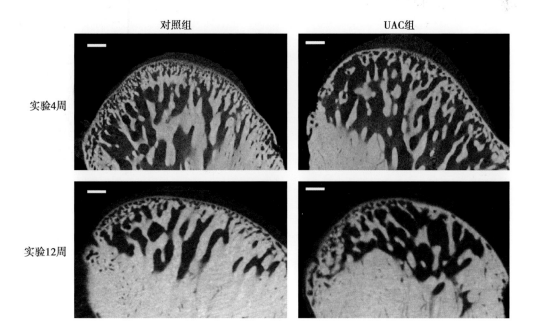

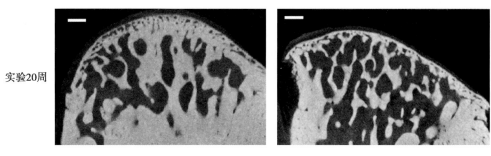

图 18-5 micro-CT 扫描大鼠髁突矢状面图

对照组大鼠髁突骨软骨交界形态在实验 4 周时呈疏松状, 实验 12 周时逐渐致密, 最终在实验 20 周时形成板层状结构。UAC 组大鼠髁突骨软骨交界形态在实验 4 周时即较对照组致密, 实验 12 周开始即可观察到致密的板层状结构。bar=300μm。

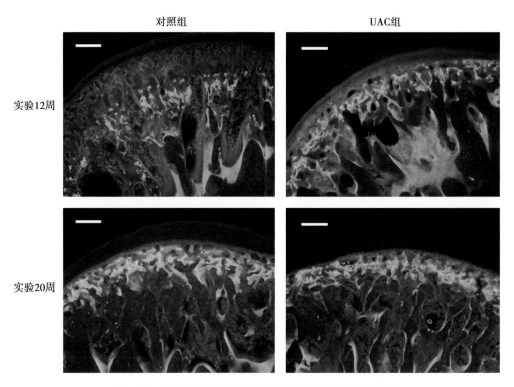

图 18-6 钙黄绿素活体标记大鼠髁突新生骨（绿色荧光）

实验 12 周, 对照组大鼠髁突的新生骨位于骨软骨交界深层, UAC 组大鼠髁突新生骨位于骨软骨交界处。实验 20 周时, 对照组和 UAC 组大鼠髁突新生骨均位于骨软骨交界处。bar=200μm。

（二）OA 骨软骨交界异常矿化的危害

1. 改变关节的生物力学环境 OA 骨软骨交界异常矿化, 可导致局部组织硬度增加, 软骨变薄, 软骨下骨密质的骨量增加。通常变薄的关节软骨与增厚的软骨下骨的解剖位置相对应, 而且骨吸收也出现在增厚的骨软骨交界区域下方, 这说明关节局部的生物力学环境在不断恶化,这可能是 OA 呈现进行性变化的主要机制之一。

2. 异常矿化结构易被破坏从而改变骨与软骨间的交互作用 正常情况下,骨软骨交界起到了骨与软骨间的屏障作用,使得两种组织间的物质交流并非自由进行。然而 OA 时骨软骨交界区矿化异常,在力的作用下容易出现微小裂隙,并有血管从软骨下的骨髓腔长入软骨,使软骨下骨中的一些介质乃至破骨细胞进入软骨,造成软骨的损害。

(1)微小裂隙形成:正常关节骨软骨交界处很少有垂直裂隙及软骨下骨的显微损伤,但在 OA 关节中这些现象很常见。这是因为 OA 关节增厚的骨软骨交界硬度增加、韧性减弱,使得在异常生物力作用下容易出现显微骨折或裂隙,较大的垂直裂隙可以从骨髓腔穿透骨软骨交界区进入软骨,继而出现细胞侵袭。MRI 可见许多复合物在关节软骨和软骨下骨之间互相渗入。

(2)血管和神经长入软骨:正常关节软骨内不含血管、神经,且正常软骨细胞分泌抗血管化因子,如:调节肽肌钙蛋白 -1(regulatory peptides troponin-1)、凝血酶反应蛋白 -1(thrombospondin-1)、金属蛋白酶组织抑制物(tissue inhibitors of metalloproteinase,TIMP)、分泌性白细胞蛋白酶抑制物(secretory leukocyte proteinase inhibitor)和纤溶酶原激活物抑制剂 -1(plasminogen activator inhibitor-1)等,从而阻止软骨血管化。软骨中的蛋白多糖也具有抵抗软骨组织被血管化的作用。在软骨内成骨过程中,肥大软骨细胞释放血管化因子,刺激软骨外周和骨髓腔的新血管生长,同时骨软骨管腔中的细胞表达血管化因子[例如血管内皮生长因子(vascular endothelial growth factor,VEGF)],引导血管生成。在 OA 关节中,软骨下骨髓腔中的破骨细胞可以不断扩展通道,穿过软骨下骨板抵达非钙化软骨层,甚至移向关节面,血管随之长入,使得骨软骨之间的分子交流增多。

炎症与血管生成往往密不可分,炎症部位可通过增加 VEGF 的产生而诱导血管生成。炎症细胞(如骨关节炎滑膜中丰富的巨噬细胞)可产生大量促炎因子,如 TNF,TNF 可上调 MMP-9 和 MMP-14 的表达,而 MMP-9 和 MMP-14 被认为是血管进入细胞外基质的关键酶。另外,一些促血管形成因子如 VEGF、成纤维细胞生长因子 -2(fibroblast growth factor-2,FGF-2)也有致炎效应,这两种因子共存并相互作用,可导致持久性炎症。

软骨血管化的同时,还会伴随感觉神经和交感神经纤维的长入,OA 关节骨赘中可观察到血管与感觉神经相伴长入的情况,神经的长入可能会导致非神经支配的软骨成为 OA 疼痛的潜在部位。

(3)软骨细胞与骨组织内细胞的相互作用:软骨与骨组织之间交流渠道增多,意味着软骨细胞、成骨细胞和 / 或破骨细胞之间的交流也增强。一方面,软骨细胞分泌的可调节骨组织代谢活动的物质,例如巨噬细胞集落刺激因子(macrophage colony-stimulating factor, MCSF)、骨保护素(osteoprotegerin, OPG)、NF-κB 受体活化因子(receptor activator of nuclear factor-kappa B, RANK)及其配体(receptor activator of nuclear factor-kappa B ligand, RANKL)等可以直接作用于软骨下骨中的破骨细胞,促进破骨活动。另一方面,成骨细胞(osteoblast)、破骨细胞(osteoclast)、骨细胞(osteocyte)及骨衬细胞(bone lining cell)等所分泌的物质,也可以直接作用于软骨细胞,发挥相应的生物学作用。采用软骨细胞与骨细胞或骨组织共培养的方法证实,OA 患者软骨下骨来源的成骨细胞高表达骨钙素(osteocalcin)、碱性磷酸酶(alkaline phosphatase)、PGE2、IL-6 等物质,将从人 OA 关节硬化区分离出来的成骨细胞同关节软骨细胞共培养时,与同非硬化区分离出来的成骨细胞共培养相比,软骨细胞的 aggrecan 基因表达水平明显降低,而 *MMP3*、*MMP13* 基因表达水平增加,同时软骨细胞标志物如转录因子 SOX9 和 II 型胶原均下调。

三、骨关节炎软骨下骨改建

虽然软骨进行性丢失是 OA 关节疾病进展的主要标志,也是人工关节置换的主要原因,但由于骨改变可以用常规影像学方法检测,更适合于临床观察,因此文献中关于 OA 软骨下骨改变的研究报道非常多。从传统的影像学角度来看,关节软骨和骨之间的界限并不十分严格,关节软骨和软骨下骨常被作为一个功能整体来看待,因此,所谓软骨下骨的影像学变化,实际上不可避免地包含着软骨及骨软骨交界区的变化。OA 软骨下骨的变化主要包括骨密质的持续增厚和以骨松质快速骨转换为特色的异常改建。

(一)OA 关节的快速骨转换

成年后骨一直处在骨吸收与骨形成不断交织出现的改建中,骨的这种改建活动主要由成骨细胞和破骨细胞完成。正常情况下,成骨破骨活动是偶联的,如果破骨细胞活性过强,成骨细胞的活动不能与之偶联,可导致骨丢失。相反,如果破骨细胞活性过弱,不能有效进行骨吸收活动,可导致骨硬化。

OA 关节软骨下骨的异常改建以快速骨转换为特征,其速度可达到生理状态下的数 10 倍,常造成新生骨组织钙化水平低及其相关生物力学问题。OA 快速骨转换的细胞学基础是成骨细胞与破骨细胞的功能活动都明显增强,但成骨、破骨活动失偶联,导致骨组织生化、外形、结构、矿化水平等方面的异常,骨髓腔可有水肿并可有软骨下骨囊肿形成。与快速骨转换相关的骨组织活动包括骨改建、骨塑建和骨矿化等。

1. 骨改建 骨改建的主要刺激因素是力刺激,力刺激终身存在,因此骨改建也终身存在。正常情况下,骨改建活动被激活时,破骨细胞介导的骨吸收和成骨细胞介导的骨形成相偶联,抑制骨吸收时也同时会抑制骨形成,因此骨改建时骨吸收和骨形成发生在同一部位,其结果是骨量不变。对人骨组织的研究结果表明,在骨改建激活阶段,细胞的聚集、分化、增殖、向骨表面迁移大约需要 10 天,然后进入骨吸收阶段,大约需要 3 周,但骨吸收速率及所需要的时间可因局部及全身状态的不同存在很大差异。之后骨吸收过程转为骨形成过程,这个过程大约需要 5 天,成骨细胞募集后在局部成骨,大约需要 3 个月。随着年龄的增长,肌力及肌平衡能力的下降,雌激素水平等内分泌因素的变化,骨有机成分的构成、排布、矿物化学特性及含量将会发生相应变化,骨改建活动也将随之发生明显变化。

2. 骨塑建 正常情况下,骨塑建主要发生在儿童生长发育期,是一种局部的非偶联的骨形成和/或骨吸收过程。与骨改建不同,骨塑建中骨吸收和骨形成发生在不同部位,其结果主要是骨构筑发生变化,导致骨量增加,并可改变骨形态。OA 进程中软骨下骨会出现构筑变化,早期以骨吸收性表现为主,可有骨小梁变薄、直径变小、表面积与体积比值增大,并可有显微骨折;晚期可有软骨下骨板增厚,骨小梁数量增加,影像学表现为骨硬化、关节边缘骨赘以及软骨下骨囊肿形成等不成功的修复活动。但这种骨硬化并不伴有骨强度增加,也没有显微构筑方面的改善。

3. 骨矿化 骨矿化是获得最大骨密度及骨硬度的过程,具有时间依赖特征,骨矿化程度对骨组织的硬度有明显影响。骨矿化物主要是含钙的羟基磷灰石,主要在很窄小的细胞周围非矿化的柱形区域延续,因此几乎呈板状排列。新骨形成后被完全矿化需要 6 个月甚至更久。以口服或注射四环素的方法标记新生骨,可以观察动物骨矿化的速度。

骨矿化活动受骨转换速度的影响,骨转换率高的情况下所形成的骨矿化水平较低,弹性模量较小,支撑能力较差,骨组织更易变形;骨转换率低的情况下所形成的骨会有持续性的矿物沉积,弹性模量较大,脆性较大。可见,骨形成并不意味着同样程度的骨矿化,骨转换率高往往因骨矿化水平低而表现为骨密度低。

(二) OA 关节外形变化

骨改建、骨塑建的结果是骨外形变化,OA 晚期常见的关节外形变化是关节面磨损及骨赘形成。

1. 关节面磨损 关节面磨损是影像学概念,病变涉及关节软骨和软骨下骨,似乎与力线不正常等关节结构异常有关,可能是关节局部负荷过大的一种表现,磨损后的关节面可以因变平,甚至凹陷等变化而影响骨关节面的功能。

2. 骨赘 骨赘主要出现在关节边缘软骨、骨和滑膜交界部位,骨赘的形成原因尚不清楚。骨膜和滑液组织来源的前体细胞异常增殖,并分化为软骨细胞,然后终末分化、软骨内成骨,与原发性关节软骨一起形成外向生长的软骨,继而钙化。局部组织中的生长因子,如TGF-β1,碱性成纤维细胞生长因子(basic fibroblast growth factor, bFGF)以及骨形成蛋白 -2(bone morphogenetic protein 2, BMP-2)等与骨赘形成关系密切。

骨赘可导致关节变形,在协助稳定关节的同时,可能会妨碍关节的其他功能活动(如某些方向的运动),或压迫某些正常结构,例如颈椎骨赘可导致吞咽困难,腰椎骨赘可因神经根受到挤压而出现疼痛。但骨赘也可能是关节对不稳定的力环境的适应性反应。

(三)关于 OA 病变始于软骨下骨的争议

软骨和软骨下骨都是 OA 病变的主要受累部位,但 OA 起始于骨或软骨尚存在很大争议。OA 起始于软骨下骨的观点最早由 Radin 等提出,他们在研究中发现,关节冲击性负荷可导致软骨下骨小梁显微折断,在愈合过程中骨密度会增加,致使骨硬度增加。过硬的骨小梁不适宜消减和分散功能活动中加载到关节软骨上的负荷,结果导致关节软骨应力异常,直至破损、纤维化、变形,并在功能活动中产生异常的组织张力、剪切力。

1. 骨改建 OA 始动说的主要支持性证据

(1)进展期膝关节 OA 软骨下骨小梁有明显的构筑变化,从正常的交错型变成平行型,而生物力学研究显示,软骨下骨的变化可导致软骨上力的分布发生变化。

(2)骨代谢研究显示,软骨下骨局部可释放能降解软骨的可溶性生物介质,这些生物介质通过骨与软骨间的显微缝隙在组织间流动或由侵入软骨的血管带到软骨中,改变软骨的代谢活动。

(3)动物实验证明:①改变骨可以引起软骨退变;②豚鼠自发性 OA 关节的软骨下骨板增厚、血清骨钙素增高、尿中骨降解标志物 N-telopeptide 降低,而这些变化的出现远早于软骨退变;③软骨下骨硬度梯度陡变可导致软骨应力集中继而退变,对 I 型胶原为启动子的成骨细胞活性 *Tgf-β1* 过表达转基因鼠的研究显示,软骨下骨的异常吸收和增生所造成的骨质硬度变化,可导致关节软骨出现 OA 样变。

(4)临床研究显示,韧带断裂与软骨下骨水平走行的骨小梁以及骨赘的形成有关,这些软骨下骨的变化早于软骨厚度改变及相关关节腔变窄,通过常规影像学检查,可以观察到软骨下骨硬化。

2. 骨改建 OA 始动说的主要不同意见

(1)临床观察结果:①骨和软骨的变化基本上同时存在;②软骨下骨板增厚不是 OA 所必需的;③采用改善骨的治疗方法并不能有效改善关节软骨的病变。

（2）软骨下骨硬度对 OA 的影响尚不明确,有限元分析研究结果显示,硬的软骨下骨并不一定导致表面关节软骨退变,即使提高软骨下骨的硬度,对关节软骨张性的影响也非常小。软骨下骨丢失与骨密度增加都可以出现在 OA 中。骨转换增强而不是骨硬度增加,与 OA 发病率及其严重程度的关联度更大,抑制骨改建可能会干扰骨对局部变化的适应性。如果骨硬度是 OA 进展的先决条件或病因,那么增强骨硬度的治疗就不可取,但是如果骨转换增强是 OA 的病因,那么减少骨转化便可能有益。事实上,增加骨硬度和提高骨转换都伴有 OA 病情的进一步加重。

（王美青 张 婧 张 勉）

参 考 文 献

1. ANDERSON H C. Matrix vesicles and calcification. Curr Rheumatol Rep, 2003, 5（3）: 222-226.

2. Burr D B. Anatomy and physiology of the mineralized tissues: role in the pathogenesis of osteoarthrosis. Osteoarthritis Cartilage, 2004, 12: S20- S30.

3. BURR D B, GALLANT M A. Bone remodelling in osteoarthritis. Nat Rev Rheumatol, 2012, 8（11）: 665-673.

4. BURR D B, RADIN E L. Microfractures and microcracks in subchondral bone: are they relevant to osteoarthrosis? Rheum Dis Clin North Am, 2003, 29（4）: 675-685.

5. EA H K, LIOTE F. Advances in understanding calcium-containing crystal disease. Curr Opin Rheumatol, 2009, 21（2）: 150-157.

6. GOLDRING M B, GOLDRING S R. Articular cartilage and subchondral bone in the pathogenesis of osteoarthritis. Ann N Y Acad Sci, 2010, 1192: 230-237.

7. HUNTER D J, GERSTENFELD L, BISHOP G, et al. Bone marrow lesions from osteoarthritis knees are characterized by sclerotic bone that is less well mineralized. Arthritis Res Ther, 2009, 11（1）: R11.

8. JIANG Y, CAI Y, ZHANG W, et al. Human Cartilage-Derived Progenitor Cells From Committed Chondrocytes for Efficient Cartilage Repair and Regeneration. Stem Cells Transl Med, 2016, 5（6）: 733-744.

9. LORIES R J, LUYTEN F P. The bone-cartilage unit in osteoarthritis. Nat Rev Rheumatol, 2011, 7（1）: 43-49.

10. PRITZKER K P, GAY S, JIMENEZ SA, et al. Osteoarthritis cartilage histopathology: grading and staging. Osteoarthritis Cartilage, 2006, 14（1）: 13-29.

11. ROUSSEAU J C, DELMAS P D. Biological markers in osteoarthritis. Nat Clin Pract Rheumatol, 2007, 3（6）: 346-356.

12. SURI S, GILL S E, MASSENA DE CAMIN S, et al. Neurovascular invasion at the osteochondral junction and in osteophytes in osteoarthritis. Ann Rheum Dis, 2007, 66（11）: 1423-1428.

13. THOMAS E, PEAT G, CROFT P. Defining and mapping the person with osteoarthritis for population studies and public health. Rheumatology（Oxford）, 2014, 53（2）: 338-345.

14. WLUKA A E, HANNA F, DAVIES-TUCK M, et al. Bone marrow lesions predict increase in knee cartilage defects and loss of cartilage volume in middle-aged women without knee pain over 2 years. Ann Rheum Dis, 2009, 68(6): 850-855.

15. ZHANG J, JIAO K, ZHANG M, et al. Occlusal effects on longitudinal bone alterations of the temporomandibular joint. J Dent Res, 2013, 92(3): 253-259.

16. ZHANG J, LIAO L, ZHU J, et al. Osteochondral Interface Stiffening in Mandibular Condylar Osteoarthritis. J Dent Res, 2018, 97(5): 563-570.

17. ZHEN G, WEN C, JIA X, et al. Inhibition of TGF-beta signaling in mesenchymal stem cells of subchondral bone attenuates osteoarthritis. Nat Med, 2013, 19(6): 704-712.

18. ZHANG M, WANG H, ZHANG J, et al. Unilateral anterior crossbite induces aberrant mineral deposition in degenerative temporomandibular cartilage in rats. Osteoarthritis Cartilage, 2016, 24(5): 921-931.

19. ZIMMERMANN H, ZEBISCH M, STRATER N. Cellular function and molecular structure of ecto-nucleotidases. Purinergic Signal, 2012, 8(3): 437-502.

20. DUAN J, ZHANG J, YANG H. et al. Mineral deposition intervention through reduction of phosphorus intake suppresses osteoarthritic lesions in temporomandibular joint. Osteoarthritis Cartilage, 2021, 29(9): 1370-1381.

21. LIU Q, YANG H, ZHANG M, et al. Initiation and progression of dental-stimulated temporomandibular joints osteoarthritis. Osteoarthritis Cartilage, 2021, 29(5): 633-642.

第十九章

结 石 病

结石病是危害人类健康的常见病,是生物体内异常矿化的结果,其中以泌尿系统结石(简称尿结石)和胆结石最为常见,目前对两类结石病的预防和治疗尚无十分有效的方法。此外,人体内还存在一些不常见的结石病,如在口腔中形成的牙石、唾液腺结石病,在胃肠道形成的肠胃结石,以及胰腺结石、前列腺结石、肺泡微结石症、支气管结石、鼻石等。这些结石的形成过程涉及医学、生物学、化学、结晶学、材料学和矿物学等多学科,因而也引起了这些领域专家的广泛关注和高度重视。深入研究它们的形成机制和生物矿化特征,不但有助于治疗这些不常见结石,而且有助于新型材料的开发和利用。

第一节 尿 结 石

尿结石形成与尿液晶体的成核、聚集、生长和细胞黏附密切相关。尿结石形成的第一步是成核,然后所形成的晶核生长和 / 或聚集成病理尺寸的微晶,滞留在尿道或被尿道组织所固定,并将逐渐长大而形成宏观上尺寸上的尿结石,尿微晶总是先于尿结石的形成。

一、尿结石的化学组分及其分类

尿结石是一种全球性的常见病、多发病,其发病率不断增高,但迄今为止,其形成机制未完全阐明。

（一）尿结石的有机成分

尿结石中的有机基质占结石的 2%~3%,组成复杂,主要有葡胺聚糖（GAG）和蛋白质两大类。GAG 包括八种物质:肝素（HP）、硫酸乙酰肝素（HS）、硫酸软骨素 A（C_4S）、硫酸软骨素 C（C_6S）、硫酸角质素（KS）、硫酸皮肤素（DS）、透明质酸（HA）和软骨素（CS）。而尿液中的蛋白质主要包括了肾钙素、TH 蛋白和凝血酶原片段 I 等大分子。

（二）尿结石的无机成分

尿结石的无机矿物约占干重的 97%~98%。不同地区的尿结石组分可能存在差异，但大都以草酸钙（CaOx）为主，还包含尿酸（$C_5H_4N_4O_3$）、磷酸铵镁（$MgNH_4PO_4$）、磷酸三钙 $[Ca_3(PO_4)_2]$、羟基磷灰石 $[Ca_{10}(PO_4)_6(OH)_2]$ 和 L- 胱氨酸（$C_6H_{12}N_2O_4S_2$）等。

草酸钙有三种形式：一水草酸钙（COM）、二水草酸钙（COD）以及三水草酸钙（COT）。其中热力学最稳定的是 COM，COD 次之。COM 比 COD 易排出体外，COD 在一定条件下可转化成 COM。COT 的热力学最不稳定，在尿结石中也较少见。

（三）尿结石分类

根据其化学性质，尿结石可分为 3 类：酸性结石（如尿酸结石），碱性结石（如磷酸铵镁结石）和中性结石（如草酸钙结石）。按病因学分类可分成感染结石、非感染结石、药物性结石和遗传因素结石，感染结石主要包含磷酸铵镁结石，非感染结石主要包括草酸钙结石、磷酸钙结石和尿酸结石，遗传因素结石主要包括胱氨酸和黄嘌呤结石。

对于不同类型的尿结石，其物理性质（如硬度、形貌、溶解度等）和化学性质（如物相组分、酸碱性、元素组成等）均不同。因此，它们对药物和体外冲击波碎石术（ESWL）的反应程度也不同。而目前临床实践中常不注意区别尿结石的类型就加以治疗，导致疗效不一，有时治愈率偏低。

二、尿结石的形成机制

尿结石的形成机制尚不清楚，主要成因如下：

（一）尿液成石物质过饱和

尿液中成石物质过饱和是尿结石形成的化学驱动力，它决定了尿结石盐的成核、生长、聚集等一系列动力学和化学热力学过程。

高草酸尿症、高钙尿症是草酸钙结石形成的两个重要危险因素。在草酸钙形成过程中，高草酸尿症比其他物质的过饱和更加危险，钙离子浓度的提高增加了草酸钙和磷酸钙晶体的饱和度，但当浓度增加到一定程度后，其饱和度反而有下降趋势，其原因是尿液钙离子过多时容易与柠檬酸根形成可溶性的螯合物。而高草酸可以诱导肾脏产生活化氧，大量活化氧的产生会损伤肾脏，为结石的形成提供有利条件，这说明草酸在成石方面的作用强于钙离子。但也有研究表明，COM 的形成与高草酸尿有关，而 COD 的形成与高钙尿症有关，COM 结石患者发生高钙尿的比例只有 16%，而 COD 结石患者发生高钙尿的比例为 50%，这表明不同的结石与草酸、钙离子的关系密切程度是不一样的，钙与 COD 结石的关系更为密切。

高尿酸尿和酸性尿是尿酸结石形成的重要危险因素。高尿酸尿增加了尿酸结晶的底物浓度,同时降低了尿液 pH 值,加速了尿酸晶体在尿中的析出。当尿液 pH<5.5,有可能析出无水尿酸或二水尿酸晶体,且这些晶体可以作为异质晶核,诱导 COM 晶体生长和 COM/尿酸结石形成。UA 晶体作为 COM 的异质成核剂,优于黏蛋白(一种糖蛋白)和细胞碎屑,一些结晶抑制剂(如焦磷酸盐,硫酸软骨素)能够显著延缓这个过程。

（二）晶体成核、聚集和生长

1. 晶体成核　指溶液游离的离子变成微观粒子的过程。结晶化可以发生在溶液的微环境中,例如在肾单位的某些位点、表面、细胞以及细胞外基质。目前,关于溶液的自由结晶与在某个特定位点的结晶的重要性存在争议。

2. 晶体聚集　指溶液中晶体团聚形成多组分颗粒的过程,也包括在原先晶体表面形成新晶体的二次成核现象。晶体的聚集过程使结石生长到具有临床意义的尺寸。有机基质是作为结石的粘合剂可以促进晶体的团聚,这些基质中含有蛋白质、脂质、多糖和其他来源于细胞的物质,这些物质常常具有多个结合位点。晶体的团聚亦能被某些物质所抑制,如纤连蛋白(FN)在 0.5mg/mL 的生理浓度下,对 CaOx 晶体聚集的抑制作用是 47.7%。

3. 晶体生长　指溶液中离子运动到生长晶体表面的过程。虽然成核晶体的生长是通过溶液离子的运动,但是这个过程是有限制的,因为巨大的结石晶体并不容易观察到。结石的生长很可能是通过预先形成的晶体或二次成核的晶体的团聚。这些微观级别晶体生长到能滞留于肾脏的尺寸,离不开晶体的团聚。

肾结石形成的危险因素包括:高草酸、高钙、高尿酸、低柠檬酸、pH 等。晶体通过简单的团聚或二次成核,转变成多晶体聚集物,并被肾小管壁黏附所固定。肾小管上皮细胞膜损伤是乳头状草酸钙结石形成的关键因素,损伤位置决定了结石的最终位置,晶体聚集和二次成核将产生临床意义上的结石。兰德尔斑(Randall 发现的存在于肾乳头上的白色钙化斑块,主要组分为磷酸钙)提供了晶体生长的有利条件,是草酸钙结石形成的重要条件。

（三）抑制剂减少/促进剂增多

尿结石的形成受到尿液中抑制物和促进物共同的调节作用。尿结石的抑制剂多种多样,可分为有机抑制剂和无机抑制剂。柠檬酸盐、焦磷酸盐、葡胺聚糖(GAG)和肾钙素都是草酸钙结晶的抑制因子。抑制剂可以吸附在晶体表面,改变晶体表面电荷密度的分布,从而改变晶体生长的动力学过程。而尿液中的促进物能够提供晶体成核和附生的表面。促进物和抑制剂是相对的,有些物质在某个方面能够促进结石的形成,但在另外的方面又能起到抑制作用,如 TH 蛋白在非聚合状态下是 COM 结石形成强有力的抑制剂,而其聚合状态下为促进剂。

1. GAG　GAG 是抑制尿结石形成的重要尿大分子。尿结石患者 24h 尿液排泄的 GAG 明显低于健康人。研究表明,儿童患结石的概率较低是因为儿童尿液中 GAG 在尿大分子中所占的比例明显高于成年人。Winter 等研究了体外冲击波碎石术(ESWL)前后草酸钙结石患者 GAG 总量及硫酸乙酰肝素、硫酸软骨素 A、硫酸软骨素 C、硫酸皮肤素等组分的排泄量变化,表明术后尿液中 GAG 含量明显提高,但其各个组分的比例没有显著改变。

2. 柠檬酸根　柠檬酸根是尿液最丰富的阴离子,是抑制草酸钙结石形成的重要无机抑制剂。Qiu 等采用原子力显微镜(AFM)从分子水平上研究了柠檬酸修饰 COM 形状的变化,发现决定键强度最重要的因素是晶格中柠檬酸盐 COO^- 基团和 Ca^{2+} 之间的配位作用和柠檬酸羟基和草酸基团之间形成的氢键。由于台阶边缘能提供容纳 Ca-COO^- 配位的最小张力,所以非平面的几何形状为晶体的生长提供了最有利的环境,柠檬酸能通过有选择地与 $(\bar{1}01)$ 面结合,修饰 COM 晶体的形状并抑制其生长。

3. TH 蛋白　TH 蛋白是尿液中含量丰富的蛋白质。正常人每天排泄量约为 100mg。文献表明 TH 蛋白对晶体的作用不在于抑制其成核或生长,而在于强有力地抑制晶体的聚集。TH 蛋白能包裹草酸钙晶体,防止其黏附于肾上皮细胞。正常人尿液中所提取的 TH 蛋白(NTHP)为 30~40mg/L,可以显著抑制晶体成核和聚集,而结石患者尿液中所提取的 TH 蛋白(SF-THP)促进了晶体的聚集。当与 NTHP 并存时,柠檬酸可增强 NTHP 的抑制作用;当与 SF-THP 并存时,柠檬酸可逆转 SF-THP 的促进作用,对晶体的聚集起显著的抑制作用。

4. 镁离子　尿液中的镁离子是抑制结石生长和聚集的重要物质,低镁尿对患者来说是肾结石形成的一个危险因素。维生素 B_6 缺乏动物结石形成归因于镁的耗尽,通过补充镁能有效阻止动物结石的发生,而补充镁对人类结石的防治效果较为一般。

（四）肾小管上皮细胞的损伤与晶体黏附

1. 黏附与内吞　人体尿液晶体的形成是一个普遍存在的现象,尿微晶随尿液正常的排出对人体无害,而尿结晶的非正常滞留可能会导致结石形成。晶体与细胞的相互作用包括黏附和内吞两个方面。添加到人工培养的 BSC-1 细胞中 ^{14}C 标记的 COM 晶体在 30 秒后即被检测到黏附在细胞的表面,并随后被吸收,而在相同的实验过程中细胞却没表现出对磷酸钙晶体同等程度的吸收。通过对黏附和内吞的 COM 晶体的扫描电镜分析(SEM)发现,在内吞作用之前顶端细胞表面的微绒毛最先与晶体产生作用。透射电子显微镜(TEM)分析显示,BSC-1 细胞暴露在 COM 晶体中 30 分钟后即发生内吞作用。这些实验说明 COM 晶体快速黏附在细胞表面的微绒毛上,随后被细胞内吞,这也间接解释了患有高草酸尿症的患者体内细胞 CaOx 晶体存在的原因。

2. **肾小管上皮损伤** 人体内很多物质可以引起肾小管上皮细胞的损伤,如草酸、过氧化氢(H_2O_2)、CaOx 晶体、超氧化物(O^{2-})、过氧亚硝基阴离子($ONOO^-$)、羟自由基(·OH)和过氧自由基等。肾小管上皮细胞损伤后,细胞表面的微结构发生改变,磷脂酰丝氨酸(PS)外翻,并表达多种晶体黏附分子如透明质酸(HA)、含唾液酸的糖蛋白、膜联蛋白 II 和核仁素蛋白等,从而增强了对晶体的黏附、滞留和结石核心的形成。

细胞损伤后能引起氧化应激、自由基产物增加而导致线粒体损伤以至细胞凋亡甚至坏死,同时激活了许多信号分子如蛋白激酶 C(PKC)、c-Jun 氨基末端激酶(JNK)、p38 丝裂原活化蛋白激酶(MAPK)、活化转录因子 NF-κB 和活化蛋白 1(AP-1)。这些分子的激活又引起 *C-myc*,*EGR-1* 等基因和纤维连接蛋白(fibronectin, FN)等蛋白质的上调。

欧阳健明等观察了非洲绿猴肾上皮细胞(Vero)与不同尺寸 COD 作用 6 小时后的 HA 表达。正常 Vero 的绿色荧光很弱,而 50nmCOD 使 Vero 发出很强的荧光。不同尺寸 COD 引起的 HA 荧光强度为:50nm>100nm>600nm>3μm>10μm> 对照组。将鼠髓质内层集合管细胞(cIMCD)暴露在不同浓度的 COM 晶体中,随着 COM 晶体浓度的增加,细胞膜外侧的磷脂酰丝氨酸(PS)增加,细胞黏附的 COM 晶体数量增多,且在 PS 浓度为 0~0.3mg/mL,COM 晶体的黏附量与 PS 的浓度成正比。

受伤的细胞被修复后可能会减弱肾结石形成的危险性。细胞的修复包括自我修复和外源性修复。外源性的多糖分子可以对损伤细胞进行修复,归因于多糖分子中含有 –OH、–SO$_3$H 和 –COOH 等负电荷基团,具有减少细胞表面负电荷丢失、修复电荷屏障等功能。体外细胞实验表明,正常 Vero 诱导的 CaOx 晶体不但数量较少,而且尺寸较小;而损伤 Vero 诱导的 CaOx 晶体的尺寸明显增加,数量增多,且晶体的棱角尖锐。当用 1μg/mL 和 10μg/mL 的降解大豆多糖(DPS)修复损伤组 Vero 细胞 2 小时后,其诱导的 CaOx 晶体尺寸相比损伤组逐渐减小,晶体的棱角重新变得圆钝。棱角圆钝的晶体不容易与细胞发生黏附,对细胞产生的危害也相对较小,这提示了 DPS 对经 H_2O_2 损伤的 Vero 细胞具有明显的修复作用。修复受损伤的肾小管上皮细胞膜是减少黏附的有效途径之一。

三、尿微晶组分与结石形成的关系

(一)微米级尿微晶与尿结石形成

早期关于尿微晶的报道只局限于微米级的尿晶体。如有报道表明,即使在健康人尿液中,尺寸大于 5μm 的微晶亦多达 78 000 个 /mL。实际上,不同学者对微米级尿晶体的研究结果差异较大。有的学者认为,尿微晶能很好地反映肾结石的活跃程度,以尿微晶的多少来预测是否患有肾结石的准确度比 24 小时尿量、尿钙和尿草酸排泄量的预测准确度高。在常规的尿检中,经常能够发现尿液中的晶体主要有草酸钙、磷酸钙、尿酸盐或无定形磷酸盐等。Daudon 等报道,正常人和结石患者尿液中检测出晶体的概率分别为 9.4% 和 46%,两者具有显著差异。尿酸、无定形尿酸盐只出现在 pH<5.8 的酸性尿液中,而无定形磷酸盐、三重磷酸盐和钙磷酸盐晶体与碱性的尿液环境(pH>7)有密切的联系。

有的学者却认为,尿微晶不能作为结石的临床判断依据,因为结石患者和对照者的尿液中都存在尿微晶。Robert 等在尿结石患者和健康对照者全身麻醉下,直接收集了 11 位患者和 11 位对照者的肾尿和膀胱尿,比较了两类尿微晶的尺寸、每立方毫米的数量和聚集状态,发现其中的 3 例患者和 2 例对照者的膀胱尿中,以及 4 例患者和 3 例对照者的肾尿中均存在草酸钙晶体,仅有 2 例患者的肾尿和膀胱尿中同时存在草酸钙晶体。该结果表明,基于晨尿中的草酸钙晶体,特别是肾尿和膀胱尿中的尿晶体差异给临床上评估成石风险和尿结石复发倾向带来很大的困难。Robert 等研究了 25 例尿结石复发患者和 25 例对照者晨尿中的草酸钙晶体,发现两类人的尿晶体与尿钙、草酸钙的离子积、钙离子与草酸离子的浓度比或柠檬酸与钙离子的浓度比均无明显的关联,从而认为晨尿中出现草酸钙尿晶体亦不能作为尿结石复发的特征。Elliot 等采用光学显微镜直接观测了 22 例尿结石患者和 27 例对照者的尿晶体,发现对照者尿晶体的平均粒径为 12.0μm ± 7.8μm,且 COM 晶体的尺寸显著小于 COD(P<0.01)。尿结石症患者的尿晶体与患病的程度和持续时间无关,其中 6 位患者尿微晶的平均粒径不支持 "尿结石患者排泄的尿晶体尺寸大于健康对照者" 这一结论。Werness 等认为,仅仅基于尿微晶难以判断尿结石的形成。该课题组研究了 162 例对照者和 4 835 例尿结石患者尿液中的尿晶体,虽然发现患者尿晶体的数量多于对照者,但患者在进行药物治疗后,其尿晶体数量降至对照者水平。

(二)纳米级尿微晶与尿结石形成

尽管对尿液中的微米级晶体的报道较多,但由于大多数微米级尿微晶容易受食物代谢的影响,且微米级尿微晶与尿液中的组织碎片和凋亡的细胞也都属于同一个数量级,使其在临床上不被重视。

欧阳健明等的系列报道表明,各类型结石的形成与纳米级尿微晶的性质密切相关,尿液中的纳米微晶性质能够反映肾结石的活跃程度。CaOx 结石患者尿液中的纳米微晶与健康对照者存在如下 6 个方面的差异:形貌、聚集程度、尺寸分布、化学组分、Zeta 电位和微晶稳定性。结石患者的尿纳米微晶比对照者更容易聚集,而聚集是尿微晶粒径快速增大及粒度分布变宽的主要因素,也是肾结石形成的关键因素。

（三）尿微晶组分与不同类型尿结石形成

利用现代仪器方法分析尿结石组分、元素以及尿微晶组分,可为临床上对症下药,进行个性化治疗提供启示,具有重要的意义和临床价值。

1. 草酸钙　草酸钙是最常见的结石。尿液中 COM 的形成与高草酸有关,而 COD 的形成与高钙尿症有关。结石患者尿微晶中 COM 含量较多,而正常人的 COD 较多。草酸钙结石患者尿微晶的主要组分为 COM,并含有少量的尿酸和磷酸钙。尿液中的纳米磷酸钙或纳米尿酸晶体能作为晶巢诱导草酸钙结石的形成。

2. 尿酸（UA）结石　尿酸结石发病率仅次于草酸钙结石,其形成与尿液中的 UA 晶体状况和 pH 等密切相关。当尿液 pH<5.5,有可能析出无水尿酸或二水尿酸晶体,这些晶体可以作为 COM 的异质晶核,诱导 COM 晶体生长和 COM/UA 结石形成。UA 晶体作为 COM 的异质成核剂,优于黏蛋白（一种糖蛋白）和细胞碎屑,但一些结晶抑制剂（如焦磷酸盐、硫酸软骨素）能够显著延缓这个过程。文献指出,高尿酸尿、酸性尿和尿量少均是尿酸结石形成的重要因素。尿酸结石患者尿纳米微晶的主要组分为尿酸,并含有少量 COM 和磷酸盐。尿酸结石的形成与尿液中大量的纳米 UA 微晶密切相关。

3. 磷酸铵镁结石　磷酸铵镁结石是最常见的碱性结石,在尿结石中占 10%~15%,女性多于男性。因其与尿路感染有关,故也称感染性结石。磷酸铵镁晶体也是尿液的常见晶体,当尿液的 pH 值较低时,不会形成磷酸铵镁晶体,碱性尿液是磷酸铵镁过饱和溶液形成的必需条件。健康人的尿液中亦含有磷酸铵镁晶体,但是相对于结石患者,正常对照者尿液中的磷酸铵镁是不饱和的,更易随尿液排出体外。

磷酸铵镁结石的主要成分为 MAP·6H$_2$O、三水磷酸氢镁（MgHPO$_4$·3H$_2$O）和少量磷酸盐。尿纳米微晶的主要组分为 MgHPO$_4$·3H$_2$O、磷酸钙和一水磷酸铵镁（MAP·H$_2$O）。MAP·H$_2$O 作为晶种诱导 MAP·6H$_2$O 形成,而 MgHPO$_4$·3H$_2$O 伴随 MAP·6H$_2$O 晶体出现。磷酸铵镁结石形成的可能机制:当尿液被细菌感染后,细菌产生的尿素酶使尿液中的尿素分解,尿液 pH 显著升高,导致尿液中 NH$_4^+$,CO$_3^{2-}$ 和 PO$_4^{3-}$ 浓度迅速升高。当尿 pH 为 6.8 时,尿液中的 PO$_4^{3-}$、CO$_3^{2-}$、NH$_4^+$ 与 Ca^{2+} 结合,形成磷酸钙或碳磷灰石等;当尿 pH 为 7.2 时,这些离子与菌体生物膜表面吸附的 Mg^{2+} 作用,在细菌的表面产生磷酸铵镁 - 磷酸钙盐沉淀,作为晶体的成核、生长和聚集的位点,随着尿液中磷酸铵镁过饱和度增大,晶体不断沉积在细菌生物膜的表面,最后生长成磷酸铵镁结石。

四、尿结石的临床诊断现状

尿结石的临床诊断方法有:

（一）影像学诊断

影像学诊断主要有腹部平片（KUB）诊断、B超诊断、静脉尿路造影（IVU）。此外,动态静脉尿路造影技术、CT技术也应用于尿结石的诊断,并具有难以比拟的高敏感性和特异性。例如,不同类型结石的致密度不同,对X射线的吸收程度也不同,其在X线片上显像的深浅顺序分别为:草酸钙>磷酸钙>磷酸镁铵>胱氨酸>尿酸和尿酸盐,纯尿酸结石不显影。

（二）尿液分析

尿液的分析检测主要集中在:①对尿液进行物理学检查和化学检查;②通过尿沉渣镜检,来观察尿液中红细胞、白细胞、上皮细胞、细菌等有形成分以及尿液沉析的各种结晶(包括药物结晶)等。但这些检测结果能够对肾和尿路疾病进行初步的鉴别和诊断,对尿结石的诊断帮助较小。

虽然现代仪器分析技术广泛应用于结石的诊断和治疗,但这些方法只能在尿结石形成后加以检测和治疗,不能预测尿结石的发生,也不能准确判断尿结石的类型。因此,研究尿液中尿微晶组分和结石形成的关系,预测结石的发生和尿结石的类型,将有助于临床上对症下药和进行个性化治疗,具有重要的科学意义和临床价值。

第二节 胆 结 石

胆结石病是指胆囊或胆管中存在的结石,其发病率呈上升趋势。有报道称西方国家人群胆结石发病率为5.9%~21.9%,亚洲人群的发病率为3.1%~10.7%,中国人群中胆结石的发病率为5.2%~6.9%。美国每年胆结石导致的年度医疗费用约65亿美元。女性胆结石发病率明显高于男性,如美国男性人群胆结石发病率7.9%,女性为16.6%,这与女性体内雌激素分泌较多有关。雌激素增加胆汁内胆固醇的含量和胆囊黏蛋白的分泌,为胆结石的形成提供了有利因素。

胆结石的形成与胆汁热力学、胆囊动力学、胆汁中促/抑成核因子失衡等多方面因素密切相关,如胆汁组成的改变,胆囊排空异常、基因以及细菌等方面的影响。研究不同类型胆结石的组分、结合状态、微观形貌以及金属元素在结石中的作用,是揭示结石形成原因和治疗方法的关键。

一、胆结石的化学组分及其分类

（一）组成

胆结石化学组分复杂,主要以胆固醇、胆红素钙为主,此外也包含蛋白质、胆盐、脂肪酸盐等有机组分,同时还含有少量的无机金属离子、磷酸盐和碳酸盐等。

胆固醇存在于机体的所有组织中。70% 左右的胆囊结石为胆固醇结石。胆汁中胆固醇的过饱和是胆固醇型胆结石形成的必备条件。胆红素具有羧基和亚氨基（-NH-）等配位基团,能与多种金属离子发生络合作用,胆结石中虽含多种金属元素,但以钙离子含量最高。胆红素钙配合物是色素型结石的主要组分。蛋白质对结石的形成起不可或缺的作用,某些蛋白（如黏蛋白）在结石的形成过程中起到了促进成核的作用。

（二）分类

传统的分析方法将胆结石分为三类:胆固醇型结石（胆固醇含量≥70%）、色素型结石（≤30%）和混合型结石（30%~70%）。但该分类法较为粗糙,如胆固醇含量≤30%,按传统分类方法归为胆色素结石,但实际有可能是碳酸钙结石、硬脂酸钙结石或是胆红素 - 碳酸钙混合型结石等。

依据红外光谱检测到的主要组分,可以将结石分为胆固醇型结石、胆色素型结石、混合型结石和其他类结石（包括碳酸钙、脂肪酸钙、碳酸钙 - 胆色素等）。Channa 利用红外光谱研究了 109 个胆结石样品,发现其中 67.9% 的胆结石样品是纯的胆固醇,11.9% 的是胆固醇和碳酸钙混合结石,而胆红素钙结石约占 9.2%,纯的碳酸钙占 4.6%（表 19-1）。

表 19-1 各类胆结石组分的红外吸收谱带

胆结石的类型	例数	比例	主要组分的红外吸收谱带 /cm^{-1}
纯的胆固醇	74	67.9%	2 929、2 899、2 865、1 463、1 054
纯的碳酸钙	5	4.6%	1 338、854
胆固醇 + 碳酸钙	13	11.9%	2 929、2 899、2 865、1 463、1 054、338、854
胆红素钙	10	9.2%	1 683、1 607、1 246
胆固醇 + 胆红素	7	6.4%	2 929、2 865、1 463、1 054、3 390、1 660、1 435
总计	109	100%	

二、胆结石的形成机制

（一）胆汁热力学因素

胆汁热力学平衡的失调是胆结石形成的基础，胆固醇的过饱和是其形成的首要条件。胆汁中胆盐-卵磷脂-胆固醇的混合微胶粒是胆固醇溶解的主要媒介物，胆盐-卵磷脂-胆固醇这三种物质的相对比例，在决定胆固醇最大溶解度方面起着关键作用。单纯的胆盐不容易使胆固醇溶解，溶解1分子胆固醇需要30个胆盐分子；而卵磷脂可使胆盐微胶粒溶解胆固醇的能力明显增强，故卵磷脂在胆固醇的溶解中起到主导作用。当胆汁过饱和时，卵磷脂囊泡是胆固醇不可缺少的载体，这些热力学亚稳态的卵磷脂-胆固醇囊泡（以下简称囊泡）的聚集、融合以及随后的成核、结晶是胆结石形成的关键步骤。

（二）胆囊动力学因素

胆囊排空异常是胆结石形成的动力学因素。在生理状态下，胆囊的正常收缩发生在餐间和餐后，这是因为受到了神经激素和饮食成分的调节。而疾病状态下的胆道动力学发生了变化，即空腹状态胆囊体积明显增大，胆总管压力和胆囊管阻力显著增加，餐后胆囊排空不完全。胆囊排空异常可导致胆汁淤滞，为胆固醇结石生长提供了有利的时间。胆囊收缩力的下降是胆囊排空异常的重要因素，通过服用促进胆囊收缩的药物能改善胆囊排空的功能。胆囊的正常收缩受神经和激素的调控，其主要介质就是胆囊收缩素（CCK）。胆固醇结石患者和健康对照者的离体胆囊对比研究发现，过饱和胆汁中的胆固醇过量沉积于胆囊平滑肌细胞膜上，诱导大量CCK受体mRNA改变，使得CCK信号传导受损，降低了胆囊平滑肌对CCK的敏感性。胆囊收缩异常的结石患者餐后CCK水平明显高于健康对照者。胆囊动力学的降低为胆结石生长和胆固醇结晶化提供了有效的时间，是胆结石形成的重要因素。

（三）蛋白质因素

黏蛋白是与胆结石形成密切相关的一种蛋白，由机体各组织器官黏膜上皮细胞合成并分泌，对黏膜起保护作用。但黏蛋白分泌过多不但可加速诱导胆固醇结晶，而且会构成结石的网状支架，促进胆固醇晶体和胆色素颗粒聚集。多种动物模型均表明结石形成的早期阶段都伴随黏蛋白的高分泌现象。

胡海等测定了21例胆结石患者和12例正常对照组胆囊黏蛋白的mRNA表达，发现胆结石组胆囊多种黏蛋白表达较正常对照者高，尤其是黏蛋白5（MUC5）。黏蛋白表达增高预示胆固醇结晶趋势的增加。阻止黏蛋白高表达则可抑制胆结石形成。目前国内外关于黏蛋白对胆囊结石形成的研究还集中在动物实验，关于黏蛋白与人类胆结石形成关系的研究较少。

（四）细菌因素

细菌感染与色素型结石的形成有密切的关系。

1. 细菌分类与分布　弯曲杆菌也是胆结石形成的原因之一。弯曲杆菌在胆管结石患者胆道上皮样品的检出率为63%，在胆汁中的检测率为21%，均明显高于对照组。郭学刚等在156例胆汁培养中分离出98例细菌（占62.8%），其中81.6%为革兰氏阴性细菌，18.4%为革兰氏阳性细菌。陆屏等在128份胆汁标本培养中检测出68例存在病原菌，阳性率为53.1%，包括了大肠埃希菌、肺炎克雷伯菌等。胆汁中一定比例的细菌为结石的形成创造了条件。

文宇等采用透射电子显微镜（TEM）观察了胆汁和胆囊黏膜中的纳米细菌分布。胆囊黏膜中纳米细菌主要分布在胆囊黏膜或黏膜下层，呈微小的黄色至棕黄色杆状或球状颗粒，钙化灶内亦有纳米细菌的存在。胆汁中的纳米细菌，大小为400~550nm，且周围有一层黑色的物质包绕，表明部分细菌尚处于分裂期。纳米细菌独特的矿化能力增加了胆囊壁的钙化，促进了胆囊结石的形成。体外模拟实验也证实胆汁纳米细菌感染对兔胆囊结石的诱发作用。

2. β- 葡萄糖醛酸苷酶　感染性胆汁中细菌产生的大量β- 葡萄糖醛酸苷酶是水解胆红素配合物的重要物质，在一定条件下能产生非结合胆红素（UCB）和葡萄糖醛酸，UCB进一步与钙离子结合，析出胆红素钙。胆汁中β- 葡萄糖醛酸苷酶活性升高时，UCB浓度增加，色素型结石的发病率也随即增加，反之则不易形成结石。文献报道胆结石患者胆汁产生细菌源性β- 葡萄糖醛酸苷酶的比例为38%。Swidsinski等认为细菌及其代谢产物会感染胆囊上皮细胞，胆囊结构完整性遭到破坏，从而降低胆囊的收缩功能。同时，胆管黏膜的损伤使得胆汁淤滞，有利于结石的形成。

（五）基因因素

流行病学显示，胆结石病符合多基因病遗传模式。胆结石患者一级亲属的患病率高达72%。Khanuja等发现了小鼠首个致石基因（*Lith1*），开创了胆结石病在遗传基因方面的研究。目前有23种致石基因已经被确认，其中*Lith1*和*Lith2*具有极其重要的价值。

Buch和Grünhage等研究发现，肝小管上胆固醇的运载体ABCG5/ABG8的基因*p.D19H*存在变异，该基因是胆固醇结石患者第一个共同的易感基因。*p.D19H*变异体的优势比在纯合子中为7，在杂合子中为2~3。当个体出现该基因变异时，将有8%~10%的概率患胆结石。

文献报道9号染色体的D9S1682位点与胆结石病的发生密切相关，其原因是该区域的*NR2B1*和*ABCA2*是胆结石病的候选基因。费健等通过研究病例的家族史，证实了母系传递胆结石病的作用明显大于父系,其原因是母系遗传是线粒体 DNA(mtDNA)的独特遗传方式,这提示胆结石家系具有明显的线粒体遗传特征。胆结石遗传基因的研究有助于筛选易发人群,对预测胆结石发生有重要价值。

（六）胆结石形成的理论模型

基于上述胆汁热力学因素、胆囊动力学因素、蛋白质和基因因素等多方面影响,Ciaula 等提出了胆结石形成的模型图和各种致病因素的相互作用。模型图提出了胆结石形成的 5 个危险因素:胆汁中胆固醇的高分泌、致石基因因素、肠道吸收胆固醇的增加、胆汁中的快速相转变和胆囊排空异常。此外,还提供了胆上皮细胞和肝细胞中胆固醇的吸收和分泌这两个主要途径。

目前关于胆结石各种致病因素的流行观点包括:

1. 胆汁中胆固醇含量高　胆固醇含量过高是胆结石形成必不可少的条件。胆汁胆固醇的高分泌可能会导致胆汁酸和磷脂的异常分泌。

2. 致石基因(*LITH*)和遗传缺陷　在胆结石小鼠模型中已经确定了大量的相关基因,人类胆固醇结石形成的致石基因也正在研究中。

3. 胆汁胆固醇过多分泌导致胆固醇非生理性过饱和　胆固醇转运蛋白(NPC1L1)是肠道吸收胆固醇的关键蛋白质。在肠上皮细胞,NPC1L1 对胆固醇的吸收具有调控作用。虽然 NPC1L1 也在肝脏中表达,但是与小肠内的 NPC1L1 相比,肝脏中 NPC1L1 的 mRNA 表达和蛋白浓度很低,故在调节胆汁胆固醇分泌中并不起重要的作用。NPC1L1 蛋白通过囊泡内吞机制介导胆固醇吸收。当外源胆固醇浓度高时,位于细胞膜的 NPC1L1 蛋白与胆固醇一起发生内吞,将胆固醇转运至内吞循环体,内吞循环体是细胞内由多种囊泡结构组成的富含胆固醇的区域。当细胞内胆固醇浓度下降时,首先激活 Cdc42 蛋白,后者进一步调控 N-WASP、Arp2/3、Rab11a/ Rab11-FIP2/Myosin Vb 等蛋白,将 NPC1L1 蛋白从内吞循环体转运至细胞膜上。

4. 胆囊不完全排空为胆固醇晶体生长形成提供了有利的时间因素。

5. 长时间的胆囊淤积促进了胆汁中的胆固醇的相变,这是由于受损胆囊能动性下降以及黏蛋白过多分泌在胆囊腔中累积所导致。

三、胆结石的诊断与治疗

（一）诊断

胆结石的诊断主要有 B 超、CT、磁共振胰胆管成像(MRCP)、核共振成像(MRI)和术中胆管造影（IOC）等影像技术。单一的检查往往不能获得全面的诊断，需要几种影像学检查相互配合。由于胆结石变化复杂，手术前必须进行系统的检查，术中尚需 B 超、胆道镜和胆道造影等检查来诊断或重新评估。然而，无论是 B 超、CT 还是 MRCP，都存在 5%~10% 的误诊率，IOC 往往存在操作误差和判断错误，30% 的 IOC 结果不能为诊断提供帮助，其平均假阳性率为 2%~19%，平均假阴性率为 2%~3%，且这些检测方法只能在结石形成以后检测，不能预测结石的发生。

（二）治疗

目前临床上大部分胆结石仍需手术治疗，腹腔镜微创胆囊切除虽然创伤小、疗效显著、安全性高，但不可避免对身体功能产生影响。采用药物疗法较为安全，无创面，能保留胆囊生理功能，患者易于接受。目前临床的溶石药物主要有鹅去氧胆酸（CDCA）及其衍生物熊去氧胆酸（UDCA）。这两种药物疗效较低、服用周期长，且此类溶石治疗的药物价格昂贵，若停药 3 个月，胆汁中胆固醇又将变得过饱和，进而导致结石复发。因此，积极探索胆结石的形成机制，开发有效的新型治疗药物具有重要的科学意义和商业价值。

第三节　人体中的其他结石

一、胰腺结石

胰腺结石又称胰石症、钙化性胰腺炎，主要分布于胰头部主胰管内，少数分布于胰管分支内和体尾部主胰管，胰腺结石多为白色，少数为米黄或褐色，质地坚硬，直径一般为 0.3~1.0cm，形态多为不规则的颗粒状，少数为多角形或珊瑚状。

（一）胰腺结石的构成与类型

胰腺结石通常由致密的表层（含 95% 碳酸钙）和不规则的中心部分构成，还含有少量的铁、铬、镍、镁等元素，主要包括两种类型：①胰管内结石，称真性结石；②胰腺实质内钙化，称假性结石。

（二）胰腺结石的成因

胰腺结石的形成是一个分层次、多阶段的过程，其两个关键步骤为中心不规则蛋白网架形成和碳酸钙的沉淀。胰腺结石的形成原因与胰石蛋白基因发生错误表达、酗酒、慢性胰腺炎、胰管蛔虫和遗传等因素有关，这些因素可使胰液中胰石蛋白（PSP）合成和分泌减少，乳铁蛋白分泌增加。PSP 是一种分子量约为 14 000 的磷酸糖蛋白，它是一种钙的稳定剂，其多糖链是不断变化的，N 端具有较多的氨基酸，C 端具有活性多肽，它可通过结合封锁碳酸钙的活性位点,抑制碳酸钙结晶和沉淀。体外实验亦表明,PSP 可以抑制胰液中过饱和的 $CaCO_3$ 沉降,从而保证胰液正常。当胰液中 PSP 浓度降低后,胰液抑制碳酸钙形成的能力减弱,导致胰液中碳酸钙过饱和而沉积到不规则的蛋白网架上。并且,由于这些晶体表面有很高的电位活性及很大的表面积,其他一些金属离子如铁、铬、镍、镁等通过吸附和沉淀陆续结合到这些网架上,最终形成结石。

除了胰石蛋白,胰液中的其他物质也对有胰腺结石的形成起作用。如在生理浓度下的氯化钠和胰蛋白酶原能够抑制胰液中碳酸钙的沉积。正常的胰液中磷酸钠的浓度大约为 100μmol/L,一般情况下它可完全抑制 $CaCO_3$ 的沉积。白蛋白也是影响结石形成的主要因素,它能够在尿液中抑制结石的形成。由于白蛋白与 $CaCO_3$ 结合的高稳定性,因此胰液中 PSP、白蛋白和 $CaCO_3$ 的比例关系是胰腺结石形成的决定因素。在慢性胰腺炎的患者标本中发现骨桥蛋白的表达,而在正常的胰腺组织中却不表达,这提示骨桥蛋白可能参与慢性胰腺炎胰管结石的形成。大量饮酒的人只有一部分发生慢性胰腺炎,所以肯定还有其他的因素在酒精性胰腺结石的发生中起作用。

二、前列腺结石

(一)前列腺结石的分类与构成

前列腺结石可分为真性和假性两类。真性前列腺结石指原发于前列腺腺泡和腺管内的结石,大多由一定数量米粒大小的呈沙砾状的小颗粒组成,颜色可为棕色、黑色、黄色,质地坚硬,既可沉积在前列腺体内,也可丛集于腺体的一叶内,主要由磷酸钙和碳酸钙组成。前列腺假性结石并非来自前列腺本身,而是来源于泌尿系统结石,但最终停留在前列腺尿道部,结石的初晶成分来源于进入前列腺的尿液,形状多不规则,多由草酸钙和尿酸形成。由于尿液逆行进入前列腺,而尿酸的溶解度不大,在高的过饱和度时析出结晶,从而导致一种稳定的胶体尿酸钠形成,这是前列腺尿酸结石形成的主要原因。前列腺结石的发病率随着人年龄的增长而升高,多见于 50 岁以上的男性。

(二)前列腺结石的成因

前列腺结石的形成原因目前尚不十分明了,可能包括下面一个或多个因素:①前列腺腺泡内的脱落上皮细胞与包含有脂肪、蛋白质、胆固醇和晶体嘌呤等物质的前列腺分泌物一起形成淀粉样体,它们可阻塞前列腺腺泡导管,使之发生炎症,促使正常前列腺液中所含的磷酸钙及碳酸钙等无机盐形成结晶,沉积于淀粉样体上形成结石。而结石形成后,前列腺液流通不畅,又可加重感染,两者相互诱导,互为因果。②因尿液返流入前列腺导管内,使尿液中的难溶无机盐沉积在前列腺内形成结石。③前列腺增生压迫尿道,尿道狭窄致使前列腺导管内压力增加,使导管和腺泡发生扩张,有利于结石形成。

三、胃肠结石

（一）胃结石

胃肠结石是食物和异物在胃内（偶见于小肠内）形成的不溶性结石状物。胃结石多位于胃底或胃体近段,主要分布于黏膜下层,呈椭圆形或不规则形状,直径通常在4cm以上,颜色可为紫褐色、黄褐色或草绿色,表面多光滑,活动性较好,多数呈中等硬度且有柔韧感。

胃结石主要是由于食入的某种动植物成分、毛发或某些矿物质在胃内不被消化,凝结成块而形成,其中植物性胃结石占97%以上,组分多为柿子、枣、山楂等物,因此,该病常发于秋季,多见于男性农民。此外,也存在有动物性胃结石、药物性胃结石、继发性胃结石、混合性胃结石（如毛发、动物纤维和植物胶质等混合在胃中,凝结而形成的结石）。高胃酸是形成胃结石的重要原因之一。由于柿子等食物中鞣酸含量高（可达25%）,在胃酸作用下,鞣酸能与蛋白质结合,生成分子更大的不溶于水的鞣酸蛋白质沉淀物,然后与柿子中的果胶或其他食物纤维等形成难被消化的食物团块,并以此为核心,如果胃蠕动功能降低或排空功能障碍,久而久之钙化形成结石。

（二）肠结石

肠结石患者较为少见。肠结石患者以老年人常见,可能与老年人胃肠道蠕动功能减退有关。厦门市第二医院姜贵君等在一个不足半岁的婴儿体内发现了肠结石。该婴儿可能与喂养饮食结构不合理有关。Carboguin等发现了1例在做了胃手术25年后出现了肠结石的现象,病理分析表明,此结石主要由钙化物、胆固醇和胆红素等组成。

四、支气管结石

支气管结石是指支气管树的管腔内存在的质地坚硬、周边较锐的钙化或骨化物质。由于右侧淋巴结多于左侧,故位于右侧支气管的结石大约是位于左侧的3倍。支气管结石形态各异,大小为5~6mm,最大直径可达3.0cm,表面光滑,质地坚硬,颜色为白色、灰白色或灰褐色,男性患者较为常见,男女比约2:1。根据分布特点,支气管结石可分为肺门型和弥漫型。肺门型为支气管旁钙化淋巴结侵蚀、穿过支气管壁所致,多见于肺结核、硅沉着病、真菌及其他慢性炎症等,该部位组织由于二氧化碳含量低,呈碱性,钙盐容易沉积于此。弥漫型为肺泡膜上酶缺损和肺泡pH改变,因而增加了钙盐沉积,并与肺泡表面活性物质失调和钙磷有关。也有学者认为与内分泌疾病及钙磷代谢失调有关。

支气管结石的主要成分是碳酸钙,少数为磷酸钙或磷酸镁铵结石,部分还有铜、镍、铁、铝、锌等元素。其来源途径可能有4种:①支气管软骨坏死、脱落于支气管腔内;②钙化的淋巴结或钙化灶向支气管溃破;③支气管异物逐渐发生钙盐沉积而形成结石;④支气管扩张时分泌物中含有丰富的钙盐,逐渐浓缩而成。

五、肺泡微结石症

肺泡微结石症为罕见的慢性肺泡疾病,可发生于任何年龄,以30~50岁多见,在发病上无种族、性别、地区差异,多数患者在早期无明显症状,血常规、血钙、磷、痰、尿等实验室检查也无异常。病变以两肺肺泡内广泛分布的多个微小结石为特征,大小基本一致,直径为0.5~3mm,数量极多。其病因与发病机制至今不明,单个结石呈不规则形态,密度坚实,其边缘锐利。化学分析表明,肺泡微结石的成分以钙、磷为主,已检测出磷酸钙、草酸钙和胱氨酸等。

肺泡微结石症已公认有家族倾向,多见于同胞兄弟姐妹,为隐性遗传性疾病,曾有报道一家三兄妹均发病。周翠兰等证实,肺泡微结石症为按常染色体隐性遗传方式遗传,患者祖代和亲代均系近亲结婚。Sosman于1957—1967年间报告的26例肺泡微结石症中有13例发生在5个家庭中。此外,肺泡微结石症还可能与高血钙、慢性感染、肺淤血、变态反应等有关,与生活环境也有一定关系。有人认为,钙易溶解于酸性溶液而沉淀于碱性溶液,而肺泡微结石症由于肺泡内呼吸代谢先天障碍,碳酸氢酶的量或功能异常,导致酸碱度失去平衡,pH值升高,使肺泡表面处于碱性状态,促使钙盐沉着于肺泡所致,但这一学说尚未得到公认。也有学者认为其是由于胎儿期新陈代谢障碍所致,或者是炎症的结果,是渗出性改变后发生的钙化。

六、鼻石

鼻石是以鼻腔异物(外源性者如水果籽、珠子等,内源性者如血块、碎屑、牙等)为核心,由矿物质盐类(如磷酸钙、氯化钠、镁盐及细菌残骸等)沉积于异物表面,将其包裹,日积月累逐渐形成。因所含的成分不同,外观为形状不规则的块状物,表面不光滑,质地坚硬。

鼻石比较罕见,全球报道很少,常发生于成年人,发生时一般为单侧鼻腔出现单个鼻石,病程缓慢,常历经数年才被发现进而确诊。鼻石除可以引起鼻塞、流涕和头痛等症状外,还能够诱发嗅觉丧失、头昏头疼、记忆力下降等症状。

杨本涛等对以前治疗的 9 例鼻石分析后发现：9 例鼻石均为右侧鼻腔发病，患者平均年龄为 43.6 岁，从出现症状到手术治疗的时间为 5~16 年。有 6 例主要由钙和磷构成，3 例主要由钙和镁构成。其中，类圆形 2 个，长条状 1 个，鹿角形 1 个，桑葚状 1 个，葫芦形 1 个，不规则形状 5 个。

Kodaka 等用电子扫描显微镜（SEM）和能量分散 X 射线分析仪（EDX）对鼻石进行研究发现，鼻石的核心为含有镁的磷钙矿［$Ca_9(MgFe)(PO_4)_6PO_3OH$］，主要由磷酸钙和磷酸镁在周围沉积而成。鼻石形成过程中，单纯钙盐的沉积十分罕见，这表明除了必需的晶核外，一些诱发因素（如鼻分泌物滞留和阻塞、急慢性炎症、细菌的酶活性等）亦可促进鼻石形成，但无机盐类的凝结作用还不完全清楚。

七、口腔中的结石

口腔中常见的结石有髓石和牙石。髓石是牙髓病理性矿化的表现，它存在于牙髓组织内或附于髓室壁，其大小不一，数目不等，由微晶团块组成，晶体中钙和磷的平均含量分别为 32.12% 和 14.69%，钙磷比（2.19）与羟基磷灰石中的（2.15）相似。此外，髓石还含有一些微量的 F、Na、Mg 和一些痕量的 K、Cl、Mn、Zn 和 Fe 等。

牙石是一种沉积于牙面或修复体表面的钙化菌斑，由唾液或龈沟液中的钙盐逐渐沉积而成。牙石中羟基磷灰石、磷酸镁和碳酸钙等无机物占 70%~90%；有机成分约占 10%，主要包括脱落的上皮细胞、白细胞、蛋白质、碳水化合物和各种细菌等。龈上牙石的钙化成分来源于唾液，而龈下牙石的矿化成分来源于龈沟液。

一般认为，牙石是唾液中的矿物质沉积于菌斑形成。最初，唾液中的黏蛋白、糖蛋白和免疫球蛋白等吸附于牙面，形成一层能促进细菌黏附的薄膜。随后，口腔内的细菌通过其表面的蛋白质、多糖等物质黏附于薄膜上，形成了牙菌斑生物膜。当唾液随时间的推移挥发二氧化碳后，唾液的 pH 升高，增加了钙盐等矿物质的饱和度，唾液中的磷酸钙、碳酸钙等无机物进一步沉淀到菌斑中去，矿化形成牙石。

保持口腔清洁卫生，早晚刷牙、饭后漱口是防治牙石形成的重要措施。目前清洁口腔牙石主要靠超声波洁牙机和手工刮治器去除。化学方法去除和抑制牙石是目前新型、有效的途径，如含焦磷酸盐、六偏磷酸盐的牙膏可以通过干扰无定形磷酸钙向羟基磷灰石转化，从而阻止钙化的形成。使用 40% 变聚糖酶、20% 葡聚糖酶、10% 溶菌酶、10% 淀粉葡糖苷酶、10% 葡萄糖氧化酶和 10% 酵母组成的混合酶剂，经含漱、刷牙、机械刮治 3 种方式对比实验发现，该制剂具有明显抑制牙石生长的作用。

八、其他结石

其他结石,如阴道结石、睾丸结石等更不常见。赵婧报道的1例阴道结石尺寸达13cm×9cm×6cm。

近年来,由于各种结石病的发病率不断上升,已引起了人们的广泛重视。不常见结石因为其本身比较罕见,存在许多不明确的发病因素,还经常与其他疾病并发和相互诱导,并没有明确的发病症状,尚有许多问题等待人们进一步研究和解决。例如,PSP对胰腺结石的作用机制还没有完全明了,有待于更深入的研究和阐明;支气管结石和肺泡微石形成的主要原因是肺泡内pH的碱性化还是其他因素尚不确定;减少肠胃结石的发病率,提高手术的成功率也是难题。总之,提高对结石的认识及其确诊率,更好地对结石进行防预和治疗,减少术后复发,都是亟须解决的问题。

(欧阳健明)

参 考 文 献

1. AHMAD R, NAFAE A, BASHIR S, et al. A Prospective Study of cholelithiasis in Children. Surg Sci, 2015, 6(3): 149-156.

2. BUCH S, SCHAFMAYER C, VÖLZKE H, et al. A genome-wide association scan identifies the hepatic cholesterol transporter ABCG8 as a susceptibility factor for human gallstone disease. Nat Genet, 2007, 39(8): 995-999.

3. CHUANG S C, HSI E, LEE K T. Mucin genes in gallstone disease. Clin Chim Acta, 2012, 413(19-20): 1466-1471.

4. CIAULA A D, WANG D Q H, BONFRATE L, et al. Current views on genetics and epigenetics of cholesterol gallstone disease. Cholesterol, 2013, 2013: 298421.

5. GRASES F, COSTA-BAUZA A, GOMILA I, et al. Urinary pH and renal lithiasis. Urol Res, 2012, 40(1): 41-46.

6. LEE H P, LEONG D, HENG C T. Characterization of kidney stones using thermogravimetric analysis with electron dispersive spectroscopy. Urol Res, 2012, 40(3): 197-204.

7. MAO Y S, MAI Y F, LI F J, et al. Prevalence and risk factors of gallbladder polypoid lesions in Chinese petrochemical employees. World J Gastroenterol, 2013, 19(27): 4393-4399.

8. PORTINCASA P, DI CIAULA A. Smooth muscle function and dysfunction in gallbladder disease. Current Gastroenterol Rep, 2004, 6(2): 151-162.

9. RATKALKAR V N, KLEINMAN J G. Mechanisms of stone formation. Clinic Rev Bone Miner Metab, 2011, 9

（3-4）: 187-197.

10. SRINIVASAN S, KALAISELVI P, SAKTHIVEL R, et al. Uric acid: an abettor or protector in calcium oxalate urolithiasis? Biochemical study in stone formers. Clin Chim Acta, 2005, 353（1-2）: 45-51.

11. SUN X Y, OUYANG J M, ZHU W Y, et al. Size-dependent toxicity and interactions of calcium oxalate dihydrate crystal on Vero renal epithelial cells. J Mater Chem B, 2015, 3: 1864-1878.

12. SUN X Y, OUYANG J M, ZHU W Y, et al. Size-dependent toxicity and interactions of calcium oxalate dihydrate crystal on Vero renal epithelial cells. J Mater Chem B, 2015, 3（9）: 1864-1878.

13. SONG X Y, XU S, HU J F, et al. Piperine prevents cholesterol gallstones formation in mice. Eur J Pharmacol, 2015, 751: 112-117.

14. SUN X Y, YU K, OUYANG J M. Time-dependent subcellular structure injuries induced by nano-/micron-sized calcium oxalate monohydrate and dihydrate crystals. Mater Sci Eng C, 2017, 79: 445-456.

15. SUN X Y, ZHANG H, LIU J, et al. Repair activity and crystal adhesion inhibition of polysaccharides with different molecular weights from red algae Porphyra yezoensis against oxalate-induced oxidative damage in renal epithelial cells. Food Funct, 2019, 10（7）: 3851-3867.

16. TISELIUS H G. A hypothesis of calcium stone formation: an interpretation of stone research during the past decades. Urol Res, 2011, 39（4）: 231-243.

17. VERDESCA S, FOGAZZI G B, GARIGALI G, et al. Crystalluria: prevalence, different types of crystals and the role of infrared spectroscopy. Clin Chem Lab Med, 2011, 49（3）: 515-520.

18. XIE C, LI N, CHEN Z J, et al. The small GTPase Cdc42 interacts with Niemann-Pick C1-like 1（NPC1L1）and controls its movement from endocytic recycling compartment to plasma membrane in a cholesterol-dependent manner. J Biol Chem, 2011, 286（41）: 35933-35942.

19. ZHU L, AILI A, ZHANG C, et al. Prevalence of and risk factors for gallstones in Uighur and Han Chinese. World J Gastroenterol, 2014, 20（40）: 14942.

20. ZHANG H, SUN X Y, OUYANG J M. Effects of Porphyra yezoensis polysaccharide with different molecular weights on the adhesion and endocytosis of nano calcium oxalate monohydrate in repairing damaged HK-2 cells. ACS Biomater Sci Eng, 2019, 5（8）: 3974-3986.

21. ZHANG D, XIANG J, WANG L, et al. Comparative proteomic analysis of gallbladder bile proteins related to cholesterol gallstones. PLOS One, 2013, 8（1）: 54489.

第二十章

矿化组织代谢的生化检测

第一节 概 述

　　骨是体内最大的矿化组织。骨代谢是内分泌激素和局部因子等调控下由偶联的破骨细胞骨吸收活动清除旧骨和成骨细胞骨形成活动形成新骨的组织更新过程。在清除旧骨、形成新骨的过程中，骨矿物质、骨基质代谢成分以及反映破骨细胞功能和成骨细胞功能的标志分子不断释放入血，通过检测血或尿中这些分子的动态变化，可以了解骨代谢特点和变化情况，对鉴别诊断、分型、预测骨丢失和骨折风险及药效判断都有十分重要的意义。

　　除血清钙、磷、25-（OH）D$_3$、甲状旁腺激素等一般检查外，临床常用的骨代谢监测指标包括碱性磷酸酶、骨钙素、I型原胶原前肽等骨形成指标，以及尿钙、尿吡啶交联物、I型胶原交联末端肽和抗酒石酸酸性磷酸酶等骨吸收指标。因鉴别诊断需要，还可进一步测定血清降钙素、1，25-（OH）$_2$D$_3$ 和成纤维细胞生长因子 23（fibroblast growth factor 23，FGF23）等调节激素水平。此外，调节成骨细胞 wnt 通路的硬骨素（sclerostin）和 DKK-1，反映破骨细胞酶活性的组织蛋白酶 K（cathepsin K）和调节破骨细胞分化的可溶性 NFκB 激活物受体配体（ligand of receptor activator of NFκB，RANKL）、骨保护蛋白（osteoprotegerin，OPG）等检测方法已成熟，可应用于骨代谢有关疾病的检查。

第二节 检测指标及意义

一、骨形成标志物

（一）碱性磷酸酶

　　体内碱性磷酸酶（alkaline phosphatase，ALP）包括组织特异性碱性磷酸酶（tissue specific alkaline phosphatase，TSAP）和非组织特异性碱性磷酸酶（tissue non-specific alkaline phosphatase，TNAP），前者局限在胎盘、精子细胞和小肠组织内表达，后者在骨、肝和肾组织

表达并以二聚体形式释放入血,即临床所关注的总碱性磷酸酶(total ALP, tALP)。其中,由成骨细胞分泌的骨碱性磷酸酶(bone ALP, bALP)约占50%,其余主要来自肝脏。

临床上评价成骨细胞骨形成状况时血清bALP水平具有较好的特异性。由于肝ALP与bALP同源性高,且比较恒定,在多数情况下测定血清tALP也可反映骨形成情况,但在患有肝病或tALP轻度增加时应加测bALP。临床上佝偻病、骨软化症、高转换型骨质疏松症、原发性甲状旁腺功能亢进症、Paget病和肿瘤骨转移等可见bALP升高。

(二)骨钙素

骨钙素(osteocalcin, OC)是体内最丰富的非胶原蛋白,由成熟成骨细胞表达和合成,成骨细胞分化后期OC表达升高。新合成的为骨钙素原(pro-osteocalcin),后经维生素K依赖的γ羧基位点谷氨酸(gamma carboxyglutamic acid, Gla)残基羧化,形成由49个氨基酸组成的成熟骨钙素分子,因此OC又称为BGP(bone Gla protein)。羧化可明显增强其与羟基磷灰石中Ca的结合能力。成骨细胞分泌的骨钙素大部分沉积在骨基质中,小部分进入血循环。骨吸收时随着骨基质降解,其中的骨钙素也释放入血。因此血中骨钙素水平可反映成骨细胞活性,但更多反映的是骨转换速率。

骨钙素羧化位点包括第17、21和24位谷氨酸残基,其羧化程度可不同。此外,骨吸收时破骨细胞吸收陷窝的酸性环境也可使骨钙素脱羧,产生羧化不全骨钙素(undercarboxylated osteocalcin),其临床意义尚不明确。近年有研究显示,未羧化骨钙素可刺激β细胞分泌胰岛素和脂联素,改善糖耐量。骨钙素分子中γ羧化和脱羧的机制和临床意义尚待进一步研究。

在生理情况下血中骨钙素水平主要反映骨形成活性,如儿童高于成人,青春期最高。高骨转换时主要反映骨转换速率,如绝经后妇女早期由于雌激素撤退引起骨转换加快使血骨钙素明显升高。临床上高转换型骨质疏松症、原发性甲状旁腺功能亢进症、Paget病、肿瘤骨转移可见血骨钙素升高;甲状旁腺功能减退症、长期糖皮质激素治疗时骨钙素减低。值得注意的是,骨钙素分子很不稳定,半衰期仅为5分钟,易降解。健康成人血中全段(1~49氨基酸)、N端-中段大片段(1~43氨基酸)和其他小片段(C端、中段、N端)的骨钙素各占1/3。这些片段的生成机制尚不清楚。临床多采用全段或N端-中段骨钙素检测。

(三)I型原胶原前肽

I型胶原是骨基质的主要组成部分,占基质蛋白的90%,由成骨细胞合成分泌。成骨细胞先合成原胶原(procollagen),其氨基端(N端)和羧基端(C端)各有一延长肽,称为前肽(propeptide)。原胶原分泌时,其两端前肽分别被蛋白酶酶切,被酶切下的前肽除少量沉积在骨基质外,大部分进入血循环,包括I型原胶原氨基端前肽(N-terminal propeptide of type I procollagen, PINP)和I型原胶原羧基端前肽(C-terminal propeptide of type I procollagen, PICP)。成骨细胞活性增强、I型原胶原合成增多时,PINP和PICP在血中浓度会升高,两者在血中的半衰期短,PINP为1分钟,PICP为6~9分钟,经肝脏代谢清除。除骨组织外,皮肤、血管和肌腱等软组织也合成I型胶原。但由于骨中I型胶原含量多、转换快,血中PINP和PICP的含量变化更多反映成骨细胞骨形成状况。临床上原发性甲状旁腺功能亢进症、Paget病、骨软化症、肾性骨营养不良可见PINP和PICP升高。糖皮质激素治疗、成骨不全时PINP会减低。

二、骨吸收标志物

(一)尿钙

尿钙指肾脏滤过的钙,是体内钙排泄的主要途径,包括离子钙和小分子结合钙。正常情况下,肠钙吸收、骨钙沉积与释放、肾钙重吸收与排泄处于动态平衡,维持血钙稳定。理论上骨吸收增加时,骨钙释放增多,血钙增加,进而尿钙升高。然而影响尿钙的因素较多,如饮食中的钙含量、肠钙吸收状态、肾功能等。因此尿钙作为骨吸收指标缺乏特异性,但对高骨转换疾病仍有一定参考价值,也常用于维生素D补充的监测。临床上多采用空腹2小时尿钙/肌酐比值。尿钙升高多见于原发性甲状旁腺功能亢进症、多发性骨髓瘤等,尿钙减低见于甲状旁腺功能减退症、佝偻病等。

(二)尿吡啶交联物

成熟的胶原分子两端(氨基端和羧基端)各有3条非螺旋化的短肽结构,称为端肽(telopeptide)。在形成胶原纤维的过程中,相邻2个胶原分子的端肽通过赖氨酰氧化酶(lysyl oxidase)的作用,与另1个毗邻胶原分子螺旋部分的羟赖氨酸残基或赖氨酸残基共价交联,形成3-羟吡啶交联物(3-hydroxy pyridinum cross links of collagen)。与羟赖氨酸残基交联形成3-羟吡啶环结构称为吡啶啉(pyridinoline, PYD),与赖氨酸残基交联的结构称为脱氧吡啶啉(deoxypyridinoline, DPD)。这种交联结构的形成增强了胶原纤维的稳定性。胶原降解时这些交联物释放入血,以原型由尿液排出,因而尿中PYD和DPD的水平可以反映胶原的降解情况。PYD存在于软骨、骨、皮肤、肌腱等组织中,而DPD仅存在于骨和牙齿组织,因此DPD的特异性更高。临床上骨质疏松症、原发性甲状旁腺功能亢进症、Paget病和甲状腺功能亢进症等可见PYD和DPD升高。

(三)I型胶原交联末端肽

如上所述,通过3-羟吡啶交联结构相邻2个胶原分子的末端与另1个毗邻胶原分子螺旋部分相连形成Ⅰ型胶原交联末端肽，其中α1（1）和α2（1）的N末端交联，称为Ⅰ型胶原交联N末端肽（N telopeptide of type Ⅰ collagen crosslinks, NTX），α1（1）和α1（1）C末端交联的称为Ⅰ型胶原交联C末端肽（C telopeptide of type Ⅰ collagen crosslinks, CTX）。Ⅰ型胶原降解时这些交联的末端肽释放入血，以原型由尿液排出。骨中的Ⅰ型胶原含量远高于其他组织，且转换快，特别是α2（1）链主要存在于骨胶原，因而血或尿中NTX和CTX水平可以直接反映骨胶原的降解情况。食物中的吡啶交联物不被肠道吸收，不干扰测定结果。临床上骨质疏松症、原发性甲状旁腺功能亢进症、Paget病和甲状腺功能亢进症等可见NTX和CTX升高。

（四）抗酒石酸酸性磷酸酶

血中酸性磷酸酶来源于骨、前列腺、溶酶体、红细胞、血小板和脾脏多种组织，电泳显示6条泳带，而骨源性的位于第5泳带，称为5型酸性磷酸酶。该酶可抵抗酒石酸的抑制作用，因而又称为抗酒石酸酸性磷酸酶（tartrate resistant acid phosphatase, TRACP）。TRACP又分为2个亚型5a和5b，其中5b是由破骨细胞分泌的，因而血中TRACP5b的含量反映破骨细胞数量和功能变化。临床上骨质疏松症、原发性甲状旁腺功能亢进症、Paget病、肿瘤骨转移和甲状腺功能亢进症等可见TRACP5b升高。

三、生化检测的注意事项

（一）生物样本保存

生化检测的物质多为骨组织的代谢产物和具有生物活性的物质。离体后容易分解或灭活。采集后应及时避光低温保存，避免反复冻融。

（二）生化指标的节律变化

随着骨代谢活动的节律变化，生化指标也呈节律性，包括昼夜节律和季节节律等。骨转换指标的昼夜节律明显，日高峰时间多出现在早晨，日低谷出现在午后，变动幅度达15%~30%。因此，标本采集时间应严格控制。骨代谢指标也呈现一定的季节变化，如维生素D的水平在夏秋季高于冬春季，而多数骨吸收指标在冬春季升高。此外，月经周期也是影响绝经前妇女骨转换指标的重要因素，标本采集时间应有所考虑。

（三）标志物的不均一性

由于生物降解等因素，血液循环中一些生物分子片段化，如骨钙素和PTH等出现完整片段、N段或C段等不同片段，应了解不均一性对结果判断的影响。

（高建军）

参 考 文 献

1. COLEMAN J E. Structure and mechanism of alkaline phosphatase. Annu Rev Biophys Biomol Struct, 1992, 21: 441-483.

2. LEE N K, SOWA H, HINOI E, et al. Endocrine regulation of energy metabolism by the skeleton. Cell, 2007, 130 (3): 456-469.

3. 李恩, 薛延, 王洪复, 等. 骨质疏松鉴别诊断与治疗. 北京: 人民卫生出版社, 2005.

4. MINKIN C. Bone acid phosphatase: tartrate-resistant acid phosphatase as a marker of osteoclast function. Calcif Tissue Int, 1982, 34: 285-290.

5. PITTAS A G, HARRIS S S, ELIADES M, et al. Association between serum osteocalcin and markers of metabolic phenotype. J Clin Endocrinol Metab, 2009, 94 (3): 827-832.

6. ROSS P D, KNOWLTON W. Rapid bone loss is associated with increased levels of biochemical markers. J Bone Miner Res, 1998, 13 (2): 297-302.

7. ROSEN H N, MOSES A C, GARBER J, et al. Utility of biochemical markers of bone turnover in the follow-up of patients treated with bisphosphonates. Calcif Tissue Int, 1998, 63 (5): 363-368.

8. ROSEN H N, MOSES A C, GARBER J, et al. Serum CTX: a new marker of bone resorption that shows treatment effect more often than other markers because of low coefficient of variability and large changes with bisphosphonate therapy. Calcif Tissue Int, 2000, 66 (2): 100-103.

9. 周学瀛, 夏维波, 徐苓, 等. 骨质疏松症新进展. 上海: 上海科学技术出版社, 2008.

第二十一章

矿化组织影像学检查

第一节　现代医学影像学方法

　　1895 年,德国科学家伦琴偶然发现 X 线,又称为伦琴射线。传统的 X 线成像方法,被投照物体的三维结构沿 X 射线的方向重叠形成二维图像,对于生物体而言,所有的骨骼和软组织重叠在一起成像,使得感兴趣区结构的清晰度大为下降。因此,科学家们不断探索新的影像学方法来弥补这一不足。体层摄影成像(tomography)中 X 射线源和胶片同步沿相反方向运动,使得断层平面内的结构更容易被识别,而断层平面外的结构变模糊。虽然传统的 X 线体层摄影并没有成为十分理想的影像技术,但是体层成像的确奠定了现代医学影像学的基本思想。基于此,发展出计算机体层成像(computed tomography, CT)等现代医学影像学技术。

一、普通 X 线成像

　　X 线是一种波长很短的电磁波(0.01~10nm),是由高速运行的电子群撞击物质突然受阻时产生的。它与医学成像有关的主要特性包括:①穿透性,X 线能够穿透物体,并在穿透过程中发生不同程度的衰减。X 线的衰减程度与被穿透物体的密度和厚度有关,是 X 线成像的物理基础。②荧光作用,X 线能激发荧光物质,转化为可见荧光。③感光作用,能够使胶片中的溴化银感光,经显影和定影处理,还原为金属银沉淀于胶片,为黑色影像。由于衰减后 X 线量不同而导致产生影像灰度差异。④电离作用,X 线穿透物质的过程中被吸收可产生电离作用。空气中的电离程度与空气所吸收 X 线的量成正比,因此可以通过测量空气电离程度计算 X 线的照射量,这是放射剂量学的基础。⑤生物效应,X 线射入生物体,机体的细胞结构发生生物学变化。

　　（一）X 线成像原理

　　X 线能够成像一方面基于 X 线的穿透性、荧光作用和感光作用;另一方面基于生物体组织结构之间存在密度和厚度的差别。当 X 线穿透机体不同组织结构时,被吸收的程度不同导致胶片中 X 线量的差别,从而形成了不同灰度的影像。

生物体具备形成 X 线影像的基本条件,机体内组织结构具备密度和厚度的差异(图 21-1)。骨骼、牙或钙化结构等密度较大,吸收 X 线较多,在 X 线影像中显示为白色。肌肉、皮肤、实质器官、脏器及体液等密度中等,在 X 线影像中显示为灰白色。脂肪和气体密度较低,在 X 线影像中显示为灰黑色和深黑色。

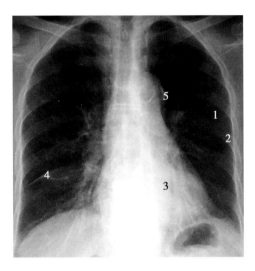

图 21-1 胸片正位
1. 含有气体的肺;2. 肋骨;3. 心脏;4. 肺部炎症;5. 主动脉钙化。

（二）传统 X 线检查方法

传统 X 线检查方法包括透射和普通 X 线摄影。透射简便易行,可以观察器官的形态和动态活动,但是影像学资料不能被记录。普通 X 线摄影适用于人体任何部位,所得影像称为平片。特殊 X 线检查方法有体层摄影、高千伏摄影和软 X 线摄影。体层摄影是断层成像的雏形,体层影像中某一选定层面上组织结构的影像显示清晰,同时使成像层面以外的其他组织影像模糊不清。随着 CT 的出现和技术的进步,体层摄影已经很少应用。高千伏摄影是用 120kV 以上的管电压产生穿透力较强的 X 线,获得在较小的密度值范围内能显示层次丰富的光密度影像照片的一种检查方法,高千伏摄影常用于胸部。高千伏摄影可以缩短曝光时间,减少患者辐射剂量。软 X 线是指 40kV 以下的管电压产生的 X 线,它的穿透力较弱,通常由钼靶产生,又称为钼靶摄影,常用于乳腺检查。普通 X 线检查依靠人体自身组织天然对比形成影像,对于缺乏自然对比的结构或器官,可将密度高于或低于该组织的物质引入器官或周围组织间隙,人为地使之产生密度差别而形成影像,称为造影检查。

（三）数字化 X 线成像

根据成像介质的不同，X 线成像可分为使用传统银介质胶片作为影像接收介质的普通 X 线成像和使用数字化成像介质的数字化 X 线成像。现代临床医学 X 线影像技术以数字化成像为主流。数字化成像技术主要包括计算机 X 线摄影（computed radiography，CR）和数字化 X 线摄影（digital radiography，DR）。

CR 使用影像板作为影像接收介质，经读取装置读取，由计算机生成数字化影像，再经过数字 / 模拟转换，形成灰阶影像，灰阶影像可于监视器中观察或经打印机打印于胶片上。DR 又称为直接数字化 X 线摄影，使用与计算机物理连接的平板探测器作为影像接收介质，探测器的模拟信号直接数字化而形成数字影像，存储于计算机中。数字化影像便于存储和交流，可以在图像处理软件中进行优化处理，另外投照条件宽容范围增大且投照条件减低，有利于减少患者接受的辐射剂量。

二、CT

（一）CT 成像的基本思想和发展

CT 全称为 computed tomography，即计算机体层成像。第一台可供临床应用的 CT 设备于 1971 年 9 月安装在 Atkinson-Morley 医院，1971 年 11 月 4 日第一次对患者进行扫描，可以清晰地看到病灶。由于他们在计算机断层成像方面所做的开创性工作，1979 年 Cormack 和 Hounsfield 共同获得了诺贝尔生理学或医学奖。

最初设计的 CT 只能采用逐层步进 - 采集的模式进行扫描。在这种模式中扫描和数据采集周期中患者静止不动，而 X 线球管和探测器以一定的速度绕患者旋转一周完成一个断层的扫描，之后患者移动至下一个扫描位置进行扫描。20 世纪 80 年代末至 90 年代初，螺旋 CT 开始投入使用。螺旋扫描是通过滑环技术与扫描床连续移动相结合而实现的，滑环装置由一个连续移动的转子和一个供电系统组成，滑环装在固定部分，电刷装在移动部分，电刷沿滑环移动，供电系统经滑环和电刷向 X 线管供电。在螺旋扫描中，患者以恒定速度平移的同时连续不断地曝光并采集数据，X 线投射在患者身体表面的路径轨迹是螺旋线，因此，该扫描方式被称为螺旋 CT。随着探测器排数的增多，使得 CT 的体积覆盖能力大幅度提高。目前临床应用的 CT 为多层螺旋 CT。螺旋扫描 X 线管连续旋转，扫描时间缩短，所获得的投影数据是沿纵轴的连续数据，可提取任意层面的投影数据进行重建，并可提高三维重建和多平面重建的图像质量。螺旋 CT 中容积扫描采集的不是一个层面的数据，而是一个器官或部位的容积数据。多层螺旋 CT 中由于探测器数目的增加，在一次 360° 扫描中可以对更大范围的结构进行采集数据,加快了扫描速度。

(二) CT 的成像原理

CT 的硬件结构包括数据采集系统和图像处理系统。数据采集系统有扫描机架、X 线球管、发生器、准直器、探测器、对数放大器、模数转换器、接口电路等。图像处理系统包括计算机、阵列处理机、存储设备、数模转换器、图像显示器、接口电路等。

扫描机架分为转动部分和固定部分,转动部分包括 X 线球管及其冷却系统、准直器、探测器、高压发生器等,固定部分包括扫描机架和驱动系统等。X 线球管为大功率旋转阳极 X 线球管,管电流 100~600mA,球管热容量 3~7MHU。CT 扫描时穿过人体的 X 线和电信号之间的能量转换由探测器完成,分为固体探测器和气体探测器两种。固体探测器为半导体探测器,由稀土陶瓷闪烁体吸收 X 线后发出的光信号直接耦合到光电管,放大后传送到测量电路,A/D 转换输入计算机,获得原始扫描数据。

CT 是利用人体组织对 X 线吸收差异的原理进行成像的。X 线在穿透物质时其强度呈指数规律衰减,遵循 Lambert-Beer 吸收定律: $I=I_0e^{-\mu d}$。式中的 I_0 为入射 X 线强度,I 为衰减后的 X 线强度,μ 为接受 X 线照射组织的线性吸收系数,d 为均匀物质的厚度,e 为 Euler 常数(2.718)。I、I_0 和 d 均可测定求得,因此,可得出该物质的吸收系数。

CT 检查时,X 线束对一定厚度的层面进行扫描,由探测器接收该层面上各个不同方向人体组织的 X 线衰减值,经模 / 数转换器输入计算机,设定人体组织由大量不同等密度单元体组成,计算出每个单元体的线性吸收系数矩阵,再将矩阵中的数值经过数 / 模转换,用不同的灰阶等级在显示器中呈现。CT 原始数据转化为 CT 图像的过程称为重建。在原始横断面图像的基础上,重新组合或构筑形成其他图像的处理过程称为重组,如多平面图像重组、曲面重组等。

CT 值的单位为 HU(Hounsfield unit),是 CT 影像中用以反映机体内组织密度的重要量化参数。CT 值的计算以水为标准,各组织与水相比得出相对值。计算公式如下:某物质 CT 值 =1 000×(μ 该物质 −μ 水)/μ 水。空气的 CT 值约为 −1 000HU,脂肪组织的 CT 值约为 −100HU,水的 CT 值为 0HU,软组织的 CT 值为 20~60HU,皮质骨的 CT 值约为 1 000HU。

CT 中的像素以灰阶的形式反映密度的差异,必须根据检查部位和显示要求正确设置窗宽、窗位才能充分利用有限的灰阶反映密度的差异。窗宽(window width)是指图像中灰阶所包括的 CT 值范围,在此范围内的组织均以不同的模拟灰度显示,CT 值高于此范围的组织均显示为白色,低于此范围内的组织均显示为黑色。窗位(window level)是此 CT 值范围的中心值。

（三）多层螺旋 CT

多层螺旋 CT（multi-slice spiral CT）在检查扫描时，检查床沿纵轴方向匀速运动，同时 X 线球管连续旋转式曝光，采集的扫描数据分布在一个连续的螺旋形空间内，因此，螺旋 CT 又称为容积 CT 扫描（volume CT scan）。多层螺旋 CT 扫描速度快，可以有效减少运动伪影。容积数据可以进行高质量的多平面重组、容积再现、最大密度投影等后处理，丰富并拓展了 CT 的应用范围。容积数据可以避免微小病灶的遗漏。多层螺旋 CT 是目前 CT 的主要检查方式，通过静脉高压注射对比剂，可以使血管成像，广泛应用于血管造影、定量骨密度测量、胆系造影、多期相扫描、灌注成像等。

CT 对于发现体内的生理性和病理性钙化有较好的敏感性。通过发现钙化灶，CT 对于多种结石症、炎症性以及肿瘤性疾病的诊断均具有一定的帮助意义。

（四）锥形束 CT

1. 成像原理　锥形束 CT（cone beam CT，CBCT）的原理是利用锥形 X 线束以较低的射线量围绕被投照体环形数字化投照，由二维平面影像探测器接收 X 线后经模拟 / 数字转换，重建出原始图像。区别于传统 CT 或螺旋 CT 中 X 线束经准直器准直为扇形的特点，故取名为锥形束 CT。

锥形束 CT 的探测器为二维探测器，包括平板型和非平板型。平板型探测器包括互补金属氧化物半导体（complementary metal oxide semiconductor，CMOS）探测器和非晶硅探测器。非平板型探测器由电荷耦合器件（charge coupled device，CCD）和影像增强器构成。二维探测器中获取的二维影像数据经过重建获得三维影像数据。

2. 锥形束 CT 图像的特点　锥形束 CT 成像具有空间分辨率高、密度分辨率低、辐射剂量低等特点，特别适用于骨骼、牙等硬组织成像。锥形束 CT 经容积扫描获得容积数据，其体素具有各向同性，能够通过多平面重组、曲面重组、容积再现、最大密度投影等后处理技术得到多种图像显示病变组织与正常结构。锥形束 CT 空间分辨率多为 0.1~0.2mm，一般高于螺旋 CT（0.33mm），因此更适合结构细微的高密度物体成像。锥形束 CT 的扫描也受其探测器大小的限制，一般为 2~19cm。

3. 锥形束 CT 的临床应用　锥形束 CT 在口腔颌面医学影像学中有成熟的应用经验。对于牙及牙周疾病、颌骨及颞下颌关节疾病等均有较好的诊断意义（图 21-2）。同时，由于其显示颌骨结构的准确性远远高于传统 X 线影像，所以口腔颌面锥形束 CT 也广泛应用于口腔正畸和牙种植治疗中。

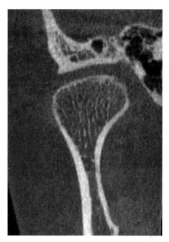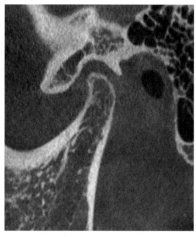

图 21-2 颞下颌关节锥形束 CT,显示髁突骨密质、
骨松质和关节窝等骨性结构

（五）Micro-CT

1. 成像原理 Micro-CT（micro computed tomography）又称显微 CT,是一种用于观察小标本显微结构、高空间分辨率的计算机体层成像设备,也是一种非破坏性的三维成像技术。

Micro-CT 基于 X 线衰减的基本原理、三维空间成像的思维模式和锥形束 CT 成像的基本原理。采用微焦点球管发出锥形 X 线束,球管 - 探测器系统对样本进行 180° 以上不同角度连续二维成像,利用二维探测器接收 X 线信号后转换为数字信号并重建为图像。获得的三维容积数据可以通过多平面重组获得任意平面的二维图像和三维影像,并进行测量分析。获得的三维容积数据可应用于 3D 打印或 CAD/CAM 快速成型等。

2. 图像特点 Micro-CT 是目前最高空间分辨率的 CT 成像设备,其空间分辨率可达微米（μm）级别。其图像与临床应用的多层螺旋 CT 和锥形束 CT 相同,可以进行多平面重组、三维重组等后处理分析,可以显示任意平面的结构（图 21-3）。Micro-CT 除了可以反映样本内部尺寸、体积和各点的空间坐标等几何信息,还可以反映样品的 CT 值、空间分布等结构信息。与标准密度模体的 CT 值相比,Micro-CT 可以推算生物学样本的密度。Micro-CT 还可以对活体动物进行成像,也能够利用呼吸门控和增强扫描进行类似临床医学的成像。目前 Micro-CT 尚不能应用于临床医学诊断。

3. 应用 Micro-CT 主要应用于生物医学和工业研究。骨骼是 Micro-CT 重要的研究对象,通过图像分析骨小梁密度等规定分布参数,有助于进行骨密度定量测量研究。如骨松质与骨小梁结构的改变与骨质疏松症、骨关节病等。此外,micro-CT 在牙与牙周组织、生物材料、地质学等领域中均有应用。由于 Micro-CT 应用于骨组织形态计量学分析,可以进

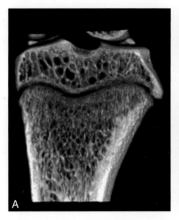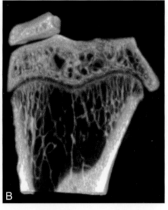

图 21-3　骨质疏松症大鼠动物模型胫骨 Micro-CT 图像

A. 正常对照　B. 胫骨,可见骨小梁稀疏

行活体成像或离体成像,且不需破坏生物学样本,因此在硬组织形态学分析方面具有优势。Micro-CT 还可以结合 PET 进行功能性三维成像,对于肿瘤、炎症等疾病的分子影像进行功能性研究。

三、B 超

1. 成像原理　超声是指频率超过人耳听觉范围,即大于 20 000 次 / 秒(Hz,赫兹)的声波。超声检查(ultrasound examination)是根据声像图特征对疾病进行诊断。超声波作为一种机械波,具有反射、散射、衰减及多普勒效应等物理特性。超声在体内传播过程中遇到不同组织或器官的分界面时,将发生反射或散射,可利用超声波的这一特性来显示不同组织的界面、轮廓。超声波在介质传播过程中声能逐渐衰减,尤其是在致密的骨质、钙质和结石中衰减值特别大,其后方减弱以至消失,出现声影。利用这一现象,超声可以发现病灶中的钙化成分或用于结石症的诊断。发射声源与接收器之间存在相对运动时,接收器收到的频率因运动而发生变化的现象称为多普勒效应。发射频率与接收频率之间的差值为频移,与运动速度成正比,利用这一现象可用于测量血流速度、血流方向及血流的性质。

2. 图像特点　由于机体组织的声阻不同,导致超声影像有差异。骨骼、钙化灶、结石和含气的肺表现为强回声伴声影。由于高密度结构的阻挡,声波不能达到其后方的区域,即可见在强回声后方的无回声区,称为声影。血管壁、脏器包膜、肌腱等致密纤维组织表现为高回声不伴声影。肝、脾、胰腺实质等表现为中等强度回声。脂肪组织表现为弱回声。液体表现为无回声。

超声检查可以发现机体内的异常病灶,明确脏器或病变的位置和大小形态,分析病变的边缘轮廓。通过测量可以获得病变进行的长度、面积、体积等基本信息。应用多普勒超声观察病变内部血流分布,可以进行血管疾病诊断。对于病变可以进行弹性量化分析。通过这些方式对于病变的性质可以进行鉴别。超声是无创性检查方法,可以多次重复观察,无放射性损伤。

3. 应用 由于超声的影像特点,其广泛应用于消化系统、心血管系统、泌尿系统、浅表器官及骨骼肌肉系统的检查,妇科以及妊娠检查。介入性超声包括内镜超声、术中超声和超声引导下经皮穿刺、引流等介入治疗。

由于钙化组织在超声中表现为强回声伴声影,因此超声对于多种器官的结石性疾病均有较好的诊断价值,例如肝胆结石、泌尿系统结石、唾液腺结石等。

由于骨骼是致密钙化的结构,超声波在骨表面几乎完全被反射,很难穿透骨组织,故难以得到正常骨骼深面的图像。但在病理情况下骨骼表面被破坏变薄,超声可部分透入,也使得超声在骨疾病诊断方面的应用成为可能。

四、磁共振成像

磁共振成像(magnetic resonance imaging, MRI)在医学影像学的应用日益广泛,对于多种疾病具有不可替代的价值。磁共振成像的原理十分复杂,在此仅进行简要介绍。

1. 成像原理 机体内含有多种磁性原子核和非磁性原子核。磁性原子核具有自旋的特性,即以一定的频率绕自身轴高速旋转,产生一定大小、方向杂乱无章的磁化矢量,称为核磁。当机体处于静磁场中时,体内质子产生的小磁场呈与主磁场平行和与主磁场相反两种能级排列。此时,在某种特定频率的射频作用下,质子发生共振现象,低能级状态的质子跃迁到高能级,产生具有一定方向的宏观磁化矢量。在射频脉冲停止后,宏观磁化矢量逐渐向稳态恢复,在横向和纵向弛豫过程中发出 MR 信号。通过 MR 信号的接收、空间定位和图像重建等一系列处理,成为 MR 图像。

^{1}H 结构简单,在机体内含量最多,且相对磁化率最高,所以一般所指 MRI 图像为质子成像。常规 MRI 信号主要来源于水分子中的质子和脂肪中的质子。机体中不同组织的质子含量不同,横向和纵向弛豫的时间不同,是 MRI 显示解剖结构和病变的基础。

2. 图像特点 MRI 是多参数成像,通过质子加权像(PDWI)、T1 加权像(T1WI)和 T2 加权像(T2WI)等反映机体组织在质子密度、T1 值和 T2 值等方面的差异。

MRI 有多种成像脉冲序列。其主要的常规成像脉冲包括自旋回波(spin echo, SE)、梯度回波(gradient echo, GRE)、反转恢复(inversion recovery, IR)序列等。脂肪组织在 T1WI、

T2WI 和 PDWI 中均表现为高信号,利用脂肪抑制序列可使其信号强度降低,从而鉴别是否是脂肪组织。快速流动的血液在某一层面受到激发,但在采集信号时受激发层面的血液已经流出采集层面,称为流空现象,使得血管腔可以在不使用对比的情况下显影。MR 血管成像常用技术有时间飞跃法(time of flight,TOF)和相位对比法。MR 水成像是采用长 TR、很长 TE 获得重度 T2 加权像,从而使体内静态或缓慢流动的液体呈现高信号,而实质性器官和快速流动的液体呈低信号的技术。通过 MR 水成像可以进行 MR 唾液腺造影、MR 胆胰管造影、MR 尿路造影等检查。

3. 临床应用　MRI 无辐射损伤,属无创检查,对于脑组织和软组织分辨率较好,已应用于全身各系统的成像诊断。在骨骼疾病的影像学诊断中,MRI 可以发现骨髓信号变化、骨周围软组织变化、关节表面软骨变化、关节盘变化等信息,对于骨关节疾病的影像学诊断亦十分重要。

五、放射性核素显像

放射性核素显像(radionuclide imaging)是利用放射性同位素示踪法成像的影像技术,包括单光子发射计算机断层成像(SPECT)和 PET。

1. SPECT　SPECT 是利用 ^{99m}TC、^{133}I、^{67}Ca、^{153}Sm 等能够发射单光子的同位素药物进行成像的检查方法。放射性药物通过合成代谢、细胞吞噬、循环通道、选择性浓聚、选择性排泄、化学吸附和特异性结合等方式与不同的组织器官相结合,发射出射线,如 γ 射线,可被 γ 照相机等显像仪器定量检测并形成图像,可以反映脏器代谢和功能状态,进行多期相动态显像以利于疾病诊断(图 21-4)。与主要显示形态变化的 X 线成像、CT、MRI 和超声相比,SPECT 能够显示功能代谢信息和具有较高的特异性,但其空间分辨率较差,影像分辨率不高,对细微结构的定位不准。

2. PET　PET(positron emission tomography)是将 ^{18}F、^{11}C、^{13}N、^{15}O 等可以发射正电子的核素药物标记在人体所需的营养物质或药物上注射入体内,这些核素发射的正电子与周围广泛分布的负电子之间发生"湮没"时可发出两

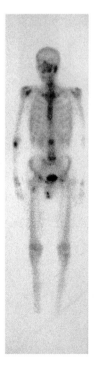
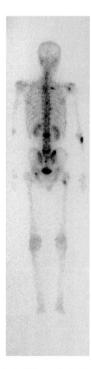

图 21-4　肺癌骨转移 ^{99m}TC 全身骨扫描,显示脊柱多灶、左下颌开支、右肘关节、右骶髂关节、右股骨上端多处异常浓聚病灶

个方向相反的光子,这两个光子可以被 PET 探头同时检测,称为符合事件。符合事件的多少由药物的密集程度所决定,这样 PET 就可以无创地反映体内的生理代谢状态。通过使用不同的药物载体(^{18}F- 脱氧葡萄糖、^{18}F- 多巴胺、^{11}C- 蛋氨酸、^{13}N- 氨、^{15}O- 水、^{15}O$_2$),可以测量组织的葡萄糖代谢活性、蛋白质合成速率等。^{18}F- 脱氧葡萄糖(^{18}F-FDG)是最常用的 PET药物,进入机体后能够像葡萄糖一样被摄取和磷酸化,可以用来显示组织对葡萄糖的需要量,也称为代谢率,可以应用于心肌梗死、肿瘤以及神经系统的功能成像。

3. PET-CT PET-CT 是将 PET 功能性成像与 CT 解剖性成像相结合的影像技术,由 PET 显示病灶的功能代谢信息,由 CT 提供病灶的精确解剖形态分析,在一次显像中获得全身各方位断层融合图像,应用于肿瘤等疾病的全身检查,可早期发现病灶和诊断疾病(图 21-5)。

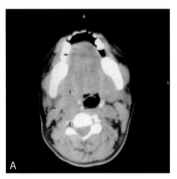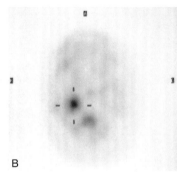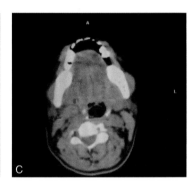

图 21-5 颈部肿物 PET-CT 图像

A. CT 见右侧上颈部肿块 B. PET 提示相应部位代谢活动异常增强 C. 融合图像 PET-CT 可同时显示解剖结构与代谢变化

第二节 正常矿化组织影像

人体内正常的生理性矿化组织包括骨骼、牙和关节。

一、骨骼

骨骼结构由骨组织、软骨组织、脂肪、造血组织、血管、结缔组织和神经组成,既是支持人体的结构性框架,也是钙、磷和镁等矿物质的储存库,参与人体电解质平衡的调节。骨髓是血液系统和免疫系统的重要器官,参与机体许多重要的生理代谢调节。骨骼的质和量决定骨骼的正常生理状态。骨骼中的羟基磷酸钙等无机质决定骨骼的强度,而有机质决定骨骼的韧性。成人有 206 块骨,可分为长骨、短骨、扁骨和不规则骨。

骨(bone)是由骨组织(骨细胞、胶原纤维和基质)构成,分为骨密质和骨松质两种形态。骨密质和骨松质两种形态的骨组织均由三种骨细胞和细胞间骨基质构成。骨细胞包括骨母细胞、骨细胞、成骨细胞和破骨细胞,骨基质包括有机质和无机质。密质骨中有中央管(Haversian canal),内有纵向排列的血管通过,血管分支位于穿通管内,呈同心圆状排列形成骨单位。骨密质形成骨的外层。骨密质外覆骨膜,骨膜分两层,内层为富含血管的结缔组织,内含成骨细胞;外层为致密的纤维组织,内含血管、淋巴管和神经。骨密质在 X 线片表现为密度均匀致密,外缘光滑整齐,在 CT 中呈致密的线样、带状影。由于骨组织中缺乏氢原子核,在所有 MRI 序列中均表现为极低信号。正常骨膜在 X 线片中不显影像,出现骨膜增生成骨则为病理现象。

骨密质的内部为骨松质,骨松质含骨小梁和内部的骨髓结构。骨小梁形成网状结构,内含骨髓,有丰富的血管、淋巴管和神经。骨髓具有造血功能。骨基质中含有大量的钙盐和磷酸盐,是钙磷储存库,参与体内钙磷代谢。含有骨小梁的骨松质在 X 线片中可见细致而整齐的骨纹理结构,CT 表现为细密的网状影。骨髓包括红骨髓和黄骨髓,正常人各部位骨髓中红、黄骨髓的比例随年龄增长而变化。黄骨髓在 CT 中表现为 CT 值接近 -100HU 的低密度,在 T1 加权像中为高信号,在 T2 加权像中为高信号,在脂肪抑制序列中呈低信号。新生儿所有骨髓均为红骨髓,T1 加权像信号强度等于或低于肌肉。红骨髓逐渐向黄骨髓转化,通常由四肢周围骨向中心中轴骨逐渐转化。在成人只在脊柱、胸骨、肋骨、骨盆、颅骨、肱骨近端和股骨近端存在红骨髓,其余部位均以黄骨髓为主。

骨形成的方式包括膜内成骨和软骨内成骨两种。骨于胚胎第 8 周开始,间充质细胞直接向成骨细胞分化,继而产生骨基质并逐渐钙化,为膜内成骨方式。发生于中胚层间充质颅骨、上颌骨和长骨的增粗等均由膜内成骨完成。躯干、四肢骨由软骨内成骨完成。膜内成骨中原始间充质细胞首先分化为成纤维细胞,形成结缔组织膜,由骨化中心开始分化出现骨母细胞,分泌骨胶原和基质,形成骨样组织,钙盐沉积后钙化成骨。软骨内成骨中原始间充质细胞首先分化为软骨母细胞形成软骨雏形,在软骨内首先出现初级骨化中心,在软骨体中部产生骨领,在软骨中心部位通过血管化形成骨髓腔。在软骨两端形成次级骨化中心,分别形成骨干和骨骺。在生长发育期,骨干与骨骺之间存在骺软骨,为未骨化的透射影像。成年后骺软骨停止生长,全部骨化,骨干与骺之间遗留一骺线或完全消失,称为骨骺板遗迹,可在 CT 或 X 线片中观察到(图 21-6)。全身骨骼中扁平骨(肋骨、颅骨等)、长骨的骨端聚集放射线较多,长骨骨干聚集放射线较少。

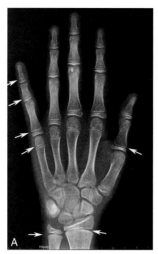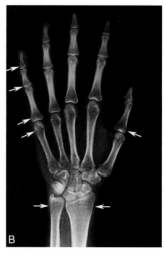

图 21-6　手正位 X 线片

A. 箭头自下向上显示生长发育期青少年尺骨、桡骨、掌骨
和指骨等骨骼的骨骺板，为软骨结构，呈低密度线样影像
B. 箭头示骨骺板遗迹，低密度线样影像消失，与骨干融合

二、牙

　　哺乳动物的牙体组织具有类似的结构：牙釉质、牙本质、牙骨质及牙髓（图 21-7，图 21-8）。牙釉质是构成牙冠表面的硬组织，是牙体组织中高度钙化且最坚硬的组织，也是人体中钙化程度最高的组织。牙骨质是构成牙根表面的硬组织。牙本质是构成牙体的主要结构，位于牙釉质和牙骨质内层，其内容纳牙髓，牙髓是含血管、神经和淋巴的结缔组织。根据功能的需要，牙分化成为不同的外形，在人类可分为切牙、尖牙、前磨牙和磨牙。牙的发育是由复杂的上皮及上皮下间充质相互作用而来，牙釉质为外胚层来源，牙本质、牙骨质和牙髓为外胚间充质来源。

　　牙釉质是由成釉器内上皮分化而来的成釉细胞形成的。是人体中钙化程度最高的组织，约 90% 的结构为钙化结构，因此在成像中 X 线衰减较多，为 X 线阻射程度最高的结构。牙本质约 75% 为钙化成分，影像密度与骨密质接近。在 X 线影像中牙本质与牙釉质界限清楚。牙骨质覆盖于牙根部牙本质表面，其钙化程度与牙本质接近，通常在临床医学影像中牙骨质不能清晰识别。牙髓腔和根管内容物为无钙化的牙髓组织，因此，当 X 线经过含有牙髓腔和根管的牙体组织成像时，影像密度较低。年轻人牙髓腔较宽大，随着年龄的增加牙髓腔侧逐渐产生继发性牙本质，牙髓腔逐渐变小，根管变细。牙周支持组织的影像可见骨小梁、牙槽嵴顶、骨硬板以及牙周膜间隙。

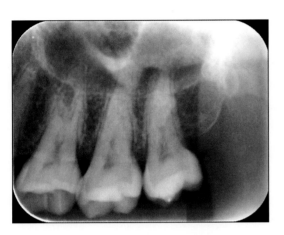

图 21-7　根尖片显示上颌磨牙结构

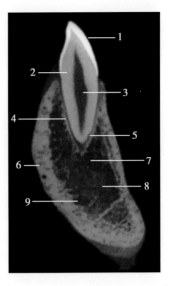

图 21-8　下颌尖牙锥形束 CT 图像

1. 牙釉质；2. 牙本质；3. 牙髓腔；4. 牙周骨硬板；5. 牙周膜；6. 骨密质（舌侧）；7. 骨松质骨髓腔；8. 骨松质骨小梁；9. 下牙槽神经管。

三、关节

骨与骨之间通过纤维结缔组织、软骨或骨相连，形成骨连接，间接骨连接又称为关节（articulation）或滑膜关节（synovial joint）。人体关节有三种类型：不动关节，即纤维性关节，如颅缝等；微动关节，即软骨性关节，如耻骨联合；能动关节，如四肢关节。关节的基本结构包括关节面、关节囊和关节腔。为了适应关节的功能需要，关节韧带和关节盘等辅助结构对于增加关节的稳定性和灵活性均十分重要。关节面是骨与骨相连的接触面，由骨、软骨和表面滑膜组织构成。关节软骨多数为透明软骨，少数为纤维软骨。为适应不同部位关节的功能需要，不同关节的形态构造和组织学特点各有差异。关节软骨在生长发育期对骨骼生长发育和塑形发挥作用，成人后亦不骨化，在关节中起缓冲运动摩擦、振荡和压力的作用。

X 线片是观察关节首选的影像学方法。关节间隙在 X 线片上为两个骨端骨性关节面的低密度间隙，是关节软骨、关节间纤维软骨和真正的关节腔的投影。骨性关节面表现为边界连续光滑锐利的线样致密影像。两个相对的骨性关节面光滑整齐，相距匀称，间隙清晰，宽度均匀。关节间隙的宽度因部位和年龄而异。关节囊在 X 线片中不显影。MRI 能够更为清楚地显示关节的各种结构（图 21-9）。关节软骨在 T1 和 T2 加权像中均呈弧形中等或略高信号的影像，表面光滑。软骨下骨性关节面在 T1 和 T2 加权像中均呈清晰锐利的低信号。骨髓腔在 T1 和 T2 加权像中均呈高信号。

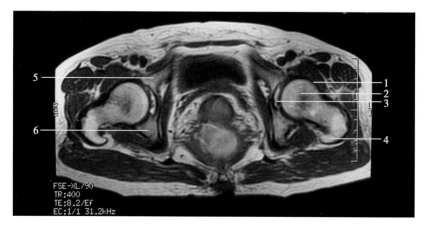

图 21-9　双侧髋关节 T1 加权 MRI 影像，可见双侧股骨
头骨密质呈低信号，内部骨松质呈高信号

1. 股骨头骨密质；2. 股骨头骨松质；3. 股骨头韧带；4. 股骨大转子；5. 耻骨体；6. 坐骨体。

第三节　异常矿化相关疾病的影像学诊断

骨的影像学评价包括骨骼形态、骨密度、异常病变等方面。骨骼形态异常常见于发育异常性疾病。骨密度异常常见于代谢性骨疾病。而出现异常病灶则通常提示感染性或肿瘤性疾病。对于关节的影像学评价还包括关节间隙、关节软骨等方面。感染、肿瘤、代谢性疾病等往往导致骨密度的弥漫性或局限性变化，其病理基础是矿物质的吸收溶解，X 线片和 CT 对于反映骨矿化程度的变化有较高的敏感性。骨骼矿化程度的变化、病变分布特征以及临床表现，对于疾病的诊断十分有益。

一、常见骨骼疾病的影像学诊断

骨骼疾病种类繁多，包括创伤、感染、肿瘤、骨坏死、结缔组织病以及发育性异常等。营养、力学因素、内分泌激素、旁分泌激素、生长因子和细胞因子等多种因素可影响骨的正常生理性代谢的内稳态。代谢性骨病是骨的代谢紊乱性疾病或由于代谢异常所导致的骨疾病，由于影响骨骼代谢的因素是广泛的，故而骨代谢性骨病可以是全身性疾病，也可以是局限性疾病。

（一）骨质疏松症的影像学表现

骨质疏松症（osteoporosis）是一种全身代谢性骨骼疾病，以骨量减少、骨组织微结构破坏为特征，表现为骨密质变薄，骨小梁变细、稀疏、断裂，骨强度和韧性降低而易发生骨折。骨质疏松症可分为原发性和继发性两种。原发性骨质疏松症占 90% 以上，包括常见的绝经后骨质疏松症、老年性骨质疏松症和特发性骨质疏松症。继发性骨质疏松症是发生于内分泌疾病、肿瘤、消化系统疾病、功能障碍、营养不良、结缔组织病等多种疾病的情况。

普通X线影像表现为骨密度减低、骨密质变薄、骨小梁稀疏变细。当骨矿物质丢失30%以上时，可以在普通X线片中观察到骨质疏松的影像。X线片不能用于早期诊断骨质疏松症，但作为最早应用于诊断骨质疏松症的影像学方法，其影像学表现在疾病的影像学诊断中具有意义。严重的骨质疏松症可出现骨密质的变化，如骨密质变薄、骨密质内哈弗小管增宽、骨髓腔增宽、骨密质内膜面骨小梁化、内膜扇贝样、骨密质内隧道。骨密质变化一般出现在骨小梁变化之后。骨小梁的变化在腰椎X线片中早期表现为椎体中央区透光度逐渐增大，是骨质疏松症的重要表现之一，可见骨小梁吸收变少，尤其是水平向次级骨小梁减少为著，而纵向初级骨小梁显影明显（图21-10），呈栅栏样表现或网格状结构。骨折是骨质疏松症主要的并发症，尤其是椎体骨折，椎体压缩骨折多见于胸腰段，椎体呈楔形、双凹形或楔形压缩变形。

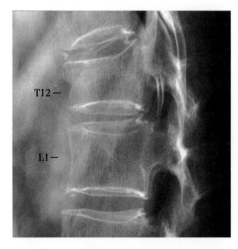

图21-10　X线侧位片显示第1腰椎（L1）椎体中纵向初级骨小梁影像显著，水平向次级骨小梁影像减少，椎体骨密质变薄；第12胸椎（T12）压缩性骨折

CT可显示骨质疏松症早期和较细微的变化，对于椎体骨折、骨小梁变化情况的发现早于并优于普通X线检查。椎体的CT骨量定量检测可测量骨密度，对于骨质疏松症的诊断具有较准确的临床价值。在动物实验中可利用Micro-CT分析骨小梁体积、骨小梁密度和骨组织体积等定量测量参数，综合反映骨质结构变化，因此Micro-CT常应用于骨质疏松症的基础研究。

腰椎MRI也可反映骨质疏松症中骨松质的变化，但是对于显示骨质疏松的敏感性有一定限度。椎体中的MRI信号主要由骨髓中的水和脂肪及部分缓慢流动的血液所产生。骨质疏松症中骨髓脂肪成分增加，水含量减低，因此可引起MRI信号改变。早期或轻微的骨质疏松症MRI信号无明显改变。中重度骨质疏松症椎体T1信号出现均匀性或不均匀性增强，T2加权像中信号增强不明显。MRI对于合并椎体骨折的骨质疏松症的诊断是十分必要的，可以观察到病变的椎体和椎间盘的变形情况。

（二）维生素D缺乏症的影像学表现

维生素D缺乏症（vitamin D deficiency）是一种由于维生素D及其代谢产物缺乏，使钙磷代谢异常,发生成骨障碍,在骨发育成熟之前称为佝偻病(rickets),在成年人称为骨软化症(osteomalacia)。佝偻病多见于3岁以下幼儿,临床症状包括睡眠不深、夜惊、盗汗、牙发育迟缓等。患儿可表现有囟门晚闭、方颅、串珠肋、鸡胸、膝内翻和膝外翻等临床体征。佝偻病以腕关节、踝关节、膝关节和肋骨前端改变为主。血清学检查表现为血钙、磷降低,血清碱性磷酸酶升高。

X线片是诊断和评价佝偻病的首选影像学方法,早期表现为长骨干骺端骨小梁紊乱、疏松,之后骨骺端增宽、边缘模糊。骨骺出现延迟或轮廓不清,其内骨松质稀疏,骨干长度增长缓慢,颅骨骨缝闭合障碍等。经治疗后骨骺端逐渐正常化,表现为骨骺板先期钙化带再钙化。

(三)骨感染性疾病的影像学表现

骨感染性疾病常见化脓性骨髓炎和骨结核。骨感染性疾病首选X线片作为检查方法,对于显示骨质破坏和增生硬化有意义。CT对于发现早期骨质的改变优于X线片。X线片和CT的普遍表现包括骨破坏、骨硬化、骨膜反应和死骨等。MRI检查对于发现早期骨髓水肿和软组织改变非常敏感。

化脓性骨髓炎常由金黄色葡萄球菌引起,由血源性和外源性感染引起。根据临床病程可以分为急性化脓性骨髓炎、慢性化脓性骨髓炎和慢性硬化性骨髓炎。急性化脓性骨髓炎早期X线表现轻微,MRI可发现骨髓水肿和软组织肿胀。继而出现骨内局部脓肿并引起骨质破坏,并伴有骨质修复和骨膜反应,X线片出现骨松质内低密度斑片样骨质破坏,CT和MRI可发现骨髓内脓肿。当出现较大范围的骨质吸收溶解时,X线片可见骨质破坏累及骨密质,出现骨膜反应。病变迁延不愈,可进入慢性期,形成局部游离、密度增高的死骨,病变周围可出现明显的骨质增生和硬化反应,以及骨膜反应性成骨。慢性硬化性骨髓炎由于膜内成骨反应突出,可导致骨膨隆变形,病灶周围见广泛的骨质增生、硬化、骨密度增高等(图21-11)。

骨结核多由体内其他部位的结核灶经血行播散而致,最易侵犯血供丰富的骨松质。骨结构以不规则进展性骨破坏为主要表现,活动期无明显的骨质增生、硬化,长骨近骨骺端病灶易累及关节出现关节结核。骨结核灶突破骨质结构后可在软组织

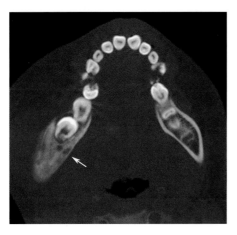

图21-11　慢性下颌骨骨髓炎,可见大量骨膜反应性成骨致骨膨隆变形,骨松质密度增高(箭头示)

内形成冷脓肿。在结核灶愈合过程中出现边缘骨质增生。发生在 10 岁以下儿童短骨的骨结核,可引起骨干膨隆,骨密质变薄,伴层状骨膜反应,为骨气鼓征。脊柱是骨结核易发生的部位,以腰椎最常见,可发生于椎体中心、椎体边缘、椎体周围韧带和附件,常有明显的骨质破坏、椎体变形、周围骨质增生、椎间隙变窄、椎旁肿块等。

（四）骨缺血性坏死的影像学表现

骨缺血性坏死(avascular necrosis of bone)是非感染性的骨端骨骺局部血供障碍引起的骨骺坏死性疾病,以骨骺骨化中心发病多见。股骨头易发生缺血性坏死,与其血供特点有关。股骨头因血供障碍引起骨质变性、坏死,关节周围软组织充血、水肿、渗出,继而发生骨质脱钙、破坏。病变初期的主要病理改变是造血细胞和骨细胞的变性坏死,骨骼形态尚无改变,X 线片和 CT 无明显异常所见;MRI 在正常周围组织发生修复反应后出现双线征,可见 T2 高信号肉芽组织区域、低信号新生骨和坏死骨组织的混合影像。病变早期出现骨质破坏伴组织增生,X 线片可见坏死区骨质密度相对增高,骨外形无明显变化,CT 可见轻度囊性变。中期股骨头变形明显,股骨头内出现高密度硬化区、低密度囊变区和骨吸收带。晚期股骨头变形塌陷或碎裂,骨小梁融合明显,范围广泛。末期髋关节呈骨关节炎改变,关节间隙变窄,关节面骨质增生、死骨吸收,增生的骨质经改建关节面可较光滑。

（五）肿瘤和瘤样病变的影像学表现

骨肿瘤的种类繁多,包括软骨性肿瘤、骨源性肿瘤、巨细胞肿瘤、脉管肿瘤、造血系统肿瘤、转移性肿瘤、脊索肿瘤、瘤样病变以及肿瘤综合征等。临床医学影像学对于发现病变、分析病变性质、治疗干预以及预后观察等方面有重要意义。

X 线片是骨肿瘤和瘤样病变的首选检查方法。X 线图像空间分辨率高于 CT,可以清楚地显示病变的部位、破坏区域、肿瘤的形态以及肿瘤的钙化程度等(图 21-12)。MRI 可以较清晰地反映骨髓组织、软骨、骨膜以及骨相关软组织的变化,也是骨肿瘤诊断的重要工具。放射性核素成像对于发现早期转移性骨肿瘤具有明显的临床意义。

骨肿瘤及瘤样病变的基本影像特点是大体病理解剖学变化在各种影像学方法中的不同表现,所在病变的病理实质是其根本,影像学表现是其外在表现,可以在一定程度上反映病变的性质、范围、程度和毗邻关系,对某些疾病可以进行定性诊断。骨肿瘤的影像学基本表现有以下方面:病变形态、骨质破坏、骨膜反应、软组织肿块、肿瘤基质、反应骨和残存骨。

骨肿瘤一般表现为正常影像中的异常密度区或异常信号区域,可以单发或多发,具有一定的形态,如圆形、椭圆形、分叶状或沿骨骼形态发生。良性肿瘤、囊肿或瘤样病变的病变边界较清楚且伴有硬化边界。生长较快的良性肿瘤边界清楚但无明显硬化边缘,如骨巨细胞瘤。恶性肿瘤边界大多呈浸润性生长,生长较快且边缘模糊不清,呈现虫蚀样或浸润样边界。

　　骨质破坏(图 21-12)的病理实质是骨组织为病变组织所取代的结果,是由病变组织本身或由它引起破骨细胞生成及活动增强所致。骨质破坏的结果使病变不同程度脱矿,钙化程度减低,在 X 线片和 CT 中的透射性增加。

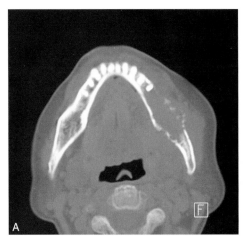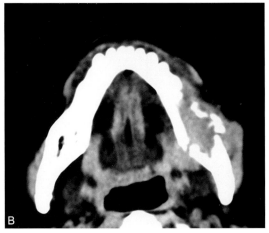

图 21-12　骨肿瘤中的骨破坏

A. 轴位骨窗　B. 轴位软组织窗

　　肿瘤基质指的是肿瘤细胞间的间质成分,包括骨样基质(图 21-13)、软骨样基质、纤维性基质、黏液样基质。不同肿瘤基质的 X 线衰减特征和密度信号不同,可为肿瘤诊断提供线索。骨样基质为成骨类肿瘤细胞产生的肿瘤骨矿化所致,常见于骨瘤、骨肉瘤、骨化纤维瘤、骨纤维异常增殖症等,这些常见疾病的肿瘤骨矿化特征明显不同,可以间接进行鉴别诊断。例如,成骨性骨肉瘤中肿瘤成骨可表现为骨膜 Codman 三角、日光放射状成骨(图 21-14)等。软骨样基质以软骨胶原为主要成分并可伴有不同程度的软骨化骨表现,可见于软骨瘤和软骨肉瘤,软骨化骨后可见矿化成骨现象,但较骨样基质矿化程度低、范围局限、形态散在。

　　反应骨是指骨骼骨质破坏时,骨膜或骨组织的增生反应、骨化现象,常见于病变周围的硬化性边缘和骨膜反应性成骨。反应性成骨不仅见于骨肿瘤,也见于骨炎症性病症(图 21-11)。残余骨是骨质破坏进展较快时,一部分尚未完全吸收脱矿的骨骼钙化组织被肿瘤组织包埋所呈现的现象。残余骨易表现为原有骨骼的形态,但残缺、中断、密度减低,常见于骨转移性肿瘤。

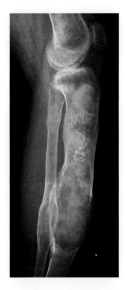

图 21-13　胫骨和腓骨骨纤维异常增殖症,可见胫骨及腓骨骨干异常膨隆变形,内部密度混杂不均,呈毛玻璃样密度,骨密质变薄

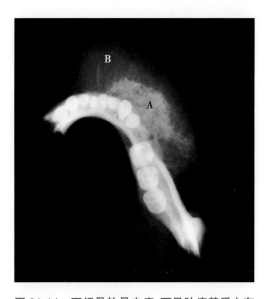

图 21-14　下颌骨软骨肉瘤,可见肿瘤基质内有大量成骨现象,成骨较多的区或表现为钙化程度较高,更加阻射 X 线的不规则骨化区（A 区域）,快速生长的肿瘤中的成骨表现有日光放射状成骨（B 区域）

在肿瘤持续生长体积增大的过程中,骨骼固有的结构成为其生长的限制性因素。良性肿瘤和瘤样病变在病变组织缓慢生长增殖和骨骼形态限制两方面因素作用下往往导致骨骼发生缓慢变形,引起骨骼局部膨隆、毗邻结构移位、骨密质变薄等。恶性度较高的肿瘤,骨小梁结构、骨骺软骨、骨膜、骨密质等结构只能暂时阻止肿瘤生长。所以,恶性肿瘤易于突破骨骼结构的限制蔓延至周围软组织,形成软组织肿块,这是诊断恶性肿瘤较可靠的表现。

二、常见关节疾病的影像学诊断

（一）退行性骨关节病的影像学表现

退行性骨关节病（degenerative articular disease）是由于增龄、慢性炎症等相关的关节软骨变性所引起的关节病变,常见于老年人,好发于膝关节、髋关节、脊柱等承重关节和活动关节。临床中许多骨关节病是与年龄增长相关的自然生理性改变,与年龄不相符的退行性骨关节病则多与关节炎症相关,一般可表现为自限性的关节疼痛、活动受限等症状。

关节软骨变性变薄后,软骨损坏程度不一致,关节间隙变窄在两侧关节不一致。关节间隙虽然变窄或不规则,但一般不发生关节强直。骨性关节面骨密质发生不同程度的致密硬化、增生,可形成骨赘、骨刺,关节面受压变形等（图 21-15）。在关节韧带或肌腱附着处易发生骨质增生。

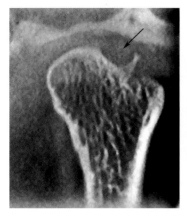
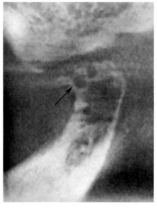
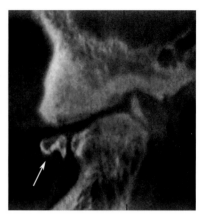

图 21-15 颞下颌关节骨关节病,可见髁突骨密质磨损(左),髁突骨质增生伴囊性变(中),
关节间隙内游离体形成(右)等表现(箭头示)

关节腔内滑液通过软骨和关节面破口在关节面下形成骨性关节面下假囊肿,表现为圆形或卵圆形的透亮区,周围出现边缘硬化反应(图 21-16),多发生在承重关节。骨性游离体在关节内呈圆形或椭圆形,大小不等,直径 0.1~1.5cm(图 21-17)。

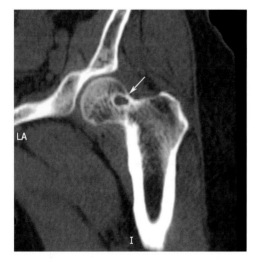

图 21-16 股骨头骨密质下囊性变,表现为骨密质下囊性影像,边界见骨硬化线(箭头示)

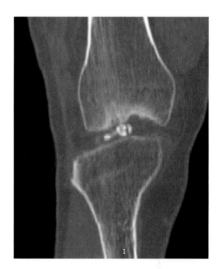

图 21-17 多平面重组 CT 冠状位图像显示膝关节骨关节炎,可见股骨下端关节面硬化,并见关节间隙内多发钙化游离体

（二）类风湿关节炎

类风湿关节炎（rheumatoid arthritis）是一种全身性免疫性结缔组织病,累及滑膜关节,从滑膜炎开始,逐渐形成滑膜血管翳,是富含血管的肉芽组织,覆盖于关节软骨表面。关节

软骨发生变性破坏、肉芽组织增生、纤维组织增生,使受损的软骨与骨端紧密粘连,最后关节腔发生大部分粘连,由纤维性粘连发展为骨性粘连。其多见于中年女性,发病缓慢,局部症状为关节肿胀、疼痛和活动受限,最后可产生关节强直。

类风湿关节炎有全身多发性、对称性的特点。影像学表现对于该病诊断有帮助。关节炎症期由于关节积液、关节囊肿胀等原因,可在影像中表现为骨性关节结构周围软组织密度增高影像,大量关节积液时出现关节间隙增宽。早期通过 MRI 可以观察到关节积液、关节血管翳、软骨破坏等影像学表现。关节骨性关节面的 X 线改变出现在发病 3 个月以后。早期表现为关节面骨质侵蚀样破坏,累及骨密质,逐渐出现骨密质模糊、中断,骨密质下吸收囊变,骨质疏松,病变周围可有硬化反应和新骨形成。病变晚期常有明显的关节畸形和骨性强直。

（三）强直性脊柱炎

强直性脊柱炎(ankylosing spondylitis)是一种自身免疫性疾病,以侵犯中轴关节和进行性脊柱强直为特征,好发于青年男性,常累及骶髂关节、脊柱和髋关节,可表现为下肢不对称性大关节炎,以进行性脊柱强直为特征,可起自骶髂关节,逐渐上行发展累及腰椎、胸椎和颈椎。强直性脊柱炎主要侵犯脊柱小关节和周围韧带,椎体前缘上、下角破坏,使椎体前凹面变直呈方形,可见纤维环和前纵韧带钙化,出现平行于脊椎的韧带骨赘,形成竹节状脊柱。随疾病进展,关节间隙可逐渐与增生骨质融合,最终发生关节骨性强直(图 21-18)。

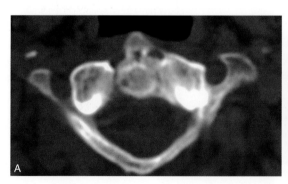
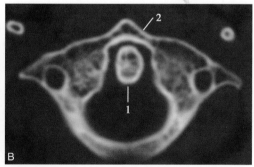

图 21-18 寰枢关节强直

A. 第一颈椎(寰椎)椎弓与第二颈椎(枢椎)齿突所形成的寰枢关节间关节间隙融合钙化 B. 正常寰枢关节

1. 枢椎齿突;2. 枢椎椎弓。

（四）滑膜软骨瘤病

滑膜软骨瘤病(synovial chondromatosis)是一种以关节滑膜内形成多发化生性软骨结节和关节腔内游离体为特征的关节疾病,其病理表现主要是关节滑膜增生聚集成小体,此种小

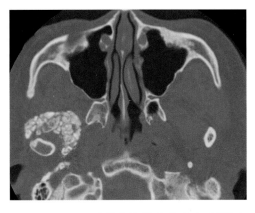

图 21-19　颞下颌关节滑膜软骨瘤病,可见右侧下颌骨髁突周围关节间隙充满钙化颗粒样游离体

体早期可被滑膜囊包绕,以后可游离于关节腔内,并逐渐发生钙化或骨化。游离体剖面核心常是骨组织,其外侧为软骨,再外侧为纤维结缔组织。游离体的形态、数目、大小变异可很大。

游离体未发生钙化时,X 线检查无明显阳性发现,CT 或 MRI 可以发现滑膜组织增生、关节积液等(图 21-19)。当游离体发生钙化后可在 X 线检查中发现,表现为沿关节腔分布颗粒样钙化。滑膜软骨瘤病中的游离体应该与退行性骨关节病中的游离体相鉴别。

三、常见牙齿疾病的影像学诊断

(一)牙体组织疾病的影像学表现

龋(caries)是最常见的牙体组织疾病,是牙硬组织发生慢性进展性破坏的疾病,其病理实质是牙硬组织脱钙和有机物分解。龋可分为急性龋、慢性龋、静止龋和继发龋等,可发生在牙齿咬合面、平滑面或根面。按病变进展,龋可分为浅龋、中龋和深龋。浅龋仅累及牙釉质或牙骨质,中龋已经进展至牙本质浅层,深龋进展至牙本质深层。根尖片、𬌗翼片或锥形束 CT 对于龋的临床诊断和治疗具有指导价值(图 21-20)。浅龋的影像学表现为阴性,或表现为圆形的凹陷缺损,边界不光滑。X 线片可以清楚地显示中龋和深龋,同时有利于发现根尖周病变。

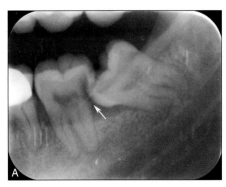
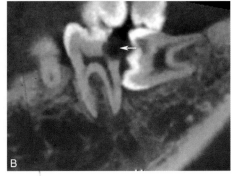

图 21-20　龋

A. 根尖片可见下颌第二磨牙远中牙体硬组织缺损,呈低密度影像(箭头示)　B. 口腔颌面锥形束 CT 可以更加准确地显示龋的范围及其与髓腔的关系(箭头示)

牙髓组织血液循环差，且随年龄增长在髓室内侧不断形成继发性牙本质，因此，牙髓腔不断变小、根尖孔变窄。由于受到各种理化因素的刺激，牙髓组织可发生变性、钙盐沉积，形成大小不等的沉积物，即牙髓钙化（pulp calcification）。牙髓钙化有局限性髓石和弥散性钙化两种。髓石表现为游离在髓室内的不同形状的类圆物，弥散性钙化可表现为砂砾样布满髓腔或髓室和根管影像完全消失。

（二）根尖周病的影像学表现

根尖周病（periapical diseases）是发生于根尖周围组织的炎症性疾病，多继发于龋和牙髓病，可以分为急性和慢性根尖周炎。急性牙髓组织来源的炎症作用于根尖周组织结构，早期可导致牙周膜影像增宽，继而出现根尖周骨板破坏、消失和根尖周骨结构破坏，出现局限性低密度影像。慢性根尖周炎可呈低密度病变表现，例如肉芽肿、囊肿等情况，病变周围可出现骨硬化反应（图 21-21）。牙髓组织慢性轻度炎症作用于根尖周组织可使根尖区骨小梁增粗致密，骨髓腔变小，称为根尖周致密型骨炎，影像学表现为根尖周影像密度增高，病理表现为沿骨小梁的钙盐沉积增多，是一种机体对于炎症的防御反应。

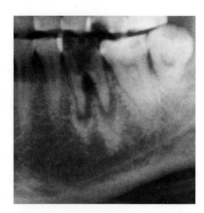

图 21-21　慢性根尖周炎，可见下颌第一磨牙龋，牙体组织缺损，根尖周阴影并伴有周围骨结构硬化

（三）牙周炎的影像学表现

牙周炎（periodontitis）是菌斑生物引起的牙周组织炎症、牙周支持组织破坏，以牙槽骨组织吸收破坏性为特点的疾病。病变起初是牙龈炎症，随着炎症的进展出现牙周组织和牙槽骨支持组织的炎症性破坏，可在 X 线片中出现牙槽嵴顶消失，牙周骨硬板可出现不同程度的破坏吸收，严重者牙槽嵴部分或全部吸收、破坏或消失（图 21-22）。牙周炎引起的牙槽骨吸收常表现为三种类型：水平吸收、垂直吸收和混合型吸收，常测量牙槽嵴与牙颈部釉牙骨质界的距离以评价骨吸收程度。

（四）牙釉质发育不全

牙釉质发育不全（enamel hypoplasia）是由于全身或局部病变使牙釉质发育受到阻碍而遗留下永久性的缺陷。其致病因素包括婴幼儿时期高热疾病、严重营养障碍、妊娠期间风疹、高血压等。由于成釉细胞变性，牙釉质基质不能沉积或钙化，形成牙釉质表面的缺损。牙釉质发育不全可累及部分牙列或整个牙列，牙本质不受累及。较轻者一般牙釉质形态正常，并无实质缺损但呈白垩色。牙釉质可有实质缺损，呈沟状或窝状缺损，有的牙面呈蜂窝

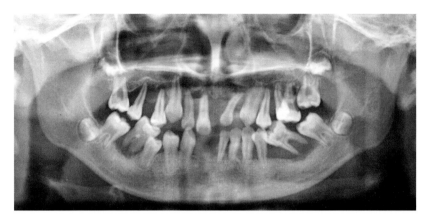

图 21-22　重度牙周炎,可见上下牙列全口牙槽嵴顶广泛吸收至根尖水平

状,严重时甚至没有牙釉质。X线表现为牙釉质不完整,牙冠形态异常,牙釉质厚度变薄、密度减低、形态不完整,牙釉质和牙本质之间的对比消失(图 21-23)。牙根、牙周及骨硬板、牙髓腔形态正常。

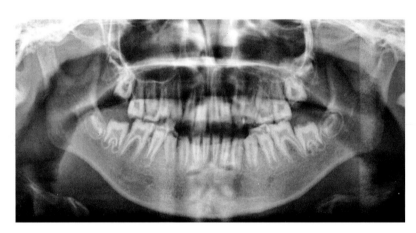

图 21-23　全口牙位曲面体层片显示牙釉质发育不全,上下恒牙列牙冠形态
不同程度缺损,牙釉质变薄,牙釉质与牙本质影像密度接近

四、组织异位性钙化的影像学诊断

一般认为钙盐的生理性积聚部位应仅限于骨、关节和牙齿,其他部位则为异位性钙化或病理性钙化。有些异位性钙化在临床上出现明显的病理性症状或与明显的临床疾病相关,例如炎症钙化、肿瘤钙化和血管钙化等。有些异位性钙化目前尚未发现具有明显的临床意义,可能仅与衰老或增龄相关,这些没有明显意义或未知病理意义的异位性钙化有时也称为生理性钙化。这些异位性钙化在临床医学影像学中常见于多个组织器官。

异位骨化（ectopic ossification）亦称骨外骨化，有学者认为应与异位钙化相区别，异位骨化是骨骼外软组织转化成骨样结构，软组织出现成熟的板层骨的病理现象；而异位钙化则是软组织中的钙盐沉着症。软组织本身矿物沉积只产生异位钙化，仅在局部有诱导骨形成的基质蛋白存在时异位骨化才有可能出现。

（一）松果体钙化

松果体（pineal body）又称松果腺（pineal gland）或脑上体（epiphysis），属于神经内分泌系统。松果体正常情况下为一椭圆形小体，长5~8mm，宽3~5mm，重120~200mg。松果体在儿童时期比较发达，成年后功能减退，可部分钙化成钙斑。松果体位于第三脑室顶后部的松果体隐窝内，由松果体细胞、神经胶质细胞和间质组成。松果体分泌褪黑素（melatonin）和5-羟色胺，有明显的昼夜节律改变，具有调整生物节律、镇静、诱导睡眠、抑制肿瘤生长、增强机体免疫功能以及延缓衰老等作用。

人松果体有完整的结缔组织囊和发自囊的小叶间结缔组织隔，其囊和隔均由胶原细纤维组成，它构成该器官的结缔组织网架。老年人松果体结缔组织明显增生，松果体实质小叶体积相对减少表明老年人的松果体退化、功能下降。

人松果体钙化一般双侧对称发生，主要表现为球形和桑椹状（图21-24）。松果体钙化在透射电镜下表现为由平行排列的板层构成的年轮样结构。人松果体钙化的主要成分是钙和磷，还含有较多的银和少量的铁。松果体钙化的发生与其结缔纤维组织密切相关，但具体机制仍不清楚。松果体钙化在10岁以下儿童的发生率较低，随年龄增长，钙化率增加。松果体钙化的出现可能是退化或衰老的标志。

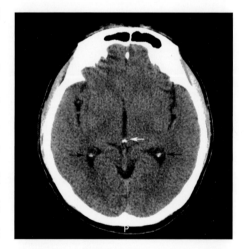

图21-24 双侧侧脑室脉络丛钙化（双侧黑色箭头示）和松果体钙化（白色箭头示）

（二）脑脉络丛钙化

在大脑的脑室系统（侧脑室、第三脑室及第四脑室）的室腔内分布有脉络丛。脉络丛是脑脊液生成的主要部位，产生的脑脊液充满脑室系统、脊髓中央管和蛛网膜下隙，对于维持和保障中枢神经系统的正常功能具有十分重要的意义。软脑膜及其血管与室管膜上皮共同构成脉络组织，其中有些血管反复分支成丛，连同其表面的软脑膜和室管膜上皮一起突入脑室形成脉络丛。

脉络丛钙化是常见的颅内钙化,在颅脑 CT 中脉络丛的钙化率约为 36%,且随年龄增加。脉络丛钙化的主要发生部位是侧脑室三角区(图 21-24)。目前尚不能确定其明确的临床意义,在许多无症状个体中同时存在脉络丛钙化和松果体钙化。有学者认为脉络丛钙化与脑萎缩、认知功能减退和精神分裂症相关。Alcolado 等研究发现成年人脉络丛钙化钙质沉积于脉络丛上皮下区和血管壁。脉络丛小血管本身病变所致局部供血障碍可能是造成钙化的原因。

(三)脊柱韧带钙化

人体内韧带分为三种,第一种是连接骨与骨之间致密的纤维结缔组织;第二种是由双层腹膜延伸而来的连接内脏器官的结构,如子宫韧带;第三种是胚胎发育过程中存在的带样的残存遗迹,如动脉导管韧带。

脊柱韧带包括前纵韧带、后纵韧带、黄韧带、项韧带、棘上韧带、棘间韧带。前纵韧带是全身最长的韧带,位于椎体前方,起于枕骨大孔,止于第二骶椎椎体。后纵韧带是位于椎管前壁即椎体后方的韧带,起自枢椎,止于骶管。黄韧带是连接相邻椎弓的韧带。项韧带是在项中线呈矢状位的板状韧带,由弹力纤维构成,向上附着于枕外隆突,其前缘附着于棘突,后缘游离。

正常人体的脊柱稳定性由两大部分来维持:①内源性稳定,包括椎体、附件、椎间盘和相连的韧带结构;②外源性稳定,主要是指颈项部肌肉的调节和控制,它是脊柱运动的原始动力。多种脊柱韧带协同作用,起到稳固脊柱结构、防止过度伸屈、保护椎间盘的作用。随着年龄的增长,韧带的胶原量减少,其机械性能也将减退,即其强度、刚度和承受形变的能力减少,随之可发生脊柱疾病。脊柱应力的增加使得韧带变得强硬,在过度拉伸的状态下,项韧带受到牵拉时,纤维部分破坏,这可能是韧带钙化的起因。脊柱韧带钙化常见于 50~60 岁。

X 线片可发现脊柱韧带异常钙化。CT 对于评价钙化的部位、范围、对椎管的影响,以及病理意义方面更具有准确性(图 21-25)。MRI 可更加清楚地分析钙化对椎间盘、脊神经的影响。

(四)血管钙化

常见的血管钙化常发生于主动脉、冠状动脉、颈动脉和下肢动脉等,是与动脉血管粥样硬化、高血压、糖尿病血管、慢性肾病和衰老等多种原因相关的血管壁异常表现。血管钙化的主要表现为钙磷产物在动脉壁的细胞间和细胞内的聚集。有关血管钙化本质的研究认为血管钙化是由细胞介导,受到各种细胞因子调控的血管壁的异位成骨活动。一般认为钙化

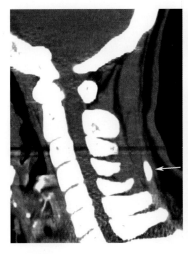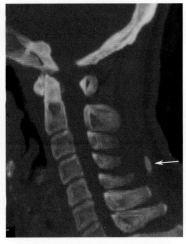

图 21-25 颈部 CT 矢状位重组图像示棘上韧带钙化（箭头示）

的形成主要是机体的自我修复机制作用于斑块,使斑块趋于稳定,主要表现为纤维帽的形成和钙盐的沉积。但是,血管钙化后继发动脉血管壁弹性降低、动脉病理性扩张、左心室肥大、冠状动脉有效灌注下降,因此与心血管疾病的发病率和死亡率密切相关。

1. 颈动脉钙化　左右颈总动脉分别发自主动脉弓和头臂干,位于胸锁关节后方,上行于气管和喉的两旁,于舌骨大角水平分成颈内动脉和颈外动脉。血液由心脏经颈总动脉和椎动脉通向脑和头颈部其他部位供血。颈动脉钙化常发生在颈总动脉分叉处和颈内动脉,多继发于动脉粥样硬化。颈动脉钙化目前认为与脑卒中密切相关,钙化狭窄的血管造成远端脑组织血流低灌注,引起脑缺血症状。斑块或颈动脉血栓脱落形成栓子,栓子可流至远端血管形成栓塞,使脑血供突然减少,导致缺血症状。

彩色多普勒超声多应用于颅外段颈动脉狭窄病变的检查和随访,可用于缺血性脑卒中的筛查和防控,具有无创、简便易行的优点。通过检查可以观察各血管壁四周有无斑块,测量血管内径,测量残腔大小,计算面积狭窄百分比。此外,还可以显示动脉血流量、流速、血流方向及动脉内血栓。诊断颈动脉狭窄程度的准确率在 95% 以上。颈动脉内 - 中膜厚度大于 1.0mm 为内膜增厚,局限性内 - 中膜厚度大于 1.5mm 为斑块,可通过计算狭窄处管腔的狭窄程度计算狭窄比,量化血管狭窄的程度。通过测定最大血流速度、最小血流速度和平均血流速度等指标,了解心输出量、血管弹性等情况。根据斑块的声学特征可判断为均质回声斑块和不均质回声斑块。病变早期表现为血管壁粗糙,即动脉管壁三层结构消失或破坏,内膜面粗糙不平,不规则增厚,一般呈细点状或线状弱回声,内壁厚度大于 1.0mm。无钙化的斑块又称软斑,表现为中强或弱回声,血管内膜向管腔内凸出。钙化斑块轮廓清晰,呈强

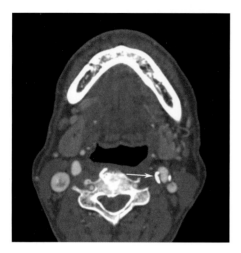

图 21-26　增强 CT 可见左侧颈总动脉分叉处血管壁钙化（箭头示），血管壁钙化后密度高于强化后的血管密度

回声或中等强度回声，其后方伴声影。螺旋 CT 血管造影也已经成为诊断颈动脉狭窄和钙化的常用技术，与传统的数字减影血管造影相比其灵敏度和特异度均较高。同时，CT 对于显示钙化斑块有其独有的优势（图 21-26）。

2. 冠状动脉钙化　心脏的血供来自左、右冠状动脉。冠状动脉钙化是指在冠状动脉粥样硬化斑块中的钙盐沉着，是冠心病事件发生的独立危险因素，因此，对于冠状动脉钙化的影像学诊断意义重大。

冠状动脉钙化在 X 线片中特征性地表现为沿冠状动脉出现的条索样致密影像，但是由于 X 线片投照心脏成像过程中存在肋骨、胸骨、脊柱等多种致密影像重叠，因此，X 线片检出冠状动脉钙化的准确度较低。

冠状动脉造影一直以来是冠心病诊断的金标准。由于冠状动脉造影仅显示被造影剂充填的管腔轮廓，管腔形态变化可间接反映管壁的变化，因此，在评价冠状动脉钙化方面存在缺陷。

血管内超声以往被用来显示冠状动脉斑块大小和成分。近年来，具有更高空间分辨率的相干光断层成像技术也证实对冠状动脉斑块的评价具有优良价值。但是这两种方法都是有创诊断技术，检查费用较高，临床中并未普及应用。随着 CT 时间和空间分辨率的逐步提高，多层螺旋 CT（MDCT）作为无创诊断技术在诊断冠状动脉疾病方面已经在临床中日益普及。

MDCT 是目前用于诊断冠状动脉疾病最重要的影像学方法，可以显示冠状动脉狭窄、冠状动脉非钙化性斑块和钙化性斑块，对于冠心病、冠状动脉瘤、冠状动脉夹层以及畸形等疾病均有诊断意义。冠状动脉钙化多来源于冠状动脉粥样硬化过程中的继发钙化。富有脂质和纤维成分的斑块称为非钙化性斑块，在 CT 横断面图像和二维曲面重组图像中可以观察到冠状动脉内非钙化性团块表现为血管壁上的充盈缺损，局部血管壁厚薄不均，斑块密度可均匀或不均匀。斑块的钙化提示粥样硬化斑块形成的时间较长，结构较致密且不易破裂。MDCT 对于冠状动脉钙化斑块的显示有其独特的敏感性，在横断面和二维曲面重组图像中综合分析有助于冠状动脉斑块的评估。二维曲面重组图像能够较好地显示各种类型的冠状动脉斑块。钙化斑块表现为分布于冠状动脉血管壁的点样、线样、环状的致密钙化影像，并可伴有非钙化性斑块和血管腔狭窄（图 21-27）。磁共振血管成像（MRA）显示血管腔狭窄，但对于钙化斑块的灵敏度较低。

其他动脉钙化还常见于主动脉钙化、髂动脉钙化、下肢动脉钙化、颅内动脉钙化等。

3. 静脉石　静脉壁一般不发生钙化，但是小的静脉丛由于血流较缓慢常有血栓形成，这种血栓发生钙化后称为静脉石。静脉石常表现为直径较小（2~6mm）的圆形或点样钙化灶，边界光滑锐利，可见于眼眶、四肢、盆腔中（图 21-28）。病理性静脉石常见于静脉畸形，是一种常见的脉管畸形疾病，以往也称为海绵状血管瘤。海绵状血管瘤发生在全身骨骼肌或软组织间隙中，内部常见数目不等的静

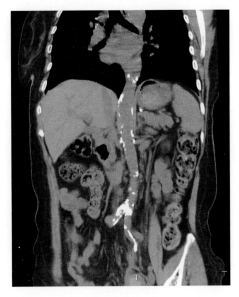

图 21-27　CT 可见胸主动脉、腹主动脉、双侧髂总动脉广泛钙化

脉石是其特征之一。静脉石在同一病变内部数目、大小不等，边界清楚，钙化不均，钙化可呈同心圆样。

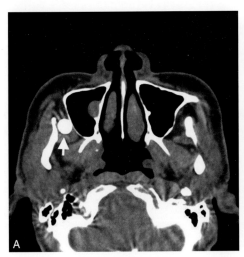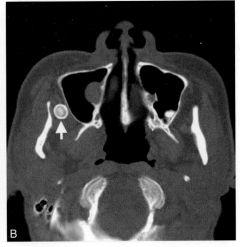

图 21-28　右侧颞肌下端静脉石（箭头示），可见呈同心圆样钙化，边界光滑锐利

A. 轴位软组织窗　B. 轴位骨组织窗

（五）骨化肌炎

骨化肌炎是一种肌肉及其邻近结构的局限性、非肿瘤性钙化或骨化的病变。局部局限性的骨化肌炎多有外伤史，在外伤部位出现血肿，继而出现大量纤维或成纤维细胞，发生骨

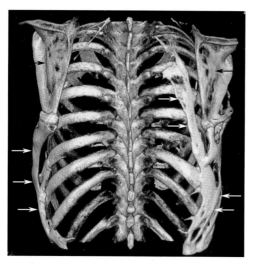

图 21-29 进展性骨化肌炎，可见正常双侧肩胛骨（黑色箭头示）下方，双侧胸廓后外侧向颈椎侧板层状异常骨化结构（白色箭头示）

化。由于局部骨骼肌发生骨化后不能够正常收缩或伸展，可导致局部运动功能障碍。多发性进行性骨化肌炎病因不明确，可能与先天性、免疫性或遗传性因素有关。病变初期在韧带、肌腱出现病变，受侵犯肌纤维细胞核变性，肌组织逐渐被结缔组织所取代，肌腱和肌肉成为一种嗜碱性胶原样物质，最终出现的广泛骨化结构与板层状骨相似。进展性骨化肌炎多从颈背部开始，逐渐累及躯干、四肢和头面部（图 21-29）。早期仅表现为骨骼肌肿胀，逐渐出现淡点状、片样、云雾状或条索状钙化，逐渐融合形成大片样的钙化灶，与骨骼肌走行方向一致。受累区骨骼结构可出现畸形。影像学诊断中骨化肌炎主要应该与骨肉瘤相鉴别。

（六）肿瘤钙化

人体内软组织肿瘤中发生钙化是较常见的现象，可见于肿瘤内含有成骨细胞等倾向于钙化或骨化的结构，肿瘤内出血、囊性变、坏死灶继发钙化，转移性病灶。其发生部位可见于全身多脏器器官，如中枢神经系统、甲状腺、乳腺、颌骨等。

良性肿瘤中皮样囊肿、畸胎瘤、错构瘤常发生钙化，有时还可见异常骨组织和牙样结构。肺部错构瘤呈"爆米花"状钙化。

在中枢神经系统中，肿瘤内钙化对于肿瘤鉴别诊断具有一定的意义，例如胶质瘤的诊断中，少突胶质细胞瘤大部分肿块有钙化、条索样钙化等特征，低度恶性星形胶质细胞瘤 10%~20% 出现钙化，小脑星形胶质细胞瘤中可见钙化，间变性星形细胞瘤、多形性胶质母细胞瘤和毛细胞型星形细胞瘤中钙化少见。肿瘤钙化还常见于脑膜瘤、生殖细胞瘤、颅咽管瘤等中枢神经系统肿瘤。

乳腺 X 线片发现乳腺病变内钙化灶，对于疾病的鉴别诊断十分有意义（图 21-30）。乳腺增生是女性乳腺中最常见的病变，以腺小叶增生为主时表现为孤立、密集或散在的结节，也可表现为片状不均匀密度增高影，但钙化少见。乳腺纤维腺瘤是乳腺最常见的良性肿瘤，X 线片可见类圆形结节边界清楚，肿块内可见点状、片状或类圆形钙化。乳腺癌（breast cancer）是女性最常见的恶性肿瘤之一，乳腺 X 线检查是发现、诊断乳腺癌的首选检查方法之一，特别是对以钙化为主的乳腺癌。乳腺癌内恶性钙化灶可表现为广泛分布的簇状分布的砂粒样钙化灶,并可见边界不清、毛刺状软组织肿块。乳腺癌中的钙化灶较良性肿瘤比例高,且呈粗细不均的细砂粒状,常密集成簇,位于肿块内或周围。乳腺良性肿瘤的钙化较少,呈粗大颗粒状或条状分散于肿块内。

结节性甲状腺肿和甲状腺腺瘤内可见粗钙化,颗粒样钙化较少见。甲状腺癌的肿块内可见有颗粒样、斑片样钙化,以颗粒样钙化较为特异。

肺癌、甲状腺癌、前列腺癌、乳腺癌、结肠癌、卵巢癌、骨肉瘤等易发生骨转移的肿瘤,其转移灶有钙化和成骨的倾向,常见结肠癌肝脏转移灶,可见多发点状钙化影像。

图 21-30　乳腺钼靶 X 线片,乳腺组织内簇状分布的砂粒样钙化灶,肿块周围可见较长的毛刺样

（七）感染性钙化

慢性细菌性感染,特别是慢性脓肿和肉芽肿,在组织恢复的过程中可能发生钙化或骨化,以结核感染最为常见。钙化和纤维索条,常提示肺部结核病灶处于陈旧稳定愈合期。肺结核钙化灶多为斑点状、斑块状钙化。颈部、腋下和腹股沟等处的淋巴结结核常发生钙化（图 21-31）,表现为钙化性淋巴结炎。钙化局限于淋巴结内,钙化程度高低不均,呈局限性点状、片状或网格样,可没有明显活动性临床症状。

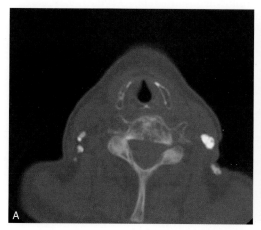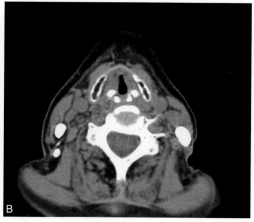

图 21-31　双侧颈深部多发淋巴结结核内钙化

A. 骨组织窗可见钙化程度高低不均　B. 软组织窗可见淋巴结钙化

寄生虫感染,如囊虫病、棘球蚴病等,虫体在人体内死亡后,组织变性可发生钙化。脑囊虫病是囊虫异位于脑内的情况,可累及脑实质、脑室和软脑膜,囊虫成长和演变经历四个阶段,泡状期、胶状期、结节肉芽肿期和钙化期。虫体死亡后,肉芽肿病灶为神经胶质所取代,最终成为完全钙化的结节。自然死亡的囊虫多存留有钙化灶。CT 和 MRI 中表现为多发直径 3~10mm 的结节样囊样病灶,常伴有水肿,有结节样强化,在钙化期 CT 中可表现为高密度。

五、结石症

人体内的结石症常见于肝胆系统、泌尿系统和唾液腺。

(一)泌尿系统结石

泌尿系统由肾、输尿管、膀胱及尿道组成,是人体的排泄器官。泌尿系统结石是引起尿路阻塞的最常见原因,可发生于尿路的任何部位,以肾盂、肾盏及膀胱多见。输尿管结石多被认为是上尿路结石下行造成的。尿路结石的主要成分为草酸钙、磷酸钙等,钙化比例较高,因此 X 线诊断易于发现。

大多数肾结石可在肾 - 输尿管 - 膀胱 X 线片中检出。肾结石大小形态不一,较小的结石可呈颗粒样高密度影像、肾盂内致密结节影像,较大的结石可以充满整个肾盂,在肾 - 输尿管 - 膀胱 X 线片中呈现铸型结石或称鹿角状结石。输尿管结石表现为长椭圆形或颗粒样致密影像。膀胱结石表现为耻骨联合上方的高密度影像,大小不一。静脉肾盂造影(intravenous pyelography,IVP)和静脉尿路造影(intravenous urography)有助于泌尿系统结石的诊断,经静脉注射造影剂,利用造影剂通过肾脏代谢和排泄的过程,按时间顺序记录影像。阴性结石在泌尿系统造影片中显示为低密度充盈缺损。

泌尿系统结石的超声表现为强回声团伴后方声影。输尿管结石中可发现输尿管狭窄、中断或输尿管积水。

CT 诊断泌尿系统结石的优势在于可显示结石在泌尿系统结构中的细节和鉴别诊断。尿路结石在 CT 中显示为肾盂、输尿管或膀胱中的高密度影像,CT 值多高于 100HU。尿路造影和多期相增强 CT 扫描对于普通 X 线和 B 超不能确定诊断的情况下,可以在泌尿系统中发现结石,并显示结石的形状、大小和并发症,从而进行诊断和鉴别诊断。泌尿系统结石的钙化程度较高,因而在 MR 中表现为高信号尿液内的低信号结节。而 MR 尿路造影无须使用造影剂,通过水成像技术显示尿路的异常,是一种安全无创的、有效而非侵袭性的检查方法,与常规 MRI 结合,更有利于与泌尿系肿瘤相鉴别。

（二）胆石症

胆石症是胆道系统中常见的一种疾病,发生在胆囊内称为胆囊结石,发生于胆管内为胆管结石,胆管结石可分为肝外胆管结石和肝内胆管结石。胆结石根据成分不同可分为胆固醇结石、胆色素结石、混合性结石、滞积性结石。

超声是胆囊结石首选检查方法。胆囊内结石在超声中典型表现为强回声伴后方声影,胆囊腔内出现一个或多个强回声光团、光斑或弧形强光带。在X线影像中,胆结石根据钙化程度不同可见有阳性结石(X线阻射)和阴性结石(X线不阻射)。X线阻射性结石在X线片中表现为胆道内多发或单发类圆形致密影像。CT和MRI,尤其是MRCP(MR cholangiopancreatography,磁共振胰胆管成像)对于复杂胆石症诊断更有帮助。CT中胆囊结石根据结石的钙化程度和X线阻射程度可以分为高密度结石、等密度结石、低密度结石和环状结石。胆总管结石除可发现结石本身之外,还常伴有胆总管梗阻、梗阻近端的胆管扩张。肝内胆管结石表现为肝内管状、点状、不规则状高密度影像,沿胆管走行分布。MRI中结石的信号强弱与结石中脂质成分有关,脂质成分较多而钙化程度较低的结石在T1加权像和T2加权像中呈高信号,而钙化程度较高的结石通常在T1加权像和T2加权像中呈低信号。而胆囊与胆道中的胆汁以液体成分为主,在MR中表现为高信号。MRCP可显示胆道中的充盈缺损、胆囊扩张等表现。在医学影像诊断中胆石症主要应该与胆囊癌、胆管癌等肿瘤性疾病相鉴别。

（三）涎石症

涎石症是发生于唾液腺的结石性疾病。人体内共有三对大唾液腺:腮腺、下颌下腺和舌下腺;还有唇腺、腭腺、舌腺等小唾液腺。唾液腺结石主要发生于腮腺和下颌下腺,其他唾液腺结石病较少见。根据结石发生的部位不同又可分为导管结石和腺体结石。腮腺和下颌下腺导管结石造成导管狭窄、唾液排出障碍,常伴发腺体急慢性阻塞性炎症。

X线片常用来诊断涎石症。根据怀疑结石发生部位的不同,选择拍片不同。钙化程度高的结石在X线片中呈致密阻射影像,称为阳性结石。钙化程度低、X线透射的结石在X线片中不能被发现,称为阴性结石。对于普通X线片中无阳性结石影像,应作唾液腺造影检查。唾液腺造影充盈片中可见导管内造影剂充盈缺损,其远端导管系统扩张,排空片中可见排空功能迟缓。CT中更易于发现体积较小的结石,同时可显示结石所处导管系统的炎症和扩张状况,需要与肿瘤或其他炎症性疾病相鉴别时诊断意义更为突出(图21-32)。由于唾液腺结石往往体积大小不一,主要成分为磷酸钙、硫酸钙等无机盐,因此MR对于体积较小的钙化结石并不敏感。但是MR水成像可以进行唾液腺导管系统水成像,可以在不使用造影剂的情况下显示导管系统是否存在狭窄。同时，MRI 对于显示腺体内炎症、肿瘤等疾病的鉴别诊断也十分有意义。近年来，可以应用唾液腺内窥镜技术在直观下检查导管或腺体内的结石，并完成相关治疗。

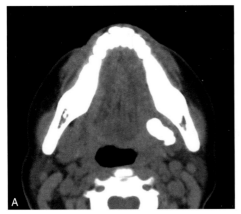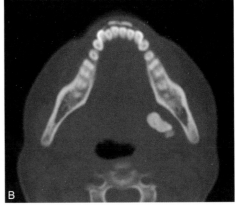

图 21-32　下颌下腺结石 CT 表现，可见左侧下颌下腺腺门部异常钙化结石
A. 软组织窗　B. 骨组织窗

（孙志鹏　傅开元）

参 考 文 献

1. 崔福斋. 生物矿化. 2 版. 北京：清华大学出版社，2012.

2. CHRISTOPHER D M F, JULIA A B, PANCRAS C W. Hogendoorn, Fredrik Mertens（Eds.）：WHO Classification of Tumours of Soft Tissue and Bone. IARC：Lyon，2013.

3. 郭启勇. 实用放射学. 北京：人民卫生出版社，2009.

4. 金征宇. 医学影像学. 北京：人民卫生出版社，2005.

5. JOHNSON R C, LEOPOLD J A, Loscalzo J. Vascular Calcification：Pathobiological mechanisms and clinical implications. Circ Res，2006，99（10）：1044-1059.

6. 廖二元，谭利华. 代谢性骨病学. 北京：人民卫生出版社，2003.

7. 马绪臣. 口腔颌面医学影像学. 北京：北京大学医学出版社，2006.

8. 马绪臣. 口腔颌面锥形束 CT 的临床应用. 北京：人民卫生出版社，2011.

9. MANASTER B J, ROBERTS C C, PETERSILGE C A, et al. Diagnostic Imaging：Musculoskeletal Non-Traumatic Disease. Salt Lake City：Amirsys，2010.

10. QUEK S T, PEH W C. Seminars in Musculoskeletal Radiology. Radiology of Osteoporosis，2002，6：197-206.

11. 荣独山. X 线诊断学. 上海：上海科学技术出版社，2000.

12. 唐光健，秦乃姗. 现代全身 CT 诊断学. 北京：中国医药科出版社，2013.

13. Wendie A Berg. Diagnostic imaging：Breast. AMIRSYS：Uta, 2006.

14. 王云钊, 兰宝森 . 骨关节影像学 . 北京：科学出版社, 2002.

15. WOLBURG H, PAULUS W. Choroid plexus：biology and pathology. Acta Neuropathol, 2010（1）, 119：75-88.

16. 肖建德 . 实用骨质疏松学 . 北京：科学出版社, 2004.

17. 吴文娟, 张英泽 . 骨与软组织肿瘤 . 北京：人民卫生出版社, 2009.

18. 于世凤, 高岩 . 口腔组织学与病理学 . 北京：北京大学医学出版社, 2005.

第二十二章

牙本质的仿生再矿化

牙齿是人体矿化程度最高的组织。正常情况下，牙齿的脱矿（demineralization）与再矿化（remineralization）是一个平衡的过程（图22-1），然而在病理情况下，脱矿作用大于再矿化作用，牙齿结构的完整性被破坏。龋病（dental caries）是最常见的病理性脱矿表现，致龋产酸菌可使碳水化合物分解产酸，导致牙齿脱矿，当龋损进展到牙本质时，在革兰氏阳性球菌及牙本质内源性基质金属蛋白酶（matrix metalloproteinases，MMP）和组织蛋白酶（cysteine cathepsins）的协同作用下，胶原纤维被破坏，长期作用的结果是牙齿局部硬组织丧失，形成龋洞。据报道，国内外龋病的患病率高达30%~50%，若未能及早发现和治疗，最终会导致牙体组织严重缺损甚至波及牙髓，引起牙髓炎或根尖周炎，严重影响患者的咀嚼功能和面部美观，甚至引起部分患者的心理障碍。

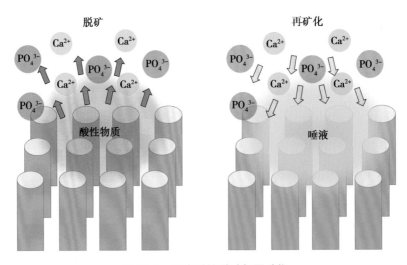

图 22-1　牙本质的脱矿与再矿化

目前对于龋病的治疗仍以外科手术治疗方法为主，即在去净龋坏牙体组织的基础上，采用修复材料充填窝洞，从而恢复牙体的生理形态与功能。目前所使用的修复材料主要是以树脂牙本质粘接（resin-dentin bonds）为基础的牙色复合树脂材料。树脂牙本质粘接时首先需要以磷酸酸蚀剂或酸性功能单体对牙本质表面进行局部脱矿,在牙本质表面形成数个微米厚的三维胶原纤维网状结构。然后,同时含有亲水基团和疏水基团粘接功能单体的树脂渗入并聚合于胶原纤维网中,形成混合层(hybrid layer)。混合层的机械嵌合是牙本质粘接的主要机制,也形成牙色复合树脂修复材料的坚强固位方式。然而,受多种因素影响,树脂粘接剂很难完全渗透、包裹脱矿胶原纤维,使得部分胶原纤维裸露在粘接界面,形成与龋坏牙本质相似的脱矿结构,成为影响粘接界面稳定性的关键因素。美国国立牙科研究院报道,树脂粘接修复体的临床寿命不足 6 年,美国每年用于更换有缺陷粘接修复体的开支高达50 亿美元。因此如何恢复脱矿牙体组织的矿化结构,使牙本质中胶原纤维内、外部均能受到羟基磷灰石晶体的保护,免于外源性刺激而发生降解,对防治龋病,提高粘接界面稳定性,延长粘接修复体临床寿命均具有非常重要的意义。

第一节 牙本质的生物矿化与传统再矿化

一、牙本质的组成

牙本质是牙体硬组织的主要成分,含有 70% 无机矿物羟基磷灰石,20% 有机成分和10% 的水。有机成分中约 90% 为胶原蛋白构成的网状结构,非胶原蛋白(non-collagenous protein, NCP)占 10%,主要为酸性蛋白,在胶原纤维的矿化过程中起重要作用。

(一)胶原

牙本质中的胶原蛋白主要为 I 型,由两条相同的 α1 链和一条氨基酸序列不同的 α2链相互缠绕组成三螺旋大分子,这种三股螺旋被称为原胶原,长约 300nm,直径约 1.5nm。5 个原胶原分子以 0.24nm 的间隙平行排列,横向堆积,形成胶原微纤维。胶原微纤维(长约300nm)以相互错开 1/4 的阵列规则排列,构成胶原纤维,并形成约 40nm 孔区(gap zone)与27nm 重叠区(overlap zone)相互交替的周期性结构(称为 D 周期),周期大约为 67nm,表现为透射电镜下胶原特有的横纹状结构。

(二)羟基磷灰石晶体

羟基磷灰石晶体是牙本质中的主要矿化相,根据其与胶原纤维的相对位置关系,可以分为纤维内矿化(intrafibrillar mineralization)和纤维间矿化(interfibrillar mineralization)(图 22-2)。纤维内矿化即矿化晶体存在于胶原纤维内部的空隙中或与之紧密相邻,受某些非胶原蛋白的影响,这些磷灰石晶体取向规范,其晶体学 c 轴(c 轴置于直立方向)相互平行并与胶原纤维长轴一致,由于胶原纤维孔区沉积的矿物晶体比重叠区多,导致矿化纤维在透

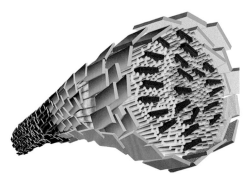

图 22-2　自然矿化胶原纤维

射电镜下呈现与胶原 D 周期相对应的条带状外观。纤维间矿化即矿化晶体随机分布于胶原纤维之间，与纤维分离。存在于纤维内和纤维间的磷灰石晶体对胶原纤维具有保护作用，能够防止纤维在外源性刺激（如热刺激、外源性细菌酶及次氯酸钠等）作用下发生变性降解，其中纤维内矿化决定牙本质在纳米尺度的力学性能，因而纤维内矿化模式的形成机制及影响因素成为该领域的研究热点。

二、传统的牙本质再矿化

牙本质再矿化（dentin remineralization）作为龋损牙体组织修复的关键技术，早在半个世纪前就已受到重视。

（一）氟化物

早期的再矿化研究集中于氟化物的应用，因为氟化物可与牙面作用，使羟基磷灰石转变成硬度更高的氟磷灰石，降低牙釉质、牙本质表面的溶解度，增强其抗酸能力。此外，氟还可以促进唾液中的钙、磷在牙齿表面附着，有助于牙齿萌出后牙釉质的继续成熟，以及龋齿病变部位被破坏的磷灰石的恢复，促进龋损处牙本质的再矿化。由于唾液中钙磷浓度较低，正常口腔环境中这种再矿化作用较弱，有研究者将生物活性玻璃等材料添加于修复材料当中，作为钙磷等矿物质前体的释放源，从而在脱矿牙本质周围形成局部钙磷超饱和溶液，促进磷酸钙晶体的形成。这种再矿化方式虽然可以检测到大量矿物质的形成，但多是在脱矿的胶原纤维表面杂乱无序沉积的钙磷结晶，并未见纤维内矿化，而无纤维内矿化的牙本质在硬度和弹性模量上均低于正常牙本质。因此，以新形成矿物质密度作为矿化成败唯一评判标准的传统概念中的再矿化，并非真正意义上的牙本质再矿化。

（二）牙本质矿化的经典结晶理论

传统再矿化研究主要依靠脱矿牙本质底部残余籽晶的外延生长而完成，这种矿化方式被称为"top-down"（自上而下或由表及里）方法。这种方法以离子介导的经典结晶理论为基础，通过离子和分子的连接来控制晶体生长和形貌。在晶体生长过程中，部分脱矿胶原基质中残留的磷灰石籽晶作为磷灰石晶体非均质成核的起始部位，结晶晶格方向由原始籽晶的晶格预先确定，显然这种再矿化方式存在一个缺陷，即晶体不会在缺乏籽晶的位置发生，这种缺陷严重制约了不含磷灰石籽晶的脱矿层的再矿化，并且这种纤维外矿化结构不能满足牙本质结构与强度的要求。因此,粘接界面脱矿牙本质和龋坏脱矿牙本质裸露胶原的真正再矿化,需要一种非籽晶依赖的,并能重现自然矿化组织中晶体大小、有序排列和机械特性的仿生矿化。

三、牙本质的生物矿化

(一)牙本质生物矿化的调控

在牙本质的生物矿化(biomineralization)现象中,来源于分泌钙附着性磷蛋白家族的非胶原细胞外基质蛋白如牙本质基质蛋白1(dentin matrix protein 1, DMP-1)、牙本质涎蛋白(dentin sialoprotein, DSP)、牙本质磷蛋白(dentin phosphoprotein, DPP)、骨桥蛋白(osteopontin, OPN)等在牙本质矿化调控方面起着非常重要的作用,这些蛋白的共同特点是富含谷氨酸、天冬氨酸和高度磷酸化,通过促进或抑制成核、晶体生长,锚定分子或提供成核位点等途径协同控制磷灰石晶体的尺度和迭序。一般认为,胶原纤维规律的周期性孔区提供了矿物成核的模板,结合在孔区附近的富含羧基或磷酸基团的非胶原蛋白起到桥接矿物前体与胶原模板的作用,从而提供矿物成核的位点并规范矿物晶体的取向。

(二)牙本质矿化的非经典结晶理论

对于牙本质的生物矿化来说,起始阶段的胶原支架中并没有矿物质存在,而是通过均相成核的途径实现磷灰石沉积。均相成核在热力学上不是一种有利方式,这一过程必须借由动力学驱动的蛋白/聚合物介导,通过一系列相转换步骤,降低能量障碍实现结晶成核。由带有聚阴离子的细胞外非胶原基质蛋白分子稳定无定形矿物相是均相成核的机制之一,此外酸性基质磷蛋白还可作为模板诱导矿物成核并在有机支架内生长,这种成晶途径被称为"bottom-up"(自下而上或由里及表)方法,即基于粒子自组装的非经典结晶理论。非经典结晶以动力学控制为基础,常常伴随着特殊的中间无定形相,如非晶相和液态前驱相等,这些无定形相的无序性以及各向同性赋予其弹性的结构和较好的可塑性,容易被塑造成生物体所需的各种形状,再转化为相应形态的结晶相,这和自然界所观察到的形态各异的生物矿物现象相吻合。近年来,这种聚阴离子蛋白稳定无定形矿物相引起均相成核的非经典结晶理论也得到越来越多的证明。对斑马鱼骨和牙釉质的研究发现,这些生物矿物中的磷灰石晶体并非直接由溶液中的离子沉积形成,而是经过前驱相无定形磷酸钙(amorphous calcium phosphate, ACP),通过自下而上的非经典成晶途径形成。这种通过无定形前驱体的非经典结晶途径为牙本质生物矿化和仿生再矿化中羟基磷灰石在胶原纤维内部及纤维间取向生长和有序排列提供了新思路。

（三）生物矿化途径与调控

生物矿物结晶过程包括经典结晶和非经典结晶两种途径。矿物前驱体首先形成带有一定表面特性的临界晶核簇，即结晶的最小单元（初始纳米粒子）。这些初始纳米粒子可以仅通过离子搭接和晶胞复制生长为单晶，所得形貌由晶面的表面能控制，即经典结晶过程；也可以通过取向搭接在一起，融合成单晶；或受表面修饰剂（如非胶原蛋白）的影响，在表面修饰剂的诱导下，互相连接在一起，形成介观晶体（mesocrystal），随后通过相同取向的融合形成单晶，即非经典结晶过程。由此可见，非胶原蛋白控制着生物矿化的进程和形式。因此近20年来，大量的研究致力于提纯这些生物分子，研究它们在生物矿化中的具体功能和作用，并应用到仿生矿化研究中。

DMP-1对矿化结晶的启动、矿化晶体形态及生长速度的调控、矿化组织结构的维持、生物应力的传导等均起着重要作用。当胶原蛋白提供了矿化所需的支架和空间时，磷酸化的 DMP-1 和其他磷酸化蛋白可作为矿化结晶调控分子进入预先形成的结构基质中，通过结合钙离子和结构基质特异性位点启动纳米羟基磷灰石的形成，调节晶体的生长、形态。研究显示，将重组的 DMP-1 应用到仿生矿化中能够得到一些具有特殊形貌的矿化结构。但由于生物蛋白质本身的复杂性，至今对其中具体基团作用的认识仍十分有限。同时，自然或重组的非胶原蛋白提纯难度大，供应有限且价格较高，不适宜广泛应用，因此科学家们致力于寻求能模拟自然蛋白功能结构域位点的多聚电解质或聚氨基酸大分子等非胶原蛋白类似物，力图通过仿生矿化的手段复制出在尺度和迭序上与自然界矿化组织相似的矿化相。

第二节　牙本质仿生再矿化

仿生矿化（biomimetic mineralization）指采用人工的方法，运用生物矿化的原理模拟生物矿化过程，以有机物组装体为模板，精确控制无机矿物相的沉积，从而形成具有特殊结构和功能的有机/无机复合材料的过程。

一、牙本质引导组织再矿化理论

在仿生矿化领域中无定形前驱相和非经典结晶理论的基础上，Tay 等提出了牙本质引导组织再矿化（guided tissue remineralization, GTR）的概念，即在常温常压下运用纳米技术和仿生化原则，通过使用牙本质非胶原蛋白类似物引导无定形矿物质纳米前体，在脱矿牙本质胶原纤维内及纤维间进行有序沉积,形成与自然牙本质组织形态、尺寸及分级结构类似的矿物相,这一过程采用自下而上的矿化方式,因此不依赖胶原纤维内籽晶外延生长(图 22-3)。Tay 等将三氧化矿化凝聚物(mineral trioxide aggregate, MTA)的活性成分硅酸盐水门汀作为钙离子源,以人工模拟体液提供磷酸根离子来源,应用两种聚电解质模拟牙本质非胶原蛋白——牙本质磷蛋白的作用,成功诱导了磷酸脱矿的牙本质纤维间和纤维内的再矿化,其中低分子量的聚丙烯酸(poly acrylic acid, PAA)(分子量 1 800Da)是一种含羧酸根官能团的聚阴离子电解质,对钙盐具有很好的化学附着力,可模拟 DMP-1 富含天门冬氨酸和丝氨酸的 N- 末端区域,将无定形磷酸钙稳定在流体性的纳米前驱体状态,为磷酸钙前体渗透到胶原纤维的微纤维间隙中提供可能。含磷酸酯的聚阴离子高分子聚合物聚乙烯基膦酸(polyvinyphosphonic acid, PVPA)(分子量 62 000Da)作为 DMP-1 和 DPP 等非胶原蛋白的类似物,可黏附于胶原纤维或微原纤维表面的特定位点,使后者转化为一个磷酸化带负电荷

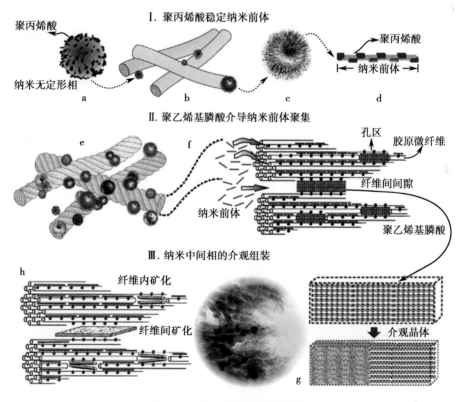

图 22-3　牙本质引导组织再矿化

a. 聚丙烯酸稳定的无定型磷酸钙前体;b. 纳米矿化前体体积小,便于渗透入胶原纤维内部;c、d. 无定型矿化前体可以转化为稳定的微晶;e. 矿化前体在胶原纤维表面聚集;f. 矿化前体渗透入胶原纤维内部,并在内部空间有序排列;g. 无定型矿化前体采用非经典结晶通路转化为介观晶体,并逐步成熟;h. 最终形成纤维内矿化和纤维间矿化。

的矿化支架,并介导 PAA 稳定的无定形磷酸钙纳米前驱相沉积成核,形成纳米磷灰石晶体,按一定的迭序排列在胶原纤维内和纤维间。实验发现在未使用非胶原蛋白类似物的对照组中,矿化 8 周后,仅见矿物质在混合层脱矿胶原纤维网表层沉积(图 22-4A)。在 GTR 系统中,矿化 2 周后,脱矿的牙本质从混合层基底部开始发生部分再矿化(图 22-4B),8 周后达到完全矿化(图 22-4C)。与自然的牙本质不同的是,矿化区域分布在管间牙本质,未见管周牙本质形成。

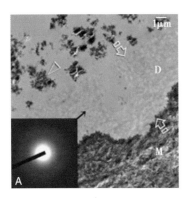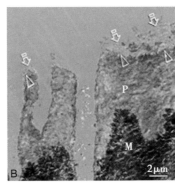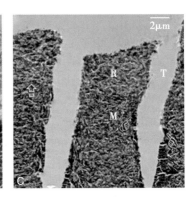

图 22-4　使用 GTR 系统对 5μm 厚脱矿牙本质(空心箭头示)
进行仿生再矿化的透射电镜图(未染色)

A. 未使用非胶原蛋白类似物对照组在矿化 8 周后,仅见矿物质在脱矿胶原纤维网表层沉积(空心三角示),左下角示选区衍射结果　B. GTR 系统仿生矿化 2 周后,可见脱矿胶原纤维发生部分矿化　C. GTR 系统仿生矿化 8 周后,可见脱矿胶原纤维完全矿化　D. 脱矿牙本质;M. 自然矿化牙本质;P. 部分再矿化牙本质;R. 完全再矿化牙本质;T. 牙本质小管。

单独使用上述两种非胶原蛋白类似物,无法产生类似天然硬组织结构的纤维内矿化。只以 PAA 作为无定形磷酸钙稳定剂时,胶原纤维的矿化中磷灰石的排列缺乏天然矿化胶原的等级秩序,而只以 PVPA 作为模板类似物时,仅在胶原基质表面得到巨大的胶原外矿物沉积。因此,两者必须协同使用以实现天然矿化牙本质中磷灰石晶体的维度和层次。GTR 技术在强调了稳定矿化前体重要性的同时,指出使用模板诱导剂对胶原改性的重要性,提示胶原的表面改性处理可能有助于矿化前体对其渗透及纤维内矿物质的沉积。

二、树脂牙本质粘接混合层的仿生再矿化

(一)牙本质粘接机制

自 1982 年 Nakabayashi 提出将粘接树脂单体渗入脱矿硬组织并与之相混合作为牙本质粘接机制以来,作为口腔科学中的一种独特的组织工程学形式,树脂渗透的牙本质层(即混

合层）成为复合树脂修复材料的固位方式。理想的混合层内树脂单体应该完全替代脱矿胶原纤维内和纤维间被水分占据的空间并达到原位聚合。

虽然不同种类牙本质粘接剂推陈出新，已经使牙体修复的粘接质量得到很大的提高，然而由于树脂渗透的渐进性特点，几乎没有哪一种牙本质粘接剂能达到完美的纤维间渗透，这就使混合层中存在树脂不完全渗透区，即树脂牙本质粘接界面的多孔区。在这些区域中，脱矿的裸露胶原纤维在失去矿化牙本质磷灰石相的保护之后，又没有得到聚合树脂的保护，极易被 MMP 降解。同时，牙本质粘接剂中的亲水性成分吸水析出的特点也会导致脱矿胶原纤维的进一步暴露，逐步形成粘接界面中的薄弱区，使得树脂牙本质粘接的耐久性受到挑战。尽管 MMP 抑制剂的应用在一定程度上保护了胶原纤维的完整性，但混合层中缺乏树脂保护的胶原纤维在口内功能状态下易产生蠕变断裂，从而影响粘接强度。因此，如何使混合层中裸露胶原发生再矿化，成为解决这一问题的关键。

（二）粘接界面的仿生再矿化

Tay 等应用上述 GTR 系统成功再矿化了全酸蚀牙本质粘接剂的树脂牙本质粘接界面。3 个月后，混合层中再矿化的胶原纤维再现了与正常矿化胶原纤维相似的纤维内和纤维间磷灰石晶体的迭序排列。体外长期微拉伸粘接强度测试结果证实仿生再矿化维持了树脂牙本质粘接强度，延长了树脂牙本质粘接的耐久性，同时，这种再矿化系统对树脂牙本质粘接界面粘接剂层的潜在空隙有再矿化的潜能。粘接剂层中"水树"区域的纳米磷灰石晶体沉积物弥补了亲水性单体成分吸水析出的薄弱区域，有利于提高树脂牙本质粘接的耐久性。粘接界面的纳米动态机械分析结果也证实混合层中裸露胶原再矿化后的复数模量、储能模量和损耗模量达到了自然矿化牙本质的水平。GTR 技术通过将脱矿胶原基质的纤维内和纤维间再矿化，隔绝了 MMP 的刺激，并且恢复了自然矿化牙本质的硬度，从而保持了树脂 - 牙本质界面的稳定性。

Tay 课题组进一步通过透射电镜对粘接界面的再矿化过程进行了动态连续追踪，将其分为以下 4 个阶段：第一阶段，无定形磷酸钙纳米前驱相渗入混合层中树脂渗透不良区的纤维间。约 20nm 宽的不规则曲线形的纤维间空间可作为流体样非晶纳米前驱相的模板，诱导再矿化的进行。第二阶段，PVPA 渗入混合层胶原基质并沿着裸露的胶原纤维表面附着在特异的位点，类似于细胞外基质磷蛋白分子附着在胶原的特异性位点。随后，非晶磷酸钙纳米前驱相自动转化为磷灰石沉积在纤维间空间。第三阶段，树脂渗透不良的混合层内形成了纤维内再矿化。PVPA 渗入裸露的胶原纤维内，沿着原胶原分子的表面附着在特异的位点，介导纳米矿化物晶体在胶原纤维的孔区内沉积。再矿化过程初期形成的纳米晶体比纤维内磷灰石晶体小得多,多个 PAA 稳定的介观晶体经有序排列,最终形成单个磷灰石板状晶体。这一特征,为自下而上的粒子介导成晶途径的理论提供了证据。第四阶段,矿化程度达到平衡饱和,虽然某些纤维内再矿化的带状特征依然能辨认,但大部分区域已被广泛的纤维间再矿化沉积物所掩盖。

随后,他们又进一步证实能够与牙本质Ⅰ型胶原发生共价结合的三聚磷酸钠(sodium tripolyphosphate,TPP)或三偏磷酸钠(sodium trimetaphosphate,STMP)具有和 PVPA 相似的模板诱导剂作用,在牙本质粘接过程中使用 2.5% STMP 溶液作为治疗性底剂在酸蚀脱矿牙本质表面直接应用,能使树脂-牙本质粘接界面裸露的胶原纤维在含 PAA 的模拟体液/硅酸盐水门汀系统中发生再矿化。

对于自酸蚀粘接系统来说,酸性功能成分和偶联剂混合在一起,尽管牙齿表面脱矿与偶联作用同时发生,混合层中仍然可见纳米渗漏现象。在使用 GTR 系统对自酸蚀牙本质粘接剂的树脂牙本质粘接界面再矿化的研究发现,低酸度的自酸蚀粘接剂脱矿能力较弱,所形成的混合层较薄(<0.5μm),有大量的部分脱矿牙本质存在,因此在这种情况下再矿化的实现可能主要通过混合层中残余的籽晶的外延生长而完成。中等酸度和强酸度的自酸蚀粘接剂脱矿能力较强,混合层较厚,且存在大量完全脱矿区,矿化处理 3 个月后,混合层内可见明显的仿生再矿化现象(图 22-5)。

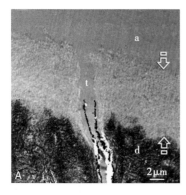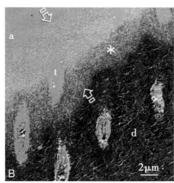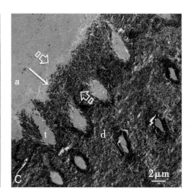

图 22-5 自酸蚀树脂牙本质粘接界面仿生再矿化的透射电镜图(未染色),
空心箭头示 5~8μm 厚脱矿牙本质

A. 粘接样本在模拟体液中孵育 6 个月后,混合层中未见再矿化现象 B. 粘接样本在再矿化液中孵育 2 个月后,内可见明显的仿生再矿化现象 * 示部分矿化的混合层 C. 粘接样本在再矿化液中孵育 6 个月后,混合层全层几乎全部被再矿化

a. 粘接剂层;t. 牙本质小管;d. 自然矿化牙本质。

三、龋样牙本质的仿生再矿化

（一）龋坏牙本质的传统再矿化

龋坏牙本质包括两层结构：外层高度感染变性的龋坏感染牙本质，其天然矿化结构完全丧失，胶原纤维已变性降解，在修复时必须去净；内层龋损影响的牙本质中胶原仍存在分子间交联，表现为胶原纤维特有的横纹结构，可为生物矿化提供所需的支架，在合适条件下可发生再矿化，促进牙本质结构的再生修复，抑制龋病的发展。随着保存口腔科学的发展，龋坏内层的脱矿牙本质逐渐成为临床粘接基底，但是此区域结构的改变如牙本质小管的堵塞、管间晶体的溶解导致牙本质硬度下降、裸露胶原增多等使粘接剂与脱矿牙本质间的粘接力降低，混合层更厚且疏松，粘接耐久性更差。

龋坏牙本质的再矿化研究早期多集中于含钙磷离子及不同浓度的氟材料的应用。这些基于经典的离子介导成晶途径的胶原矿化研究只是相对成功地诱导了磷酸钙相的尺寸，并不能在胶原基质中重复纤维间和纤维内磷灰石沉积物的等级结构，表现出来的磷酸钙沉积更倾向于表面的不良钙化，不能视为真正的仿生再矿化。尽管氟可以促进矿物质的吸收，但同时也会引起脱矿牙本质表面的过度再矿化，从而阻止了脱矿深部的有效再矿化。

（二）龋坏牙本质的仿生再矿化及评价手段

有关龋坏牙本质再矿化效果的评价手段，传统方法多使用显微放射自显影技术、micro-CT技术等来评价再矿化后矿物质密度的改变，但却无法区分纤维内矿化和纤维间矿化。而透射电镜技术则弥补了这一缺陷，可以对样本的超微结构进行评估，来检测晶体在胶原内的尺寸和排列。在检测过程中，选区电子衍射分析还可以帮助识别矿化后的晶相组成，如磷灰石或磷酸八钙等。扫描式纳米动态机械分析仪更可以原位检测再矿化后牙本质复数模量、储能模量和损耗模量的改变，为再矿化技术对机械性能的影响提供了直接证据。除此之外，傅里叶红外光谱检测、X射线衍射检测、激光共聚焦检测等也都有助于龋坏牙本质再矿化效果的评价，因此应注意多种检测方法的联合使用。

临床上龋坏牙本质始终处于脱矿与再矿化的循环当中，深度几百微米的龋坏内层脱矿牙本质在这一循环当中形成了特有的矿物质分布特点，因此人工龋坏模型应当体现这一循环特点。通过牙本质硬度和形态学的比较，ten Cate等得出pH循环即脱矿与再矿化的交替使用为最佳模拟临床去腐后剩余脱矿牙本质层的方法，即样品在pH4.2的脱矿液中浸泡8小时，洗净后再放入pH7的矿化液中浸泡16小时，此过程共循环14天，可制备出300μm厚的龋样部分脱矿牙本质。但是这一方法也具有一定的局限性，其无法模拟天然脱矿牙本质小管中的抗酸矿物质塞及表层存在的细菌，这些都可能成为影响再矿化效果的因素，因此在确定引导组织再矿化法的有效性时，天然龋坏脱矿牙本质作为矿化基质的评价也是必不可少的。

采用此 pH 循环形成的龋样脱矿牙本质模型，Liu 等比较了 GTR 技术和传统再矿化对脱矿牙本质及脱矿牙本质 - 树脂粘接界面再矿化效果的影响（图 22-6，图 22-7），结果表明 4 个月后，传统再矿化技术再矿化主要发生在脱矿牙本质基底部，并且未见纤维内矿化；而在 GTR 技术中，再矿化发生在整个脱矿牙本质区，且纤维内和纤维外矿化同时存在。Burwel 等对龋样脱矿牙本质再矿化后机械性能的改变进行追踪，发现再矿化处理前浅层脱矿牙本质的弹性模量仅有 0.2GPa，深层脱矿牙本质的弹性模量为 18~20GPa；矿化 14 天后，浅层脱矿牙本质的弹性模量达到 10GPa，恢复了 74%；矿化 28 天后，则可恢复到 91% 的水平，证实了纤维内再矿化对牙本质机械性能提高的重要影响。

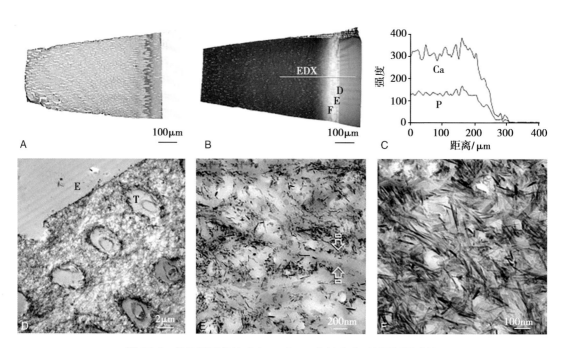

图 22-6　传统再矿化技术（top-down 方法）对 pH 循环形成的
龋样脱矿牙本质的再矿化 4 个月效果

A. Goldner 三色染色法后，光学显微镜下观察，脱矿牙本质表面为裸露的胶原（红色）　B. 厚切片低倍透射电镜下可见表层 100μm 范围内矿化较差（D、E、F 为取样位置，分别代表图 D、E、F）　C. 透射电镜 - 能谱分析（TEM -EDX）示沿图 B 中白线所测钙、磷分布　D. 薄切片透射电镜下可见表层矿化较差（E. 环氧树脂；T. 牙本质小管）　E. 表层约 25μm 范围内的高倍镜显示矿化较差，许多胶原缺乏纤维内矿物质（箭头间）　F. 在脱矿牙本质中部，主要为晶体的外延生长，晶体尺寸大于 100nm

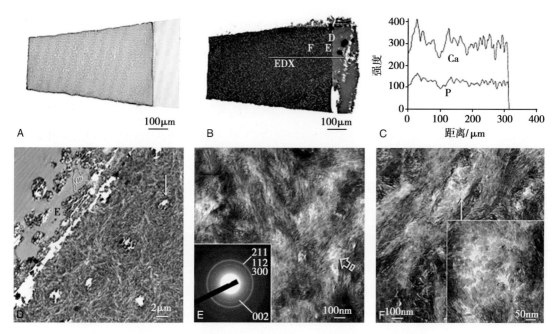

图 22-7　仿生再矿化技术（bottom-up 方法）对 pH 循环形成的
龋样脱矿牙本质的再矿化 4 个月效果

A. Goldner 三色染色法染色后，在光学显微镜下观察，脱矿牙本质表面存在少许裸露的胶原（红色）　B. 透射电镜低倍镜下未染色厚切片（D、E、F 为取样位置，分别代表图 D、E、F）　C. TEM–EDX 示沿图 B 中白线所测钙、磷分布　D. 薄切片透射电镜下可见再矿化明显，并且牙本质表层有沉淀（手指示），箭头所示为牙本质小管堵塞，E 所示为环氧树脂　E. 高倍镜显示距脱矿牙本质表面 25μm 处，有明显的纤维内矿化和纤维间矿化，空心箭头处选区电子衍射（左下角）示羟基磷灰石衍射峰　F. 距脱矿牙本质表面 100μm 处仍可见纤维内矿化，但仍有小部分区域纤维内晶体排列不如天然矿化牙本质有序（右下角为箭头处放大图像）

四、牙本质仿生再矿化技术的临床转化

（一）GTR 技术的三步输送系统

为实现 GTR 技术的临床转化，需要分以下三步输送仿生再矿化系统所需的有效成分：第一步，将磷灰石晶体的成核诱导物（如 PVPA、STMP、TPP 等）作为治疗性底剂，直接应用于酸蚀后脱矿的牙本质粘接面，通过诱导物对脱矿胶原的渗透和结合，为磷灰石晶体在胶原内部的定位成核和有序沉积提供矿化模板；第二步，制备含 PAA 成分的牙本质粘接剂，并将其应用于经成核诱导物预处理的牙本质粘接面，通过固化后粘接剂内 PAA 缓慢持续释放，确保生物矿化中 ACP 纳米前体的形成及其对胶原基质的有效渗透；第三步，在牙本质缺损修复过程中应用含钙磷离子的水门汀树脂作为垫底剂，将其作为生物矿化所需的钙磷离子

释放源。

目前,Tay 课题组已经将模板类似物如 STMP 作为治疗性底剂直接应用于脱矿牙本质粘接表面,使其渗透并磷酸化脱矿的胶原纤维,并在体外成功引导磷灰石晶体在胶原纤维内的有序沉积,实现了引导组织再矿化体系向临床的初步转化。并且,研究组成员已经研制出含钙和硅酸盐及 PAA 的亲水性复合树脂作为垫底剂,成功诱导了树脂 - 牙本质粘接界面的再矿化。

不过该系统目前尚处于体外模拟阶段,实现临床应用还具有一定的难度,其原因是:①该系统中钙离子来源于硅酸盐水门汀或是含有硅酸盐水门汀的改良树脂,但是这种修复材料在临床上并不常见,且随着矿物质离子的缓慢析出,这种材料的机械强度必将严重下降,无法满足在口内长久使用的需求;②该系统中随着钙离子和氢氧根离子从硅酸盐水门汀释放,模拟体液的 pH 值可达 9 或者更高,而在口腔唾液的缓冲环境中很难实现;③该系统中钙离子以及磷蛋白类似物必须首先透过粘接剂层扩散入粘接界面底部树脂渗透不良的裸露胶原后,才能在矿化过程中发挥有效作用,这一过程使得该系统矿化周期过长,无纤维内晶体保护的胶原在达到最佳矿化前易发生变性。因此,能否实现自然生理状态下的快速再矿化,已成为再矿化技术向临床应用转化的制约因素。

（二）仿生矿化填料输送系统

为克服上述问题,有研究直接将仿生矿化基材 ACP 制备成纳米微球（116nm）添加于粘接剂中,但是这种使用固态 ACP 的方法并不符合非经典的结晶理论的要求,因为固态 ACP 的非液态性质使其不具有流动性,且其直径大于胶原纤维孔区的大小（40nm）而无法进入胶原纤维内部,同时由于缺少前体稳定剂如 PAA 等的稳定作用,ACP 易发生相变在胶原外生成结晶相,因此这种再矿化方法所形成的矿物质也属于纤维间矿化。另有研究使用酪蛋白磷酸肽（casein phosphopeptides,CPP）- 无定形磷酸钙复合物（CPP-ACP）进行再矿化,酪蛋白从牛奶中提取的含有磷酸丝氨酸残基的磷酸化肽,具有稳定钙磷前体的作用。虽然研究表明 CPP-ACP 能在原位使牙釉质的亚表面病损再矿化,在随机对照的临床实验中有效减缓冠部龋的进程及控制龋病的发展,但这些研究并不能真正在牙本质胶原基质中形成再矿化的磷灰石,更无从考证纤维内矿化物的形成。

一种理想的输送液态 ACP 的方法是使用介孔硅加载 PAA 稳定的液态 ACP,将其作为纳米填料添加于粘接剂中,应用于经成核诱导物预处理的牙本质粘接面。固化后粘接剂内 PAA-ACP 缓慢持续释放,形成粘接界面中裸露胶原的纤维内再矿化。由于介孔硅载体结构稳定,即使 PAA-ACP 持续释放也不至于在粘接界面形成缺陷而影响粘接强度。已有研究表明,介孔硅能够装载并缓慢释放 PAA-ACP,所释放的 ACP 能够在体外实现胶原纤维的纤维内再矿化。不过在这一引导组织再矿化体系的临床转化过程中，我们仍需考虑介孔硅 -PAA-ACP 与粘接剂系统的相容性以及牙本质小管液等对再矿化的影响，该技术的临床转化仍有很长一段路要走。

（牛丽娜　焦　凯　陈吉华　郑智明）

参 考 文 献

1. FEATHERSTONE J D. Prevention and reversal of dental caries：role of low level fluoride. Community Dent Oral Epidemiol, 1999, 27（1）：31-40.

2. Gu L, Kim Y K, Liu Y, et al. Biomimetic analogs for collagen biomineralization. J Dent Res, 2011, 90（1）：82-87.

3. GEORGE A, VEIS A. Phosphorylated Proteins and Control over Apatite Nucleation, Crystal Growth, and Inhibition. Chem Rev, 2008, 108（11）：4670-4693.

4. JIAO K, NIU L N, MA C F, et al. Complementarity and uncertainty in intrafibrillar mineralization of collagen. Adv Funct Mater, 2016, 26（38）：6858-6875.

5. LANDIS W J, LIBRIZZI J J, DUNN M G, et al. A study of the relationship between mineral content and mechanical properties of turkey gastrocnemius tendon. J Bone Miner Res, 1995, 10（6）：859-867.

6. LIU Y, MAI S, LI N, et al. Differences between top-down and bottom-up approaches in mineralizing thick, partially demineralized collagen scaffolds. Acta Biomater, 2011, 7（4）：1742-1751.

7. MAI S, KIM Y K, KIM J, et al. In vitro remineralization of severely compromised bonded dentin. J Dent Res, 2010, 89（4）：405-410.

8. MAI S, KIM Y K, TOLEDANO M, et al. Phosphoric acid esters cannot replace polyvinylphosphonic acid as phosphoprotein analogs in biomimetic remineralization of resin-bonded dentin. Dent Mater, 2009, 25（10）：1230-1239.

9. NIEDERBERGER M, CÖLFEN H. Oriented attachment and mesocrystals：non-classical crystallization mechanisms based on nanoparticle assembly. Phys Chem Chem Phys, 2006, 8（28）：3271-3287.

10. NIU L N, ZHANG W, PASHLEY D H, et al. Biomimetic remineralization of dentin. Dent Mater, 2014, 30（1）：77-96.

11. 王兴. 第四次全国口腔健康流行病学调查报告. 北京：人民卫生出版社, 2018.

12. RYOU H, NIU L N, DAI L, et al. Effect of biomimetic remineralization on the dynamic nanomechanical properties of dentin hybrid layers. J Dent Res, 2011, 90（9）：1122-1128.

13. SCHWEIZER S, TAUBERT A. Polymer-controlled, bio-inspired calcium phosphate mineralization from aqueous solution. Macromol Biosci, 2007, 7（9-10）：1085-1099.

14. TAY F R, PASHLEY D H. Dental adhesives of the future. J Adhes Dent, 2002, 4（2）：91-103.

15. TAY F R, PASHLEY D H. Guided tissue remineralisation of partially demineralised human dentine. Biomaterials, 2008, 29（8）：1127-1137.

16. TAY F R, PASHLEY D H. Biomimetic Remineralization of Resin-bonded Acid-etched Dentin. J Dent Res, 2009, 88（8）：719-724.

17. WONG T S, BROUGH B, Ho CM. Creation of functional micro/nano systems through top-down and bottom-up approaches. Mol Cell Biomech, 2009, 6（1）: 1-55.

18. XU AW, MA Y, COLFEN H. Biomimetic mineralization. J Mater Chem, 2007, 17: 415-449.

19. ZHANG W, LUO X J, NIU L N, et al. Biomimetic Intrafibrillar Mineralization of Type I Collagen with Intermediate Precursors-loaded Mesoporous Carriers. Sci Rep, 2015, 5: 11199.

20. YANG H Y, NIU L N, SUN J L, et al. Biodegradable mesoporous delivery system for biomineralization precursors. Int J Nanomedicine, 2017, 12: 839-854.

第二十三章

牙 种 植 体

种植牙包括种植体、基台及修复体,种植体部分是种植牙的核心,是咬合力的主要承载结构,相当于天然牙的牙根,称为牙种植体(dental implant)。牙种植体锚固于骨内,与周围骨组织产生骨结合,用于固位、支持基台和/或修复体。因其与骨之间的状态反映了牙种植体的稳定性,所以牙种植体与骨的关系是现代口腔医学研究的主要内容之一。

第一节　牙种植体骨形成

一、种植体骨结合理论

（一）种植体骨结合

种植体骨结合的概念最初是由 Brånemark 等提出,最早被定义为沉积在种植体表面直接与种植体接触的骨组织。随着相关研究的深入,拓展为在整齐排列的活性骨和受力种植体之间的直接与种植体接触的具有骨组织性能的结构,是有生命的骨组织与种植体之间直接的结合,在种植体周围没有纤维组织环绕,这种结合必须而且能够负重。更确切地说,在光学显微镜下,种植体与周围骨组织直接接触,无任何纤维组织介于其间,称为骨结合,或称骨整合或骨融合(osseointegration)。

（二）骨结合过程

种植体骨结合的过程与骨折愈合过程类似,都存在着特定界面的新骨形成,并存在将原来分离的两个结构"结合"在一起的过程,其区别仅在于,种植体骨结合不是将骨和骨结合在一起,而是将骨与一种外来的材料即种植体表面结合在一起,二者之间无纤维结缔组织和纤维软骨。骨结合的形成对于植入体稳定是至关重要的,被认为是种植体承载并可长期发挥功能的先决条件。快速建立骨结合是口腔种植体研究的目标,因为这样可以改进和扩大牙种植体的适应证,使种植体更好地发挥修复缺失牙,恢复患者口腔功能及美观需求的作用。骨结合的过程是一个复杂的时间依赖性愈合过程,涉及初始的牙槽骨和植入体之间的机械嵌合和后来通过不断骨附着、骨重构、形成生物学固定等过程。有些因素影响种植体表面骨的形成与稳定,例如生物材料的生物相容性,机械环境与生理环境的改变等。总的来说,骨结合的过程是由骨基质的损伤激发的。种植体植入手术后,骨组织受到刺激和损伤,骨基质暴露于细胞外液,促进非胶原蛋白质和生长因子释放,激活骨髓中的骨原细胞,它们在趋化因子的趋化作用下迁移到损伤部位,分化为成骨前细胞、成骨细胞,并在缺陷壁、骨断端和种植体表面开始沉积骨。骨结合的形成被激活后,正常情况下骨修复过程主要分为编织骨形成、骨量沉积、骨改建和重塑三个阶段。

1. 编织骨形成 编织骨是最早形成的骨组织,是一种原始类型的骨组织,其特点是随机交织的胶原纤维、形状不规则的骨细胞和起初相对较低的矿物质密度。它可形成棒状和板状的支架,以较快的速度延伸到周围组织。早期形成的编织骨可以作为桥梁,从周围组织延伸到种植体表面,在填充创伤形成的空隙中发挥重要作用,这一过程在种植体植入后持续4~6周。随后,开始了骨量沉积的过程。

2. 骨量沉积 骨微结构变化的结果主要表现为平行排列的纤维骨及层状骨的沉积。层状骨是最理想的骨形态,有最高的强度,平行排列的纤维骨是介于两者之间的中间形态。

3. 骨改建和重塑 骨结合的最终阶段起于种植体植入手术后第3个月,经过快速期后逐渐变缓,伴随着人的一生。骨改建使骨组织能适应受力,一方面,它能改善骨质量,以成熟的板层状骨取代原有的坏死骨和/或最初形成的原始的编织骨;另一方面,它会引起骨骼形态和排列方向及功能上的改变,从而使其能够不断地适应负载。骨改建过程中,成骨和破骨同时进行,两者在正常情况下一直处于平衡状态且这种平衡的机制是多因素的复杂的,若平衡失调,则会影响种植体骨结合。

Brånemark 提出的骨结合理论已经被诸多研究者从临床、解剖学、组织学以及超微结构等多个方面进行了深入的研究与阐释。体内外实验均已证实,骨结合是种植体周围骨组织进行愈合的一种生物学反应,包括表面形貌、化学成分、表面涂层以及消毒方法等与材料性能相关的因素均会对骨结合过程产生影响,并且对骨 - 种植体界面长期的生物稳态产生影响。

二、种植体植入后的组织反应

种植体周围的骨结合包含发生在骨 - 种植体界面上的一系列细胞内外的生物学反应,这一过程从种植体植入后一直存在,直到种植体表面新骨形成。这一系列的生物学反应与一般骨组织愈合过程相似,与宿主反应相关,受到骨 - 种植体界面不同的因子调控。目前公认的影响骨结合过程的因素包括种植体的理化特征、种植体植入后的稳定性以及手术过程中产生的热量。手术过程中产生的热量可能造成周围 100~500μm 范围骨细胞的坏死。

种植体植入后周围的组织反应包括血凝块形成、间充质干细胞分化、编织样骨形成以及薄层状骨形成等。

1. 血细胞 最先发生反应的是血细胞，包括红细胞、血小板、中性粒细胞以及单核细胞等，这些细胞从破裂的毛细血管释放到种植体周围的组织间隙中，其中一部分定植于种植体表面，分泌细胞因子以及其他与增殖、分化相关的因子。

2. 血小板 血凝块中的血小板黏附于种植体表面，形成纤维蛋白基质，成为成骨细胞移植、分化的支架，起到骨诱导作用。这些成骨细胞最终在种植体表面完成骨组织改建，骨结合完成。

3. 骨髓间充质干细胞和成骨细胞 早在种植体植入后的第一天就移植并黏附于种植体表面，分泌骨形成相关蛋白，在种植体表面形成不含胶原的基质，对细胞黏附及矿物质沉积具有调节作用。这种基质是种植体表面早期形成的钙化的无胶原纤维层，约 0.5mm 厚，其中富含钙磷离子、骨桥蛋白、骨唾液酸糖蛋白等。

三、种植体周围成骨及骨改建

种植体周围成骨可以分为距离成骨与接触成骨。距离成骨指新骨从原有的骨壁上向种植体方向生长，最后与种植体表面附着产生骨结合。接触成骨指成骨细胞直接在种植体表面沉积、增殖，形成新骨。这些新生骨小梁组成网状结构，对种植体产生生物性固位作用。

（一）成骨细胞与种植体周围骨质钙化

种植体表面可以作为仿生化的支架被成骨细胞识别，这一种植体表面的形貌特征有利于早期骨生成。成骨细胞在种植体表面可形成钙化的类骨样组织，而骨髓间充质干细胞和血管则分布在种植体与周围骨组织的间隙内。在种植体表面有一层 20~50mm 厚的由扁平状成骨样细胞和钙化胶原纤维等组成的轻度矿化的区域，在这一区域内发生骨吸收与新骨形成。

（二）种植体表面成骨细胞的成骨过程

种植体植入后，大量的成骨细胞黏附于种植体表面，分泌细胞外基质在其表面形成黏合线以及薄膜状结构。在种植体植入后 10~14 天，种植体周围的骨间隙形成并充满编织样骨，其具备规则的三维结构，这种物理结构为细胞黏附与骨基质沉积提供了生物性支架，同时也为种植体提供了生物性固位作用，以保证其早期负载。这种生物性的稳定性区别于种植体植入时的机械稳定性，其与种植体表面本身的仿生性以及种植体与周围骨组织的结合有关。种植体表面编织样骨基质形成后，血管源性的骨细胞开始破骨，吸收编织样骨基质。种植体植入后 3 个月，骨松质逐渐被矿化程度更高的板层状骨替代，种植体周围就形成了由编织样骨和板层状骨共同形成的骨结构。种植体周围骨改建的过程中，新的骨单元环绕种植体，沿种植体长轴垂直的方向形成与其平行的新生骨组织。在种植体表周围 1mm 的范围内，可以观察到新生成的类骨质，这表明骨生成是始终发生的。

（三）种植体界面骨松质髓隙

骨 - 种植体界面将骨松质髓隙分为两部分，一边是钛材料表面，另一边是富含细胞和血管的新生骨。种植体与骨之间的间隙内，含有正常的骨单元以及被成熟的骨包裹的骨碎片，而种植体表面覆盖着扁平状的细胞。种植体与周围骨间隙内的骨碎片主要来自于种植窝制备以及种植体植入的过程。在种植体植入后的第 1 周，这些骨碎片就会被种植体周围新生的骨小梁包裹，它们可以作为骨引导和骨诱导的生物材料促进和引导种植体周围骨生成。因此有观点认为，在种植体植入前不需要使用生理盐水或其他方式清理制备完成的窝洞。成骨细胞数量减小或活力降低，破骨行为活跃，骨形成与骨改建过程中合成代谢与分解代谢平衡丧失，细胞异常增殖，不利的机械应力，成血管化受损等都可能导致种植体周围骨生成失败。

（四）成血管化

成血管化在骨结合进程中十分重要，其直接影响成骨细胞的分化。研究发现，高龄患者中，伴随骨质疏松会出现血管形成与再生的受损，这增加了种植体失败的风险。另外，为了适应周围应力以及负载力，种植体表面的新骨形成后还会发生形态学的改建，这种改建主要依赖于种植体周围骨髓隙内的破骨细胞、成骨细胞、间充质干细胞、淋巴细胞以及血细胞等。

四、骨组织与植入材料界面

（一）骨组织

骨的主要成分是骨胶原（20wt%）、磷酸钙（69wt%）和水（9wt%），另外存在少量有机物，例如蛋白质（胶原蛋白和非胶原蛋白成分）、多糖和类脂化合物。骨是人体重要的矿物质贮存库，它的矿物质中包含有人体 99% 的钙。骨胶原构成骨基质，以少量微纤维的形式存在。骨胶原纤维的直径为 100~200nm，由于骨胶原外观呈丝网状，因此很难观察到明显的骨胶原纤维。

以晶态羟基磷灰石或非晶态磷酸钙形式存在的磷酸钙盐为骨提供了强度基础。羟基磷灰石晶体以片状或针状的形式存在，它们平行于胶原纤维沉积，这样，晶体较大尺度所在方向就沿纤维的长轴方向以 60~70nm 的间隔规律排列，宏观上形成疏松多孔结构和致密板层结构两种形式。值得提出的是，骨中的无机相并非羟基磷灰石晶体分散的集合体，而是一个连续相。这可以从煅烧后的骨仍有很好强度的事实得到证实。

（二）界面

人工材料植入骨组织后，在修复体与骨组织的接触界面上会发生一系列生物学反应。其中包括机体的排异反应、纤维化包裹或是与周围组织形成良好的整合。硬组织植入材料的命运决定于发生在组织植入体界面上的一系列细胞和分子的作用过程，这些过程受创伤愈合程序介导，与植入材料表面特性相关。

炎症反应和创伤愈合的过程涉及多种细胞和蛋白分子，这些细胞和蛋白分子在组织植入体界面汇聚，并伴有体液分布的改变。对于硬组织修复体来说，选择性成骨细胞汇聚是新骨形成和骨整合的基础，许多因素影响细胞趋化、材料表面细胞黏附等过程。植入体与周围骨结合将提供一定的机械稳定性，防止受力时植入体出现创伤性松动或形成纤维性包囊导致修复失败。

（三）化学成分与组织、细胞反应

材料的化学性质不同，与周围组织的反应也不同，因此，材料分为生物毒性材料、生物惰性材料、生物活性材料和生物可吸收材料。羟基磷灰石（HA）与骨组织矿物质具有相似的化学成分，因而具有良好的生物活性，其多孔材料有着良好的可吸收性。在羟基磷灰石这一类材料中，有一种钙磷比相对较低，但其化学元素成分及晶体结构与普通羟基磷灰石相似的材料称为缺钙羟基磷灰石（CDHA）。由于缺钙羟基磷灰石具有更高的溶解性，一般认为缺钙羟基磷灰石的生物活性优于标准钙磷比的羟基磷灰石。

有学者对几种磷酸钙类材料的异位成骨性能进行了研究，将三种材料植入裸鼠的背部，2 周后观察发现，尽管三种植入材料均不具备诱导成骨的特性，但在复合骨髓基质干细胞（MSC）的材料内有骨样组织生成，且不论是否经过体外矿化的诱导，CDHA 都优于 HA 和磷酸三钙（TCP）。但是该文献所报道的新材料 CDHA 是一种特殊的多孔性材料，与其他两种材料的表面形貌等特征有明显差别。有报道称，Ca/P 为 1.55~1.70 的羟基磷灰石，随着 Ca/P 的升高，在其表面表现为 Zeta 正电位升高。血清中的白蛋白带负电荷，因此 Zeta 正电位对于血清中的白蛋白有着较强的吸附力，可使其表面吸附的血清白蛋白数量随着 Ca/P 的升高而升高。有研究表明，血清蛋白在成骨细胞的附着、黏附过程中起重要作用。

（四）表面形貌与骨组织、细胞反应

骨整合是骨对种植体修复的一种组织反应,关系到种植体的临床效果。力对骨组织的作用在一定程度上强于化学成分的引导作用,一定的表面张力对成骨细胞的吸附、分化、扩增及界面的早期愈合有积极作用。对种植体表面粗化的最基本作用是增加表面张力,另外,粗化对成骨细胞的分化、扩增活动都产生积极影响,对软骨细胞分化、扩增也具有积极影响。粗糙度增高时,破骨细胞的增殖受到抑制。

纯钛种植体表面粗化研究包括体外成骨细胞吸附、相关基因表达、骨基质分泌与矿化、体内植入实验等。一致性结论是,植入材料表面形貌对于成骨细胞具有显著的影响,包括细胞的增殖、分化和细胞外基质的合成以及生长因子的分泌等方面。粗糙表面能改变培养的成骨细胞的分化及合成骨基质蛋白的能力。理想的表面粗糙形态能增加种植体植入早期的骨形成,并增强机械制锁能力。但粗糙度过高会增加种植体表面积,造成离子过多泄露。体外研究表明,高度粗化的表面将抑制细胞的增殖。因此,理想的植入材料表面的粗糙程度存在一个范围,在这个范围内有利于种植体的骨整合并能改善其生物力学性能。成骨细胞的表型也与植入材料的表面性状密切相关。

成骨细胞对表面粗糙度有着不同的反应,有研究表明种植体表面 Ra 值为 1.0~2.0μm 具有较强的成骨细胞反应,较更光滑或更粗糙表面具有一定的临床应用优势。Boyan 等的研究表明人骨肉瘤细胞系在增大粗糙度的钛表面表现出增殖率下降,但是分化水平升高。Keller 等则发现即使在相同的粗糙度钛表面,成骨细胞的增殖率也可相差显著,由此人们认为粗糙度可能不是影响细胞行为的关键因素,而其粗糙表面的微观形貌特征似乎具有更为显著的意义。成骨细胞在材料表面的接触引导现象发现已久,然而目前这仍然是人们所关注的焦点。当植入材料如钛、羟基磷灰石的表面形貌特征与成骨细胞的尺寸接近时,材料对细胞才具有明显的接触引导能力。有趣的是,在相同的表面形貌特征下,羟基磷灰石表面的接触引导角较钛表面大。在羟基磷灰石表面宽度为 8μm 左右的沟槽对成骨细胞具有较强的引导作用,这相当于 0.5~2 倍大小的成骨细胞的尺寸。在钛表面 30μm 的沟槽对成骨细胞有明显的引导作用。相对来说,沟槽的深度对于成骨细胞的作用不大。

不同材料表面发生接触引导的特征尺寸是不同的,它与材料的性质密切相关。成骨细胞在纳米羟基磷灰石表面表现出更高的细胞增殖率和碱性磷酸酶水平,较传统微米级羟基磷灰石有明显的优势。目前大量的研究将之应用于骨组织工程领域以及复合支架材料的制备。

第二节 牙种植体骨形成的影响因素

诸多因素可以影响骨结合的进程,这些因素又分为局部因素与全身因素。局部因素包括种植体的材料、外形、直径与长度及其表面处理方式与表面形貌等。全身因素包括骨质疏松症、类风湿关节炎、营养不良、肾衰竭等全身系统性疾病,辛伐他汀、双膦酸盐、环孢素、甲氨蝶呤、顺铂、华法林、低分子肝素、环氧合酶-2(COX-2)抑制剂等药物使用,放射治疗,吸烟不良习惯等。

一、局部因素

(一)种植体的材料

口腔种植体材料包括钛及合金、生物陶瓷、复合材料等材料,其中常用材料是纯钛及钛合金材料。

1. 钛及合金 合金中金属元素的种类与其耐腐蚀性能密切相关,一般来说,贵金属的耐腐蚀性能优于非贵金属。钛元素使合金具有良好的抗腐蚀性能,铬(Cr)、钴(Co)、锰(Mn)等元素也可提高耐腐蚀能力。金属元素的含量也会影响合金的耐腐蚀性,但并不成比例关系。

理想生物材料的性能应包括优良的生物相容性及无生物降解性,能有效行使功能和容易加工成形等。钛及钛合金以其良好的生物相容性、耐腐蚀性和适宜机械力学性能等优点已被口腔界广泛应用,成为最有发展前景的口腔医用材料之一。钛的密度小,比强度高,韧性好,无磁性,熔点高,热膨胀系数低,并具有优异的耐腐蚀和耐生物侵蚀能力,且对X射线具有半透射性。它能提供最好的生物相容性,达成目前所有材料中最好的骨整合和生物结合。金属种植体本身的缺点是与骨组织的弹性模量相差较大,易形成应力集中和骨吸收。

2. 生物陶瓷 牙科陶瓷材料具有与人自体牙相似的色泽和表面,进行种植时具有良好的化学稳定性和生物相容性,耐磨损,质地致密,表面光洁,而且具有与自然牙相似的热膨胀系数,并且不含有害元素,是种植牙的重要材料。但是陶瓷材料具有脆性大的弱点,限制了陶瓷的应用。

3. 复合材料 碳纤维复合材料如碳纤维增强碳基体复合材料,具有与人体骨非常接近的弹性模量,能有效减少应力屏蔽效应导致的骨吸收,而且材料具有稳定的化学性质和高强度的机械性能,是一种潜在的骨修复和替代材料。

（二）种植体外形

种植体外形螺纹设计的生物力学行为在骨 - 种植体界面的受力方面具有重要意义。种植体有圆柱螺纹种植体和锥形螺纹种植体,螺纹形态、面角、螺距、螺旋角、深度和宽度以及颈部微螺纹对种植体初期稳定性和种植体在骨结合期间和骨结合之后的负重都起着非常重要的作用。

在体外模型研究中,常采用三维有限元分析的方法来研究不同螺纹下种植体的受力情况。也有学者采用体内动物实验和临床研究来分析不同螺纹对种植体初期稳定性长期骨结合和功能性负荷的影响。前瞻性研究表明,无螺纹的圆柱状种植体的蝶形骨吸收高于有螺纹的种植体。种植体上的功能性负重会促发周围牙槽骨的改建和塑形,而过度的应力则会导致微骨折从而影响骨吸收。

在骨 - 种植体界面上有三种类型的应力:压缩力、拉伸力和剪切力。负荷在骨 - 种植体界面上形成的应力可以影响骨结合的程度和骨质的密度与硬度。研究表明,压缩力对骨组织的影响是最好的,它能增加骨组织密度和硬度。拉伸力和剪切力会导致骨质变差,且剪切力的损害最大。因此,骨组织的重要生物原则是最好承受压缩力而不是拉伸力和剪切力。理想的种植体螺纹的特点应该提供压缩力和拉伸力的平衡,并最大程度减小剪切力。

（三）种植体直径与长度

1. 种植体直径　种植体直径分为体部直径和平台直径,体部直径小于 3.5mm 称为小直径种植体,大于 4.5mm 称为大直径种植体。平台直径可以等于、小于或大于体部直径。有学者认为,大直径种植体能增加骨 - 种植体界面的面积,降低单位面积内的应力分布,同时增加植入扭矩,能达到良好的初期稳定性,有利于减少蝶形骨吸收,但要注意对产热的冷却以防止骨灼伤。

2. 种植体长度　种植体长度是指植入骨内部分的长度,不包括光滑颈部。增加种植体长度能增加骨与种植体的接触面积,也增加了抵抗剪切力的能力,但受到可利用骨高度及宽度的限制。短种植体及非标准直径种植体能减少临床上复杂的操作程序,如外科骨增量手术。

（四）种植体的表面形貌

牙种植体需要长期稳定地承担一定的咬合力,直接将钛或者钛合金植入骨中存在着骨结合强度低、生物活性差、愈合时间长以及游离钛等问题,因此种植体表面的修饰必不可少。种植体表面的修饰方法主要分为三大类:化学法、物理法、电化学法。近年来发展出生物化修饰法,如:物理吸附法、化学固定法、层层组装法及涂层载体法。无论何种方法都是希望通过种植体表面修饰来增强诱导类羟基磷灰石形成的能力,使其具备优良的生物相容性以及骨诱导作用。

1. 种植体表面微米形貌 研究发现,喷砂和酸蚀造成的微米级粗糙表面能够快速增加骨生成,因此提出了钛不仅具有生物相容性,还可能会影响细胞的生物活性,并且使组织具有更好的成骨效果。生物力学理论提出,当种植体表面布满直径为 $3\sim5\mu m$,深 $1.5\mu m$ 的坑时,可以使骨组织与种植体有较好的接触。由于骨细胞具有机械力敏感的特性,因此骨与种植体的机械制锁作用对于增强骨内种植体的作用很重要。研究发现,种植体具有对其表面的纤维蛋白凝块的稳定作用,证明了种植体微米级的粗糙表面能够促进骨整合。并且,这种形貌有助于将脆弱的细胞外基质支架稳定在细胞上并连接种植体表面。许多研究表明,钛种植体表面的处理对成骨细胞的黏附行为有特殊的影响。同时许多实验已经证实,种植体材料表面的这种微米形貌能够有效促进其表面黏附细胞的细胞外基质的合成,并且提供更快更稳定的骨整合的基础。整合素则是材料-细胞间信号传导的核心。微米级形貌的牙种植体有些已经市场化了,其更优良的骨结合已经得到临床实验的证实。

2. 种植体表面纳米形貌 种植体的骨结合受其表面特性如形貌等的影响。在之前很长的一段时间内种植体表面微米形貌对骨结合的影响得到了广泛研究,如用喷砂酸蚀方法处理钛所得到的微米形貌被广泛证明可以促进种植体更快更好地与骨结合。该结果同时也表明钛表面不仅可以有"生物惰性"或"生物相容性",还可以影响细胞活性或组织反应从而获得更好的骨结合。体内细胞所存在的自然环境是由纳米模块组装起来的,因此模拟自然组织的纳米级结构有可能使细胞或组织与种植体的反应像体内细胞与细胞外基质之间的相互作用一样进行。细胞在基底膜表面的黏附常被引用来作为纳米仿生的经典例子,表皮基底膜的结构包含直径 $70\sim100nm$ 的孔洞。对于骨组织而言,其表面粗糙度约为 $32nm$。因此,材料表面仿生纳米化处理成为目前的研究热点。在过去的 10 年里,研究人员在钛表面的纳米功能化方面做了大量的工作。多种纳米结构的涂层如纳米晶、纳米孔、纳米管、纳米粒、纳米线和纳米棒被合成到钛表面,应用了多种表面处理技术如化学处理、阳极氧化、微弧氧化、溶胶-凝胶、等离子体喷涂、表面机械摩擦处理、物理气相沉积和化学气相沉积等。

(1)金属纳米粉末压块:通过物理方法将金属纳米微粒(粉末)挤压成块即可制成具有纳米晶界的纳米表面。该方法的优势在于当采用不同尺寸的微米或纳米粉末制备粗糙度不同的微米形貌或纳米形貌时,它们的表面化学成分可以保持一致。基于此方法比较不同粗糙度的微米或纳米表面对细胞的影响时,可以排除表面化学成分的影响。Webster 等比较了成骨细胞用纳米金属粉末(Ti、Ti6Al4V 和 CoCrMo)挤压形成的纳米相金属和相对应的微米相金属表面的黏附,发现纳米相的金属与微米相比能促进成骨细胞黏附。但此方法的局限性在于粉末压块的机械性能可能比铸造钛差,因此某些受力比较大的骨植入体如髋关节可能不适用。

（2）化学处理:化学处理是指用酸、碱和过氧化氢与金属反应。它们在对生物材料尤其是金属的表面处理方面具有很大优势,如简单易操作和适用范围广等。化学处理适用于在多面复杂形状物体表面制备微米级和纳米级的形貌。通过适当的水热处理可以在钛及钛合金表面制备纳米棒、纳米花、纳米线。其他化学处理如过氧化氢或酸蚀如氢氟酸也被用来制备纳米形貌。用氢氟酸对喷砂后的钛表面进行处理可以形成明显的纳米结构,体外细胞实验、临床前期实验以及临床证据均表明这种形貌有利于种植体表面骨沉积。

（3）自组装单分子层:自组装单分子层（SAM）是通过分子在某些底物表面的自发化学吸附和垂直紧密堆叠,在表面仅暴露出分子链的末端基团。SAM 为研究材料表面成分对细胞功能的影响提供了一个很好的平台,通过改变 SAM 的末端基团,可以很好地研究不同化学基团对细胞功能的影响。暴露的末端功能基团可以设计为骨诱导或细胞黏附分子,从而促进种植材料与骨细胞的相互作用。例如,可以将细胞黏附肽 RGD 添加到 SAM 中,应用到钛种植体表面。但是由于 SAM 的稳定性和强度,它更多的价值可能在于研究细胞与材料的相互作用机制,而在种植体表面应用的价值较小。

（4）材料表面纳米粒子沉积:材料表面纳米粒子沉积可以通过不同的方法将纳米粒子沉积在材料表面从而赋予材料纳米形貌,如溶胶-凝胶、等离子体喷涂、物理气相沉积和化学气相沉积。例如通过溶胶-凝胶方法可以将纳米尺寸的钙磷沉积在钛表面。Nishimura 等最近报道了一个在酸蚀钛表面直接形成磷酸钙纳米形貌的方法,在酸蚀钛表面沉积 20~40nm 的纳米颗粒可增加与骨的机械锁合和早期愈合。然而,对于此类方法而言,最令人担忧的问题是纳米颗粒的脱落以及脱落物的毒性。因此,如何增强沉积物与底物的结合强度,避免纳米粒子脱落是要考虑的问题。

（5）溶胶-凝胶转化沉积:溶胶-凝胶转化沉积法是采用胶体化学原理实现种植材料表面纳米化改性或获得材料表面纳米薄膜,其主要过程是将溶胶液涂抹在钛材料表面凝胶化形成凝胶膜,再经烧结形成纳米级涂层。其优势为制作工艺及设备简单,凝胶微观结构易于控制,但是反应影响因素较多,工艺过程时间长。

（6）阳极氧化及微弧氧化法:阳极氧化通过电极反应和电场驱动的金属和氧离子的扩散在阳极表面形成一层氧化膜。虽然阳极氧化的历史已经超过 50 年,但直到 1995 年人们才发现通过优化阳极氧化的条件可以形成具有高度有序孔阵列的氧化膜。2001 年 Gong 等通过在氢氟酸电解液用阳极氧化处理纯钛制备出 TiO_2 纳米管阵列。自此,阳极氧化成为一种在钛表面制备纳米结构的简单、通用和经济的技术。目前 TiO_2 纳米管已广泛用于种植体表面的研究,由于多方面的优势成为该领域研究的一个热点。TiO_2 纳米管制备设备和工艺简单,易于掌握,而且它经过电化学处理过程,适宜在形状复杂的物体如种植体表面形成涂层。因此,该工艺适宜临床进行种植体表面涂层的制备。此外,通过改变工艺参数可以使生成的 TiO_2 纳米管的管径在几十纳米至几百纳米范围变化,这为我们筛选适合不同组织结合的纳米尺寸提供了便利。TiO_2 纳米管的另一个重要优点是它可以作为药物载体,通过载入药物以获得其他功能,例如,载入抗菌药以获得抗菌能力。微弧氧化是由阳极氧化改良而来,使用较高的工作电压,可以得到厚度均匀的氧化膜,操作时间较短,为 3~5min。采用此方法处理纯钛表面,可以得到内层致密、外层多孔的 TiO_2 陶瓷膜,膜层的晶粒尺寸为纳米级,材料的耐磨性、耐腐蚀性都得到相应的提高。

3. 种植体表面微纳米复合形貌　已有大量研究证明,适当的微米级表面形貌能够增加骨植入材料与骨组织之间的机械嵌合,更易于骨基质沉淀和成骨细胞附着,增强植入体植入早期的稳定性。目前通过喷砂酸蚀方法制备出的微米级形貌的种植体已经广泛应用于口腔临床。但是,由于微米级形貌的生物活性和细胞调控性有限,近年来随着生物材料领域的迅猛发展,学者们发现当材料尺寸缩小到纳米级别时,纳米形貌不但能够直接对细胞产生调控作用,而且能够改变细胞外基质的成分和构象,从而间接调控细胞行为。各种各样的纳米形貌或结构如纳米晶羟基磷灰石、纳米沟和纳米坑等相继被制备出来,并且研究证实各类纳米形貌确实能够促进体内外组织和细胞的各项生物学功能。鉴于微米级和纳米级形貌对细胞和组织各自的优点,通过酸蚀的方法在纯钛表面形成微米坑形貌以模拟骨的天然粗糙度,再进一步采用阳极氧化方法在微米坑基础上制备出管径精密可控的 TiO_2 纳米管结构,以模仿骨组织的胶原纤维结构,从而形成与天然骨组织形貌更相似的微纳米复合梯度形貌。体外的细胞学实验证实,该形貌能够促进成骨细胞和骨髓间充质干细胞(BMSC)的多项生物学功能。由此可见,微纳米梯度形貌有望产生更好的生物学作用,是未来骨植入材料表面形貌修饰的发展方向。

4. 种植体表面功能化　近年来在种植体表面处理方面,出现了一个新的有前景的研究领域——仿生,即将生物活性成分加载在表面,形成功能化的钛种植体,从而达到促进愈合过程、缩短愈合周期的目的。用于种植体表面仿生的生物活性成分是一些人为选择的特殊成分,它们可以通过与细胞外基质蛋白相互作用引发特定的细胞内反应,口腔种植学科称之为能够复制或模仿人体结构(解剖)和/或功能(生理)。应用于种植体表面的仿生成分需要具有以下特性：①能够诱导细胞分化，增强新骨形成；②合成和生产工序简单；③避免从异体中提取，从而降低传播疾病的风险；④具有生物可吸收性；⑤避免引起机体产生相应的免疫反应。迄今为止，仿生成分的研究主要包括以下四个方面：

（1）羟基磷灰石及相关改性加载：羟基磷灰石是研究最早和最多的表面改性物质，可通过等离子喷涂等多种方法加载于种植体表面，有利于种植体和机体骨组织之间早期的化学反应。随后经过早期涂层的溶解，离子交换等一系列途径，羟基磷灰石被机体骨组织取代，促进骨改建，产生快速骨结合。在羟基磷灰石的基础上进一步改性，如在羟基磷灰石表面加载 BMP-2，制备掺锶羟基磷灰石等，已被用于研究种植体表面改性对骨结合的影响。在水溶液中氟离子是具有高活性的离子，可与其他元素形成非常稳定的化合物。在种植体表面形成氟磷灰石，提高成骨细胞分化和碱性磷酸酶的活性，最终促进磷灰石结晶，在种植体和骨之间形成紧密连接。

（2）高分子聚合物加载：壳聚糖是高分子聚合物，作为一种天然的多糖，在自然界中普遍存在。其有利的化学和结构特性使其在许多方面得到应用，如止血等。对于骨组织来说，它可以形成成骨细胞的天然支架，利于细胞外基质沉积，促进成骨细胞前体细胞分化为成骨细胞。壳聚糖与其他处理技术联合应用于种植体功能性涂层，可共同影响成骨分化。

（3）生物活性蛋白加载：骨形态发生蛋白、Ⅰ型胶原（col-1）、纤维粘连蛋白（FN）、精氨酸-甘氨酸-天冬氨酸（RGD）多肽、生长因子等是种植体周围组织中的固有成分，与骨形成过程中蛋白黏附细胞功能等密切相关。它们可作为生物分子加载于种植体表面，调控种植体周围的生物反应过程，影响骨形成。BMP-2 可以通过激活 MAPK 等信号通路调控骨代谢，Pavlova 等将 BMP-2 与喷砂处理钛结合，表现出增强的骨形成能力。RGD 序列和肌动蛋白细胞骨架跨膜连接，能够激活细胞内信号通路促进细胞黏附等功能，RGD 多肽加载于钛种植体可以促进成骨分化。Ⅰ型胶原是骨形成过程中重要的蛋白成分，种植体结合Ⅰ型胶原促进了成骨细胞分化。

（4）银、锶等金属粒子加载：有研究证实，纳米形貌表面加载银、锶等可改善种植体表面的生物性能。纳米银粒子（AgNP）具有广谱抗菌性、低细胞毒性、稳定化学性、不易产生耐药菌等优点，目前，AgNP 已经成为应用最广的纳米材料之一，经证实在抗肿瘤、基因治疗、抗炎、抗病毒以及抗菌等方面有显著作用。纳米银一般指小于 10nm 的银颗粒，常应用于医学材料及设备以预防创口感染，如伤口敷料、烧伤软膏、导尿管、人造血管及骨固定系统等。AgNP 具有一定的抗炎特性，可以有效抑制炎症发展，促进感染伤口愈合。鉴于牙种植体处于口腔内复杂的有菌环境，在早期愈合过程中易受细菌影响发生感染，引起创口内一系列炎症反应,因此预防种植体早期的细菌感染和炎症浸润对于提高种植生存率至关重要。载银种植体表面涂层既可以有效抑制细菌生长,又具有一定的抗炎效果,与临床需求相吻合。掺锶羟基磷灰石涂层因锶元素的掺入引起羟基磷灰石结晶度下降,溶解性提高,改善了膜层的生物相容性和骨引导性,掺锶羟基磷灰石涂层的生物活性显著优于普通羟基磷灰石涂层。由锶元素掺入所加速的溶解-沉淀机制可以增强膜层成骨能力,促进种植体与骨组织界面的整合,是一种具有应用前景的种植体表面活化处理技术。

二、全身因素

(一)骨质疏松症

1. 对种植体骨结合的影响　骨质疏松症是一种以骨量减少、骨组织微结构退化和再生能力减弱为特点的系统性疾病,是最常见的人类代谢性骨疾病。它主要影响绝经后妇女与老年人群,已成为一个严重的社会问题。骨质疏松时,破骨细胞的活动远远大于成骨细胞。骨吸收与骨形成不平衡,骨再生和重建能力受损,导致骨量显著降低,骨微观结构被破坏。骨基质包括胶原纤维的属性、矿物/基质比、碳磷比、基质蛋白的分布、骨晶体的成核和微观结构、物理化学成分发生变化。矿化的胶原纤维质量下降,Ca/P下降,骨晶体形成受阻,骨的矿化程度、晶粒大小和晶体形状不同于健康骨。变化的骨结构和成分影响骨的物理性质,包括骨的硬度、溶解度、脆性和热稳定性。骨质疏松影响全身骨骼,包括颌面部骨。骨质疏松症患者颌骨骨骼结构和属性的改变类似于其他部位的骨,缺牙部位牙槽骨质量下降,导致颌骨骨强度降低,骨密度减小,骨密质量降低。对骨质疏松条件下的种植体骨结合进行分析,可以发现骨质疏松会降低种植体周围骨形成和骨改建能力,影响骨结合形成。骨质疏松条件下,种植体周围成骨过程与正常骨相似,但又有着自身的特点。以往的研究者通过观察纯钛种植体和羟基磷灰石涂层钛种植体植入后7~168天的愈合过程,比较正常和骨质疏松条件下种植体周围成骨的情况发现,正常情况下,随着时间的增长,种植体周围骨量和骨种植体接触率都是呈不断增长趋势。但是,在骨质疏松条件下,特别是骨松质内,由于骨骼结构和机械强度的变化,骨形成细胞(成骨细胞)数量减少,破骨细胞活性增强,骨再生能力下降,造成骨结合形成过程中骨重建的不平衡。Motahashi等研究发现,骨质疏松情况下,种植体植入后,骨再生过程发生变化,种植体周围新生的支持骨骨小梁量减少,骨微结构不良,引起骨种植体接触百分比和种植体-骨界面机械强度较正常情况下明显降低,不能为骨结合提供足够的稳定性,种植体结合强度减弱且形成时间延长。这些都不利于种植体获得良好的初期稳定性,发挥早期和长期支持作用,甚至会造成种植体脱落,从而导致种植失败。因此,骨质疏松症是牙种植体的危险因素之一,是临床缺牙患者和医务人员选择种植作为修复方式时的必要考虑因素。

2. 骨结合能力降低的原因　Fini等研究了骨结合相关的因素,全面分析了骨质疏松条件下种植体骨结合能力降低的原因,认为与以下几个方面的共同作用相关:①骨结构和机械性能的变化;②有成骨分化能力的间充质细胞数减少;③破骨细胞数量增加和活性增强;④骨重建过程中有关合成代谢和分解代谢局部因素(生长因子和细胞因子)之间的不平衡;⑤对全身和局部刺激(激素、生长因子和细胞因子)异常的细胞反应性和机械应力。这些生理上的变化引起骨微观结构和生物力学性质的改变,增加在骨质疏松条件下骨生物材料植入后失败的风险。随着年龄的增加,有成骨分化能力的间充质细胞数目减少,可能与年龄相关的骨质疏松条件下,骨形成能力降低有关。Torricell等比较健康的和骨质疏松来源的成骨细胞,观察到两种来源的细胞在细胞增殖率,Ⅰ型胶原、骨钙素(OC)、TGF-β1和IL-6的合成等方面存在差异。Jilka发现,绝经后雌激素减少,对IL-6的抑制能力减弱,导致骨吸收和破骨细胞前体细胞分化为成熟破骨细胞增加,破骨能力增强。为了提高骨质疏松症患者种植体的骨结合,多种治疗手段应用于研究和临床。系统性地应用针对骨质疏松的药物,如雌激素替代疗法,降钙素、甲状旁腺素、双膦酸盐和雷尼酸锶等全身应用的有效性已经在以往研究中得到证实。然而,这些药物在促进种植体结合的同时,往往也引发全身用药的一系列不良反应,如雌激素引起的潮热,双膦酸盐的胃肠道反应,以及雷尼酸锶的超敏反应等,使其应用受到限制。因此,通过对种植体表面改性,促进骨质疏松症患者种植体周围骨形成与骨结合成为另一研究方向。

3. 促进骨结合的方法　局部改性的方法以形貌改变为基础,运用物理化学技术改变表面形貌,在形貌优化基础上在种植体表面形成涂层,主要包括治疗性涂层和非治疗性涂层两大类。一方面,将羟基磷灰石,含锶、锌等的无机涂层或是生物分子如胶原纤维、生物活性肽、骨形成蛋白等加载在种植体表面,形成非治疗的涂层;另一方面,将具有治疗作用的药物如双膦酸盐加载在种植体表面,形成治疗性涂层。这些种植体在骨质疏松条件下,都表现出一定的促进成骨的作用。

(二)药物

为提高牙种植的骨结合成功率,目前许多影响骨代谢的药物,例如辛伐他汀、双膦酸盐、环孢素、甲氨蝶呤、顺铂、华法林、低分子肝素、COX-2抑制剂等药物被应用到种植义齿修复的研究中。双膦酸盐是研究最全面、疗效最确切、应用面最广的药物之一。双膦酸盐是一类抑制破骨细胞活性的药物,其药理作用从组织水平来看,可降低骨转换率;从细胞水平来看,可抑制破骨细胞在骨面的活性,抑制破骨细胞在骨表面的形成,导致破骨细胞程序性死亡;从分子水平来看,可抑制法尼基焦磷酸合酶(farnesyl diphosphate synthase),使三磷酸腺苷代谢产生毒性类似物(非含氮双膦酸盐),干扰破骨细胞间的生化途径。双膦酸盐最终可增加骨密度,明显降低骨折风险。长期使用双膦酸盐会过度抑制骨代谢,影响生理性骨微损伤的修复功能。双膦酸盐相关性颌骨坏死(BRONJ)多发生于颌骨,缘于颌骨在长期的运动状态下易造成微损伤,颌骨处于不断的骨改建之中,导致双膦酸盐在颌骨积累较多且高于身体其他部位骨中的血药质量浓度。Marx 等发现,使用双膦酸盐的患者出现颌骨坏死,可能与其血液供应以及骨改建和再生能力缺乏有关。这种机制可能会干扰种植体植入后的愈合过程。例如,帕米膦酸二钠等是疗效持久的药物,半衰期很长,进入骨架结构后短期内不会消失(唑来膦酸的半衰期可能超过 20 年)。长期使用此类双膦酸盐药物会过度抑制骨代谢,以致正常骨改建不能进行,抑制生理性骨微损伤的修复功能,干扰种植体植入后的骨整合。这样的微损伤慢慢累积最终还可能导致腭骨的生物力学性能丧失。除此之外,外伤和感染将会增加骨修复的需求,超过衰弱的骨能做出的有效反应,最终导致局部骨坏死和颌骨坏死。在进行有创性种植体植入手术的同时,增加了机体骨改建的需求及感染概率,易造成颌骨坏死和种植体失败。

(三)放射治疗

肿瘤术后放射治疗的患者要求种植修复时,口腔医生需要考虑放射治疗是否会产生不良影响。Marx 于 1983 年提出了剂量超过 50Gy 的放射治疗会导致口腔组织出现低血供、低血氧、低细胞含量,从而降低种植愈合及抵抗感染的能力。在存在种植体的区域进行放射治疗,金属的边缘效应会对种植体周围组织产生额外的损伤。放射治疗患者的种植问题一直存在争议。

(四)吸烟

尽管以骨整合为基础的牙种植体已在临床上广泛应用并取得了巨大的成功,但仍存在一些局部和全身因素可妨碍种植术后的骨愈合及影响骨整合的维持。大量临床调查资料表明,吸烟是其中一个重要的显著性因素。吸烟可影响骨整合种植体的成功率,可在种植体承受功能性载荷前,明显增加其发生早期失败的概率。此外,吸烟还可明显增加联合骨移植术的种植失败率,导致多个种植体失败。吸烟除了对种植早期骨愈合的破坏外,还可造成种植体周围炎,表现为种植体周围深牙周袋的形成和种植体周围炎症的产生,若不加干预可导致牙槽骨吸收从而造成种植失败。有调查证实,吸烟人群发生种植体周围炎的概率明显高于不吸烟人群,其在牙龈出血指数、牙周袋深度、牙槽骨水平吸收及种植体周围软组织感染的情况均较不吸烟者严重。关于吸烟对于种植体周围支持组织的破坏,既有全身作用机制,也有局部影响。烟雾中的各种有害成分一方面可造成全身性的毒副效应,影响机体免疫系统,抑制中性粒细胞的趋化性和吞噬力,减少机体淋巴细胞和单核细胞的数量,使原发性和继发性免疫反应下降;另一方面通过口腔黏膜吸收入血,产生局部血管收缩作用,影响微循环使牙龈氧供和血气交换减少,血管内皮损伤,有利于细菌及其他毒素的侵袭和感染的发生。此外,吸烟还能影响炎症介质前列腺素 E(PGE)和 IL-1β 的产生,加剧种植体周围组织的损害。

第三节　牙种植体骨形成的分子机制

一、牙种植体表面形貌的生物学效应及机制

种植体骨结合过程涉及多种细胞和生物分子,骨结合形成的快慢和质量取决于细胞对种植体的反应。种植体表面形貌是影响细胞行为的关键因素之一。种植体表面形貌根据尺寸大小可分为宏观、微米级、纳米级和微纳米复合形貌。大量研究显示,微米级形貌有利于种植体初期骨结合。微米级形貌的喷砂酸蚀、微弧氧化和钛酸钙种植体表面形貌设计已作为产品应用于临床,且相关的临床研究显示该种植体能够诱导更快更好的骨结合,取得较好的临床效果。目前主要有三个理论解释微米级表面形貌促进骨结合的现象:一是微米级形貌增加了骨接触面积;二是微米级形貌能够提高种植体与骨组织之间的机械嵌合;三是Hansson 和 Norton 提出的生物力学理论,该理论认为骨细胞为生理刺激感受器,材料表面机械力学刺激通过信号通路系统传递到细胞内部,调节骨细胞行为。虽然微米级形貌具有较好的生物活性,但是目前普遍认为它们直接调控种植体周围组织细胞的能力有限。近年来研究发现,当材料表面粗糙尺寸在原子水平(1~100nm),即纳米级形貌时,该形貌相比宏观和微米级形貌而言能够直接调控细胞对材料的反应。众多的研究提示,纳米结构的生物材料更接近天然骨组织形貌和化学特性,因此可能为骨组织的再生提供更加理想的生长支持环境。学者们制备出纳米晶、纳米羟基磷灰石、电纺纳米纤维丝绸和钛表面纳米结构,并且通过生物学实验发现细胞能够非常敏感地感知这些纳米级形貌,纳米结构能更好地诱导成骨细胞和 BMSC 的碱性磷酸酶(ALP)活性、骨形成能力和细胞外骨基质矿化能力等多种生物学功能。细胞与材料表面相互作用过程中存在复杂的分子调控机制。材料暴露在体内或是体外培养环境中不到 1 秒,体液或是培养液中蛋白就会选择性地吸附到材料表面形成细胞外基质(extracellular matrix, ECM)蛋白层。继而,体内纤维蛋白血凝块、血细胞、间充质

干细胞或体外培养的成骨细胞会黏附聚集在 ECM 表面,然后逐渐分化成熟,形成类骨质和最终矿化成熟的骨组织。ECM 主要含有纤连蛋白、胶原蛋白、弹性蛋白等成分。材料表面的多种性质,比如化学成分、表面能、表面张力、润湿性、表面粗糙度、结晶度、表面电荷、特性尺寸(微米级/纳米级)、弹性及其他机械性能,都会影响 ECM 中蛋白吸附的种类、折叠和功能团表型,进而影响细胞对材料的感知和反应。ECM 除了作为结构蛋白为细胞提供空间生长支架,还能将材料的表面信息通过其内部蛋白的组成和构象的变化传递给细胞。成骨细胞与 ECM 之间存在着复杂的相互作用,这种相互作用主要经细胞膜表面的整合素受体介导。整合素是成骨细胞内外信息交流的桥梁,起到连接细胞外基质环境和细胞内信号传导纽带的作用,其表达水平和活性可随细胞功能状态发生改变。整合素为细胞黏附分子家族的重要成员之一,主要介导细胞与 ECM 之间的相互黏附,并介导细胞与 ECM 之间的双向信号传导。整合素是细胞膜表面的一组跨膜糖蛋白,由 16 种和 9 种亚基经非共价键连接构成异源二聚体。整合素受体胞外段与 ECM 中配体(如 RGD 多肽片段)结合后聚集成簇形成细胞黏附位点,与细胞外基质中的粘连蛋白形成黏着斑(focal adhesion),将细胞与细胞外基质进行连接。整合素胞内段会募集一系列相关的结构蛋白[包括 β- 辅肌动蛋白(β-actin)、纽蛋白(vinculin)、踝蛋白(talin)、张力蛋白(tensin)及桩蛋白(paxillin)等]和蛋白激酶(如黏着斑激酶 FAK, Shc, Cas 和 MAPK 等),并通过这些蛋白和蛋白酶与细胞骨架系统相连。整合素与其胞内段结合的蛋白激酶根据 ECM 的构象和成分激活多条胞内信号途径,共同将细胞外环境的信号传递给细胞骨架蛋白(如 F-actin, vinculin 等),使细胞骨架重组,并最终将外界刺激传递入细胞核,调控与细胞的伸展、增殖、功能分化等行为相关的基因转录。

二、调控成骨细胞行为的因子及其相关信号传导通路

骨组织细胞主要包括 BMSC、成骨细胞前体细胞、成骨细胞、破骨细胞和骨细胞。成骨细胞由 BMSC 分化而来,在成骨过程中主要经历 4 个阶段的变化:细胞增殖、细胞外基质分泌、基质成熟和基质矿化形成。这个过程受控于一系列细胞因子、信号分子和周围环境因素的影响。调控成骨的信号传导途径主要包括 BMP 信号、Wnt 信号、Notch 信号、MAPK 信号、FGF 信号和胰岛素(insulin)信号途径等。

(一)BMP 信号通路

BMP 是转化生长因子(TGF)超家族的成员,目前共发现 20 余种成员,其中以 BMP-2、BMP-4, BMP-6 和 BMP-7 的功能最具有代表性。BMP 是从骨基质中分离提纯的一类能够高效诱导软骨和骨发生的酸性糖蛋白,它可以通过自分泌和旁分泌的方式调控骨组织形成和

修复过程。现已证实，BMP信号主要通过胞浆内Smad途径传导信号。在哺乳动物体内现已发现9种Smad蛋白（Smad 1~Smad 9），根据它们在TGF超家族信号传导中的作用，将其分为受体活化型Smad（R-Smad）、共同通路型Smad（Co-Smad）和抑制型Smad（I-Smad）三类。当BMP蛋白与细胞膜受体（BMPR）结合后，BMPR胞内段被磷酸化激活，活化的BMPR作用于下游的Smad使其羧基末端磷酸化而被激活并进入细胞核，引起BMP下游相关的基因转录，调控成骨细胞分化基因Runx2和OCN的表达，种植材料表面通过BMP信号促进成骨的作用也受到研究者的关注。Zischke运用基因芯片分析得出亲水性喷砂酸蚀钛表面明显上调了原代培养的人成骨细胞内TGF-β信号活性，其中有8个受控基因都属于BMP信号通路，BMP2信号活性的变化程度在这种微米级形貌调控人成骨细胞内470个基因变化程度大小中排列居于前五。鉴于此，生物材料学家尝试采用不同的材料表面处理方式将BMP蛋白加载到种植体表面。Lee等将钛表面肝素化处理后将重组BMP2蛋白固化到钛表面，体外细胞学实验证明该处理明显促进了成骨细胞增殖、ALP表达和细胞外矿化结节的数量。

（二）Notch信号通路

Notch是一个约为300kDa大小的跨膜蛋白，在哺乳动物体内，Notch受体有4个类型（Notch 1~4），Notch配体种类有Dll1、Dll3、Dll4和Jagged1、Jagged2。Notch通路细胞核内的下游效应分子包括CBF/RBP-Jk和靶基因E（spl）/Hes以及BLBP等。近年来研究发现Notch信号通路中的Notch1受体和Dll1配体在胚胎中胚层高表达，Notch信号与躯干体节发生密切相关。体外细胞研究提示Notch信号通路参与调控成骨细胞的分化。MC3T3-E1细胞的成骨分化早期伴随Notch1的表达增高。通过腺病毒载体转染的方式下调MC3T3-E1细胞中Notch1的表达后，该细胞产生矿化结节的数量明显减少。另外，Notch在骨组织内环境稳定中发挥着不可替代的作用：在干细胞内，Notch通过抑制Runx2的表达使干细胞维持在未分化的状态；在建系的成骨细胞内，过量表达Notch会通过上调转录因子Osx、CyclinD和CyclinE表达，下调Runx2表达来增加分化不成熟的成骨细胞数量；Notch通过增强Opg的表达抑制破骨细胞的生成。虽然Notch在骨组织细胞内具体的作用方式目前尚未明了，但Notch信号在骨发生和骨代谢平衡中的作用不容忽视。

（三）FGF信号通路

FGF属于多肽家族成员，它通过与FGF受体（FGFR）结合，使FGFR二聚后磷酸化多种酪氨酸激酶促进下游与多种信号通路相互作用。FGF/FGFR信号途径是调控人体胚胎和出生后骨骼系统发育的重要因子，人体内FGFR功能过表达会导致颅缝早闭。细胞和遗传学研究发现，小鼠和人体内的FGF通过募集和调控成软骨细胞和骨组织细胞的数量及活性的方式调控软骨和骨生成。FGFR2功能缺陷的小鼠骨密度会下降,成骨细胞前体细胞增殖减慢,成熟成骨细胞的成骨功能下降。近年来学者们对FGF信号通路中调控成骨的下游分子事件有了更加深入的认识。在成骨细胞内,FGF能够激活包括细胞外调节蛋白激酶(extracellular regulated protein kinase, ERK),p38 MAPK和PKC在内的信号途径。由FGF激活的ERK1/2信号在促进成骨细胞前体细胞增殖中必不可少,并且该信号途径上调成骨分化重要转录因子Runx2和成骨分化相关基因的表达。FGF2通过下游的PKC和PI3K信号途径也能够激活Runx2的表达,进而促进骨髓间充质干细胞和成骨细胞的增殖和成骨分化。另外,FGF/FGFR信号途径与成骨密切相关的Wnt和BMP信号通路之间也存在转化调节活动,协同调控骨髓间充质干细胞和成骨细胞的功能。FGF2通过调控Runx2的表达水平促进BMP2的基因表达,FGF2能够增强BMP2诱导的小鼠体内异位成骨。鉴于FGF信号通路对骨生成的重要调控作用,研究者们努力将该信号作为治疗骨骼疾病的新的分子靶点。

（四）胰岛素信号通路

骨组织的新陈代谢也受控于生长激素、雌激素、甲状旁腺素和其他内分泌因子的调节,胰岛素信号途径相关因子起重要作用。胰岛素和胰岛素样生长因子1(insulin like growth factor-1, IGF-1)与细胞膜表面胰岛素受体(insulin receptor, IR)结合并激活酪氨酸蛋白激酶,酪氨酸激酶随后磷酸化胰岛素受体底物(insulin receptor substrate, IRS)使之激活,继而激活PI3K和MAPK途径。动物实验证实IGF在骨生成和骨代谢过程中意义重大。采用基因敲除的方式阻断IGF受体表达后,成骨细胞矿化受到严重的抑制。IGF可单独或与BMP协同作用通过MAPK信号通路促进骨髓间充质干细胞表达成骨分化的重要转录因子Osx。IGF还可以诱导破骨细胞内RANKL的活性进而调节破骨细胞功能和骨吸收过程。

（五）MAPK信号通路

MAPK是一类分布于细胞质中具有丝氨酸和酪氨酸双重磷酸化能力的蛋白激酶,主要包括ERK、c-Jun N端蛋白激酶(JNK)和p38MAPK。研究表明,MAPK的三个成员均参与了BMSC成骨分化的信号传导,活化成骨重要转录因子Runx2和Osx。体外细胞学研究提示p38和ERK信号对成骨细胞早期分化非常重要,JNK信号在成骨分化晚期发挥重要作用。另外,MAPK信号与BMP,FGF和IGF信号之间存在密切的关联,它们能够协同作用,调控成骨过程。骨植入材料表面MAPK信号调控成骨功能的研究发现,有序纳米坑形貌调控干细胞成骨分化的分子机制之一就是通过ERK/MAPK信号通路。通过化学改性得到的含有Zinc的多孔状TiO_2表面通过FAK/ERK信号通路促进小鼠成骨细胞前体细胞MC3T3-E1的早期黏附和后期的成骨分化。具有骨诱导活性的$Ca(OH)_2$诱导原代培养成骨细胞的细胞外基质的矿化通过长时段激活 p38 和 JNK 信号通路完成。由此可见，MAPK 信号通路在材料表面调控成骨方面发挥了重要作用。

（六）Wnt 信号通路

1. Wnt 信号通路调控过程　材料的表面形貌诱导细胞形态和功能发生相应改变的过程需要细胞内部信号通路和细胞核内基因的调控。因此，有理由推测材料表面形貌能够调控与细胞 - 细胞外基质及细胞 - 细胞之间的相互接触相关的信号通路，如 Wnt/β-catenin 信号通路。Wnt 是一类分泌型糖蛋白，通过自分泌或旁分泌发挥作用。在小鼠中，肿瘤病毒整合在 Wnt 之后导致乳腺癌，命名为 Int1，它与果蝇的无翅基因（wg）有高度同源性。Wnt 信号通路按照对细胞质内关键蛋白 β-catenin 的依赖性，分为经典 Wnt 信号通路（也称为 Wnt/β-catenin 信号通路）和非经典 Wnt 信号通路，下面主要介绍 Wnt 经典通路。Wnt 信号通路由以下部分组成：细胞外的 Wnt 配体蛋白，细胞膜上的 Wnt 受体，细胞质内的信号传导部分和细胞核内的转录调控部分。哺乳动物中有 19 种细胞外 Wnt 蛋白的亚型。脂质化修饰的 Wnt 家族分泌蛋白是一类高度不溶的蛋白，其自身存在一个产生 - 修饰 - 分泌 - 转运的过程。Wnt 蛋白通过结合到细胞膜上的受体引发下游一系列信号传导。Wnt 通路主要由以下几种蛋白构成：Wnt 家族分泌蛋白、特异性受体卷曲蛋白（frizzled）、散乱蛋白（dishevelled）、β-catenin、结肠腺瘤性息肉病基因蛋白（APC）、糖原合成激酶及轴蛋白（Axin），后三者能够在细胞质内形成针对 β-catenin 蛋白的降解复合体。Wnt 信号通路中还存在抑制性蛋白，如 Dickkopf1/2（DKK1/2）与 Wnt 受体 LRP5/6 及另一类穿膜蛋白 Kremen1/2 结合形成三聚体，继而诱导快速的细胞内吞，减少细胞膜上的 LRP5/6，由此阻断了 Wnt 信号向细胞内的传递。分泌型 frizzled 相关蛋白（secreted frizzled-related protein，sFRP）可能与 frizzled 竞争结合 Wnt 蛋白。其他的抑制蛋白还有 Sizzled、WIF-1 和 Cerberus，它们也直接与 Wnt 蛋白结合，从而拮抗 Wnt 信号。经典的 Wnt 信号通路中，对 β-catenin 浓度的调控处于中心地位。β-catenin 的浓度受 Axin/GSK-3 β/APC 组成的降解复合体控制，当无 Wnt 配体存在时，细胞质中的复合体能够磷酸化 β-catenin，特定位点磷酸化的 β-catenin 被 E3 泛素化后被蛋白酶体降解，从而使细胞质中的 β-catenin 维持在较低的浓度，不能转位入细胞核激活 Wnt 信号活性。当细胞外存在 Wnt 配体蛋白时，细胞质内降解复合体解聚，β-catenin 得以稳定并在细胞质内不断积累，使其转位进入细胞核调控下游目的基因的转录和表达，该信号通路被激活。β-catenin 进入细胞核后，与 T 细胞因子 / 淋巴细胞增强因子（Tcf/Lef）的转录因子家族成员相互作用激活下游靶基因的表达。

2. Wnt 信号通路在骨组织代谢中的调控作用　Wnt/β-catenin 信号通路在骨和软骨组

织代谢中发挥重要的调控作用。Wnt/β-catenin 信号通路中 *LRP5* 基因的失活性突变会导致啮齿类动物的骨量减少。条件性敲除 β-catenin 蛋白的小鼠会导致骨折愈合延迟。Osx1-Cre 介导的 β-catenin 条件性缺失能够打乱成骨细胞分化，这表明 β-catenin 介导的基因转录在软骨祖细胞向成骨分化过程中以及成骨细胞的分化过程中起到了非常重要的作用。β-catenin 作用于成熟骨组织可以诱导骨保护素（OPG）和核因子 κB 受体活化因子配体（RANKL）表达来调控骨组织重建和破骨细胞分化。这些研究表明 β-catenin 介导的信号通路是骨代谢和骨生成所必需的。近期的研究发现种植体表面特性，尤其是表面形貌能够调控细胞中经典和非经典 Wnt 信号通路的活性。Donos 等采用全基因组分析的方法研究了粗糙表面和亲水性粗糙表面基因的表达水平，结果显示在亲水性粗糙表面除了成骨相关基因（如 *OCN*、*BMP2*）和血管生成相关基因的表达水平增高外，亲水性粗糙表面提高了 Wnt 信号通路中 β-catenin 和 Fzd6 的表达水平。Wnt 信号通路的调节因子同样能够调控成骨细胞在微米级结构钛表面的成骨分化。种植体植入前在种植窝中加入脂溶性 Wnt3a 会显著上调组织细胞内 I 型胶原和碱性磷酸酶的活性，并且 Wnt3a 的加入会形成更多的骨与种植体接触界面，种植体周围组织呈现骨样基质矿化。这表明，在种植窝中预先加入外源性 Wnt3a 可以加速种植体周围细胞的成骨分化。另外，Wnt 信号通路的很多抑制剂也参与了材料表面的成骨过程，其中包括 DKK 家族、Wnt 抑制因子（WIF）、可溶性卷曲相关蛋白（SFRP）、cerberus 和硬化蛋白（sclerostin）家族。Olivares-Navarrete 等最近研究发现，Dkk1 和 Dkk2 的表达和活性能够调控 BMSC、人成骨细胞和 MG63 细胞在粗糙钛表面的生长和分化。这些数据进一步证实了 Wnt 信号通路参与调控粗糙钛表面对成骨细胞行为的影响，激活 Wnt 信号途径或应用 Wnt 信号因子可能成为提高种植体骨结合的手段。

（七）钙黏蛋白相关信号通路

1. 钙黏蛋白组成　骨骼发育的过程是通过不成熟的骨/软骨祖细胞的迁移、聚集以及凝聚，然后形成骨/软骨原基。在此过程中，精确的调控细胞-细胞之间的相互作用十分重要。成骨细胞的细胞间相互作用通过数种不同的机制，包括旁分泌因子的分泌、短程的信号分子以及细胞-细胞间的直接黏附。成骨细胞彼此间最基本的连接是黏着连接，即细胞与细胞之间由于钙黏蛋白介导的嗜同性作用，形成钙依赖的细胞间黏附，其中黏着连接的关键蛋白是钙黏蛋白。钙黏蛋白与 β-catenin 相结合的细胞内段通过斑珠蛋白与肌动蛋白细胞骨架形成蛋白复合体，参与信号传导。钙黏蛋白是一系列具备 30 个单链，完整的细胞膜糖蛋白。其分子量大约 130kDa，结构包括一个长的 N-末端细胞外结构域，结构包括一个由 5 个 EC 域构成的细胞外段、一个跨膜段及一个细胞内段。钙黏蛋白作为细胞与细胞之间相互作用的细胞结构,其功能已经得到证实。其中经典钙黏蛋白和与其密切相关的桥粒钙黏蛋白,分别介导黏着连接和桥粒。同时,有许多学者对多种细胞类型进行研究发现,通过钙黏蛋白调控细胞存活的方式有很多种。

2. 钙黏蛋白调控细胞存活的四种方式

(1)N 钙黏蛋白黏附通过 PI3K 激活 Akt 信号。这个结果是由促凋亡蛋白 Bad 在丝氨酸 -136 位点上的磷酸化使得抗凋亡蛋白 Bcl-2 稳定而造成的。这一机制在黑色素瘤和前列腺癌细胞中得以证实。

(2)在 VSMC 细胞中,学者发现 N- 钙黏蛋白介导的黏连激活 Akt 同时抑制 Bad,说明在 VSMC 细胞凋亡的调控中至少部分是通过 Akt 信号通路的。

(3)FGFR 的激活也能调控细胞的存活。类似钙黏蛋白,FGFR 细胞外段也包含一个 HAV 的结构域,因此认为 N- 钙黏蛋白能够与 FGFR 形成异二聚体继而激活后续信号通路。在卵巢细胞中,N- 钙黏蛋白通过激活 FGFR 激发未知的信号通路抑制凋亡。他们提出由于钙离子是凋亡过程中许多酶必需的离子,这一效果可能仅维持了钙离子的平衡。

(4)钙黏蛋白有可能通过 β-catenin 调控凋亡。β-catenin 在凋亡过程中的作用根据细胞类型是不同的。β-catenin 对于胚胎肝脏培养系统、成纤维细胞、内皮细胞悬浮培养的作用是抑制凋亡。但是,对于包括 COS7 和 293 细胞在内的其他一些细胞系的作用则是促进凋亡。然而,钙黏蛋白通过许多方式调控 β-catenin。首先,当在黏着连接上 β-catenin 与钙黏蛋白相连时,不能转移入细胞核调控相关基因的转录。尽管已经确定了 54 个目标基因,但是只有 survivin 是与凋亡有关的 β-catenin 的目标基因。其次,钙黏蛋白与 β-catenin 的结合阻止了其在细胞质内的聚集,因此能够通过与 LEF-1 转录因子无关的方式诱导凋亡。第三,钙黏蛋白 /β-catenin 复合体可以通过与细胞骨架的相互作用调控凋亡。最后,过表达 β-catenin 会引起肿瘤抑制蛋白 p53 聚集,这个蛋白被证实能够激活凋亡。细胞膜上的钙黏蛋白与 β-catenin 结合能够减少与 p53 结合的 β-catenin,从而减少凋亡。

3. N- 钙黏蛋白参与成骨细胞分化信号传导　　N- 钙黏蛋白参与了一些成骨细胞分化的信号传导过程。通过调控 N- 钙黏蛋白,增加细胞间黏附,有可能造成细胞之间交流增加,并且通过成骨细胞之间的缝隙连接可调整相应的基因表达。研究发现,N- 钙黏蛋白能够介导 CX43 的表达,影响缝隙连接之间的信号交流。N- 钙黏蛋白与整合素之间有交互作用。尽管 N- 钙黏蛋白的表达会调控及影响成骨细胞的分化和功能,强烈提示这种分子在骨形成中的作用。但是成骨细胞分化和成骨诱导并不完全取决于 E-cadherin 的功能,而其他的细胞 -细胞间黏连分子也参与了成骨细胞分化。除了参与成骨细胞分化,N- 钙黏蛋白也参与调控成骨细胞的行为。在形成期末，一些成骨细胞将自己嵌在细胞外基质里而成为骨细胞。在这种情况下，细胞-细胞之间黏连丧失与钙黏蛋白表达下降是相关的。因此，成骨细胞N-钙黏蛋白表达下降造成细胞-细胞黏连丧失可能会导致成骨细胞向骨细胞表型的变化。细胞-细胞之间的接触丧失也发生在成骨细胞凋亡的过程中。目前的研究表明，N-钙黏蛋白介导的细胞-细胞间黏连调控成骨细胞的凋亡过程。事实上，在成骨细胞发生凋亡时，N-钙黏蛋白水解与细胞凋亡过程中重要的一步caspase-3效应器的活化相关。当使用中和性抗体阻断N-钙黏蛋白介导的细胞-细胞之间黏连时，激活caspase-3引起人成骨细胞凋亡。这说明N-钙黏蛋白介导的细胞间黏连阻止成骨细胞的存活。以此推断，N-钙黏蛋白参与调控成骨细胞分化和凋亡的行为。

总之，骨组织细胞对种植体材料表面性质的生物学反应都是由细胞内部信号传导系统调控的，所以对种植体材料调控成骨细胞具体分子机制的研究是非常关键和重要的，信号通路的探明能够为种植体表面优化设计提供分子水平层面的理论指导。

（张玉梅）

参 考 文 献

1. BRANEMARK P I. Osseointegration and its experimental background. J Prosthet Dent, 1983, 50 (3): 399-410.

2. DONOS N, HAMLET S, LANG N P, et al. Gene expression profile of osseointegration of a hydrophilic compared with a hydrophobic microrough implant surface. Clin Oral Implants Res, 2011, 22 (4): 365-372.

3. HANSSON S, NORTON M. The relation between surface roughness and interfacial shear strength for bone-anchored implants. A mathematical model. J Biomech, 1999, 32 (8): 829-836.

4. LIU Q, WANG W, ZHANG L, et al. Involvement of N-cadherin/β-catenin interaction in the micro/nanotopography induced indirect mechanotransduction. Biomaterials, 2014, 35 (24): 6206-6218.

5. LEE D W, YUN Y P, PARK K, et al. Gentamicin and bone morphogenic protein-2 (BMP-2)-delivering heparinized-titanium implant with enhanced antibacterial activity and osteointegration. Bone, 2012, 50 (4): 974-982.

6. Marx R E. Osteoradionecrosis: A new concept of its pathophysiology. J Oral Maxillofac Surg, 1983, 41 (5): 283-288.

7. MEI S, WANG H, WANG W, et al. Antibacterial effects and biocompatibility of titanium surfaces with graded silver incorporation in titania nanotubes. Biomaterials, 2014, 35 (14): 4255-4265.

8. NISHIMURA I, HUANG Y, BUTZ F, et al. Discrete deposition of hydroxyapatite nanoparticles on a titanium implant with predisposing substrate microtopography accelerated osseointegration. Nanotechnology, 2007, 18 (24): 90-96.

9. OLIVARES-NAVARRETE R, HYZY S, WIELAND M, et al. The roles of Wnt signaling modulators Dickkopf-1 (Dkk1) and Dickkopf-2 (Dkk2) and cell maturation state in osteogenesis on microstructured titanium surfaces. Biomaterials. 2010, 31 (8): 2015-2024.

10. PAVLOVA T V, PAVLOVA L A, NESTEROV A V, et al. Comparative characterization of the skull bones after implantation of titanium biocomposites containing BMP-2 in their coating structure. Bull Exp Biol Med, 2014, 158 (2): 274-277.

11. POPELUT A, ROOKER S M, LEUCHT P, et al. The acceleration of implant osseointegration by liposomal Wnt3a. Biomaterials, 2010, 31 (35): 9173-9181.

12. WEBSTER T J, EJIOFOR J U. Increased osteoblast adhesion on nanophase metals: Ti, Ti6Al4V, and CoCrMo. Biomaterials, 2004, 25 (19): 4731-4739.

13. WANG W, ZHAO L Z, MA Q L, et al. The Role of the Wnt/β-Catenin Pathway in the Effect of Implant Topography on MG63 Differentiation. Biomaterials, 2012, 33 (32): 7993-8002.

14. WANG W, ZHAO L Z, WU K M, et al. The Role of Integrin-Linked Kinase/β-Catenin Pathway in The Enhanced MG63 Differentiation by Micro/Nano-Textured Topography. Biomaterials, 2013, 34 (3): 631-640.

15. YAN J, SUN J F, CHU P K, et al. Bone integration capability of a series of strontium-containing hydroxyapatite coatings formed by micro-arc oxidation. J Biomed Mater Res Part A, 2013, 101A: 2465-2480.

16. ZHANG Y M, BATAILLON-LINEZ P, HUANG P, et al. Surface analyses of micro-arc oxidized and hydrothermally treated titanium and effect on osteoblast behavior. J Biomed Mater Res, 2004, 68 (2): 383-391.

17. ZHAO L Z, CHU P K, ZHANG Y M, et al. Antibacterial Coatings on Titanium Implants. J Biomed Mater Res Part B: Appl Biomater, 2009, 91 (1): 470-480.

18. ZHAO L Z, LIU L, WU Z F, et al. Effects of Micropitted/Nanotubular Titania Topographies on Bone Mesenchymal Stem Cell Osteogenic Differentiation. Biomaterials, 2012, 33 (9): 2629-2641.

第二十四章

骨修复材料

第一节 概　　述

骨作为人体最大的天然矿化组织,起着运动、支撑和保护身体的重要作用,同时还具有造血以及储藏矿物质等生理功能。骨组织分布广、种类多,且易于损伤,因此,诸如骨折、骨肿瘤、退行性骨疾病、骨质疏松症、骨骼畸形等各类骨相关疾病在临床上十分常见,严重影响患者的行动能力、工作效率和生活质量。不论是发达国家还是发展中国家,骨相关疾病都是临床常见病,每年有数以百万计的骨相关疾病患者需要接受手术治疗。因此,骨修复材料及植入器械市场需求量巨大。骨修复材料及植入器械的开发具有重大的社会意义和经济效益。

不同的骨相关疾病手术治疗中所使用的骨修复材料及植入器械种类繁多,材料各异。临床上常用的几类骨修复材料及器械如下。

一、骨折固定材料及器械

骨折是指由于外伤等原因造成的骨结构连续性完全或部分断裂,多见于儿童及老年人,中青年人也时有发生。在临床上常采用骨折固定术进行修复,即借助固定材料及器械,对骨折部位进行复位和固定,以促进骨愈合的质量和速度。常用的骨折固定器械包括接骨板、内固定钉、螺钉、金属丝等。传统器械采用的大多为金属材料,包括不锈钢、钴铬钼合金、钛和钛合金等,都是永久性植入材料,骨折愈合后可根据患者情况决定是否进行二次手术取出。目前,采用医用镁合金、可降解医用高分子如聚乳酸等开发的可降解的骨钉、骨板等骨折内固定材料也已进入临床。

二、人工关节

关节置换是临床上用来治疗终末期关节疾病的主要方法,以髋关节置换和膝关节置换最为常见。人工关节采用的主体材料仍然是金属,如不锈钢,钴铬钼合金、钛及钛合金等。由于关节主要起骨与骨之间的连接及活动的作用,因此,为减少摩擦,关节活动连接处常采用光滑的耐磨高分子或陶瓷材料。例如人工髋关节的髋臼杯内衬多采用超高分子量聚乙烯或氧化锆、氧化铝陶瓷等材料。目前,最新的产品不仅臼杯内衬为氧化铝陶瓷材料,股骨头也采用氧化铝陶瓷制备而成,能提高润滑性,降低磨耗。

三、脊柱椎间融合器

脊柱椎间融合术是治疗椎间盘突出或椎管狭窄等脊柱退行性病变的一种方法,将压迫神经的椎间盘切除,置换为椎间融合器,促进两端椎骨融合,缓解对神经的压迫以达到治疗的目的。目前临床上使用的椎间融合器根据材料可分为钛合金融合器和高分子基融合器,如聚醚醚酮(polyether ether ketone, PEEK)、可吸收聚乳酸(poly-DL-lactic acid, PDLLA)融合器等。椎间融合器为中空结构,内部通常填充植骨材料或复合成骨生长因子,如骨形态发生蛋白(bone morphogenetic protein, BMP)等,促进融合器内部快速成骨,达到椎骨融合的目的。

四、骨移植替代材料

骨移植替代材料,简称植骨材料或骨材料。除填充椎间融合器内促进成骨外,大量应用于临床骨缺损修复。在临床上,由于先天疾病、骨折、骨肿瘤等原因所造成的骨缺损十分常见,例如,70%的骨折都会造成一定程度的骨缺损。由于大多数情况下缺损骨组织难于自发愈合,往往需要骨移植替代材料促进骨修复。目前,临床上使用的骨材料种类非常多,例如自体骨、脱细胞骨基质、聚甲基丙烯酸甲酯(polymethylmethacrylate, PMMA)骨水泥,磷酸钙骨材料,矿化胶原基复合人工骨材料等。

本章将重点介绍用于修复骨缺损疾病的骨移植替代技术的基本原则,目前临床上使用的各类骨材料的特点、修复机制及临床转化等。其他类型骨科材料和器械,如骨钉、骨板、人工关节等不赘述。

第二节　骨缺损及骨移植替代材料

骨缺损是指先天性或后天性疾病以及外伤引起的骨骼缺失,是临床常见病。人们尝试通过骨移植来治疗骨缺损的历史记载可追溯到1668年,荷兰的外科医师Job-Van MeeK'ren

用狗的一块颅骨来修补一名士兵缺损的颅骨并取得了良好的愈合效果。骨缺损移植修复技术发展至今已有 300 多年的历史,已成为目前临床上广泛应用的治疗骨缺损的重要技术。

一、典型临床骨缺损疾病

临床上,当骨缺损大小超过临界尺寸,药物和其他传统固定方法都无能为力时多应用骨移植手术方法进行治疗。骨缺损疾病产生的原因多种多样,如创伤骨折、骨肿瘤、感染引起的骨坏死部位切除等。具体的临床骨缺损表现有如下方面:①开放性或粉碎性骨折,合并大块骨组织缺损;骨折塌陷的关节面复位后遗留软骨下骨缺损;骨折愈合不良和萎缩性骨不连等。②切除骨骼肿瘤。③慢性骨髓炎死骨切除后骨间隙过大。④其他,如行关节融合手术、结构性骨缺损等方面。

二、骨缺损修复原则

针对临床上各种复杂多样的骨缺损病例,要重建骨骼,填充缺损,促进骨愈合,实现理想的修复效果,需要满足四个基本原则,即所谓的"钻石法则(diamond concept)",包括:①骨传导支架材料(osteoconductive scaffolds),系提供间充质干细胞迁移、黏附和增殖的基质,为血管长入和新骨形成提供支架;②骨诱导性生长因子(growth factor),包括 BMP、转化生长因子(TGF)、成纤维细胞生长因子(FGF)、血小板源性生长因子(PDGF)、胰岛素样生长因子(IGF)等,能够刺激原始、未分化的多能干细胞向成软骨细胞或成骨细胞分化,形成新骨;③具有成骨活性的细胞,包括骨髓间充质干细胞、成骨细胞等,一旦植入合适的环境,就能直接形成新骨;④稳定的生物力学环境(mechanical environment),有助于将自然的生物力学应力传递到周围的正常骨结构上,增强植骨部位对内固定物的把持力,满足力学支撑的要求。

在临床中,骨缺损疾病通常需要满足以下基本条件,才能实施骨移植修复:①植骨部位骨床、周围软组织床活性良好;②植骨处无感染;③内固定稳固;④治疗骨折的接骨方法得当;⑤植骨部位生物力学载荷适当。不同类型的骨缺损疾病、不同患者具体选用哪种骨替代材料进行移植,主要考虑以下四方面因素:①固定的力学稳定性;②骨折部位血供;③骨缺损范围和大小;④骨折愈合状态。

三、骨缺损修复材料的分类

目前临床上可供选择的骨移植替代材料种类繁多,特性不一,如何正确选择合适的骨修复材料是创伤骨科医师面临的实际问题。因此将现有骨修复材料进行合理分类并分析各自临床应用的优劣也显得同样重要。根据材料来源可将骨缺损修复材料分为天然骨材料和人工合成骨材料两大类。天然骨材料主要包括自体骨、异体骨和异种骨。人工合成骨材料又可按照组成的不同分为高分子基、陶瓷基和复合基材料。

（一）天然骨材料

1. 自体骨 自体骨移植具备促进骨缺损修复的 4 个基本原则,移植 3~6 个月便可完成骨的爬行替代、再生和塑形,一直被认为是植骨的"金标准",目前仍在临床上广泛应用。但自体骨的缺点也十分明显。自体取材数量有限,获取供移植的骨骼时需要二次手术,会造成供区部位不适,甚至出现取骨区并发症等问题,给患者增加了痛苦。正是这些固有的缺陷,使自体骨移植在临床的应用受到一定限制,迫使人们去寻找并应用其他替代材料,以满足临床治疗的需要。

2. 异体骨 异体骨移植指将某一个体的骨移植给同一种属的另一个体。随着获取、处理和储藏方法的改进,异体骨移植的应用范围不断扩大,感染人类免疫缺陷病毒的概率低于百万分之一,因此在临床上也得到广泛应用。异体骨移植具有骨传导性和轻度的骨诱导性,其骨诱导能力随处理和消毒方法不同而变化。常用的异体骨包括新鲜异体骨、新鲜冰冻异体骨、冻干异体骨和脱钙骨基质（decalcified bone matrix, DBM）。自体骨移植可提供完全的组织相容性,移植物周围不会形成炎性包裹,而异体骨移植会引起不同程度的宿主免疫反应。宿主免疫反应的程度取决于异体骨内蛋白的降解程度。

（1）新鲜异体骨:宿主免疫反应强烈,因此应用仅局限于某些特殊的情况,如关节表面置换。

（2）新鲜冰冻异体骨:生物机械强度与新鲜异体骨相同,免疫原性低于新鲜异体骨,介于新鲜异体骨和冻干异体骨之间。

（3）冻干异体骨:通过真空过程去除其中的水分,同时降低了异体骨的免疫原性。冻干异体骨可以存放 5 年,其缺点是抗压强度丧失。

（4）脱钙骨基质:是异体骨的一种特殊类型,由异体骨经过酸脱钙后形成的由胶原蛋白、非胶原蛋白以及低浓度的生长因子组成的复合物。由于 DBM 经过强烈的化学处理,所以是异体骨移植中免疫原性最弱的一类。但即使如此,与自体骨移植相比,异体骨移植仍然存在融合慢、吸收多、感染率增加等缺点。

异种骨来源丰富,易于获得和加工储存,作为植骨生物材料有巨大的潜在价值。然而,由于种属间的抗原差异,存在免疫排斥反应,异种骨应用受到较大限制。目前临床应用的异种骨是以牛、猪等动物骨为原料,经过加工处理去除或减少异种骨的抗原性,从而减少骨移植所引起的排斥反应。显然,异种骨既没有成骨细胞,也不具备诱导成骨的生长因子等活性成分。

（二）人工合成骨材料

人工合成骨材料是指利用天然生物材料或人工合成材料制造的骨的替代品或者骨折固定材料。按照组成成分的化学属性可分为高分子基人工骨、陶瓷基人工骨和复合人工骨。

1. 高分子基人工骨材料　高分子基人工骨常用的材料如 PMMA、高密度聚乙烯、聚砜、左旋聚乳酸（L-PLA）、聚乙醇酸（PGA）、聚乳酸乙醇酸共聚物（PLGA）等。

2. 天然生物大分子人工骨材料　天然生物大分子材料在合成人工骨的应用中也非常广泛,如胶原蛋白、壳聚糖、透明质酸、海藻酸钠等,这类高分子材料具有良好的生物相容性和细胞亲和性。

3. 陶瓷材料　用于骨修复的陶瓷材料包括氧化物陶瓷、磷酸钙陶瓷、玻璃、碳酸钙陶瓷等。其中,磷酸三钙、磷酸钙以及硫酸钙等在生物组织中可逐步降解和吸收,并为新生组织所代替。

4. 复合基人工骨材料　复合基人工骨材料是由无机材料和有机材料复合而成,以弥补单一组分性能的不足,如胶原 / 羟基磷灰石、PLA 或聚己内酯（polycaprolactone, PCL）/ 羟基磷灰石、PLA/ 磷酸三钙、羟基磷灰石 /BMP 等。

人工骨材料具有良好的生物相容性、力学性能和骨传导性,能够支持骨组织的长入,避免天然骨材料免疫原性、来源有限、二次损伤、病毒隐患等致命缺陷,但缺点是缺乏骨诱导性,生物活性及降解能力不及天然骨。目前临床中常通过复合干细胞和 / 或生长因子等活性成分来提高人工骨的骨诱导性和修复效果。因此,开发理想的人工骨修复材料是当前生物材料学家和外科医生共同奋斗的目标。本章将重点介绍几种典型的人工骨材料及临床应用现状。

第三节　人工骨材料

一、骨水泥

骨水泥（bone cement）是一种用于骨科手术的骨粘固剂,其主要化学成分是 PMMA,目前临床上主要用于人工关节置换手术和椎体成形术。PMMA 自 20 世纪 60 年代开始用于骨科疾病的治疗,在全髋关节置换术中可即时固定股骨假体,在骨 -PMMA- 假体界面上无任何微动,允许术后早期负重,疗效获得肯定并被骨科医生广泛接受。骨水泥发展至今不断更新换代,假体松动率由第一代骨水泥技术的29%~40%,下降到第三代骨水泥技术的3%。目前在临床上,骨水泥仍然具有广泛应用,没有被淘汰的趋势。添加具有成骨活性成分、抗生素等新型骨水泥也在开发中。

骨水泥由两个独立灭菌包装组成。一个是粉体包装,包含PMMA粉体(粒径10~150μm),10%硫酸钡或氧化锆(X射线不透过),1%二甲基对甲苯胺(DMPT)引发剂和微量过氧化苯酰(BP)抑制剂。另一个是液体包装,包含甲基丙烯酸甲酯(MMA)单体的液体,3%DMPT和减少单体自发聚合的微量BP。当粉体与液体按一定比例混合后,在引发剂的作用下即可发生聚合反应,并逐渐固化,经历湿砂期、黏丝期、面团期、固化期四个时期。整个自固化过程10多分钟,医生可以在其完全硬化前揉捏、挤压成需要的形状,并置于置换部位,安上人工关节。不同品牌、不同类型的骨水泥由于所使用的粉体与液体比例不同,PMMA粉体颗粒大小、分子量不同等原因,固化时长不同,性能也有差异。骨水泥与骨和人工假体之间均无化学作用,通过充分填充不规则空间,自固化后依靠界面微观绞锁(micro-interlock)机制起到支撑、固定等作用。骨水泥除在人工关节置换中广泛应用外,在胸腰椎压缩性骨折治疗中也有广泛应用。椎体成形术用球囊将压缩的椎体撑开,灌注骨水泥支撑,避免椎体进一步塌陷,可以很好地恢复椎体的高度。

尽管骨水泥不断改进升级,其缺点仍不容忽视。在填充时偶尔会引起骨髓腔内高压、血压降低、心脏骤停、血管栓塞等并发症。可能的原因包括MMA单体的细胞毒性、过敏反应等。目前多认为主要原因是骨髓腔内高压致使脂肪滴、骨髓等进入血管,引起栓塞。此外,由于聚合过程是放热反应,体内局部温度可以达到70℃以上,也可能影响邻近血管,导致血栓形成。另外,PMMA不可降解,长时间存在于假体和骨质之间会导致假体周围骨质溶解和骨水泥界面的老化、破裂,最终导致假体无菌性松动,即骨水泥病。

二、陶瓷基人工骨材料

(一)磷酸钙基人工骨材料

磷酸钙是天然生物矿化材料中最常见的无机成分。磷酸钙具有多种类型,如羟基磷灰石(HAP)、磷酸三钙(TCP)、磷酸八钙(OCP)、无定形磷酸钙(ACP)等。常用于骨修复材料的磷酸钙生物陶瓷包括羟基磷灰石、磷酸三钙、磷灰石骨水泥、聚磷酸钙等。磷酸钙盐有很好的生物相容性、骨传导性和骨结合能力,无毒副作用,因此被广泛用作硬组织修复材料。其缺点是在体内不易降解或降解速率很慢,影响骨愈合和骨重构速率。

1. 羟基磷灰石　　羟基磷灰石是骨、牙等天然硬组织的主要无机成分,具有极好的生物相容性、骨传导性和骨结合能力,因此作为填充支架被广泛应用于临床骨缺损修复。

羟基磷灰石晶体易碎、强度低、韧性差,体内降解极其缓慢,临床应用受到一定的限制。近年来,制备纳米级羟基磷灰石粉体及其复合材料成为研究热点。纳米级 HAP 能更好地模拟天然骨组织中羟基磷灰石的纳米级片状晶体结构,具有更优的强度、韧性等力学性能,更好的生物学性能和体内降解性能。研究表明,纳米级 HAP 能影响成骨细胞和破骨细胞的功能和骨代谢活动。破骨细胞可直接吞噬纳米级 HAP 晶体,同时可释放出氢离子加速 HAP 溶解。降解后羟基磷灰石晶体参与成骨细胞代谢,促进新骨形成。

制备羟基磷灰石粉体常用的方法有固相合成法、水热法、沉淀法、超声波合成法、微乳液法和溶胶 - 凝胶法等。其中,沉淀法制备过程简单易行,成本低,合成纯度高而被普遍采用。其具体过程是将一定浓度的钙盐和磷盐按照一定的 Ca/P 比混合搅拌,调节溶液 pH 至中性发生化学反应,生成胶体羟基磷灰石沉淀,过滤后在一定温度下煅烧得到羟基磷灰石粉体。羟基磷灰石粉体可直接用于骨缺损部位的充填,特别是不规则的缺损间隙,但大多情况下制备成块体材料后植入。

致密型羟基磷灰石块体材料强度高,但植入体内后基本不降解,只有界面处和骨组织形成化学结合,所以长期修复效果不够理想。多孔羟基磷灰石支架材料孔径一般控制在 $100\sim500\mu m$,新生骨组织可以从多孔 HAP 的表面沿着连通孔长入材料内部,增强材料和骨组织界面的结合力,提高整体力学性能和植入稳定性。多孔 HAP 的制备方法很多,包括造孔剂法、烧结法、3D 打印法等。目前常用的方法是通过把 HAP 粉体与造孔剂、粘接剂等混合成型后,煅烧除去造孔剂制孔。此外,也有将天然多孔生物体如珊瑚及乌贼骨,通过水热反应将碳酸钙骨架转化为磷酸钙骨架。多孔羟基磷灰石的主要缺点是强度低、韧性差,多孔结构很容易受挤压而坍塌,使其使用范围受到很大限制。如何提高其强度和韧性成为研究的热点。以羟基磷灰石和医用高分子材料为原料制备的复合人工骨材料的力学性能得到改善,特别是羟基磷灰石 / 胶原复合仿生材料,更加贴近天然骨组织的成分而被广泛应用。

2. β- 磷酸三钙　　β- 磷酸三钙(β-TCP)的生物学特性与 HAP 大致相同,也具有良好的细胞相容性和组织亲和性,能促进新骨形成,体内无排斥反应,无急性毒性反应,不致癌变,无过敏现象等,但在降解特性上更优于 HAP,更易被机体降解吸收。因此,β-TCP 被广泛应用于骨组织修复,如脊柱融合、四肢创伤、颌面外科等。β-TCP 粉末的制备方法也很多。例如,可通过过磷酸钙煅烧得到,或通过 $Ca(NO_3)_2 \cdot 4H_2O$ 和 $(NH_4)_2HPO_4$ 化学共沉淀等方法得到。目前研究较多的是将 β-TCP 和其他磷酸钙陶瓷混合，并通过调节材料的孔结构、理化性能、降解性能等满足不同的临床应用要求。

3. 磷灰石骨水泥　磷酸钙骨水泥（calcium phosphate cement，CPC）也称自固化磷酸钙，是 1986 年由美国牙科协会科学家 L. C. Chow 和 W. E. Brown 发明，1996 年美国食品药品监督管理局（FDA）批准的一种可用于非承重骨缺陷治疗的骨修复材料。CPC 由磷酸钙粉体（磷酸四钙和无水磷酸二钙或二水合磷酸二钙）与水混合后，在短时间内发生水化凝固形成，固化后的成分为羟基磷灰石。其优点在于使用时可修形，且硬化过程基本不放热，不会引起周围组织损伤。固化后的 CPC 抗压强度可达几十 MPa，介于骨密质和骨松质之间。临床上适用于非负重或低负重部位骨缺损的修复，如各种良性骨肿瘤刮除后的缺损填充，髂骨供骨区（此时内侧骨密质需完整）的填塞，不规则骨折后的骨缺损填充，牙根管填充等。

CPC 的缺点是凝结时间稍长，且在体液中成型前会由于外部作用力而脱落和移动。目前常用的 CPC 在体外的凝结时间一般为 15~30 分，温度 37℃，湿度 90%~100%。在体内，因血浆中某些离子（如 Mg^{2+}）及大多数有机物均有阻止或延迟 HAP 形成的作用，体内凝结时间相对延长，且易产生脱粒现象。为了克服这些缺点还需研究开发快速凝固型 CPC 及抗水冲型骨水泥。

（二）碳酸钙基人工骨材料

1971 年，人们发现珊瑚具有与人骨松质类似的孔隙结构，开始应用原始珊瑚碳酸钙作为植骨材料。珊瑚的主要成分 99% 以上为碳酸钙，孔径 190~230μm，利于周围组织和血管的长入。珊瑚骨具有良好的生物相容性，无细胞毒性，无炎症、排斥反应等，在体内可降解，降解速率优于羟基磷灰石、生物玻璃等其他生物陶瓷。但珊瑚骨质地脆，吸收快，在骨缺损处只具有支架和骨引导作用，对于较大的骨质缺损，仅用珊瑚骨难以达到完全修复，往往骨组织未完全修复时就已降解完全。临床上可用于整形外科、口腔颌面外科、眼科以及耳鼻咽喉科等领域。目前，对珊瑚骨的改性主要是将珊瑚中的碳酸钙部分或全部转化为磷酸钙，复合具有诱导骨生长的生长因子等。此外，在天然生物矿物中，珍珠层的主要成分也为碳酸钙晶体。因此，近年来珍珠粉也被广泛用于骨修复材料的研究。研究表明，珍珠粉具有良好的生物相容性、可降解性和成骨特性，与聚乳酸混合可制备成可降解复合人工骨材料，动物实验证明其具有理想的修复效果。

（三）生物活性玻璃

1969 年美国教授 Larry Hench 发明了一种用于骨修复的硅酸盐玻璃，由 SiO_2、Na_2O、CaO 和 P_2O_5 等基本成分组成。由于该硅酸盐玻璃植入人体后，富含硅酸盐的表面会逐渐转变为碳酸羟基磷灰石层，为组织提供了键合界面，可实现和周围骨组织的无缝结合，并且结合力非常强，因此命名为生物活性玻璃（bioglass）。研究表明，生物活性玻璃既有骨生成性，又有骨引导作用，并且与骨和软组织都有良好的结合性，是迄今为止唯一既能够与骨组织成键结合，同时又能与软组织相连接的人工生物材料。此外，生物活性玻璃除了用于骨缺损修复外，在皮肤烧伤烫伤、美白去皱、口腔溃疡、肠胃溃疡等方面均表现出色，被认为是可应用在多种组织修复领域的良好生物材料。

生物活性玻璃根据其组成成分和含量的不同分为不同的配方类型。最常用的也是最原始的配方是45S5，由45%SiO_2、24.5%Na_2O、24.5%CaO和6%P_2O_5组成，在颌骨缺损修复、牙周缺损修复中有广泛应用。近年来，由中国科学院上海硅酸盐研究所的研究团队开发的介孔生物活性玻璃，不仅具有传统生物活性玻璃促进成骨的性能，而且含有有序结构的纳米介孔孔道结构。利用这些介孔结构，可将不同功能的药物装载入介孔生物玻璃支架的介孔孔道中，通过药物的缓慢释放与支架本身的活性组成协同促进干细胞成骨分化、成血管化分化。

（四）硫酸钙骨水泥

硫酸钙骨水泥（calcium sulfate cement，CSC）作为修复骨缺损和促进骨融合的可注射人工骨移植替代材料，已经有相当长的临床应用历史。它在充填骨缺损时能快速、完全被机体吸收，不会引起明显的炎症反应，且原材料廉价、充足，并且还可作为抗生素、药剂及生长因子的载体，因此它在骨科、整形外科和口腔科中已获得广泛的应用，如牙周病缺损的修复、骨髓炎的治疗、上颌窦提升、牙种植术的辅助植骨、颌骨囊肿填充、骨创伤、脊柱外科、复杂跟骨骨折、骨质疏松椎骨填充等领域。

CSC的主要成分是α-半水硫酸钙（$CaSO^4 \cdot 1/2H^2O$），由二水硫酸钙脱去1.5水分子后形成，可再次水化（即每分子半水硫酸钙结合1.5水分子）变成二水硫酸钙，属于气硬性胶凝类物质，因此具有可塑性、原位自固化特点，可很好地填充不规则形状部位。CSC具有非常好的生物相容性，对成骨细胞无毒性作用，并在一定程度上刺激成骨细胞的增殖和分化。植入体内骨缺损部位的硫酸钙逐渐被新生骨组织替代，无异物排斥反应和免疫排斥反应。其缺点是降解过快、力学强度低、生物活性低等。

三、骨组织工程与骨再生

（一）骨组织工程与再生医学

组织工程（tissue engineering）一词最早由美国华裔科学家冯元桢（Yuan-Cheng Fung）

于 1985 年首先提出。1993 年美国著名科学家 Robert Langer 和 Joseph P. Vacanti 在 *Science* 杂志上发表了题目为 *Tissue Engineering* 的文章，成为组织工程学发展的一个重要里程碑，在全世界掀起了组织工程研究热潮。发展至今已有近 30 年历史，经历了萌芽期、快速发展期和瓶颈期。近年来，随着干细胞技术和再生医学的发展，组织工程学又迎来了新的发展黄金期。

组织工程学是材料学、工程学、生物学和医学等多学科的交叉领域，是指基于对人体正常组织及病理情况下的结构 - 功能相关性的深入理解，应用工程学和生命科学的基本原理和方法，致力于发展组织替代物以修复、替代或改善人体组织功能。构成组织工程的核心三要素包括：支架材料（scaffold）、细胞（cell）和调控因子（regulator）。支架材料是指起到临时性细胞生长支撑的人工细胞外基质。细胞一般选择具有组织特异性的体细胞或具有多能分化潜能的干细胞。调控因子是指具有调控细胞功能的生长因子、基因、抑制因子等化学信号，以及力学载荷、电磁场、超声等物理信号。

经典的组织工程学方法是将细胞种植在支架材料上，并在体外环境（微生物反应器）下培养，得到类组织结构后植入体内缺损部位进行修复。尽管人们一直尝试构建尽可能仿生的体外培养环境，但由于组织再生过程是在四维时空发生的一个多细胞、多体系的动态演变过程，在体外获得理想的再生组织或类组织困难重重。显而易见，体内组织微环境是最智能、最理想的生物反应器。于是，科学家提出体内组织工程（in vivo tissue engineering）的概念，将细胞（特别是干细胞）或生物支架材料或二者的复合物植入体内组织损伤部位，通过机体内部微环境的作用，激活组织再生修复潜能以达到组织修复的目的，也称作原位组织工程（in situ tissue engineering）或再生医学（regenerative medicine）。因此，设计并制备能精确调控细胞 / 干细胞行为命运，诱导组织再生的生物活性支架材料成为当前组织工程研究的重中之重。

骨组织具有较强的再生修复能力，即使发育成熟后骨细胞仍然不断进行成骨、破骨的代谢活动。因此，组织工程方法最早在骨组织再生修复中获得了重要突破。对于超临界尺寸（即无法自发愈合的骨缺损长度的临界值）的骨缺损，骨组织工程方法提供了极具价值的修复策略。目前，已有多类获批注册的骨组织工程支架产品，广泛用于各种骨缺损，临床修复效果理想。

（二）骨组织工程支架材料

骨组织工程支架材料的基本性能要求：①良好的生物相容性、骨传导性和骨结合能力，能够利于成骨细胞或骨髓间充质干细胞黏附、生长和成骨方向分化；②适宜的生物力学性能,达到或接近骨松质的机械性能,抗压强度大于 5MPa,抗压模量 45~100MPa;③良好的降解性能,4~6 周可被新骨组织取代,8~12 周大部分降解完全;④孔径大小 100~500μm,具有较好的孔连通性,利于细胞和血管长入,以及营养物质输运;⑤可通过与骨诱导性生长因子如 BMP-2 的复合,加快诱导骨的再生。

常用的骨组织工程支架材料包括无机盐、可降解高分子材料及有机 / 无机复合材料等。无机盐主要为多孔的磷酸钙、碳酸钙陶瓷材料。可降解高分子材料包括聚乳酸、聚乙醇酸等人工合成的可降解高分子,以及胶原蛋白、壳聚糖等天然高分子材料。有机 / 无机复合材料,如 HAP/ 聚乳酸骨材料、HAP/ 胶原 / 聚乳酸骨材料、HAP/ 胶原 / 壳聚糖 / 聚乳酸骨材料等,由于具有良好的力学性能、可降解性、骨传导性等综合性能,是目前临床上应用最广泛的骨组织工程支架材料。最常用的几种可降解天然高分子材料和人工合成高分子材料如下。

1. 天然高分子材料

（1）胶原蛋白:胶原蛋白（collagen）是动物体内含量最丰富的蛋白质,占人体蛋白总量的 30% 以上,主要存在于各种组织细胞外基质中。骨组织中最主要的有机成分是 I 型胶原蛋白,占总蛋白的 85%~90%。I 型胶原蛋白在体内以胶原纤维的形式存在,其基本组成单位是具有三股螺旋结构的原胶原分子,即由 3 条多肽链（2 条 α1 链及 1 条 α2 链）构成右手螺旋结构,长约 300nm,直径约 1.5nm。肽链具有重复的氨基酸序列（Gly-X-Y）,X 及 Y 的位置常分别为脯氨酸及羟脯氨酸,以限制多肽链旋转。肽链间通过氢键及氧桥使结构相对牢固。5 个胶原分子轴向平行聚集在一起形成直径约为 4nm 的微纤维,其中,每两个胶原分子间都有 1/4 分子长度的错位。这种排列方式通常叫 1/4 错位。轴向连接的微纤维之间有约 30nm 的空隙。微纤维进一步组装成直径 10~300nm 的胶原纤维。

胶原有良好的生物相容性和完全的生物降解性,且免疫抗原性很低。加上 I 型胶原由于含特定的细胞识别信号（如某些氨基酸序列）,利于成骨细胞黏附、增殖和分化。因此,I 型胶原蛋白作为一种生物材料广泛应用于皮肤、骨组织修复,整形,止血,神经再生导管等领域。但其最大的缺点是机械强度低,难以单独用作成骨细胞培养基质材料,通常需要添加人工合成高分子和无机矿物提高其力学性能。

（2）壳聚糖及其衍生物:壳聚糖（chitosan）是一种线性多糖,化学名称为聚葡萄糖胺,（1-4）-2- 氨基 -B-D 葡萄糖,是由甲壳素（chitin）经过脱 N- 乙酰作用得到（脱乙酰度达到 55% 以上）,又称脱乙酰甲壳素。甲壳素又称为甲壳质、几丁质,广泛存在于自然界中,特别是昆虫、甲壳类动物的外壳及真菌细胞壁中。甲壳素一般不溶于水、碱和常规有机溶剂中,只溶于盐酸等无机酸及甲醇、乙醇等。高度脱乙酰化甲壳素可溶于水。壳聚糖的降解属于酶解过程,在溶菌酶、甲壳酶的作用下水解成低聚糖,故难于对它的降解速度进行人为调控。其降解产物为对人体无毒的 N- 乙酰氨基葡萄糖和氨基葡萄糖。降解过程中产生的低分子量甲壳素或其寡聚糖在体内不积累,无免疫原性。因此,壳聚糖具有良好的生物相容性和生物安全性,广泛用于医药、化妆品、食品等领域。

壳聚糖分子中有大量活泼的羟基和氨基,它们具有较强的化学反应能力,容易进行化学修饰和改性,得到各种壳聚糖衍生物。例如,羟乙基化(与环氧乙烷进行反应)可得羟乙基化的衍生物;羧甲基化(与氯乙酸反应)得到羧甲基化的衍生物;氰乙基化(与丙烯腈发生加成反应)得到氰乙基化的衍生物。

壳聚糖是自然界唯一带正电荷的可降解天然高分子,具有抗菌活性。研究表明,壳聚糖及其衍生物具有非常好的细胞亲和性,能促进细胞增殖和生长。其多以微球、支架、凝胶等形式应用于组织工程领域。在骨组织工程研究中,由于壳聚糖降解后会在局部形成弱碱性环境,有利于成骨作用,因此也被广泛用作骨组织工程支架材料。

2. 人工合成医用高分子材料　目前,常用于骨组织工程支架材料的可降解合成高分子主要有聚乳酸(polylactic acid, PLA)、聚乙醇酸(polyglycolic acid, PGA)、聚乳酸乙醇酸共聚物(polylactic-co-glycolic acid, PLGA)、聚己内酯(polycaprolactone, PCL)、聚羟丁酯(polyhydroxyrate, PHB)等。

(1)聚乳酸、聚乙醇酸及其共聚物:聚乳酸具有良好的组织相容性和生物降解性,是最早被用作骨和软骨组织工程的支架材料。乳酸有两种旋光异构体,即左旋乳酸和右旋乳酸。因此聚乳酸有三种立体构型:右旋聚乳酸(PDLA)、左旋聚乳酸(PLLA)和消旋聚乳酸(PDLLA)。PLA 在体内水解生成乳酸,是糖的代谢产物,降解时间与结晶度、分子量等有关。PDLLA 为无定形的,降解时间最快。PLLA 和 PDLA 具有较高的结晶度,降解时间稍长,但强度更高。PLA 的体内降解时间为 3 个月至 1 年。

PGA 是最简单的线性聚酯类高分子,降解速度快于 PLA,在体内的降解时间约为 3 个月,产物为羟基乙酸,易于参与体内代谢。PLGA 是 PLA 和 PGA 的共聚物,降解时间和力学性能可通过改变两者的比例来调控。PLA 和 PGA 均为美国 FDA 批准的可降解生物医用高分子材料,广泛用作医用缝合线、支架材料和药物控释载体等。PLA,PGA 及其共聚物在组织工程中应用的主要结构形式有纤维支架、多孔泡沫以及管状结构等。这些结构形式在骨组织工程实验研究中都显示出良好的成骨效应。

尽管目前 PLA,PGA 及其共聚物是应用最为广泛的组织工程支架材料,但仍存在明显缺点:①亲水性差,细胞吸附力较弱。②引起无菌性炎症。临床上在 PLA,PGA 的应用过程中发现患者出现非特异性无菌性炎症反应率较高,约为 8%。使用高分子量 PLA 可延迟但不能消除这一反应。目前认为出现无菌性炎症的原因可能与聚合物降解过程中酸性降解产物引起局部 pH 下降有关。因此,有学者将碱性物质,如碳酸钙、碳酸氢钠、钙羟基磷灰石引入聚合物中,可代偿聚合物降解引起的 pH 下降,有助于防止无菌性炎症的发生。当然,无菌性炎症的根本解决办法是开发一种降解不释放或缓慢释放酸性降解产物的新型聚合物。③机械强度不足。在骨修复应用中,常添加磷酸钙制成复合材料提供强度。实验表明,复合材料弹性模量随 HA 成分增加而增加。同时,HA 的引入也延缓了聚合物的降解时间,提高了骨结合力等。

（2）聚己内酯:PCL 是一种半结晶性的可降解生物高分子,具有良好的组织相容性,也是 FDA 批准的可用于体内的生物可降解高分子。其应用范围与 PLA 和 PGA 相似,但降解速率更慢,在体内的降解时间为 2~4 年,使酸性降解产物引起的无菌性炎症情况得以改善。此外,还应用于牙齿根管填充。PCL 的降解主要通过酯键的水解,降解中间产物末端的羧基基团对 PCL 的降解起催化作用。降解的 PCL 片段可被体内生物酶进一步降解,以及巨噬细胞吞噬,在细胞内降解为小分子产物,随机体正常代谢排出体外。

（三）矿化胶原基仿生人工骨材料

1. 矿化胶原纤维　矿化胶原纤维（mineralized collagen fibril）广泛存在于哺乳动物骨、牙等硬组织中,是天然矿化组织的基本结构单元。矿化胶原纤维由胶原纤维和纳米羟基磷灰石晶体分级组装而成,通过纳米尺度到宏观尺度的多级自组装而形成复杂且高度有序的天然矿化组织,赋予其独特的分级结构和优异的力学性能（图 24-1）。因此,基于矿化胶原纤维开发的新一代骨修复材料,在组成、结构和性能上仿生天然骨,具有各类传统人工骨修复材料所不具备的优异性能。

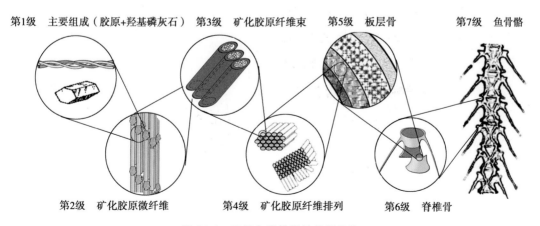

第1级　主要组成（胶原+羟基磷灰石）　第3级　矿化胶原纤维束　第5级　板层骨　第7级　鱼骨骼

第2级　矿化胶原微纤维　　第4级　矿化胶原纤维排列　　第6级　脊椎骨

图 24-1　斑马鱼脊椎骨的分级结构

清华大学生物材料研究团队依据仿生自组装的思路,首次在体外实现了胶原蛋白对磷酸钙矿化的精细调控,得到了分级结构高度仿生的矿化胶原纤维,并阐明了胶原蛋白调控磷酸钙晶体沉积的重要步骤和组装细节。透射电镜观察结果表明,体外仿生制备的矿化胶原纤维具有多个层次的分级结构。羟基磷灰石纳米晶体生长并包围在胶原纤维表面,晶体学c轴择优排列,平行于胶原纤维的长轴。相邻的矿化胶原纤维以它们的长轴方向相互平行排列,进一步组装形成矿化的胶原纤维束(图24-2)。通过红外光谱和圆二色谱分析研究胶原矿化过程中磷酸钙晶体的成核位点,首次发现除羧基外,胶原分子表面的羰基也是重要的成核位点。在矿化过程中羰基和钙离子之间有新的化学作用形成,进而实现胶原蛋白调控无机矿物在其表面形核、长大及随后的矿化胶原纤维的自组装。综上所述,矿化胶原纤维分级组装的具体过程包含如下三个重要步骤:①三股螺旋胶原蛋白分子自组装形成直径为5nm左右的胶原微纤维;②胶原微纤维通过表面特异性形核位点调控纳米羟基磷灰石晶体的形核、相变、生长及成熟,从而自组装形成纳米羟基磷灰石晶体在胶原表面定向排列的矿化胶原微纤维;③矿化胶原微纤维有序组装,彼此平行排列,进一步形成矿化胶原纤维束(图24-3)。

2. 矿化胶原/聚乳酸复合人工骨材料　将仿生制备的矿化胶原溶液离心分离出沉淀,冻干后得到仿生骨粉(nHAC)。然后,以可降解高分子聚乳酸为载体材料,复合矿化胶原骨粉,制备成一种疏松多孔的纳米复合材料——矿化胶原/聚乳酸复合人工骨材料(nHAC/PLA)。材料的孔隙率为80%左右,孔隙大小100~300μm,形成类似骨松质的多孔结

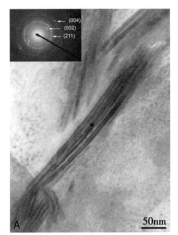
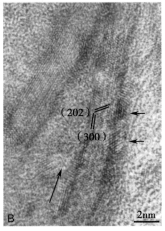

图24-2　矿化胶原透射电镜显微形貌

A. 矿化胶原纤维束,左上角衍射环显示典型的羟基磷灰石晶体结构　B. 图A*所在区域放大图,超高分辨电镜显示纳米羟基磷灰石晶体在胶原纤维表面择优排列,黑色箭头示纳米羟基磷灰石晶体及其编号

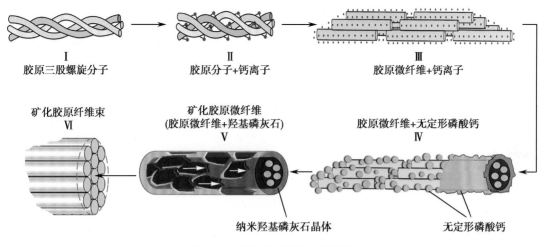

图 24-3　矿化胶原纤维分级组装

构（图 24-4）。抗压强度 1~2MPa，达到了天然骨松质的最低强度。此外，X 线衍射、透射电镜和高分辨率透射电镜研究结果表明，材料中羟基磷灰石晶体的尺寸约为 30nm，生长在胶原纤维间隙，且羟基磷灰石晶体的 c 轴择优取向，与胶原纤维轴向平行，这些特征与天然人骨的成分和纳米结构相似。可见，nHAC/PLA 是一种在化学组成、微纳米分级结构等方面均高度仿生的人工骨修复材料。

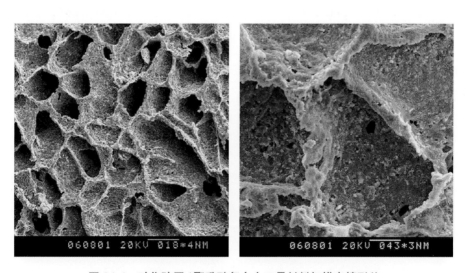

图 24-4　矿化胶原 / 聚乳酸复合人工骨材料扫描电镜形貌

　　nHAC/PLA 具有优秀的生物相容性、可降解性、成骨活性、骨传导性等。体外细胞实验表明，nHAC/PLA 具有很好的细胞亲和性，成骨细胞在材料表面培养 2 天后即完全贴壁和铺展，培养 2 周后即可观察到成骨细胞沿材料孔隙迁移至框架材料内部 200~400μm 深。显而易见，nHAC/PLA 良好的细胞亲和性主要来源于 PLA 中均匀分散的矿化胶原骨粉。此外,nHAC/PLA 具有很好的降解性能。体外降解实验表明,4 周时降解达到 19.6%,其中材料中胶原成分降解最快,羟基磷灰石和 PLA 较平缓。整个降解过程中,材料一直保持规则的初始形状,孔壁厚度随着降解不断变薄,孔壁表面变粗糙。体内降解实验发现,新骨形成加速材料降解,体内植入 10 周的降解量达到 40% 左右,其速度稍快于体外模型,与新生骨组织的长入相匹配。可见,多孔 nHAC/PLA 支架可为细胞提供一种类似体内的生长微环境,多孔结构有利于结缔组织及微血管长入。在近骨区域成骨细胞聚集,在支架材料上分泌新生胶原并形成矿化基质。同时,破骨细胞对材料有吞噬作用。因此,在组织与材料的界面上不断有新的类骨基质产生,并随着材料降解新骨界面逐步从宿主骨向材料内部推进,这一过程类似于骨组织的重塑,直至所有材料最终为自身骨组织所取代。

为了进一步提高 nHAC/PLA 的成骨活性,nHAC/PLA 与重组人骨形态发生蛋白 -2(rhBMP-2)复合后具有高效的骨诱导性。nHAC/PLA 在狗和兔的长骨缺损和脊柱融合模型中有很好的愈合效果,可达自体骨修复效果的 70%。特别是复合 rhBMP-2 的骨材料或一半骨材料一半自体骨修复效果与自体骨效果相当,10 周时接近 100% 愈合。这一结果表明,nHAC/PLA 良好的生物可降解性,优异的生物活性、骨传导性以及骨诱导性,使这类材料具有极大的临床应用潜力。该材料已获得国家药品监督管理局第三类医疗器械生产许可证,并已建成规模化的生产基地。目前已在医院临床应用百万余例。临床应用结果表明,该产品能够应用于骨折、骨缺损、骨不连、良性骨肿瘤、截骨矫形、脊柱融合等骨科疾病的治疗,治疗效果优于一般的骨修复材料。

3. 可注射矿化胶原/硫酸钙复合人工骨材料 可注射硫酸钙骨水泥作为骨缺损的填充材料,由于生物活性不足、降解过快、固化时间过短等缺点,限制了其在骨科中的应用。目前,许多研究采用掺杂无机离子、复合有机或生物活性物质等对其不断进行改性和完善,如硫酸钙/羟基磷灰石复合骨材料、硫酸钙/聚乳酸复合骨材料等。清华大学生物材料研究团队将矿化胶原骨粉与 CSC 混合后开发出可注射矿化胶原/硫酸钙复合人工骨材料(nHAC/CSC)。

矿化胶原骨粉的加入能明显促进成骨细胞黏附和增殖,细胞相容性提高。但同时,nHAC 的添加使得 CSC 固化时间延长、抗压强度下降。研究表明,nHAC 含量为 10% 的复合骨材料具有较好的综合性能,抗压强度约 7MPa,凝固时间为 10~25 分钟,同时,骨髓间充质干细胞的黏附和增殖明显提高。采用兔下颌骨临界缺损箱状模型进行体内相容性和修复效果评价。结果表明,nHAC/CSC 无血液毒性,无致热性,无皮肤刺激性。采用大体观察、X 射线影像分析、Masson 染色、HE 染色等组织学检测评价术后 4 周、8 周、12 周的样本,结果表明,植入 nHAC/CSH 组相比于空白组、纯 CSH 组、nHAC 组有更多的新生血管长入,为新骨形成提供了良好的生物学微环境,同时可观察到大量新骨形成,骨密度增加,早期骨愈合速度加快,并且局部微区 BMP-2 和骨桥蛋白表达量增加。可见,nHAC/CSH 有良好的骨缺损修复能力,尤其是早期成骨性能优异,与纯 CSH 相比,更有利于促血管生成和骨重构,具有潜在的临床利用价值。

第四节 骨修复材料的临床转化及应用

一、骨修复材料临床转化流程

骨修复材料作为骨科植入物,属于第三类医疗器械,即具有较高风险,需要采取特别措施严格控制管理以保证其安全有效的医疗器械,需经过严格的上市前质量控制和上市审批,临床转化时间较长。重点流程如下:

1. 产品开发阶段　完善产品的制备工艺流程和操作规程,制定产品标准和产品说明书,完成产品自检和动物实验等,撰写技术报告和风险分析报告等。

2. 产品型式检验　申请在国家认可的有检测资质的机构进行型式检验,依据产品标准对产品理化性能、安全性能等各项性能进行全面检测,并获得结论为合格的检测报告。国家药品监督管理局批准的检测机构包括中国食品药品检定研究院、天津市医疗器械质量监督检验中心、上海市药品监督管理局、广东省医疗器械质量监督检验所等。

3. 临床试验　依据《医疗器械临床试验规定》在国家认可的临床试验机构完成临床试验,需制定翔实的临床试验合同和临床试验方案。临床试验完成后,承担临床试验的医疗机构应当按医疗器械临床试验方案的要求和规定的格式出具临床试验报告。

4. 注册审批　骨科植入物产品上市前需向国家药品监督管理局医疗器械技术审评中心申请产品注册审批,重点对医疗器械的设计原理及特征、原材料质量控制、生产工艺、产品稳定性验证、实验及检验数据的可靠性和全面性等事项进行评审,对产品是否安全、有效作出评价。申请注册需要提交的资料包括:产品的风险分析资料,产品技术要求,产品检验报告,临床评价资料,产品说明书及标签样稿,产品的质量管理体系文件,证明该医疗器械安全、有效所需的其他资料。其中,产品技术要求主要包括医疗器械成品的性能指标和检验方法。性能指标是指可进行客观判定的成品的功能性、安全性指标以及与质量控制相关的其他指标。临床评价资料包括临床文献资料、临床经验数据、临床试验等信息资料。审批通过获得产品注册证后方可上市销售,注册证有效期5年。

5. 申请生产许可证 2014年6月1日起施行的《医疗器械监督管理条例》规定了医疗器械生产企业可以先申请产品注册证,后申请生产许可证,因此生产企业在申请产品注册证时,无需前期投入资金建生产场地,可以节省资金和时间,降低了准入门槛,推进了医疗器械产品的临床转化和产品创新。从事医疗器械生产的企业,应当具备以下条件:①有与生产的医疗器械相适应的生产场地、环境条件、生产设备以及专业技术人员;②有对生产的医疗器械进行质量检验的机构或者专职检验人员以及检验设备;③有保证医疗器械质量的管理制度;④有与生产的医疗器械相适应的售后服务能力;⑤产品研制、生产工艺文件规定的要求。申请生产许可证时,生产企业需向所在地省、自治区、直辖市人民政府食品药品监督管理部门提交其具备上述条件的证明资料以及所生产医疗器械的注册证。医疗器械生产许可证有效期为5年。有效期届满需要延续的,依照有关行政许可的法律规定办理延续手续。

6. 产品质量控制 产品上市前要经过严格的质量控制,依据国家出台的相关外科植入物质量体系管理规范,包括《外科植入物生产实施细则》《医疗器械生产质量管理规范》等。

二、胶原/羟基磷灰石复合人工骨产品及其临床应用

(一)商品化胶原/羟基磷灰石复合人工骨产品

胶原/羟基磷灰石复合人工骨由于其高度的成分仿生,优异的生物降解性能、生物相容性和成骨活性,受到越来越多的关注和外科医生的认可。目前,市场上有多种胶原/羟基磷灰石复合人工骨产品。

(二)胶原/羟基磷灰石复合人工骨产品临床应用举例

1. 骨缺损修复 骨缺损修复是胶原/羟基磷灰石复合人工骨材料最主要的临床应用,如创伤缺损、脊柱融合等。北京中医药大学东直门医院的俞兴等采用矿化胶原人工骨材料对颈椎患者实施C5~6脊柱融合手术,结果表明术后14周C5~6融合良好,并且人工骨材料完全降解并由新骨取代,修复效果类似自体骨。此外,该材料在骨不连、腰椎融合、长骨骨折等临床应用中均实现了理想的修复效果。

2. 口腔种植骨增量 骨移植技术是目前口腔颌面种植骨增量的主要方法之一。牙齿缺失后由于周围骨组织吸收或萎缩等原因造成下颌骨骨量不足,无法进行口腔种植。因此骨增量是口腔种植的前提。胶原/羟基磷灰石复合人工骨及诱导组织再生膜等在骨增量中获得应用,骨量增加且无明显副作用。

3. 颅骨缺损重建 颅骨缺损不仅影响美观,而且常继发颅骨缺损综合征、防御功能缺

失、脑积水等并发症,给患者生理和心理造成双重压力。目前常用的颅骨缺损修复材料钛网、聚醚醚酮(poly ether ether ketone, PEEK)、PMMA 等均不够理想,材料不降解且可能对颅脑造成损伤。采用胶原/羟基磷灰石复合人工骨修复 12 岁儿童颅骨缺损发现,整个修复过程中材料结构保持完整,组织和材料界面结合良好,新骨向材料内部迁移且骨量逐渐增加,表明可降解矿化胶原基骨材料在颅骨缺损重建应用中具有重要的潜力。

（王秀梅　曹　峥　王　硕）

参 考 文 献

1. BAUER T W, MUSCHLER G F. Bone Graft Materials: An Overview of the Basic Science. Clin Orthop Relat Res, 2000,(371): 10-27.

2. CUI F Z, LI Y, GE J. Self-assembly of mineralized collagen composites. Materials Science and Engineering: R: Reports, 2007, 57(1): 1-27.

3. BAUERLEIN E, BEHRENS P, EPPLE M, et al. Handbook of Biomineralization. Weinheim: Wiley-VCH Verlag GmbH & Co. KGaA, 2007.

4. 冯庆玲. 生物材料概论. 北京: 清华大学出版社, 2009.

5. GIANNOUDIS P V, EINBORN T A, Marsh D. Fracture healing: the diamond concept. Injury, 2007, 38S4: S3-S6.

6. HERNIGOU P, HOMMA Y. Tissue bioengineering in orthopedics. Clinical cases in mineral and bone metabolism, 2012, 9(1): 21-23.

7. 柯林松, 陈晓明, 李世普. 几种 β-TCP 多孔生物陶瓷的制备方法比较. 生物骨科材料与临床研究, 2006, 3(2): 53-56.

8. LIAO S S, CUI F Z, ZHANG W, et al. Hierarchically biomimetic bone scaffold materials: nano-HA/collagen/PLA composite. J Biomed Mater Res B Appl Biomater, 2004, 69(2): 158-165.

9. LANZA R, LANGER R, VACANTI J P. Principles of Tissue Engineering. 4th ed. San Diego: Elsevier, 2014.

10. LIU X, WANG X M, CHEN Z G, et al. Injectable bone cement based on mineralized collagen. J Biomed Mater Res B Appl Biomater, 2010, 94(1): 72-79.

11. ORYAN A, ALIDADI S, MOSHIRI A. Current concerns regarding healing of bone defects. Hard Tissue, 2013, 2(2): 13-24.

12. RATNER B D, HOFFMAN A S, SCHOEN F J, et al. Biomaterials Science: An introduction to materials in medicine. San Diego: Elsevier, 2006.

13. RAMALINGAM M, WANG X M, CHEN G P, et al. Biomimetics: Advancing Nanobiomaterials and Tissue Engineering. Beverly: Scrivener publishing LLC, 2013.

14. WEBB J, SPENCER R. The role of polymethylmethacrylate bone cement in modern orthopaedic surgery. Journal

of Bone & Joint Surgery. British Volume, 2007, 89(7): 851-857.

15. WU C T, ZHOU Y H, XU M C, et al. Copper-containing mesoporous bioactive glass scaffolds with multifunctional properties of angiogenesis capacity, osteostimulation and antibacterial activity. Biomaterials, 2013, 34(2): 422-433.

16. 杨再清,雷云坤,孟增东.纳米羟基磷灰石在骨科中的临床应用及作用机制.中国组织工程研究, 2012, 16(51): 9629-9634.

17. 尹庆水,张余,李兆麟,等.复合珊瑚羟基磷灰石人工骨的研制和临床应用.骨与关节损伤杂志, 2004, 18(3): 147-149.

18. 张兴栋,蔡开勇,张璇.生物医用材料展现经济转型步伐.中国战略新兴产业, 2014,(22): 50-51.

19. ZHANG W, LIAO S, CUI F Z. Hierarchical self-assembly of nano-fibrils in mineralized collagen. Chemistry of Materials, 2003, 15(16): 3221-3226.

20. ZHANG J, TANCRET F, BOULER J M. Fabrication and mechanical properties of calcium phosphate cements (CPC) for bone substitution. Materials Science and Engineering: C, 2011, 31(4): 740-747.

第二十五章

骨 折 愈 合

第一节　骨折愈合过程

骨折愈合是一个复杂的过程,其最终结局是恢复骨的正常结构和功能。骨折愈合不同于一般的创伤愈合,它是通过组织重建可基本恢复其原有结构和力学性能的过程,严格地说是一种骨再生。

骨折愈合大致可分为两期,前期是骨折愈合的准备阶段,包括局部出血,炎症反应,局部组织坏死,骨形成细胞的募集、增殖,以及断端间纤维组织、软骨和新骨形成;后期是骨痂或新骨的成熟与重塑阶段,包括新骨的矿化、板层骨的形成和新骨为适应肢体的力学需求而重新塑形。根据是否有大量骨痂形成,骨折愈合过程分为一期(直接)愈合和二期(骨痂)愈合。其中二期愈合在临床多见,以下简述二期愈合的主要生物学过程。

一、血肿及肉芽组织修复期

骨折导致骨正常结构的破坏,骨髓腔、骨膜下和周围组织血管破裂,大量血液聚集于骨端及周围,形成血肿。出血量依损伤程度、骨折类型和部位有所不同。严重损伤或血管断裂后发生缺血和营养物质缺乏,可造成骨折端部分软组织和骨组织坏死。研究表明,血肿对骨折愈合是有利的,血肿可提供骨折愈合过程中对启动细胞级联机制起关键作用的一些细胞因子,如内源性 BMP、血小板衍生生长因子(PDGF)等。开放性骨折手术清创后或因使用肝素抗凝而无血肿时,骨痂形成减少,导致延迟连接或不连接。

缺血和坏死的细胞会释放许多细胞产物,引起局部毛细血管增生扩张、血浆渗出、水肿和炎症细胞浸润。中性粒细胞、淋巴细胞、单核细胞和巨噬细胞侵入血肿的骨坏死区,逐渐清除骨折断端间的血凝块、坏死软组织与死骨。骨折断端周围的结缔组织在局部炎症因子的作用下,大量毛细血管内皮细胞和成纤维细胞增生,形成富含毛细血管的幼稚结缔组织,而血肿内的纤维蛋白网架可作为新生毛细血管和幼稚结缔组织长入的支架。随着这些细胞和组织长入血肿,血肿内的红细胞被破坏,血肿逐渐被清除、机化,新生血管长入,血管周围间质细胞增生,形成肉芽组织。肉芽组织内成纤维细胞合成分泌大量胶原纤维,转化成纤维结缔组织,使骨折两端连接起来,称为纤维连接。这一过程约在骨折后 2 周完成。目前认为骨折愈合初期,大部分毛细血管芽来自骨外膜血管,以后骨髓营养动脉则成为主要来源。骨折切开复位时如过度剥离骨膜或插入髓内钉破坏了髓腔循环,则只能依赖残存的血供系统进行骨修复。

直接参与骨折修复的细胞主要是未分化间充质干细胞(mesenchymal stem cell, MSC),这种未分化细胞能大量复制而不发生分化。MSC 有向多种细胞谱系定向分化的潜能,所产生的细胞形成骨、软骨、肌腱、肌肉、韧带、骨髓基质和脂肪等间充质组织。在骨折愈合中,MSC 的主要来源是骨膜、骨髓、肉芽组织、骨内膜和周围软组织。

二、原始骨痂形成期

原始骨痂由纤维组织、软骨和幼稚未成熟的编织骨组成。骨折后 24 小时内,骨折端附近内外骨膜开始增生、肥厚,新生血管长入骨膜深层,成骨细胞大量增生,合成并分泌骨基质,开始膜内成骨。充填于骨折端和被剥离的骨膜下的血肿机化后形成的纤维骨痂逐渐转化为软骨组织。随后,成骨细胞随新生毛细血管侵入软骨基质,软骨细胞发生变性而凋亡,软骨基质经矿化而成骨,即软骨内成骨。包绕于骨折外围来自骨外膜的膜内成骨所形成的新骨为外骨痂。此后,外骨痂发生软骨内成骨,在骨折外围先形成骨性桥接,这种骨膜桥建立了通过外骨痂转移载荷的途径,从而减少骨折间隙中的应变,使软骨性分化和骨化得以进行。这样,骨折部位就会出现断端之间均匀分配的负荷,从而消除外骨痂的应变,导致外骨痂改建。

来自骨内膜的膜内成骨所形成的新骨称为内骨痂。软骨内成骨所形成的骨痂为连接骨痂。连接骨痂形成后与内、外骨痂相连,形成桥梁骨痂。桥梁骨痂的出现,意味着原始骨痂的形成,骨折端被幼稚编织骨松散连接起来,断端活动逐渐减少,达到临床愈合阶段。

在骨折修复的此阶段,单个细胞的行为由该细胞所处微环境所调控。在细胞受机械压力或无张力作用时,纤维组织不易形成。氧张力变化可影响骨或软骨的形成,在氧张力较低的部位一般为软骨形成,如此形成的软骨,经过与软骨内成骨相似的过程成骨后,最终被吸收;反之,有充分氧供给且受到适宜机械刺激的细胞则会形成骨组织。在修复过程的早期,软骨形成占优势,出现高浓度的葡萄糖胺聚糖(glycosaminoglycan, GAG)以后,骨形成趋势逐渐明显。

三、成熟骨板期

随着骨痂矿化活动的继续进行，骨痂中的骨量逐渐增加。矿化由细胞活动产生，矿化组织的内部结构高度规整有序。矿化的第一步是成骨细胞产生原胶原，原胶原由细胞内分泌至细胞外并聚合成胶原纤丝。纤丝内有称为孔隙区的空间，由于钙、磷酸盐亚稳态溶液与某些氨基酸侧链基团的相互作用，最初的矿质晶体即出现于这些孔隙内，结果在聚集成团的羟基磷灰石钙晶体间及其周围形成排列有序的胶原纤丝。

在这一阶段，新生的骨小梁渐增，排列渐趋规则。骨折端的死骨经新生血管、破骨细胞和成骨细胞的侵入而逐步被吸收，完成死骨清除和爬行替代过程。原始骨痂期形成的编织骨逐渐被破骨细胞吸收，并被板层骨替代，伴有哈弗系统的重新建立，新的骨单位逐渐形成，从而在骨折端形成坚强的骨性连接。这一过程需要 8~12 周完成。

四、骨痂塑形期

成熟骨板期形成的骨已具有一定的强度，但在空间结构上尚不完全符合机体生物力学的需要。根据 Wolff 定律，骨的机械强度取决于骨的结构，正常与异常骨结构随着功能需要而发生变化。骨折部位的塑形可持续很长时间，如人胫骨骨折后，骨折部位的塑形改建活动常持续 6~9 年之久。在骨痂形成成熟骨板后，破骨细胞与成骨细胞协同作用，在应力强的位置成骨细胞相对活跃，合成和分泌骨基质，局部有更多的新骨沉积，并最终形成坚强板层骨。机械功能不需要的多余骨痂内破骨细胞相对活跃，骨吸收增强，多余骨痂被吸收。

骨折愈合是一个连续的过程，破坏清除坏死骨组织的同时新骨形成，再生修复。坏死骨的归宿与其所在的解剖位置有关，在畸形愈合的骨折，当一个骨折端插入软组织后，因无保留的必要而被吸收。但若位于有用的解剖部位，并不急于被吸收，通过塑形作用恢复其血液循环。实际上骨折愈合的四个阶段之间紧密联系，相互交错，是不能截然分开的。

第二节　骨折愈合的细胞分子调控机制

近年来随着病理学和分子生物学的发展，我们对骨折愈合过程的细胞学基础和多种因子的调控机制均有深入的了解。骨折愈合过程中最关键的细胞学基础是未分化间充质干细胞的成骨分化及其成骨特异转录因子的调控。除此之外，多种骨相关调控因子对骨折愈合过程的调控也直接影响最终愈合结果。

一、成骨细胞的分化及调控

成骨细胞前体细胞及具有多向分化潜能的间充质干细胞可以向成骨细胞方向分化、成熟,在此过程中各种细胞因子、生长因子相互作用,已成为目前骨折愈合研究中的热点。

(一)成骨细胞的分化及功能

具有多向分化潜能的间充质干细胞及成骨细胞前体细胞,多位于骨髓及骨膜内。体外培养的成骨细胞形态与成纤维细胞极相似,只有在成骨细胞周围形成含有矿物质的细胞外基质时才能从形态上将二者区分开来。转录因子 Cbfα1(core binding factor α1)与骨钙素(osteocalcin)是成骨细胞特有的标志基因。成骨细胞的主要功能是骨形成作用,待破骨细胞吸收骨质后,成骨细胞形成新骨,二者共同完成骨改建。此外,成骨细胞通过表达分泌 M-CSF、RANKL 及 OPG 等因子,调节破骨细胞的分化和功能。成骨细胞的成骨作用包括形成骨基质和促进矿化两个方面。骨基质的主要成分是 I 型胶原,而在非胶原基质中,骨钙素和骨连接蛋白(osteonectin)的含量占 40%~50%,此外还有少量的骨桥蛋白(osteopontin)、骨涎蛋白(bone sialoprotein)、纤维连接蛋白(fibronectin)、透明连接蛋白(vitronectin)和凝血酶敏感蛋白(thrombospondin)等。骨矿化过程比骨基质形成发生较晚,成骨细胞通过调节局部钙离子和磷酸浓度而促使羟基磷灰石形成和沉积,碱性磷酸酶(ALP)也参与骨矿化过程。

(二)转录因子 Cbfα1 与骨形成

成骨细胞分化及其骨形成作用受到体内多种激素和局部细胞因子的调节。转录因子 Cbfα1、BMP 和 Hedgehog 信号分子三者之间的相互作用是促使成骨细胞分化的重要机制。Cbfα1 是成骨细胞前体细胞及成骨细胞特异的转录因子,调控成骨细胞特征性基因如骨钙素、骨桥蛋白、骨涎蛋白及 I 型胶原的表达。在干细胞向成骨细胞定向分化和成骨细胞的成熟过程中 Cbfα1 起重要作用。Cbfα1 表达缺陷的小鼠体内骨发育异常,没有正常骨组织形成。

在小鼠体内 Cbfα1 又称为 Runx2,在胚胎期第 12 天骨骼系统的间充质细胞表达,与骨钙素启动子的顺式作用单位结合,刺激骨钙素及其他蛋白表达,推动膜内成骨或软骨内成骨的进程。Cbfα1 与许多信号分子协同作用调控成骨细胞分化和骨形成过程,其上游诸分子对其表达进行调节,下游又有作为其作用对象接受其调节的分子。*Msx 2* 基因敲除的小鼠会出现骨骼发育畸形,Cbfα1 表达降低,提示 Msx 2 可能是 Cbfα1 的上游分子。Bapx 1 的情况也大致如此。Hoxa-2 缺乏会导致 Cbfα1 异位表达和骨形成,提示 Hoxa-2 通过抑制 Cbfα1 对骨形成起负性调节作用。此外,还有一些因子以 Cbfα1 非依赖方式调节成骨细胞的分化和功能。

二、骨折愈合的分子调控机制

多种调控因子参与了骨折愈合过程,特别是细胞因子、生长因子和细胞外基质的相互作用,促使骨折部位原始未分化间充质细胞迁徙、增殖和分化。这些调控因子与局部微环境共同作用于修复细胞,决定形成基质的类型。

(一)骨形态发生蛋白

骨形态发生蛋白(bone morphogenetic protein, BMP)是广泛存在于骨基质中的一种酸性蛋白,对骨形态发生具有决定性作用,有诱导成骨的生物学作用。它能在体内外诱导血管周围游走的间充质细胞或骨髓基质细胞转化为软骨细胞和骨细胞,诱导未分化的间充质细胞分化成骨和软骨,对骨原细胞的分化起决定作用。BMP 扩散力很强,可透过 5 层醋酸纤维薄膜作用于周围的靶细胞。骨组织结构形态完整时,BMP 处于休眠状态。当骨组织损伤时,BMP 释放,活性增强。BMP 主要在增生的骨膜、骨髓腔和骨折部位等表达,故以骨折断端的 BMP 浓度最高,更有利于发挥其诱导作用。

BMP 诱导成骨的生物学作用大致分为 4 个时期:①趋化期,0~3 天,局部间充质细胞发生行为、形态学和数量上的改变,如细胞的解聚、迁移、再聚集以及肥大和增生等;②分化期,4~10 天,间充质细胞进一步分化,出现软骨祖细胞和软骨细胞,同时伴有结缔组织和血管的迁移活动;③骨质形成期,10~20 天,软骨基质形成,在无血管区形成软骨组织,在有血管区发生软骨内成骨现象,新生骨组织形成,并开始有骨盐沉积,此期形成的新骨称为编织骨;④改造期,21~30 天,新生的编织骨经过反复改建和重塑形成具有骨髓的板层骨,新骨逐渐趋于成熟。

(二)转化生长因子

转化生长因子(transform growth factor-β, TGF-β)有多种异构体,即 TGF-β1~TGF-β5,其中 TGF-β1~TGF-β3 调节骨代谢的作用最为显著。TGF-β1 和 TGF-β2 主要由成骨细胞产生并贮存于细胞外基质。TGF-β2 和 TGF-β3 在软骨形成时达到峰值。

TGF-β1 在未骨折骨干中的表达呈高基线水平,在整个骨折愈合过程中其表达水平保持恒定。这说明 TGF-β2 和 TGF-β3 在骨折愈合中的作用可能比 TGF-β1 更重要。一项研究表明,骨折后 2 天,骨断端和周围骨膜内的原始间充质细胞及炎症细胞的分化达到高峰,骨折后 3~4 天,骨膜内成纤维细胞和成软骨细胞的分化也分别达到高峰。其间,间充质细胞和成骨细胞均表达 TGF-β1、TGF-β2、TGF-β3 及其受体 TGF-βR1、TGF-βR2。

TGF-β1 在骨折修复的不同时期均有较高的表达。体外实验还表明,TGF-β1 能够诱导间充质细胞增殖分化,形成骨细胞和软骨细胞。同时,其还具有促血管生长活性,能诱导软骨生长板内血管的形成,加速成骨进程。

（三）血小板衍生生长因子

血小板衍生生长因子(platelet derived growth factor,PDGF)是血清中主要的有丝分裂原,作用于源于中胚层的平滑肌细胞、成纤维细胞等。PDGF 也可由巨噬细胞及成骨细胞系产生,促进骨细胞增殖分化,诱导成熟的成骨细胞合成 I 型胶原,加快骨组织形成。

在骨折愈合早期,PDGF 由血小板释放并迁移至骨折部位,局部巨噬细胞表达 PDGF;之后在增殖的软骨细胞中可检出 PDGF-AA,成骨细胞则表达 PDGF-BB。在小鼠胫骨闭合骨折模型中,骨折后 2~4 天的炎症反应阶段,间充质细胞在骨折断端汇聚并表达 PDGF-BB 及其受体;骨折后 7 天软骨痂形成阶段,分化中的软骨细胞及肥大软骨细胞表达 PDGF-AA 和 PDGF-BB;骨折后 14~21 天的骨痂形成期及骨改建期,破骨细胞和成骨细胞均高表达 PDGF-BB 及其受体;骨折后 28 天,PDGF 及其受体的表达均消失。这说明 PDGF 在骨愈合早期的细胞迁移、间充质细胞募集及骨改建阶段,成骨细胞与破骨细胞的相互作用中发挥功能。

（四）胰岛素样生长因子

胰岛素样生长因子(insulin growth factor,IGF)由 IGF-I 和 IGF-II 两种相关多肽组成,可促进软骨细胞分裂增殖及软骨基质合成,为骨组织发生和修复所必需。软骨细胞含有丰富的 IGF 受体,对 IGF 的促增殖作用反应敏感。缺乏 IGF 将导致严重的软骨生长紊乱。IGF-I 还可诱导成骨细胞合成 I 型胶原,从而促进新骨生成。IGF-I 与 TGF-β 有协同作用。

（五）甲状旁腺激素相关肽

甲状旁腺激素相关肽(parathyroid hormone related peptide,PTHrP)与甲状旁腺素(PTH)基因结构和序列相似,在多数组织中二者共用同一受体,且激活下游信号的途径也一致。在骨组织,PTHrP/PTH 与成骨细胞表面的 PTHrP/PTH 样受体结合后可促进核心因子 κB 受体激活剂(RANK)的配体 RANKL 的表达,RANKL 与破骨细胞前体细胞表面的 RANK 结合,促进破骨细胞分化。PTHrP 还可刺激软骨细胞增殖,并抑制 ALP、BMP-6、Ihh 等基因表达,阻止软骨细胞过早肥大。生长板内的软骨细胞 Ihh 基因可上调 PTHrP 的表达,PTHrP 则以负反馈形式抑制 Ihh 的表达,从而对软骨细胞的增殖和成熟进行调控。

此外,PTHrP 与 IGF-I 在成骨细胞中的相互作用对骨代谢也具有调节作用。大鼠股骨骨折后,在膜内成骨阶段,新生骨小梁内的幼稚成骨细胞、已分化成骨细胞及骨细胞均表达

PTHrP、IGF-Ⅰ及IGF-Ⅰ受体,而PTHrP受体只在成骨细胞及骨细胞有表达。在软骨痂形成阶段,间充质细胞和分化中的软骨细胞表达PTH,而PTHrP则存在于分化中的软骨细胞和早期肥大软骨细胞内。在软骨内成骨阶段,成骨细胞同时表达PTHrP、IGF-Ⅰ及其受体。PTHrP和IGF-Ⅰ在早期骨痂形成阶段发挥作用,在软骨内成骨阶段调节软骨细胞分化。

(六)炎症因子

骨折血肿内的血小板、炎症细胞及骨髓间充质干细胞分泌IL-1、IL-6、TNF-α等,这些细胞因子对炎症细胞有趋化作用,可增加细胞外基质合成,促进血管形成,募集内源性成纤维细胞至骨折部位。IL-1、IL-6和TNF-α在骨折后24小时内表达最强,在软骨形成期有所减弱,在骨塑形期再度增强。TNF-α参与募集间充质干细胞,在软骨内成骨过程中诱导软骨细胞凋亡,并增强破骨细胞功能。在大鼠骨折模型骨痂中IL-1在骨折后3天的炎症反应期表达达到峰值,此后维持较低水平。IL-6在骨折后3天呈高水平表达,骨折后7~14天在脂多糖刺激下表达进一步增强。骨折局部形成了一个免疫微环境,其中多种因子相互作用,而骨折早期形成的血肿是免疫调节因子的重要来源。

第三节　骨折的治疗

一、骨折的治疗原则和方法

骨折的治疗依从三大原则:复位、固定、康复治疗。

1. 复位　复位是将移位的骨折段恢复正常或近乎正常的解剖关系,重建骨的支架作用。它是治疗骨折的首要步骤,也是骨折固定和康复治疗的基础。早期正确的复位是骨折愈合过程顺利进行的必要条件,可分为解剖复位和功能复位。解剖复位是指骨折恢复了正常的解剖关系,对位和对线完全良好。功能复位是指经复位后,骨折断端虽未恢复至正常解剖关系,但在骨折愈合后对肢体功能无明显影响。

2. 固定　固定是将骨折维持在复位后的位置,使其在良好对位情况下达到牢固结合,是骨折愈合的关键。骨的固定分为外固定和内固定。外固定主要用于骨折经手法复位后的患者,也有些经切开复位内固定术后,需要用外固定的患者。目前常用的外固定方法有小夹板、石膏绷带、外展架、持续牵引和外固定器等。内固定主要用于切开复位后,采用金属内固定物,如接骨板、螺丝钉、髓内钉和加压钢板等,可将骨折断端于解剖复位的位置予以固定。

3. 康复治疗　在不影响固定的情况下,尽快恢复患肢肌肉、肌腱、韧带、关节囊等软组织的舒缩活动。早期合理的功能锻炼,可促进患肢血液循环,消除肿胀,减少肌萎缩,保持肌肉力量,防止骨质疏松、关节僵硬和促进骨折愈合,是患肢功能的重要保障。康复治疗是骨折治疗的重要阶段,是防止发生并发症和及早恢复功能的重要保证。康复治疗应在医务人员的指导下,充分发挥患者的积极性,遵循动静结合、主动与被动运动相结合、循序渐进的原则,鼓励患者早期进行康复治疗,促进骨折愈合和功能恢复,防止并发症的发生。

二、促进骨折愈合矿化的方法

骨折治疗中药物的早期适当应用可以促进骨折周围血液循环,扩张血管,加速血肿的机化;中期可促进成骨细胞的产生和转化,对成骨细胞的影响可能为血液循环加快,供氧量增强所致。药物促进骨折愈合的方式有多种:①促进骨折部位骨基质钙盐沉积,提高骨痂质量;②促进生长激素分泌;③促进 BMP、TGF-β 等细胞因子的表达,促进骨折愈合矿化。

（一）药物

1. 口服补钙药物　目前存在一定争议,有学者认为口服补钙及维生素 D_3 类药物可以促进骨折区域钙的沉积转化,加速骨折愈合过程;但也有学者认为卧床期间大量补钙容易造成血钙升高,泌尿系统结石等并发症。

2. 甲状旁腺激素　其主要功能是调节体内钙和磷的代谢,促使血钙水平升高,血磷水平下降。PTH 的长期慢性作用是增加骨吸收,造成骨量丢失,但研究发现,PTH 在短期、间断给药时可以刺激成骨细胞,促进骨形成。

3. 其他药物　药物注射剂的研究在近几年也取得较大进展。丹参注射液对鸡胚股骨有明显的促进生长作用,能提高软骨基质中酸性黏多糖的含量。用蚕蛹和蚕砂的提取物组成"壮骨素"与当归、川芎嗪注射液联用,显示更高 X 线片评分、矿化骨痂密度、破骨细胞活性吸收面和破骨细胞指数,切片显示良好的骨痂改建。在骨折断端注射脱钙狗骨粉显示早期形成大量新的骨小梁,血管形成丰富,细胞活性增强,具有增强骨缺损的修复能力,加强骨折愈合的作用。

（二）物理治疗

除了药物及针灸治疗,还有多种促进骨折愈合的物理治疗方法。

1. 电疗　电疗主要包括直流电疗、脉冲电磁场、电容耦合电场、静电治疗、中频电疗。电疗促进骨折愈合的机制仍不十分清楚,可能与下列因素有关:①电流刺激的逆压电效应,即在骨组织上施加压力可得到极化电位。同时逆压电效应也被证实,当给骨组织施加电场时,正负极之间产生应力和应变。这种骨折断端间的应力有利于骨折愈合。②电流刺激对细胞的直接作用。微电流能导致细胞分化。③电流刺激可使骨、软骨细胞周围的微环境发生生物化学改变,如 pH 升高,加速骨生长。④电磁场可对钙盐产生某种动力学影响,促使钙盐向阴极侧泳动沉着,从而加速钙化过程,有利于骨痂成熟。⑤电刺激激活细胞内的 cAMP 系统,具有类似激素的作用,对骨细胞构成一种细胞外信息。⑥电流刺激改善局部血液循环。

2. 超声治疗 低强度($5\sim50\text{mW/cm}^2$)、脉冲超声波有加快骨折愈合的作用。应用于患者治疗时超声波能较快消除肿胀和疼痛,加速骨痂形成,缩短临床愈合过程。超声治疗的机制可能与超声机械压力波介导生物活性有关,其直接作用是通过细胞膜的机械变形,间接作用是通过细胞变形引起的电效应。低强度超声治疗的优点是穿透力强,不产生明显热效应,治疗时间短。

3. 激光治疗 用于骨折治疗的激光功率常选用小功率,种类以 CO_2 激光为主。CO_2 激光照射通过改善血液循环,调节细胞功能,使成骨能力增强,加速胶原合成、钙盐沉积来促进骨折愈合。

4. 磁疗 磁疗具有操作简便、价廉、无损伤等优点。磁疗促进骨折愈合在于磁场能改善局部血液循环及磁场对骨细胞的直接作用,可以激活细胞内 cAMP 系统,再依次激活一系列酶促反应产生特殊生理作用。

5. 振动治疗 振动促进骨愈合的机制与振动产生的骨折间歇的微细运动和骨折断端节律性嵌插有关。这种骨折断端存在一定的机械应力,有利于外骨痂生长。

6. 冲击波疗法 冲击波(shock wave)首先被用于泌尿系统结石的治疗,它是一种新的机械因子,属于单压脉冲。冲击波加快骨折愈合的机制尚不清楚,需继续深入研究。

7. 功能锻炼疗法 良好的固定应与适时的功能锻炼相结合,肌肉的收缩和关节的屈伸运动可使骨折端产生轴向循环应力,有利于维持骨折处活性形态形成因子的浓度,加速各种生长因子的释出。可见,功能锻炼所产生的生理应力刺激是骨正常发育的必要条件。在弹簧外固定支架及骨折循环应力治疗仪对家兔桡骨骨折的研究中,通过对骨折愈合早期骨痂的生物力学测定及组织学观察,结果发现循环应力能刺激骨痂大量生成,促进骨痂成熟,从而提高骨的材料和结构特性,达到加速骨折愈合的作用。

（三）生物治疗

随着骨折过程中各种促进骨折愈合生物因子的发现,生物治疗在骨折治疗中越来越受到重视。BMP 属于 TGF-β 超家族的一员,具有诱导骨形成的作用,由 Urist 于 1965 年首次发现,现已发现其家族至少有 20 多个成员。由于 BMP 在骨基质中含量很少,提取困难,故临床多采用重组人骨形成蛋白(rhBMP)。rhBMP-2 相关产品目前已经在临床得到应用。在椎体融合术、放射性骨缺损的治疗、同种异体骨移植等方面取得了较好的疗效。但由于不能在受损局部长时间维持治疗量,rhBMP-2 的临床应用受到很大限制。故目前研究的重点是缓释载体。有人应用以三磷酸钙为载体的 rhBMP-2 在肌肉中诱导成骨并维持形态,然后把诱导骨移植到骨缺损处,并维持血管供应,从而获得大量带血管的自体骨。有人以羟基磷灰石颗粒为载体用于腰椎融合术,也有人以聚 DL- 丙交酯(PDLLA)为载体用于椎体融合,均取得了很好的疗效。在治疗大块骨缺损中,有人将 rhBMP-2 与聚合物凝胶共同放入钛网圆柱中,再放入骨缺损处。结果 5 例骨折均完全修复,而对照组无一例完全恢复。在稳定的持续缓慢释放 rhBMP-2 载体中,转基因载体是目前最理想的选择。含有 BMP-2 表达盒的腺病毒载体可以持续释放 BMP-2,从而有效促进骨形成。Cochran 等将 rhBMP-2(0.43mg/mL)以可吸收明胶海绵(ACS)为载体分别植入 12 例患者下颌骨处,进行牙槽嵴增高,经过 3 年的跟踪观察,最后得出结论:rhBMP-2(0.43mg/mL)是安全的,而且在植入处有新骨形成,患者的牙槽嵴明显增高。外源性的 rhBMP-2 能够诱导机体产生内源性的 rhBMP-2,然后与内源性的 rhBMP-2 一起诱导未分化的间充质细胞分化为成骨细胞形成新骨,具有修复临界骨缺损、促进骨折愈合的作用。

rhBMP-2 在体内是可溶的,在植入体内后能够很快扩散。因此要有载体承载 rhBMP-2 并使之缓慢释放,持续诱导骨形成,从而使成骨量增加。载体一般要有生物相容性好、可吸收、能延缓 rhBMP-2 扩散的特点,还要有一定的强度,可作为骨缺损的支架。目前使用的载体有 I 型胶原、聚乳酸、聚乙醇酸等。一般认为,rhBMP-2 诱导骨形成与剂量有依赖性关系。rhBMP-2 的剂量增加时,诱导形成骨的数量增加,但骨密度不增加。Tatakis 等使用不同剂量的 rhBMP-2 以可吸收明胶海绵为载体,植入牙槽嵴缺损的狗模型中,发现不同剂量的 rhBMP-2 诱导形成的骨在数量和质量上没有显著差异。这可能是由于高剂量的 rhBMP-2 对药效产生不利影响,导致组织水肿,阻碍了新骨形成。为了减小 rhBMP-2 高剂量的不利影响,可以将 rhBMP-2 复合骨髓或 TGF-β 诱导骨形成,二者可产生协同作用,成骨活性优于二者中单独一种。Seto 等将 rhBMP-2 与自体骨髓按一定比例复合植入猴下颌骨缺损处,其中,2∶1 的比例取得了最大的成骨量。对于 rhBMP-2 的剂量到底多少才能达到最佳值,要根据不同的物种和实验的部位决定。

第四节　儿童骨骺骨折愈合

临床上干骺端损伤后骨桥形成会造成严重的后果,这与儿童自身的生理特点有关。成人骨折主要影响骨组织本身,儿童干骺端骨折由于骨折牵涉多种组织如生长板软骨、次级骨化中心及毗邻关节等,因而在损伤后可引起生长障碍或紊乱,出现过度生长、生长迟缓、生长停止和不对称生长。在儿童 Salter Ⅰ型和Ⅱ型损伤后,受损生长板经过保守治疗,都会发生正常愈合及重建。然而在儿童 Salter Ⅲ型和Ⅳ型,损伤部位即使经过正规的保守或手术治疗,也经常有贯穿生长板的骨桥生成,并造成生长畸形。

一、骨骺的正常结构

长骨干骺端是长骨生长的起始部位,也是软骨骨化的重要位置,其结构由以下几部分组成。

1. 骨骺软骨　骨骺软骨分为不同区的软骨成分,包括静止区、未成熟增殖区、成熟增殖区、肥大前区、肥大区、钙化区。生长带包括静止细胞区、未成熟增殖区、增殖细胞区。软骨成熟带包括肥大前区、肥大区。软骨移形带是钙化区。除软骨细胞外,软骨组织中含有丰富的软骨基质,主要含有Ⅱ型胶原与蛋白多聚糖。

2. 骨骺骨与纤维　生长板周围由从邻近骨膜延伸而来的纤维软骨组织形成软骨周膜,此膜调节生长板横向生长。

二、骨骺损伤和愈合

随着骨骼的发育成熟,骺板与原始骨化中心融合,骨骼长度的增长是骺软骨板增殖发育的结果,但也是长骨生长发育过程中最薄弱的环节。骨折、感染、肿瘤、辐射均会导致骺板损伤,可导致儿童长管状骨骨骺与干骺端之间形成骨性连接即骨桥,使骺板全部或部分提前闭合,造成肢体短缩和/或成角畸形。随着儿童的生长发育,畸形会逐渐加重,严重影响儿童肢体形态及功能。

根据骨骺、骺板血运分布特点和儿童的年龄,可以发生不同的血运障碍,引起不同的病理变化,最终形成不同程度的肢体形态畸形和功能障碍。例如在骨骺二级骨化中心出现以前,新生儿或婴儿骺板已经出现骨骺与干骺端的血运屏障,软骨骨骺内具有丰富的软骨管,并成为软骨母细胞的发源地、二期骨化中心形成的核心,同时还要提供骨骺的营养。此期发生损伤,造成骨骺血运障碍,二期骨化中心形成,软骨母细胞生成受到严重破坏,造成永久性骨骺损伤甚至消失,形成终身残疾。

骨骺和干骺端血管通过弥散方式提供生长板所需的营养和氧。骺板血运分布分为骨骺侧和干骺端侧,前者由骨骺动脉支配增殖区,其分支末端呈爪状分布于增殖层细胞柱的顶部;后者由毛细血管祥供给钙化区,来自滋养动脉的终支和干骺端动脉的升支,滋养动脉供应干骺端中心区域占 4/5,干骺端动脉供应周边区域占 1/5。一般情况下骨骺和干骺端的动脉分支不延伸到肥大层,故称为无血管区。

骺两侧受到同样程度的损害,干骺端比骨骺侧敏感易受损伤,生长障碍和骨骺侧损伤程度成正比。骨骺侧未损伤时,损伤具有可逆性,而骨骺侧损伤时,常由于增殖区受损出现生长障碍、骨骺早闭。干骺端受损时,肥大区软骨细胞钙化出现异常,骺板增宽,但骺板仍可生长发育。Ranvier 区的细胞由于受相对独立的软骨膜血管供血,仍可生长,不影响骺板宽度的发育。

骨桥的位置及大小最终会影响畸形的形成,当局部骺融合范围不大并位于骺板中央时,骨桥的牵制作用小于周围正常软骨的对称性生长潜力,在周围软骨细胞强大生长牵力作用下,可使骺融合部位的骨小梁变细、折断、萎缩,因而不出现任何畸形。反之,如果局部骺融合范围大,周围软骨细胞的生长潜力不能克服其牵制力时,畸形便会出现。

骺板的损伤平面不同,损伤的修复有以下几种方式,包括:

1. 损伤在骺板增殖区以前,骨折愈合表现为柱状细胞增加,小血管呈充血反应,骺板增宽,细胞增生加速,以 Ranvier 区周围明显。干骺端愈合加速,软骨内成骨替代肥大细胞柱,范围达到骺板内纤维化及软骨细胞碎裂区域,血管侵入损伤区并与周围成熟软骨细胞柱接触,3~4 周恢复正常结构强度。

2. 损伤发生在肥大细胞转化为骨的初级钙化区,明显分离,被血肿及纤维组织充填后逐渐变为杂乱的软骨组织,与骨干骨折初期骨痂形成类似,在杂乱的软骨组织骨骺侧,细胞增殖,细胞柱形成,继而肥大、钙化,骺板增宽。干骺端血管侵入残留已钙化的肥大软骨细胞,到达软骨骨痂时减缓,骨痂成熟时血管再次侵入被骨性骨痂替代,之后干骺端血管进入正常成熟的细胞柱,初级骨松质替代增宽骺板,并恢复正常骺板宽度。在骨性骨痂和骨密质表面以膜内成骨形式形成骨膜下骨痂,转为骨小梁后经塑形,4~6 周恢复正常骨结构。

3. 损伤累及骺板各层,血肿及纤维组织充填,邻近干骺端骨松质和骨骺的骨化中心形成骨痂,如累及未骨化的骨骺,中间夹杂纤维组织,形成骨骺、骺板软骨失去正常结构的不规则愈合。

4. 骺板的细胞柱很少横向扩大,但间隙的纤维组织有潜在骨化可能。若损伤位于骺板周围,细胞柱横向扩大可能性增加,但仍不能完全替代纤维组织在关闭较大裂隙中的作用,中间纤维组织由于血管很少不易骨化,但纤维组织充填间隙越大,愈合时间越长,骨化形成骨桥的可能性越大,从而造成骨骺早闭。

三、骨骺损伤的临床分型及评价

骺板损伤导致其早闭往往在受累肢体出现成角畸形或短缩时才被发现。故早期诊断与骨桥定位显得极为重要。诊断主要依据病史、体征及影像学检查。X线片不能直接显示软骨损伤的情况,但X线片作为一种传统的影像学手段目前仍被广泛应用。诊断依据是骨骺移位,骺板增宽,骨骺与干骺端清楚、锐利、整齐的骨边缘变得模糊不清。

(一)Salter-Harris 分型

根据解剖及影像学检查显示骨折线累及的部位,Salter 等最早将骨骺损伤分为5型,其中Ⅲ、Ⅳ型易导致骨骺早闭,Ⅴ型可造成骺板永久性损伤。近年来许多学者对Salter-Harris 分型在预后评价方面的价值提出质疑。目前有两种观点:①骨骺分离并非恒定通过肥大细胞带,骺板损伤可波及骺板多层。骨骺骨折活检标本证实,约50%的骨折线累及贮存带和增殖带。有研究认为临床中所遇到的骺板损伤暴力往往不是单一的,可同时存在剪力、压缩力和扭转力。因此损伤常波及骺板多层。下肢骨折因损伤剧烈,各型都易发生早闭。②Peterson认为预后因素应包括损伤严重程度如骨折移位和粉碎程度、患儿年龄、骺板损伤程度,以及骨折类型等,并进行综合考虑,仅以骨折类型评估预后并不全面。但是Salter-Harris 分型是目前最常见且简单易行的临床综合评价方法。

(二)影像学分类

根据X线片上骨桥位于骺板的部位和形态,还可将骺板早闭分为周边型、中心型和混合型三型。周边型:骨桥出现在生长板边缘,或由周边向生长板内延伸数毫米,这种骨桥易引起成角畸形。中心型:骨桥位于生长板中央,周围生长板正常,经常引起肢体纵向生长障碍,造成肢体短缩,手术操作困难。混合型:骨桥在生长板中心和边缘都存在,可引起成角畸形和纵向生长障碍,最终畸形后果严重,治疗难度最大。还有人分出一类称为线型骨桥,细线样骨桥连接生长板两缘,此型较轻,骺软骨细胞常有机会自行修复。

四、骨骺损伤骨桥形成后的治疗

（一）非手术治疗

如果年龄接近生理性骺板闭合，且肢体长度差异小于 3cm；或者是小的中心型骨桥，骨桥横截面小于骺板 10%，不会产生成角畸形，可单纯保守治疗。也有骺板损伤早闭所引起的肢体畸形不经任何治疗随生长而自行矫正的报道，可能是由于局限性骨桥周围骺板的正常生长将骨桥自行拉断所致。

（二）手术治疗

骺板损伤早闭的早期手术治疗主要是骨桥切除，填充物置入。其适合年龄距骺板生理性闭合尚有 2~3 年时间，骨桥不足骺板截面 50% 者。许多学者对这一手术进行研究，证明直接切除骨桥用某种物质充填骨缺损区空腔，骨骺与干骺端血液循环各自独立，防止骨桥再次形成，保证未受损骺板正常生长，并使骨纵向生长能力恢复 80%~90%，纠正小于 20° 的成角畸形。

自从 1967 年 Langerskiold 首次报道生长板骨桥切除自体脂肪移植成功预防生长板早闭后，目前临床上使用最多的是自体脂肪填充防治骨桥复发。脂肪作为填充物最大的优点是自体移植、来源广泛。但使用脂肪填塞止血效果不确切，松止血带后容易漂浮，使脂肪和骨腔内表面间出现一个血液层，导致术后骨桥复发。还有发生病理性骨折的危险，术后常需要外固定。

骨水泥塑形性良好，有一定的止血作用且恢复了骨的机械强度，不易发生骨折，在没有截骨的情况下，术后不用外固定便可下地活动，适用于骨缺损腔较大和负重骨骼的治疗。但需要注意，骨水泥的聚合热是否会对正常的骺板产生不良影响，术中可以采取措施降低局部温度。Peterson 对 68 例骨骺部分早闭手术切除骨桥后用骨水泥填塞，没有发现骨桥复发。

除上述两种物质外，硅胶、骨蜡、明胶海绵、含 BMP 的胶原等人工合成物质及自体肌肉、软骨均先后试用为填充物，其效果报道不一。非软骨类组织和材料在小面积生长板缺损移植修复实验中取得较好的效果，但是生长板缺乏横向增宽能力，非软骨类组织和材料不能再生修复生长板，难以防止和矫正大面积生长板损伤并发的肢体发育畸形。

20 世纪 80 年代末人们提出和逐步发展了组织工程这一全新的分支学科，组织工程软骨是第一个组织工程化组织。软骨为单一细胞组织，无血管和神经营养支配，相对容易经体内外构建。迄今绝大多数研究集中于组织工程软骨移植修复关节软骨缺损，移植修复生长板缺损报道甚少。随着组织工程技术的发展，诱导骨髓中的间充质干细胞（MSC）向骨、软骨、脂肪及骨髓基质分化成为可能。同软骨细胞相比,MSC 具有取材方便,对供体损伤小,自体 MSC 不存在免疫排斥反应及体外增殖和传代能力强等优点,但对 MSC 修复骨桥切除后骺板缺损未见报道。

（三）晚期治疗方法

骺板损伤骨桥形成骨骺早闭的晚期大多数需要采用各种后遗畸形的矫形术。此类手术的目的在于使肢体等长,并且矫正成角畸形。其具体术式依肢体畸形程度而定。

1. 肢体短缩　适用于肢体长度差异 3~5cm 的适龄患儿,常用骺板阻滞术和截骨术。骺板阻滞术能否成功的关键在于手术时机的选择,即距骺板生理闭合期 2~3 年。有学者报道经皮磨除骺板,人为地形成骨桥以阻滞骨骼生长的新技术,受到了许多学者的青睐。截骨术适用于不适或不愿肢体延长患者,这些患者大都已达到或超过骺板生理闭合年龄,还可同时矫正成角畸形。

2. 肢体延长　适用于肢体长度差异为 6~15cm 的适龄患者。Llizarov 通过骨折分离成骨原理发明的外固定支架系统和其他学者在此基础上的改进型的外固定支架系统为肢体延长术带来了划时代的变革,取得了理想效果。

3. 当肢体长度差异大于 15cm 小于 20cm 时,可联合采用肢体延长与肢体短缩。

第五节　骨质疏松骨折愈合

骨质疏松症是影响全身骨骼的矿化性疾病,是以骨量减少和骨骼损害为主要病理特征的疾病。骨量减少是由于骨矿盐含量与骨基质等比例减少。骨微观结构破坏是由于骨吸收与骨形成能力之间的平衡破坏,导致骨的吸收能力大于骨的形成能力,因此骨松质的骨小梁变细甚至断裂,骨密质则多孔变薄。这一系列改变引起骨承压能力下降而容易发生骨折。骨折的发生是骨质疏松症最为严重的后果,是其在临床和公共卫生领域受到重视的重要原因。骨质疏松症患者骨量减少,骨质严重衰退,使骨骼机械强度显著降低。骨丧失正常的负载能力,轻微损伤甚至身体的自重即可引起骨的结构破坏、连续性中断发生脆性骨折。

在全世界 50 岁以上的人群中约有 1/8 在一生中会发生椎体骨折,平均每 30 秒就有一例骨质疏松性骨折发生。据统计,在欧洲女性的一生中,发生骨质疏松性骨折的风险为 30%~40%,男性发生骨质疏松性骨折的风险为 10%~15%。在欧洲,50 岁妇女以下妇女的椎体变形率为 3.5%,在 85 岁以上人群中为 27.9%。在我国,徐岑研究指出中国北京地区的 50 岁以上妇女椎体骨折的发生率为 15%。

一、骨质疏松性骨折的临床特点

1. 患者的发生年龄通常为 60 岁以上中老年人,其中,女性较男性多。

2. 病因多为轻微外伤,或无明显外伤史,甚至日常活动时也可发生。

3. 骨折后除一般骨折的症状体征外,X 线片上还可见骨质疏松表现,如骨密度降低、骨小梁稀疏、骨髓腔变大以及骨密质变薄等。

4. 身材变矮、驼背畸形 因压缩性骨折所致。

二、临床治疗难点

1. 发生骨折的部位骨量低,骨强度较差,并且骨折类型常为完全骨折或粉碎性骨折,因此骨折的复位困难,不易取得满意效果。

2. 骨骼力学强度差,因此内固定治疗的稳定性也较差,内植物易松动、脱出。

3. 患者年龄较大,各器官功能减退,修复能力弱,使得患者的骨折修复常常延迟,且修复效果差,容易发生骨折延迟愈合和不愈合,致残率高。

4. 老年骨质疏松性骨折患者常常同时有其他器官或系统性疾病,全身情况差,治疗时容易发生并发症,极大地增加了治疗的难度,致死率较高。

5. 骨质疏松性骨折患者卧床后,骨量进一步快速丢失,加重骨质疏松,使得再发生骨折的风险显著加大。

骨质疏松性骨折严重影响患者的身心健康,显著降低患者的生活质量,并提高了患者的致残率和致死率。患者骨量、骨骼质量低下,骨再生修复能力弱,骨折愈合时间长,愈合质量差,再骨折风险显著增加,并且手术植入物固定困难是临床治疗和科研工作中亟待解决的重要问题。提高骨质疏松性骨折患者的生存率,降低致残率和致死率需要我们对骨质疏松影响骨折愈合的机制有深入的理解,从而有针对性地提出有效的治疗策略。

三、骨质疏松对骨折愈合的影响

关于骨质疏松对骨折的影响已有较多的研究报道。文献中关于绝经后骨质疏松对骨折的影响报道较多。 Namkung-Matthai 等学者采用不稳定大鼠股骨骨折模型进行研究发现骨质疏松影响骨折愈合早期骨痂形成的质量。Kubo 用不稳定大鼠股骨骨折模型的研究发现雌激素缺乏且低钙饮食引起的骨质疏松使骨折愈合的骨改建期延缓,但是未发现骨折愈合早期的差异。Walsh 同样采用不稳定大鼠股骨骨折模型的研究发现雌激素缺乏引起的骨质疏松导致骨折愈合强度减低。Roseleen 采用外固定大鼠股骨骨折模型表明骨质疏松延缓骨愈合,影响骨愈合的生物力学性能。

对糖皮质激素引起的骨质疏松的研究相对较少。Anthony 采用不稳定小鼠股骨骨折模型发现糖皮质激素影响骨折愈合的各个过程,包括骨痂形成、软骨内骨化、骨痂改建及骨愈合质量。Waters 采用不稳定尺骨骨折研究泼尼松对骨折愈合的影响,发现实验组骨痂变小、愈合延缓。以往的研究表明糖皮质激素引起的骨质疏松影响骨折愈合,但是骨质疏松影响骨折愈合的机制目前仍未清楚。最近张洪洋等学者采用不同的方法构建骨损伤愈合模型,研究糖皮质激素及去势引起的骨质疏松在骨损伤修复过程中,软骨内成骨和膜内成骨愈合过程的影响,结果发现骨质疏松情况下膜内成骨过程中干细胞向成骨细胞分化成熟延缓,成骨细胞分泌骨基质的速率降低,且骨痂组织进入骨改建的时间推后,由此导致了骨折膜内成骨过程的延缓。骨质疏松对软骨内成骨过程的影响是通过推迟软骨细胞的成熟肥大,软骨基质钙化降解减慢,骨化中心出现时间推后,导致软骨内成骨过程延迟。此研究表明,尽管糖皮质激素和雌激素缺乏造成骨质疏松的机制不同,但是其对骨折愈合过程的影响相似,均是通过干细胞向成骨细胞增殖分化,以及软骨细胞分化成熟的过程,最终导致了骨修复过程的延缓。

（颉　强　胡腾龙　胡蕴玉）

参 考 文 献

1. ARRIOLA F, FORRIOL F, CAÑADELL J. Histomorphometric study of growth plate subjected to different mechanical conditions（compression, tension and neutralization）: An experimental study in lambs. J Pediatr Orthop. 2001, 10（4）: 334-338.

2. BECKMANN R, TOHIDNEZHAD M, LICHTE P, et al. New from old: relevant factors for fracture healing in aging bone. Orthopade, 2014, 43（4）: 298-305.

3. BRANFOOT T. Research directions for bone healing. Injury, 2005, 36S3: S51-S4.

4. BALLOCK R T, O'KEEFE R J. The biology of the growth plate. J Bone Joint Surg, 2003, 85（4）: 715-726.

5. COCHRAN D J A L L. Evaluation of recombinant human bone morphogonetic protein-2 in oral application including the use of endosseons implants 3-year results of a pilot study in humans. 2000, 71（8）: 1241-1257.

6. CHENG H G, JIANG W, PHILLIPS F M, et al. Osteogenic activity of the fourteen types of human bone morphogenetic proteins（BMPs）. J Bone Joint Sug, 2003, 85（8）: 1544-1552.

7. DOYON A R, FERRIES I K, LI J. Glucocorticoid attenuates the anabolic effects of parathyroid hormone on fracture repair. Calcif Tissue Int, 2010, 87（1）: 68-76.

8. DE CROMBRUGGHE B, LEFEBVRE V, NAKASHIMA K. Regulatory mechanisms in the pathways of cartilage and bone formation. Curr Opin Cell Biol, 2001, 13 (6): 721-727.

9. DIMITRIOU R, TSIRIDIS E, GIANNOUDIS P V. Current concepts of molecular aspects of bone healing. Injury. 2005, 36 (12): 1392-1404.

10. 胡蕴玉. 现代骨科基础与临床. 北京: 人民卫生出版社, 2006.

11. KRONENBERG H M. Developmental regulation of the growth plate. Nature, 2003, 423 (6937): 332-336.

12. 廖勇, 马保安. 促进骨折愈合的研究进展. 医学信息, 2000, (5): 271-272.

13. MCCANN R M, COLLEARY G, GEDDIS C, et al. Effect of osteoporosis on bone mineral density and fracture repair in a rat femoral fracture model. J Orthop Res, 2008, 26 (3): 384-393.

14. NAMKUNG-MATTHAI H, APPLEYARD R, JANSEN J, et al. Osteoporosis influences the early period of fracture healing in a rat osteoporotic model. Bone, 2001, 28 (1): 80-86.

15. NISHIO Y, DONG Y, PARIS M, et al. Runx2- mediated regulation of the zinc finger Osterix/Sp7 gene. Gene, 2006, 372: 62-70.

16. SETO I, ASAHINA I, ODA M, et al. Reconstruction of the primate mandible with a combination graft of recombinant human bone morphogenetic protein-2 and bone marrow. J Oral Maxillofac Surg, 2001, 59 (1): 53-61.

17. SEBALD W, NICKEL, J, ZHANG J L., et al. Molecular recognition in bone morphogenetic protein (BMP)/ receptor interaction. Biol Chem, 2004, 385 (8): 679-710.

18. TATAKIS D N, KOH A, JIN L, et al. Peri-implant bone regeneration using recombinant human bone morphogenetic protein-2 in a canine model: a dose-response study. J Periodontal Res, 2002, 37 (2): 93-100.

19. 张洪洋, 杨柳, 韩跃虎, 等. 分别构建膜内成骨和软骨内成骨骨修复模型的研究. 中国矫形外科杂志, 2014, 22 (24): 2264-2268.

20. 赵学琴, 周智勇, 王永江, 等. 促进骨折愈合的物理治疗方法的进展. 中华物理医学与康复杂志, 2004, 26 (5): 60-62.

第二十六章

骨科器械的设计与应用

骨科器械的设计需要考虑安全性和有效性。在现有的材料中,能满足安全性和有效性的品种很多。但是,在特定条件下,会出现安全性问题,例如在骨质疏松条件下进行脊柱外科手术时,由于骨组织矿化不足,骨质对椎弓根螺钉的把持力下降,可能导致螺钉松动,出现相关并发症。因此,在进行骨科器械设计时,除了对于矿化正常的人群进行设计之外,还需要考虑在矿化不足条件下如何改进设计,从而增加器械和骨质之间的结合力。本章节首先讨论影响骨 - 金属界面结合强度的因素,然后以骨质疏松条件下椎弓根螺钉的改进设计为例,介绍了一些针对骨组织矿化不足所进行的骨科器械设计内容。

第一节　骨 - 金属界面强度的影响因素

骨科器械的设计需要考虑内固定与骨组织的结合强度,由于骨科器械多为金属材质,因此内固定与骨组织的结合强度为骨 - 金属界面强度。骨组织的矿化程度对于骨 - 金属界面强度有很大影响,人体骨量矿化沉积在 25 岁左右达到顶峰,之后骨密度逐渐降低。因此,对于骨密度较高的年轻患者,骨 - 金属界面强度较大;而对于那些骨密度降低,甚至达到骨质疏松的患者,骨 - 金属界面强度严重下降,影响内固定与骨的结合,出现内固定脱落、断裂等严重并发症。在内固定设计之前,要明确个体哪些因素会影响骨 - 金属界面强度,从而在设计时加以考虑。目前发现的影响骨 - 金属界面强度的因素主要包括以下几个。

一、金属表面处理

骨 - 假体界面的主要功能是将载荷安全有效地在骨组织和假体间传递。骨组织和钛合金假体表面的结合称为骨整合,这个概念由 Brånemark 提出。骨长入是指在多孔假体内形成骨组织。金属假体表面处理在假体初始稳定和固定方式中起很大作用。

（一）多孔金属涂层

目前几乎所有的骨科植入性金属假体均可以进行表面处理以提高骨-假体界面结合力。在直接与骨组织结合的金属假体中，对假体表面进行多孔涂层可以获得更好的生物性稳定，最常用的为各种人工关节表面。目前，大部分关节假体采用多孔金属涂层。有学者尝试在椎弓根螺钉表面进行涂层，以提高在骨质疏松条件下椎弓根螺钉的把持力，但其提升效果不如人工关节表面的同类处理。

（二）多孔金属涂层与骨组织长入

多孔涂层形式较多，但其固定效果没有显著差异。骨组织对于多孔结构的生理学反应与骨松质缺损愈合的模式相似，新生组织逐渐填充在多孔结构内。骨组织长入多孔结构，替代纤维组织，决定了假体的固定强度。这种骨长入可以显著改善骨-假体界面强度。骨长入后的骨-假体界面剪切强度甚至可大于骨小梁的强度。

假体和骨组织之间过度微动会导致纤维结缔组织长入多孔结构，使骨组织难以长入。骨长入对于初始稳定和长期稳定十分重要，100~500μm的微动会抑制骨长入，促进纤维组织长入，最终导致假体不稳定。

在陶瓷和金属表面进行多孔涂层可以促进骨长入。金属假体表面涂层的空隙大小可以显著影响固定强度。研究发现在100μm以内，空隙越大，固定强度越大。在150~400μm，空隙大小与界面剪切强度没有相关性。因此，可以认为骨-假体界面的最佳空隙尺寸为100~400μm。

有学者认为材料表面处理和几何形态带来的优势并不明显。Biegler等研究了多孔涂层和载荷条件对于股骨柄稳定性的影响，他们通过有限元分析模拟骨-假体界面的相互作用发现，在爬楼梯时产生的扭矩比站立时大，容易导致假体微动。这一研究结论表明，载荷形式对于骨-假体界面的影响较表面处理更明显。

（三）金属表面其他形态设计

在假体表面进行开槽或者其他表面处理也是提高假体稳定性的措施。这些表面的凹槽可以和骨组织相互嵌合，提高假体稳定性。Wang等发现假体表面粗糙度越高，骨-假体界面的剪切力越强。

二、金属表面包被

金属表面包被对骨-内植物界面的强度影响很大。具有生物活性的陶瓷可以和周围骨质形成化学键，从而形成化学固定。陶瓷是在关节外科中应用最广泛的材料，最常用的形式为氧化陶瓷和磷酸钙陶瓷。氧化陶瓷常用于股骨头假体和髋臼内衬,磷酸钙陶瓷则作为骨替代材料应用于关节假体的包被。磷酸钙陶瓷最常见的两种形式为磷酸三钙和羟基磷灰石。羟基磷灰石在植入人体后可以形成生物活性,因而被称为生物陶瓷。细胞实验和动物实验均验证了羟基磷灰石的生物相容性。羟基磷灰石最早在口腔科应用,该涂层可以与骨组织形成化学结合,增强骨和假体的稳定性。在金属表面包被羟基磷灰石的主要方法是喷涂法,将羟基磷灰石粉末直接喷涂沉淀在金属表面。

(一)金属表面包被对金属材料性能的影响

对金属表面进行包被,常常会影响金属的疲劳强度。推荐的涂层厚度为 $30\sim90\mu m$,这种厚度的涂层不会影响金属强度。力学测试发现涂层后可以显著提高假体表面的力学强度,尤其是可以提高剪切强度。

羟基磷灰石不仅可与骨形成化学结合,还会和钛金属或者钴铬合金形成化学结合。动物实验证实,羟基磷灰石包被假体较不包被假体具有更优越的力学属性。与不包被的假体相比,羟基磷灰石包被假体的最大固定强度大,达到最大固定强度的时间短。假体与周围骨质形成更快、更强的结合。对骨-假体进行组织切片研究发现,羟基磷灰石包被假体后与骨表面的结合度增加,假体和骨之间没有纤维组织膜形成。羟基磷灰石涂层可以增加骨长入和骨整合。多孔涂层假体达到最大界面结合力需要 12~16 周。羟基磷灰石涂层的假体仅需 6 周就可达到最大界面强度,并且界面强度比非涂层的假体界面强度高 3 倍。通过力学测试发现,在对羟基磷灰石涂层进行极限剪切测试时,首先断裂的是骨组织,羟基磷灰石结合的两边没有出现断裂。这说明羟基磷灰石与骨组织和金属结合牢固。

(二)金属表面包被对骨缺损修复的影响

金属表面羟基磷灰石涂层对骨缺损的修复有积极作用,可以增加骨和假体的接触,增强界面稳定性,羟基磷灰石涂层可以填充最大至 2mm 的骨缺损,因此可以显著改善骨-内植物界面强度。但是,在多孔涂层的假体与骨之间如果形成大于 $300\mu m$ 的缝隙,羟基磷灰石涂层的界面强度将显著下降。

在动物实验中,羟基磷灰石涂层假体表现出良好的力学性能。与无涂层的假体相比,涂层假体可以抵抗较高的压力、剪切力和拉力。此外,可以快速与骨组织形成结合。假体植入后 6 个月进行骨扫描发现假体周围的骨代谢达到平衡,组织学的研究结果发现在骨和羟基磷灰石之间无纤维组织膜形成。

(三)骨水泥涂层

在脊柱外科中,常使用骨水泥强化钉道,即在拧入螺钉前在钉道中灌注骨水泥,最

终形成螺钉 - 骨水泥 - 骨界面,以期增加椎弓根螺钉把持力。在关节假体中,也常使用骨水泥涂层。大量研究认为,骨水泥涂层功能欠佳造成的骨水泥 - 骨及骨水泥 - 假体之间的界面松动,是假体失效的主要问题,因此目前骨水泥涂层在临床中的应用已逐渐减少。

三、内固定几何形态

内固定的形态多种多样,不同内固定的形态可以影响骨 - 金属界面强度。对于无骨水泥固定的假体来说,假体几何特性更为重要,假体形态的改进可以显著提高假体在骨质疏松条件下对于骨组织的把持力,例如,椭圆形或者圆角矩形具有较好的抗扭转性能。对于骨质疏松症患者,假体的几何形态需要重点考虑,以提高界面强度,降低松动率。对于股骨假体来说,假体柄的横截面积应该占髓腔 80% 以上。

假体的稳定性和抗扭转性能直接影响手术的成败。对于脊柱椎弓根螺钉,多年以来均为圆柱形设计。笔者受工业用膨胀螺钉的启发,设计的膨胀式椎弓根螺钉具有前端开缝、膨胀植入的特点,较单纯的圆柱形椎弓根螺钉的抗拔出力有效提升(图 26-1)。设计的膨胀式股骨颈半螺纹螺钉,可以更好地提高在骨质疏松条件下对于股骨颈骨折的固定能力。在这个思路的启发下,与空军军医大学第三附属医院合作设计的膨胀式口腔种植钉,也在实验中获得了良好的把持力,目前正在向市场推广。

如果内固定和骨或骨水泥的接触界面太过锐利,容易导致应力集中,从而导致骨折发生。在膨胀式椎弓根螺钉设计的早期,我们曾采用四瓣式膨胀设计,但其与骨组织界面接触过于锐利,因此后期将其改为两瓣膨胀,降低了断钉发生率。在关节外科,股骨假体的外形也影响骨 - 假体界面的微动,直的假体柄的骨 - 内植物界面微动最大,弧形最小。

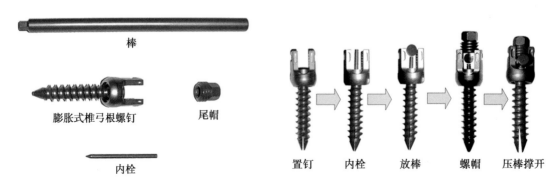

棒

膨胀式椎弓根螺钉　　尾帽

内栓

置钉　内栓　放棒　螺帽　压棒撑开

图 26-1　膨胀式椎弓根螺钉的设计

四、内固定材料性能

内植物材料性能对于内植物寿命和骨－内植物界面强度有显著影响，内植物设计要考虑材料的属性。疲劳寿命是衡量材料性能的一个指标，指可以导致内固定失效的一个固定强度刺激的作用次数，常用来比较不同假体抵抗应力作用的能力。假体设计之初应对其疲劳寿命进行评估。

金属材料的一个重要特点是电化学溶解，从而形成颗粒。假体微动也会产生直径小于 $100\mu m$ 的磨屑，磨屑和电解之间还存在相互促进作用，磨屑可以破坏金属表面形成的氧化膜，进而促进电解。合金材料的磨屑和电解是导致假体无菌性松动和假体界面强度降低的主要原因，合金材料假体中可能有多种金属，例如，钴铬钼合金和钛铝钒合金，同时使用这些材料时，其电解率将增加。

假体自身的强度也可影响骨－内植物界面强度。假体断裂可导致假体松动，从而导致假体的稳定性改变。例如，在椎体骨折时，采用较细的螺钉系统进行固定，可能导致固定强度不够，在患者后期的下床锻炼过程中，出现断钉、断棒问题，引起相关的并发症。

（一）磨屑

骨质溶解或者假体周围骨质丢失，会显著降低骨－内植物界面的强度。在骨质疏松条件下，骨组织矿化能力减弱，骨质溶解增加，假体周围骨组织丢失显著，严重影响内固定强度。这种改变可以在 X 线片上表现出来，表现为弥漫性骨密质厚度下降或灶状囊性病变。灶状骨质溶解的发病机制尚不清楚。早在 1977 年，Wilbert 和 Semlitsch 首次提出巨噬细胞对悬浮颗粒的响应是导致无菌性松动的重要原因之一。Goldring 等在相关文献中描述了内植物和骨组织界面的相关性质，发现在松动的金属假体的骨－骨水泥界面上，存在着类似滑膜的生物膜，在该生物膜上吸纳了大量的 PGE2 和胶原酶，这可能是导致骨组织吸收的重要原因。

（二）悬浮颗粒

悬浮颗粒产生并转移到滑液腔和假体周围间隙，可刺激巨噬细胞募集和增生，随后发生细胞吞噬和多种细胞因子和细胞内调节因子的分泌，如 IL-1 和 PGE2。这些物质反过来促进破骨性的骨溶解。

这些颗粒可能有多个来源，例如，可能来自关节面的超高分子量聚乙烯（UHMWPE）、非关节面部位的超高分子量聚乙烯、金属外壳表面或内固定螺钉。在股骨部位、假体主干部分、多孔涂层、关节面和模块化连接部位都可能是这些颗粒的产生部位。另外，手术器械、骨组织、假体进行表面处理后产生的残留物,催化超高分子量聚乙烯的催化剂都可能是这些颗粒的来源。其中,最主要的来源部位是超高分子量聚乙烯,且主要来源于关节面的超高分子量聚乙烯。

五、内植物设计和应力遮挡

假体设计时涉及工程力学相关的问题之一就是应力遮挡,其可能导致假体力学稳定性降低。骨组织重塑对于应力非常敏感,在有载荷的条件下,骨组织会出现反应性的愈合,如果没有载荷传递,可能会出现延迟愈合甚至骨不连的情况。内植物由金属制成,其硬度大于与其接触的骨组织。这会导致本该由骨组织传递的负载大部分转移到内植物假体上。这种应力遮挡会导致骨组织无法得到有效的应力刺激成骨,出现废用性萎缩。

在设计内植物时,弹性模量是一项非常重要的指标参数。弹性模量的下降可以减少内植物部位承受的应力,将更多的应力传递到骨组织。因此,低弹性模量、高强度的钛合金逐渐受到基础研究和临床医生的青睐。除了弹性模量外,内植物长度和横截面直径的增加,会导致内植物承受应力增加,加大应力遮挡效应。内植物的硬度和直径的 4 次方成正比,所以直径稍有增大,就可导致内植物承受应力显著增加。

在骨质疏松状态下的脊柱骨折,如果采用跨伤椎固定,由于钉棒系统的稳定固定,导致应力均由后方内植物向下传递,骨折部位无有效应力刺激,可能会导致延迟愈合。在髋关节置换患者中,股骨近端内侧骨密质是受应力遮挡影响最显著的部位,因此一些含骨水泥的假体带有设计颈圈,以便在轴向上承载该内侧区域的应力。然而,颈圈对于预防松动的作用尚未得到证实。在髋臼部位,超高分子量聚乙烯会导致在骨盆骨质上产生峰值应力。然而,有金属支持的聚乙烯衬垫可以减少高应力区域的面积,使应力分布更均匀。保留软骨下骨和厚壁杯会导致该区域峰值应力下降和应力遮挡。前面提及的内植物设计在应力遮挡和骨重塑方面具有重要作用,会对骨 - 内植物界面的强度产生决定性作用。

六、总结

骨 - 植入物界面的力学强度受多种因素影响,各种植入物表面的结构、涂层、几何设计以及外科植入技术等,都对假体的最终稳定性有影响。另外,一些常用的药物,例如非甾体抗炎药或激素,可能会降低骨长入多孔植入物的能力;患者因素,如年龄、生活方式和骨质疏松症等,也可显著影响骨 - 植入物界面的强度。

第二节 膨胀式椎弓根螺钉的
设计与临床应用

目前,椎弓根螺钉内固定系统已经成为脊柱外科最常用的后路内固定技术。当椎弓根螺钉的把持力不够或手术后承载负荷过大时,容易造成椎弓根螺钉松动、拔出,从而导致内固定手术失败,尤其是在骨质疏松的情况下更为常见。增加螺钉的直径和长度,改进螺钉的外形等,虽然可以在一定程度上提高螺钉固定的稳定性,但同时也存在椎弓根骨折、内脏及血管损伤的风险。如何改进螺钉设计,提高骨质疏松已经成为脊柱外科急需解决的难题。

一、椎弓根螺钉设计的改进

研究表明,骨质疏松椎体椎弓根的中心骨小梁、中层的皮质下骨以及外层骨密质的骨密度较正常水平明显下降,大约80%的椎弓根硬度和60%的拔出力是由椎弓根决定而非椎体决定。椎弓根螺钉的稳定性由椎弓根的结构特点决定。在骨质疏松的椎体,即使是椎弓根外层的骨密质也不够致密,粗螺钉不仅不能增加螺钉的稳定性,反而有可能导致椎弓根骨折。很多学者在改进螺钉的设计方面进行了大量的研究。

(一)增加椎弓根螺钉的直径和长度

从力学角度讲,椎弓根螺钉越长,直径越大,螺纹越深,越牢固。Mclain 等用直径 7.0mm 椎弓根螺钉替换 6.0mm 螺钉,其拔出强度变化较小,而改用 8.0mm 螺钉拔出强度显著增加。Krag 等发现,椎弓根螺钉在腰椎椎体内增加 5mm 的长度就可产生螺钉固定效果的显著差异。Zdeblick 等研究也发现,螺钉大小与扭力矩之间有正相关关系,即螺钉直径加大,扭力矩将相应增加。也有研究发现,螺钉固定强度的 60% 在椎弓根内,达椎体骨松质后强度增加 15%~20%,至前方骨密质但又未穿透时又增加 16%,穿破前方骨密质则增加 20%~25%。Hirano 等发现,骨质疏松时椎弓根内的 BMD 梯度不像正常椎弓根那样从中心向周边递增,使得直径较大的椎弓根螺钉不能获得更多的把持力。Brantley 等研究表明,在骨质疏松骨质中,螺钉置入深度达 80% 以上时,增加螺钉直径能增加固定强度。当螺钉截面积占椎弓根截面积 70% 以上时,增加螺钉长度能有效提高固定强度。Polly 等也认为单纯增加螺钉长度或直径(小于 2.0mm)并不能明显增加固定强度,如同时增加直径和长度,则两者会相互影响,协同增加固定强度。同时也发现,螺钉取出后重新置入,其扭矩减少了 34%,将直径增加 2mm,可增加置入扭矩 8.4%。因此,直径增加 2mm 是椎弓根螺钉翻修的最理想方法,直径增加 1mm,长度增加 5~10mm 也是可靠的手段,而单纯增加螺钉长度时,真正起固定作用的仅为螺钉前端增加部分获得的把持力,除非螺钉攻入椎体前方密质,否则不能起到有效的固定作用。但是,使用粗螺钉有导致椎弓根崩裂引起椎弓根骨折的危险,而应用长螺钉则可能破坏椎体前柱,引起内脏及血管损伤。资料表明,椎弓根螺钉进钉深度一般为 4.0~4.5cm,最大 5.6cm,螺钉外径最大不应超过椎弓根外径 80%。

(二)改进椎弓根螺钉的螺纹

目前,国内外通常使用的椎弓根螺钉螺纹的形状主要两种:圆锥形螺钉和圆柱形螺钉。圆锥形螺钉是螺钉的外直径为锥形。进钉时,齿槽内嵌入骨质是均匀的,垂直拔钉时,嵌入的骨质为整体受力,当应力超过骨质的最大负荷强度时,整体破坏,螺钉松动、拔出。但由于螺钉的有螺纹和无螺纹交界处的螺钉杆径突然减小,造成应力集中,容易在此处断钉。圆柱形螺钉的特点是螺钉的外直径为圆柱形,内直径则为锥形,螺纹深度由钉尾至钉尖部逐渐增加。这种螺钉可以在进钉过程中使嵌入螺钉齿槽的骨量越来越多,在克服剪力及扭转力下,有一定优势。在垂直拔钉的应力条件下,抗拔出力为齿槽间骨质对螺钉的阻力。但由于应力遮挡作用,切割的骨质没有以整体受力,而是在受力时,应力集中于远端螺纹,在拔出过程中,应力逐渐移向近端螺纹。因此,圆柱形螺纹钉最大抗拔出力较圆锥形螺纹钉减小。谭映军等的实验即说明这一点。

在螺纹设计方面,椎弓根螺钉有单螺纹和双螺纹两种。单螺纹螺钉就是常见的只有一种单一螺纹的螺钉。1984 年,Herbert 提出了双螺纹螺钉的概念。双螺纹螺钉是在单螺纹螺钉齿槽内再增加一圈螺纹高度较低的螺纹,通过它增加骨质 - 螺钉界面的压力,从而增强螺钉的把持力强度。双螺纹螺钉有两种不同的类型,一种是附加螺纹不平行于主螺纹,Aota 等将其应用于腰骶椎滑脱的治疗,取得了成功;另一种类型是附加螺纹平行于主螺纹。双螺纹螺钉在其他方法难以复位的舟骨脱位和骨折中取得良好效果,但 Praveen 等在骨质疏松的新鲜椎体进行非平行双螺纹螺钉的轴向拔出实验时发现,其最大轴向拔出力与普通单螺纹螺钉并无明显差异,而拧入力矩明显小于普通单螺纹螺钉。他们认为,在拔出过程中,外螺纹与骨质间的剪切力是决定最大轴向拔出力的主要因素,附加螺纹仅为较小的影响因素。此外,为降低椎弓根螺钉钉杆与尾部结合处的应力集中,减少螺钉断钉发生率,国内有学者设计出半螺纹结构的椎弓根螺钉,取得较好的临床效果。潘显明等采用 4 种形状螺纹的椎弓根螺钉,分别在椎弓根内及椎体骨松质中进行拔出实验,观察其拔出力的大小及位移情况,结果发现椎弓根螺钉在椎弓根内的拔出力大于在椎体骨松质内的拔出力,说明螺钉的螺纹不同程度地切入骨密质,切入骨密质越多,螺钉抗拔出力越大。

(三)选择螺钉的材质

目前临床常用的有不锈钢螺钉、钛合金螺钉及纯钛螺钉,前两种为刚性内固定器械,后一种则为半刚性器械。钛合金的强度、刚度及生物相容性均优于不锈钢材料。螺钉植入体内后,螺钉与周围骨质会产生骨结合。动物实验表明钛合金螺钉能较多地与骨结合,比不锈钢螺钉具有更大的拔出应力。Christensen 等通过动物实验对比分析了不锈钢与钛合金椎弓根螺钉的骨质 - 螺钉界面力学及组织学,发现钛合金比不锈钢螺钉具有较高的扭转力矩和硬度,但两种螺钉的最大轴向拔出力、屈服能量损耗等参数均无明显差异。骨与螺钉表面直接接触所产生的摩擦力在钛合金组为 43.8%,不锈钢组仅为 29.4%,两者有非常显著的差异。这提示钛合金材料制成的椎弓根螺钉与不锈钢相比,具有更好的螺钉界面结合,可减少螺钉的扭转应力,增强螺钉的固定能力。Albrektsson 等应用光学和电子显微镜观察钛合金和不锈钢的骨界面反应,也发现钛合金与骨直接结合,而不锈钢与骨之间出现厚 1~2 层细胞的结缔组织。国内有学者采用在普通钛合金椎弓根螺钉上均匀喷涂 0.3mm 厚的生物活性玻璃来增加椎弓根螺钉固定的稳定性,研究结果表明,无论是最大拧紧力矩与摩擦力的测定,还是轴向拔出实验、周期抗屈实验,生物活性玻璃涂层能明显提高椎弓根螺钉在人体胸腰椎固定中的初始稳定性。此外,生物活性玻璃涂层具有优良的生物活性和生物相容性,能与骨组织化学键形成骨性结合。涂层材料植入犬下颌骨半年后,涂层表面已被坚实板状骨长入、包围,骨组织与涂层材料已完全融合,无明显界面层形成。Pienkowski 等在超高分子量聚乙烯的椎体模型上通过对两种不同外形设计的钛合金和不锈钢螺钉进行 100 万次的周期负荷实验发现,螺钉的疲劳寿命与其外形设计和材料均有关,并不是仅取决于材料的选择。在相同的外形设计下,钛合金螺钉的疲劳寿命要长于不锈钢螺钉。Pfeiffer 等通过对两种螺钉进行三维运动实验及周期负载实验认为,纯钛螺钉在体外的弯曲、伸展模式的生物力学性能和钛合金螺钉相似,轴向旋转模式下的生物力学性能较差。但由于纯钛较钛合金有更好的生物相容性和骨质 - 螺钉界面反应,Goel 等认为纯钛螺钉在体内会提供更好的稳固性。

二、膨胀式椎弓根螺钉设计

（一）膨胀式椎弓根螺钉的设计原理

根据机械膨胀原理，笔者课题组设计出膨胀式椎弓根螺钉（expansive pedicle screw，EPS），利用机械膨胀增加内植物与椎体接触面的成角角度，提高螺钉的握持力。通过离体生物力学实验发现，EPS 具有良好的椎弓根固定作用，较目前使用的常规椎弓根螺钉能显著提高固定的可靠性。对于临床上出现的骨质疏松症患者及需要进行椎弓根翻修手术的患者，EPS 能在不增加螺钉直径，降低椎弓根处骨折风险的情况下，提供较普通螺钉更加可靠的固定强度（图 26-2）。

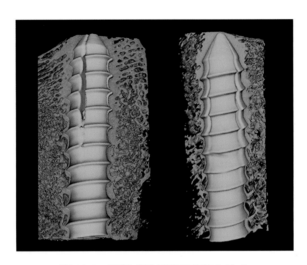

图 26-2 膨胀式椎弓根螺钉植入体内

通过采用 micro-CT 技术以及包含螺钉的硬组织切片技术对 EPS 在骨质疏松条件下的稳定机制进行研究发现，早期由于 EPS 对钉道周围骨质的膨胀加压作用，提高了钉道周围的体积骨密度和螺钉的固定强度。同时，EPS 膨胀段对周围骨质持续的应力改变了局部骨小梁的排列趋势，在一定程度上也阻止了骨质 - 螺钉界面周围骨质疏松的发展。随着新生骨组织长入螺钉膨胀的四条缝隙及膨胀中心，形成了骨中有钉、钉中有骨的立体交叉复合体结构，进一步保证了其在骨质疏松的骨松质内长期而持续的稳定性，为临床应用提供了强有力的理论依据（图 26-3）。

（二）膨胀式椎弓根螺钉在骨质疏松状态下的稳定机制

1. 植入早期 EPS 的机械性稳定 micro-CT 骨计量学结果表明，在 EPS 前部的膨胀段感兴趣区域（ROI）的组织矿物质密度（TMD）、骨体积分数（BV/TV）、骨小梁厚度（Tb.Th）、骨

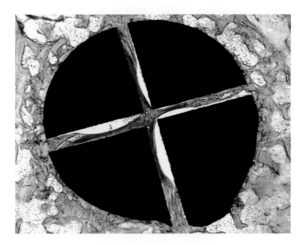

图 26-3　术后 3 个月 EPS 整体切片图（轴面），可见在膨胀式椎弓根螺钉的十字缝隙中有明显的骨组织长入，形成骨 - 螺钉嵌合形态

表面积体积比（BS/BV）、骨小梁间距（Tb.Sp）等骨小梁空间参数明显优于非膨胀段。EPS 前部的膨胀使钉道周围的骨小梁发生微骨折进而被压缩，使之变得更加致密，而 EPS 采用自攻螺纹设计，螺钉拧入过程中对钉道周围骨质的嵌入加压作用，使螺纹间的弧楔形骨松质中的骨小梁间隙也由于 EPS 膨胀挤压的作用而致密化，从而增加了骨和螺钉间的紧密接合，改善了局部骨 - 螺钉界面的疏松状态，提高了椎弓根螺钉的稳定性。EPS 对钉道周围骨质的膨胀加压作用，与钉道内添加骨水泥的强化作用有相似之处，都是在某种程度上加强了骨和螺钉间的密接性，改善了骨与螺钉界面，增加了钉道周围的体积骨密度。但膨胀加压是持续均匀的，不会出现在钉道内添加骨水泥后新生的骨水泥 - 骨界面，也不会出现骨水泥 - 骨界面的松动，更不会出现在拧出螺钉时，螺钉被骨水泥紧密包裹成一体而无法取出的情况。根据 Wolff 定律，骨小梁的结构排列为顺应局部应力、应变水平的有机排列。EPS 膨胀段对周围骨质持续的应力改变了局部骨小梁的排列趋势，在一定程度上也阻止了骨 - 螺钉界面周围骨质疏松的发展。应用 EPS 后界面的这些特点，证明了其在骨质疏松的骨松质内具有早期的机械性稳定。

2. 植入远期 EPS 的生物性稳定　术后 EPS 周围的骨小梁长入膨胀缝隙中，6 个月时长入缝隙的骨小梁嵌合更加紧密，与膨胀中心出现新生的骨小梁一起紧紧包裹 EPS。而且 EPS 与周围骨质直接接合，无结缔组织层，说明 EPS 材质具有很好的组织相容性。随着时间的推移，在 EPS 膨胀的四条缝隙及膨胀中心，形成了四条骨墙，并逐渐在中心部连接成"十"字形骨间隔，嵌合于 EPS 中，并与骨 - 螺钉界面的致密化的骨松质融为一体，形成骨中有钉、钉中有骨的立体交叉复合体结构。在其他因素相同的情况下，EPS 前部被紧密植入骨质内形成的骨-螺钉复合体结构,可以极大地保证螺钉远期的稳定性。这种远期的稳定由骨的长入引起,系生物性稳定,持续性好,避免了钉道内添加可吸收生物活性物质,远期可能出现强化物质被吸收进而可能引起的螺钉松动。

（雷 伟）

参 考 文 献

ALBREKTSSON T, HANSSON H A. An ultrastructural characterization of the interface between bone and sputtered titanium or stainless steel surfaces. Biomaterials, 1986, 7（3）: 201-205.

第二十七章

骨组织疾病的机械加载与康复治疗

骨是一个应对其力学环境动态改变而不断变化的组织结构,迄今已经证实,多种机械加载模式可影响骨重建的过程。临床上运动相关损伤如撞击伤或应力性骨折通常需要一个康复计划,以刺激骨骼形成和加速骨折愈合。本章将阐述对关节进行加载治疗的作用机制和临床应用,并介绍基于我们研发的脉冲式关节机械加载技术而开发的关节机械加载治疗仪器,以及该仪器在骨质疏松症、骨损伤后的康复、长骨延长、创伤性骨关节炎和股骨头坏死等的应用。

第一节 关节机械加载模式

一、功能加载模式

经典的机械加载模式包括全身振动、轴向加载和弯曲加载。全身振动应用于振动负荷在 1g 地球引力下并动态干扰骨的力学平衡状态,其压力级别诱导取决于应用加载频率的大小。全身振动诱导骨小梁的合成反应,在实际应用中的频率约为 90Hz。轴向加载和弯曲加载通常应用于身体的长骨,如尺骨和胫骨等,轴向加载主要是纵向压缩,弯曲加载主要产生横向压缩和张力。因尺骨和胫骨有自然弯曲,所以对尺骨和胫骨的轴向加载可以诱发纵向应力和弯曲效应,例如,对胫骨轴向加载和四点弯曲加载,可以诱导骨形成,显著增加骨密质的骨生成。

二、动态加载作用

基于对各种动物研究中加载模式的分析,目前已经达到以下共识:骨重建发生在动态加载,而不是静态加载。多种复合因素影响加载的效果,包括负荷大小、负荷频率、加载周期和加载次数。例如,在小鼠尺骨轴向加载时,动态加载在某些强度阈值下可诱导骨形成的发生,加载最佳频率范围是 5~10Hz。

三、关节机械加载模式和骨形成

这里重点介绍我们在传统的全身振动、轴向加载和弯曲加载的基础上，研发的关节机械加载技术。关节机械加载是近年来开发的加载模式，通常适用于全身的滑膜关节，如肘关节、膝关节和踝关节等。与其他加载模式不同，它所引起的骨形成不依赖于机械加载的原位点，例如我们开发的三种形式的关节机械加载模式，应用控制不同波形加载的压电机械加载装置，在小鼠的肘关节、膝关节或踝关节加载，能够分别诱导尺骨、股骨和胫骨的骨形成。

（一）脉冲式关节机械加载方式及参数

脉冲式关节机械加载方式可以用于肘关节、膝关节和踝关节等多种滑膜关节，通过动态加载应用于关节来强健骨骼。具体来说，脉冲式关节机械加载是横向加载于滑膜关节的外侧。虽然加载力的强度明显小于其他加载方式（如尺骨轴向加载和胫骨四点弯曲加载），但是脉冲式关节机械加载可以有效地刺激骨形成和促进长骨的骨损伤愈合。我们的前期工作表明，使用小鼠作为动物模型，脉冲式关节机械加载可以有效刺激尺骨（肘关节加载）、胫骨（膝关节加载和踝关节加载）和股骨（膝关节加载）的新骨形成。在每一个特定的关节机械加载模式中，均观察到长骨的干骺端和骨干有诱导骨形成。

在关节机械加载促进骨生长的实验中，通常使用 1.5% 异氟烷麻醉小鼠后进行机械加载。早期研发的机械加载装置为压电机械加载仪，给予膝关节每日 3 分钟，连续 3 日的机械刺激。加载过程中，使小鼠膝关节的外侧和内侧分别接触到加载器和定子，加载力是 0.5N。

（二）脉冲式关节机械加载相对于其他机械加载治疗模式的特点和优势

1. 脉冲式关节机械加载对骨形成的作用　传统机械加载引起骨重建的动物研究表明，骨形成是由动态加载引起的，作用于小鼠尺骨的轴向加载约需要 2N，加载导致的机械应变是促进骨形成的主要因素，加载刺激高于 2 000μN 的原位点压力是引起骨形成的一个阈值。然而研究发现，在没有原位点应变的情况下，关节机械加载可以实现骨生长。将关节机械加载应用于胫骨骨骺近端，研究其对成骨活动的影响发现，对膝关节加载 0.5N 的力便能显著提高距离加载位点 4mm 胫骨和尺骨的骨生长。此外还发现，在小于 10μN 条件下 30Hz 的高频全身振动，也可以促进骨小梁的生长。

基于骨形成的最新研究成果，我们提出了在原位点几乎没有压力和应变的加载方法，即关节机械加载。关节机械加载诱导的骨形成在不同部位受加载频率影响的程度也不同，例如，在 5Hz、10Hz、15Hz 的膝关节机械加载中，5Hz 加载是刺激胫骨生长最有效的频率,而15Hz加载则是刺激股骨生长最有效的频率。尺骨加载中增强骨生长的加载频率是1~10Hz,加载频率5Hz和10Hz对成骨的作用高于20Hz或30Hz。另外,在高频全身振动中,较低的振动水平和较高的频率可以刺激骨生长。因而,骨细胞以与频率相关的方式改变骨组织的硬度,并改变它们对机械加载诱导的组织液流动或肌肉收缩的敏感性。此外,骨陷窝 - 小管网组织液流动的感应或肌肉收缩活动的激活,可能也受加载频率的影响。

总之,我们的前期研究工作证实,膝关节加载模式是一种有效提高长骨骨形成的方法,加载的功效取决于加载频率。这些结果扩展了我们对骨和关节之间相互作用的知识,并提供了潜在强健骨骼的有效途径。

2. 脉冲关节机械加载作为治疗工具的潜在优势

(1)脉冲加载频率为1~15Hz,可以通过小型商用便携式机器完成,拟开发使用装置的价格适中,便于临床和家庭推广使用。

(2)非侵入性,加载器械不需要进入患者体内。

(3)只需较低水平加载力和较短的治疗时间,患者对治疗的依从性强。

(4)避免使用药物所带来的副作用,对于服用各种药物的老年患者优势明显。

(三)关节加载值得注意的特征

1. 在实验动物模型研究中关节机械加载表现出一些独特的特性。与大多数传统的加载模式相比,它仅需要较小的加载力就可以诱导骨生长。在小鼠研究实例中,轴向加载需要大约2N的力来促进尺骨的骨形成,但是肘关节加载仅需0.5N的力即可获得同样效果。

2. 无论加载位点的距离多长,关节加载沿整个长骨有效诱导骨生长。现已证明膝关节加载不仅能诱导膝关节附近股骨的骨生长,也可促进靠近髋关节的近端股骨的骨生长。同样,踝关节加载对胫骨的近侧、中段和远侧均有促进骨生长的效果。

3. 相对于其他加载方式如全身振动,机械加载需要的加载周期小。例如关节机械加载采用每天1 000~3 000加载周期(机械加载的循环数)共3天,大约0.5N的推力就已足够。根据预测加载推力和日常加载周期之间的关系,全身振动需要约200 000的加载周期。

4. 关节机械加载对骨外膜和骨内膜均有作用,但不同部位对关节加载的敏感度不同,需要进一步探索。

5. 加载频率在2~15Hz是有效的,但目前的数据表明,尺骨、胫骨和股骨的最优频率不同。骨的几何形状和尺寸可能影响频率反应。

第二节 机械加载促骨生长和 促长骨延长作用

长轴骨生长是生长板增殖分化的结果。虽然机械加载可以促进骨的形成,但它对骨长度的影响以及是否刺激或抑制生长板的功能尚存在争议。例如,有报道称,体育锻炼或机械加载可以促进生长板增厚;然而也有报道提出,在动态加载调节下,改变频率或振幅并不影响骨组织的生物力学反应。

肢体长度差异由很多原因引起,包括骨损伤、骨感染、炎症性疾病、非炎症性疾病和神经系统疾病。肢体异常变化随发病的年龄而改变,一些是先天性疾病,一些是由儿童时期患病后发展而来的。此外,成年后创伤性损伤和骨质疏松症等疾病也可导致肢体异常变化。下肢长度可有一定的差异,这种差异的影响取决于年龄,通常建议差异大于 2cm 时可以考虑治疗。下肢长度差异在 15mm 以上时可能导致不同的症状,例如臀部和背部疼痛、关节炎、骨盆倾斜和脊柱侧弯。为了减少短肢在地面的侧向反作用力,非手术治疗手段包括穿增高鞋等。除了使用鞋垫增高以外,大多数现有的治疗都是手术和侵入性治疗。有研究报道 IGF-1 可能对胫骨延长有效,但是临床数据表明,IGF-1 的作用复杂。手术风险包括延迟愈合和感染。我们研发的关节机械加载是一个潜在的非侵入性治疗,可有效避免手术风险。

一、骨生长治疗的现状

两个主要增强骨生长的传统方法是药物干预和日常锻炼活动,药物包括双膦酸盐、甲状旁腺激素和选择性雌激素受体调节剂。可能发生的不良反应有胃肠道药物引起的黏膜溃疡、胃肠道出血、腹泻和便秘,甲状旁腺激素治疗引起的恶心和头痛等。虽然早已证明日常锻炼活动包括散步、跑步、游泳、网球运动以及剧烈的举重训练和机械刺激均能促进骨组织生长,但是它们大多是预防性的健身运动,一旦有运动系统损伤发生,积极的物理治疗便被迫停止,取而代之的是一个称为 RICE 的治疗,即休息(rest)、冰敷(ice)、压迫(compression)和抬高患处(elevation)。此外,在专业运动员或者健康的成年人中,剧烈的运动会导致应力性骨折。因此,有必要研发促进骨生长的加载方式和器械,以应用于受伤运动员、老年患者或宇航员。

二、膝关节机械加载对胫骨骨干骨生长的影响

骨是一种适应其质量、结构和外部加载力学性能的机械敏感性组织。各种加载模式被证明可以增强骨形成，包括轴向加载、四点弯曲加载和高频振动。然而，机械加载引起骨生长的确切机制仍在探究，例如轴向尺骨加载与高频振动的机制不同。许多研究表明，可能的机制是加载刺激了应力和髓内压力的变化。越来越多的实验证实，由应力或压力梯度引起的孔隙流体流动在增强骨形成方面起关键作用。目前已知原位压力诱导间质流体流动可以促进骨形成。虽然应力要求和加载频率在目标骨之间不同，非受力骨的成骨潜力很大程度上是未知的。我们的前期工作表明关节机械加载刺激能够促进非受力骨骼的骨生长。

在我们的前期工作中使用压电式机械加载刺激膝关节，骨重建依赖于加载频率，观察了在 5Hz、10Hz 和 15Hz 加载条件下对膝关节的影响，并使用应变仪测量原位应变的骨形成，骨组织形态分析结果显示膝关节加载以依赖加载频率的方式诱导骨形成。此外，踝关节加载显著增加了胫骨近端、中段和远端骨密质的面积和厚度。钙黄绿素标记显示，关节机械加载显著增加新生骨的形成，胫骨远端骨外膜 rMS/BS 和 rBFR/BS 显著高于对照组，胫骨近端骨内膜的 rMS/BS，rMAR 和 rBFR/BS 显著高于对照组。这些研究结果表明，关节机械加载可以有效刺激骨生长，并且不同部位的骨内膜和骨外膜的骨形成有所不同，这与被观测长骨的部位和被加载的关节有关。

三、关节机械加载对肢体延长的影响

我们的前期研究表明，膝关节加载可以延长胫骨和股骨，肘关节加载可以延长尺骨和肱骨，而且膝关节加载以依赖加载频率的方式促进胫骨和股骨生长。膝关节加载中机械刺激应用于胫骨近端和股骨远端的骨骺，骨骺处于直接压力下，新生的骨干骨密质并不是在直接加载压力下，而是远离加载位点。与尺骨加载模式或胫骨四点弯曲加载模式不同，膝关节加载不直接在诱导应力的骨干进行，关节机械加载是通过加载远端骨骺的应力从而刺激没有直接接受加载的骨干进行生长进而延长。总之，膝关节加载影响股骨和胫骨的长骨延长和骨生成，对其作用机制的深入研究将有助于开发和完善关节机械加载治疗肢体长度差异的仪器。

四、机械加载促进骨折愈合

尽管机械加载可以加速骨折愈合的过程,但是高灵敏度的加载强度(高应力)限制了其临床应用,加载效果明显取决于压力类型(轴向压力、牵拉和剪切)和压力大小。各种动物实验研究结果表明,相对较低的应力或压力可以促进骨损伤修复和增加骨强度,而高负荷的应用似乎可以导致有害的结果。骨折固定等方法会导致骨折骨变形并影响骨折位点的应力。此外,当骨折固定时许多加载模式往往是无效的。因此,理想的加载方式应不直接接触骨折部位,且同时可以诱发微小机械应变从而加速骨折愈合。

由于低张力特征,关节机械加载能满足长骨骨折愈合的要求。在我们的前期工作中,采用小鼠胫骨损伤模型手术建立胫骨近侧穿透伤,研究膝关节加载应用于胫骨近端刺激胫骨骨干手术伤口的愈合,膝关节机械加载治疗后动态观察骨损伤的修复情况。micro-CT 证实膝关节机械加载能够有效加速手术创伤的愈合和加快骨重建的过程。

膝关节加载(每天 900 加载周期,连续 3 天治疗)可以加速胫骨骨干手术所致损伤的愈合,促进损伤的板层骨组织重构,并且机械加载并没有直接接触骨损伤的部位,其应力应用于膝关节的加载部位距离胫骨手术伤口 4mm。总之,膝关节加载是一个用很小的机械压力就可以促进胫骨骨干伤口愈合的有效方法,扩展了我们对机械加载修复骨损伤的认识,为临床应用提供了一个新颖的治疗方案。

我们的另一个实验采用小鼠手术骨损伤模型建立骨干的穿透性伤口,证实了膝关节机械加载可以有效促进股骨中段骨干和股骨颈的骨损伤愈合。micro-CT 图像分析显示,与对照组相比,加载组股骨颈的损伤面积在术后第 1、第 2、第 3 周分别减小 16%、18%、和 21%,表明膝关节加载能加速闭合股骨骨干和颈部的手术伤口。

基于目前的两个骨损伤的实验研究,膝关节加载模式能在相对较短的时间内刺激胫骨和股骨的骨损伤修复,表明骨损伤的伤口愈合对机械刺激敏感,关节机械加载是行之有效的治疗方式。

五、膝关节机械加载通过促进血管重建和骨重建治疗股骨头坏死

股骨头坏死是一种损伤了股骨头的血液供应而导致的疾病。它的几种病原学风险因素包括创伤、过度使用皮质类固醇、过度饮酒和儿童股骨头缺血性坏死等。尽管进行了多项基础研究和临床试验,股骨头坏死仍是最严重的骨科问题之一。许多治疗方法已经应用于动物模型和患者,以防止股骨头坏死的病理进程。非手术治疗包括抗骨质疏松症的药物、抗凝

剂、降脂药，以及减少负重、电磁刺激、冲击波和高压氧治疗等；手术疗法包括自体骨髓干细胞移植、核心减压和全髋关节置换术等，然而这些疗法大多有其局限性和副作用，因此迫切需要研发针对股骨头坏死安全有效的治疗方法。

我们前期成功制作了猪缺血性股骨头坏死模型，并观察了血液循环和病理改变。近期工作中，通过阻断大鼠股骨头的血液供应制作了股骨头坏死模型。大体标本检查显示，与空白对照组相比，股骨头坏死模型组展现出不光滑和"虫噬样"外观。此外，由于模型组的股骨头塌陷、微骨折，标本显示长度和宽度缩小。组织学切片观察显示，与正常对照组相比，坏死模型组骨体积与组织体积之比（BV/TV）、血管内皮生长因子（VEGF）的表达、血管体积和血管数量显著降低。我们还观察到股骨头坏死明显刺激了破骨细胞的形成、迁移和黏附。与股骨头坏死模型一致，在许多骨骼疾病包括骨质疏松症、骨关节炎和骨坏死中，破骨细胞活动明显增强。

膝关节加载表现出多种对股骨头坏死血管重建和骨重建的有利影响。在骨重建方面，我们观察到膝关节加载增加了股骨头的骨密度/骨矿含量（BMD/BMC）和BV/TV，明显恢复了缺血性坏死股骨头的高度和宽度。在血管重建方面，微血管灌注实验表明，膝关节加载能显著抑制股骨头坏死引起的血管容积和血管数量的下降。VEGF染色表明，膝关节加载增加了股骨头坏死时股骨头VEGF阳性染色微血管的数量。这说明，膝关节加载通过增加股骨头的血液供应和血管再生促进了股骨头坏死区域的血管重建。

在骨内稳态维持中，成骨细胞的骨形成和破骨细胞的骨吸收之间的平衡是必需的。在股骨头坏死实验中，我们评估了膝关节加载对骨髓来源细胞的作用。研究结果表明，一方面，膝关节加载抑制破骨细胞发育，包括破骨细胞的形成、迁移和黏附；另一方面，膝关节加载还显著增强了成骨细胞和成纤维细胞的分化。此外，我们使用股骨头组织切片进行了骨组织形态测定，检测了成骨细胞（MacNeal染色）和破骨细胞（TRAP染色）的数量，结果显示，膝关节加载显著增加了成骨细胞在股骨头骨小梁的数目，并显著降低了破骨细胞的数目。这说明，膝关节加载在股骨头坏死治疗中不仅抑制骨质流失，还刺激骨形成。并且，血管重建（血管体积和血管数量）和骨损伤愈合指标（BMD/BMC和BV/TV）之间呈显著正相关。本研究揭示了内源性骨髓干细胞在机械加载促进股骨头坏死骨愈合中的重要作用。

总之，小鼠股骨头坏死模型的研究证实，膝关节加载可以有效改善股骨头坏死，通过促进血管重建和骨重建达到骨损伤的修复，通过调节骨髓来源细胞的"命运"治疗股骨头坏死（图27-1）。这说明膝关节加载是一种潜在的非侵入性的物理治疗股骨头坏死的有效方法。

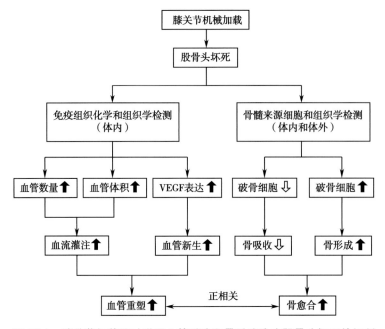

图 27-1　膝关节加载通过增强血管重建和骨重建治疗股骨头坏死的机制

六、膝关节加载通过抑制破骨细胞发育治疗早期骨关节炎的机制研究

骨关节炎（osteoarthritis, OA）是一种全关节疾病,包括软骨退化和软骨下骨的异常病变等。软骨下骨在骨关节炎发生发展中扮演重要角色。我们的近期工作表明,早期骨关节炎中软骨和软骨下骨的病理变化与来自软骨下骨破骨细胞的活动密切相关。如前所述,关节机械加载可以促进骨形成并加速骨愈合,但其对 OA 软骨退化的治疗效果和机制尚不清楚。通过建立创伤性小鼠骨关节炎模型,进行膝关节加载,观察其抑制破骨细胞活性调节软骨下骨的骨重建,延缓骨关节炎软骨退化的作用,采用骨吸收抑制剂双膦酸盐药物阿仑膦酸钠作为阳性对照组。

在骨关节炎造模 1 周后对实验动物实施膝关节机械加载,关节机械刺激条件为 1N 加载力,5Hz 加载频率,5min/d。治疗 2 周后膝关节矢状切面 HE 和番红 O 染色显示,实验组关节软骨剥脱,透明软骨层变薄,钙化软骨层明显增厚,软骨病变 OARSI 评分有显著变化,软骨下骨板变薄,骨小梁体积分数降低。关节机械加载显著改善了 OARSI 评分,修复了关节软骨,增加了软骨下骨板厚度和骨小梁体积分数。

对小鼠通过切除内侧半月板手术所致骨关节炎的膝关节进行 TRAP 染色显示,骨关节炎使构成膝关节的胫骨近端软骨下骨的破骨细胞截面单位面积和骨小梁表面积之比（osteoclast surface/trabecular bone surface, Oc.S/BS）增加,机械加载显著降低了软骨下骨的破骨细胞数目。为了检验机械加载对破骨细胞发育的作用,我们收集了小鼠骨髓来源细胞并诱导破骨细胞发育。TRAP 染色表明从 OA 组小鼠分离的破骨细胞面积显著增加,机械加载可以显著抑制这种骨关节炎导致的破骨细胞面积增加。进一步采用迁移和黏附实验评估破骨细胞的功能,证实早期 OA 使破骨细胞迁移和黏附数量明显增加,而机械加载可显著减少OA 小鼠破骨细胞迁移和黏附的数量。这表明,早期骨关节炎动物的破骨细胞发育(包括破骨细胞形成、迁移、黏附,以及软骨下骨的破骨细胞数量)增强,而机械加载能显著抑制这种异常的破骨细胞发育。相关性分析证实,破骨细胞活性与 OARSI 分数呈正相关,与收缩压(SBP)和骨面积分数(B.Ar/T.Ar)呈负相关。

免疫组织化学检测膝关节中胫骨近端软骨证实,机械加载显著激活 Wnt3a 的表达,并明显降低破骨细胞发育的关键基因 *NFATc1* 的表达。免疫印迹分析也表明,Wnt3a 蛋白表达在机械加载组显著升高,而机械加载治疗抑制了破骨细胞相关基因如 *NFATc1*、*RANKL*、*TNF-α*、*Cathepsin K* 的异常增高。这说明关节机械加载通过调控 Wnt3a 和破骨细胞相关基因的表达治疗骨关节炎。

总之,破骨细胞谱系在膝关节加载的骨关节炎小鼠中扮演关键角色,机械加载通过抑制破骨细胞活性和软骨下骨过度骨吸收,延缓软骨退化治疗 OA(图 27-2)。膝关节机械加载可能是骨关节炎新的治疗方法。

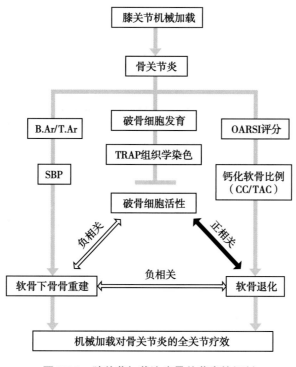

图 27-2　膝关节加载治疗骨关节炎的机制

第三节　脉冲式关节机械加载在运动医学领域中的应用

高水平运动员通常代表需要获取强健骨骼疗法的典型案例，要给予特别的关注，包括非常规的手术干预措施。例如，胫骨应力性骨折（疲劳损伤）在高水平青少年运动员通常很难治愈。因此，强健骨骼疗法的需求是巨大的。骨是代谢活跃的组织，原则上应能利用其自然合成代谢产物而表现出较强大的再生能力。然而对受伤运动员、老年患者和宇航员，现有的物理疗法经常受限。本章将介绍我们研发的脉冲关节机械加载方式并预测其在运动医学的潜在用途。

脉冲式关节机械加载可应用于滑膜关节，如肘关节或膝关节，并促进长骨生长，以及尺骨和肱骨、胫骨和股骨等处的伤口愈合和骨生成。脉冲式关节加载是新的物理康复疗法，比药物干预措施有显著优势。

一、关节机械加载的作用机制

脉冲式关节加载可以有效促进整个长骨的骨生长，例如，膝关节加载不仅促进股骨中段骨形成，还能促进股骨颈的骨损伤修复。此外，膝关节加载能加速胫骨骨干的骨损伤愈合。

（一）关节机械加载导致骨髓腔内压力改变和骨质内流体力学特征变化

机械加载对骨生成的影响最可能的解释是基于以下的生物力学考虑。关节机械加载可能引起肌肉收缩，骨髓腔内压力改变，加载驱动的组织液流动和促进血液灌注等。我们推测脉冲式关节机械加载引起骨髓腔内压力改变，压力变化又驱动骨质内液体的流动，这可能引起对骨陷窝内骨细胞的剪切力。

关节机械加载对刺激完整骨的骨生长和损伤骨的骨愈合性生长可能有不同的作用机制。在完整的骨骼中，脉冲式关节机械加载可能会导致周期性骨髓内压力改变，压力梯度的改变可能驱动骨质内分子的传输。然而，对存在骨损伤的骨实施机械加载时，骨髓腔内压力变化较小，受损的骨髓腔可能通过破损部位释放骨髓内压力，激活骨髓腔分子传输，从而动员骨髓来源的细胞迁移。

（二）脉冲式关节机械加载的生物物理机制

脉冲式关节机械加载的生物物理机制不同于传统的机械加载模式，如全身振动、轴向加载和弯曲加载。尽管所有的刺激模式需要应用动态加载才能有效促进骨生长，但脉冲式关节机械加载可有效诱导长骨的压力梯度并建立远程通信联系，例如在骨骺端加载能有效促进骨干的骨形成。

基于脉冲式关节机械加载的几个关键特性,我们提出了生物物理模型:循环变形的长骨骨骺端改变了骨髓腔的压力,这个压力梯度在骨骺端和骨干引起骨质内液体的流动,压力的改变和液体的流动动员骨髓来源干细胞包括间充质干细胞、内皮祖细胞、造血干细胞等,从而引起一系列骨生成和骨修复反应。

(三)脉冲式关节机械加载的潜在分子机制

体内多种细胞类型可能参与脉冲式关节机械加载的长期效应,如骨髓腔的骨髓来源细胞、关节和生长板的软骨细胞、骨细胞、成骨细胞、破骨细胞、肌细胞和血液系统的细胞等。因脉冲式关节机械加载是远程位点的加载模式,很可能是由骨髓腔压力梯度引起某种类型的信号传导变化。尽管缺乏完整分子机制的知识框架,但一些机械加载刺激激活的生化途径是已知的。第一,丝裂原活化蛋白激酶(MAPK),如细胞外信号调节激酶 1/2(ERK1/2)、p38 MAPK 和 c-Jun 氨基末端激酶(JNK),在成骨细胞流体剪切应力诱导反应中可被激活。Osterix(成骨细胞特异性转录因子)是骨骼发育的关键转录因子之一,由 p38 MAPK 诱导。老年病的 I 型胶原蛋白由 ERK1/2 和 JNK 调节。与间质流动流体的预测作用一致,骨细胞中 Wnt/β-catenin 通路在机械加载诱导的骨形成过程中起到重要作用。第二,机械加载使过氧化物酶体增殖物激活受体 -F(PPAR-F)表达减少。PPAR-F 可以刺激脂肪细胞增殖,抑制成骨细胞分化,因而其下调可能支持促进骨生成大于脂肪形成。第三,有报道显示 BMP 和 IGF 在机械加载后升高,由转化生长因子 α(TGF-α)和 / 或磷酸肌醇 -3- 激酶(PI3K)通路介导。参与脉冲关节机械加载的分子信号通路可能还包括 MAPK、PPAR、BMP、IGF、TGF-α 和 PI3K 等。然而,脉冲关节机械加载详细的分子机制还有待探究。

我们的前期工作证实,关节机械加载能提高 *c-Fos*、*Egr1*、*Atf3* 水平,机械加载后 1 小时、1 周、2 周对 *Col1α*、*Bmp2*、*Opn*、*Ocn* 和 *Bsp* 也有影响。使用基因芯片技术,样品在最后加载 1 小时后进行微阵列分析,242 个基因的 mRNA 水平上调 1.2 倍或更多,199 个基因的 mRNA 水平下调 0.8 倍甚至更少。此外,基因参与细胞外基质如基质金属蛋白酶 3,透明质酸合酶 1、组织金属蛋白酶抑制剂 1 及胶原 Ⅲ α 的重塑。

信号表达的预测是基于 441 个基因的列表,强调了 4 个潜在通路:PI3K 通路、细胞外基质受体反应、TGF-β 信号通路和 Wnt 信号通路。这些通路中强调的基因包括 PI3K 中的肌醇 1, 4, 5- 三磷酸、3- 激酶和磷脂酶 C(PLC)和胶原蛋白(COL3α1、COL4α1、COL6α1),整合素 β4 和细胞外基质反应中的糖蛋白 -3,TGF-β 信号通路中的 TGF-β 受体 1 和中性粒细胞抑制因子 -1(NIF-1),Wnt 信号通路中的 Wnt2 和 Wnt1 等。

二、总结

总之,关节机械加载已证明是一种有效治疗多种骨科疾病的物理康复治疗方法,加载可以通过激活相关信号通路促进骨形成、骨愈合和长骨延长,通过促进血管重建和骨重建加速骨损伤愈合,治疗骨关节炎和股骨头坏死。此外,机械加载作为物理康复治疗手段的一种,具有非侵入性、顺从性高和副作用小等独特的优势。

关于驱动脉冲式关节机械加载效果的生物物理和分子机制,待解决的问题包括:

1. 用于动物研究的 2~20Hz 加载频率范围是否也适合人类使用?

2. 胫骨应力性骨折(一种常见的过度伤害)是一种治疗困难的疾病,踝关节加载或膝关节加载对这一疑难疾病更有效的是哪一种?

3. 应用脉冲关节机械加载进行康复治疗的分子途径有哪些?同时使用脉冲式关节加载和相关分子如 IGF-1 是否比单独使用加载治疗更有效?

三、展望

现有的动物研究表明,脉冲式关节机械加载是一种新型的加载方式,在运动员的长骨治疗中,包括胫骨、股骨、尺骨和肱骨等的创伤和过度伤害等方面,具有良好的应用前景。目前我们已经研发了脉冲式关节机械加载机和可以有效应用于临床的便携式装置,探索适合于不同骨科康复与治疗的加载条件,将为更广泛的临床应用提供有力的支持。

（张 平）

参 考 文 献

1. LI X, LIU D, LI J, et al. Wnt3a involved in the mechanical loading on improvement of bone remodeling and angiogenesis in a postmenopausal osteoporosis mouse model. FASEB J, 2019, 33 (8): 8913-8924.

2. LIU D, LI X, LI J, et al. Knee loading protects against osteonecrosis of the femoral head by enhancing vessel remodeling and bone healing. Bone, 2015, 81: 620-631.

3. LI X, YANG J, LIU D, et al. Knee loading inhibits osteoclast lineage in a mouse model of osteoarthritis. Sci Rep, 2016, 6: 24668.

4. RUBIN C T, RECKER R, CULLEN D, et al. Prevention of postmenopausal bone loss by a low-magnitude, high-frequency mechanical stimuli: a clinical trial assessing compliance, efficacy, and safety. J Bone Miner Res, 2004, 19 (3): 343-351.

5. TAN N, LI X, ZHAI L, et al. Effects of knee loading on obesity-related nonalcoholic fatty liver disease in an ovariectomized mouse model with high fat diet. Hepatol Res, 2018, 48 (10): 839-849.

6. TANAKA S M, SUN H B, YOKOTA H. Bone formation induced by a novel form of mechanical loading on joint tissue. Biol Sci Space, 2004, 18 (2): 41-44.

7. WARDEN S J. Breaking the rules for bone adaptation to mechanical loading. J Appl Physiol, 2006, 100 (5): 1441-1442.

8. YANG S, LIU H, ZHU L, et al. Ankle loading ameliorates bone loss from breast cancer-associated bone metastasis. FASEB J, 2019, 33 (10): 10742-10752.

9. ZHANG P, HAMAMURA K, TURNER C H, et al. Lengthening of mouse hindlimbs with joint loading. J Bone Miner Metab, 2010, 28 (3): 268-275.

10. ZHANG P, LIANG Y, KIM H, et al. Evaluation of a pig femoral head osteonecrosis model. J Orthop Surg Res, 2010, 5: 15.

11. ZHENG W, LI X, LIU D, et al. Mechanical loading mitigates osteoarthritis symptoms by regulating endoplasmic reticulum stress and autophagy. FASEB J, 2019, 33 (3): 4077-4088.

12. ZHANG P, SU M, LIU Y, et al. Knee loading dynamically alters intramedullary pressure in mouse femora. Bone, 2007, 40 (2): 538-543.

13. ZHANG P, SU M, TANAKA S M, et al. Knee loading causes diaphyseal cortical bone formation in murine femurs. BMC Musculoskelet Disord, 2006, 73: 1-12.

14. ZHANG P, SUN Q, TURNER C H, et al. Knee loading accelerates bone healing in mice. J Bone Miner Res, 2007, 22 (12): 1979-1987.

15. ZHANG P, TANAKA S M, JIANG H, et al. Diaphyseal bone formation in murine tibiae in response to knee loading. J Appl Physiol, 2006, 100 (5): 1452-1459.

16. ZHANG P, TANAKA S, SUN Q, et al. Frequency-dependent enhancement of bone formation in murine tibiae and femora with knee loading. J Bone Miner Metab. 2007; 25 (6): 383-391.

17. ZHANG P, TURNER C H, YOKOTA H. Joint loading-driven bone formation and signaling pathways predicted from genome-wide expression profiles. Bone, 2009, 44 (5): 989-998.

18. ZHANG P, YOKOTA H. Effects of surgical holes in mouse tibiae on bone formation induced by knee loading. Bone, 2007, 40 (5): 1320-1328.

19. ZHANG P, YOKOTA H. Elbow loading promotes longitudinal bone growth of the ulna and the humerus. J Bone Miner Metab, 2012, 30 (1): 31-39.

20. ZHANG P, YOKOTA H. Knee loading stimulates healing of mouse bone wounds in a femur neck. Bone, 2011, 49 (4): 867-872.

第二十八章

矿化组织常用的实验研究方法

本书前面的章节中已经介绍过很多有关矿化组织的临床诊断方法,包括生化检测、影像学检查等。沈霖等主编的《骨伤科实验研究》对与骨相关实验研究的常用技术和设备进行了比较详细的介绍和描述,其中很多内容在其他矿化组织的研究中也可借鉴。

本章将按照矿化组织的形貌观察、成分与结构检测以及性能检测这一新的分类角度,结合一些最新的科研实例,来介绍几种常用实验研究方法的基本原理、简单试样制备和结果分析解读,希望能方便实验人员的初步学习与选择。更具体的操作与解析还需参考相应文献。

第一节 矿化组织形貌观察

实验室中常需要对矿化组织的微观结构进行观察,常用的观察手段包括扫描电子显微镜(scanning electron microscopy, SEM)、透射电子显微镜(transmission electron microscopy, TEM)、原子力显微镜(atomic force microscope, AFM)、激光共聚焦显微镜(confocal laser scanning microscope, CLSM)和组织学染色等。

一、扫描电子显微镜

(一)基本原理

SEM 的成像原理是利用聚焦后的高能细电子束扫描试样表面,电子束与试样物质交互作用会产生各种信号:二次电子、背反射电子、吸收电子、X 射线、俄歇电子等。其中,用来成像的信号主要是二次电子,其次是背反射电子和吸收电子。这些信号被相应的接收器接收并放大后,可在显像管荧光屏上显示。电子束打到试样上一点时,荧光屏上就出现一个亮点。电子束以逐点逐行扫描的方式运动即可显示整个试样表面的信息。

SEM 的图像衬度由三方面决定:①试样本身的性质,如表面凹凸情况、成分差别、晶体位向差异及表面电位分布等;②信号本身的性质,采用二次电子、背反射电子和吸收电子形成的衬度各不相同；③信号的处理方法，与控制器相关，控制器不同，处理方法也不同。

（二）样品制备

SEM 的样品制备工艺大致可列为如下几步：样品的前期预处理；样品在样品台上的固定；喷镀导电层；待观测。

根据组织的不同，用于 SEM 观察的样品需要进行不同程度的前期预处理。例如，新鲜鼠骨的 SEM 样品在制样前需用戊二醛磷酸缓冲液预固定，锇酸缓冲液固定，预固定和固定前后用磷酸缓冲液清洗。然后，用不同浓度梯度的乙醇溶液浸泡脱水、干燥，在液氮冷冻下取断裂观察面才能得到可用于观察的样品。但总体来讲，SEM 的景深较大，对样品的光洁度等要求不高，所以一般情况下，可以直接将毫米尺寸的粉体或块体样品用导电胶或胶带固定在金属样品台上用于观测。因为矿化组织大都是非导电材料，直接观测时会造成入射电子束感应产生的电荷在试样上累积，造成二次电子像衬度过强，所以一般要先在矿化组织的试样表面喷涂一层导电物质（金、碳、铂等）。需要注意的是：导电物质层是真空中的金属离子 / 原子在样品表面沉积所致，如果喷涂工艺不合适，不仅会影响观测效果，而且可能会因为金属原子过度堆积造成样品表面有细微颗粒结构，从而误导对微观结构观察结果的判断。

（三）应用实例——SEM 观察人牙釉质的分级结构

Cui 等将牙釉质样品先经柠檬酸缓冲液浸泡腐蚀，用蒸馏水清洗后，再用导电胶带将样品固定在样品台上，在样品的观察面上喷金膜（厚度 <10nm）后用 SEM 观察牙釉质在数十纳米至微米尺度上的部分分级结构，包括：直径约 30nm 的羟基磷灰石晶体纳米纤维沿长轴方向平行排列，构成直径约 100nm 的纤维；在釉柱和釉柱间质中不同取向的纤维构成直径 6~8μm 的釉柱 / 釉柱间质连续体；釉柱、釉柱间质连续体再进一步平行排列构成牙釉质。

二、透射电子显微镜

（一）基本原理

TEM 是以波长极短的电子束作为照明光源，用电磁透镜聚焦成像的一种高分辨率、高放大倍数的电子光学仪器。电子束在外部磁场或电场的作用下可以发生弯曲，形成类似于可见光通过玻璃时发生折射的物理效应，利用这种效应可以将电子束汇聚到样品上，然后将从样品上透射出来的电子束进行多次放大、成像。只要适当调整磁场 / 电场强度，就可以得到不同的工作模式。现在 TEM 最常见的工作模式有两种，即成像模式和衍射模式。在成像模式下，可以得到样品的形貌、结构等信息。在衍射模式下，可以对样品进行物相分析。和 SEM 相比，TEM 的特点在于它是利用透过样品的电子束来成像。由于电子波的波长远远小于可见光的波长（100kV 电子波的波长为 0.003 7nm，而紫光的波长为 400nm），因此，透射电子显微镜的分辨能力优于光学显微镜，其分辨率已经达到 0.1nm。

（二）样品制备

样品制备是整个 TEM 分析过程中非常重要的一环，是一套非常精细的工艺。由于 TEM 构造的限制，一个 TEM 样品的平面尺寸一般不会超过一个直径 3mm 的圆，总厚度一般不超过 200μm。因为 TEM 是以电子束穿透样品，经过放大聚焦投影成像，200kev 的电子束可穿透大约 1μm 的厚度，为了获得清晰的图像和精准的分析结果，一般都需要把样品减薄到约 0.2μm，有些时候，甚至要求样品厚度小于 0.1μm。一般来说，样品越薄，获得的图像质量会越好。由于生物切片在电镜下观察反差很弱，有时需要对样品进行染色以增强样品中各种结构图像之间的反差或选择性地显示某些结构或成分。

（三）应用实例——TEM 观察斑马鱼脊椎骨分级结构

Ge 等将脱矿后的斑马鱼脊椎骨在蒸馏水中漂洗干净后，用滤纸吸去多余水分，置于玻璃称量皿中迅速进行清洗、缓冲液预固定、脱水、浸透等步骤，然后用树脂包埋（组织置于包埋模块中，加入纯树脂，70℃经 10 小时聚合），进行超薄切片，切片厚度约为 50nm，捞片于覆盖有芳华膜的铜网上，最后用醋酸双氧铀 - 柠檬酸铅双染法对切片进行染色，用 TEM 观察斑马鱼脊椎骨从外骨膜到内骨膜的胶原纤维形貌特征。从骨壁外层到内层方向，胶原纤维的直径和密度逐渐增大，排列更具有序性。在骨壁的最外层为 4~5 层的成骨细胞，在这些细胞周围可以看到一些细微的胶原纤维。在靠近骨壁外层区域，胶原纤维直径很细，没有明显的周期条纹，排列较为松散，分布随机，杂乱地交织在一起。随着向骨壁内层靠近，这些杂乱的胶原纤维开始有序化，并聚集成束。位于骨壁中间和内层区域的胶原纤维直径较粗，具有典型的周期条纹，并且这些纤维的长轴基本平行于内骨膜表面。

三、原子力显微镜

（一）基本原理

AFM 的基本原理是利用原子间的相互作用力，将一个弹性微悬臂的一端固定，另一端装有纳米级针尖，当针尖在样品表面扫描时，针尖尖端原子与样品表面便有一定的相互作用从而引起悬臂形变。通过光学检测法或者隧道电流检测法可测得微悬臂在各点的形变量，通过一定的函数关系换算即可得到样品的表面形貌。

AFM 的主要成像模式有三种：接触模式、非接触模式以及轻敲模式。其中，接触模式下的作用力为斥力，针尖与样品接触，图像稳定且分辨率较高，但由于与样品间作用力较大，所以适用于表面结构稳定的样品。非接触模式下的作用力为引力，是如范德华力和静电力之类的长程力，虽然引力对样品没有破坏作用但分辨率较低，不适合在液体中成像。轻敲模式介于上述两模式之间，针尖与样品间断接触，存在接触所以分辨率很高，接触时间极短故对样品破坏很小，在大气和液体环境中都可以实现成像。

（二）样品制备

对于使用 AFM 观察的样品，样品类型不同，其制备方法也相应不同。一般来说，微粒、细胞等大多是对其在溶剂（溶胶）中的样品进行观察；粉末状或光盘光栅之类的样品大多利用胶纸法研究；块状样品则需要抛光之后进行观察。对于矿化组织的研究，一般是作切片处理，处理方法与透射电镜超薄切片样品的制备类似，即首先将样品进行预处理（清洗、固定等、逐级脱水、浸透等），之后用树脂包埋，再在超薄切片机上制成超薄切片。有时还对切片进一步处理（如脱矿等），以对比观察。考虑到 AFM 对样品 Z 轴方向上的分辨率很高，所以处理样品时可相应调整一些参数，如控制腐蚀时间等。

（三）应用实例——AFM 观察牙釉质分级结构

Cui 等首先将牙釉质样品用柠檬酸缓冲溶液腐蚀 1 分钟，再用双蒸水清洗被腐蚀的样品。这里需要注意的是，由于酸腐蚀后的样品表面变软，所以应尽量避免用镊子等硬物直接接触样品观察面，在清洗过程中也需要避免直接用水冲洗样品观察面。之后对抛光未腐蚀及腐蚀后的牙釉质样品用 AFM 进行观察。在微米尺度下可以看到牙釉质由平行紧密排列的釉柱、釉柱间质、釉质鞘连续体构成。在釉柱内和釉柱间质区都可以看到由数根纤维组装构成的纤维束，只是两个区域内纤维取向不同，使观察到的釉柱内纤维只呈颗粒状露头，而釉柱间质内纤维呈直径 110nm 左右的长颗粒状。在纳米尺度下的高分辨照片显示一根纤维是由直径约为 30nm 的纳米纤维紧密排列构成。这些 AFM 观察结果与 SEM 观察结果一致。

四、激光共聚焦显微镜

（一）基本原理

共聚焦是指光路（激发和发射）在两个位置上聚焦。在 CLSM 中，用于激发荧光的激光光束聚焦在样品的被探测点上，而激光照射所产生的荧光发射光聚焦在探测针孔上，再利用探测针孔后的光电倍增管或冷电耦器件就可使样品的被探测点成像。在此过程中，来自焦点以外的其他点的任何发射光均会被探测针孔阻挡，经探测针孔所成的像与显微物镜的焦点（focal point）始终是一一对应的关系［共轭（conjugate）］，因而此技术被称为共聚焦

（confocal）显微技术。

激光共聚焦显微技术的关键在于每次只对空间上的一个点（焦点）进行成像，再通过计算机控制扫描系统在样品焦平面上进行逐点扫描即可得到样品的共聚焦图像，所以得到的图像实际上是样品的光学横断面。在成像过程中，由于来自焦点以外的光信号不会对图像形成干扰，所以可以大大提高显微图像的清晰度和细节分辨能力。除此以外，CLSM 还有一个优点，就是可以对厚荧光标本（可以达到 50μm 或以上）进行精细的光学切片。通过调整显微镜 Z 轴步进马达上下移动样品，将样品的新层面移动到共聚焦平面上便可得到不同层面的光切图像（切片厚度为 0.5~1.5μm），通过计算机组合就可获得样品的三维图像。

（二）样品制备

CLSM 主要用于具有荧光样品的测定，因此对于没有自发荧光的生物样品需要对其进行前处理。传统应用于荧光标记的染料有异硫氰酸荧光素、四甲基异硫氰酸罗丹明、罗丹明、四甲基罗丹明、得克萨斯红、氨甲基香豆素等，新型荧光染料，如 Cyanine 类荧光染料、Alexa Fluor 系列荧光染料、ATTO 系列荧光染料等也在逐渐发挥更大作用。目前实验室常用的 CLSM 样品前处理技术有 FM4-64 染色法、BFA 处理、双分子荧光互补技术等。

对于矿化组织的研究，样品的制备一般选择先将样品进行预处理，之后在切片机上制成切片，染色后即可进行观察。在处理某些样品（如牙釉质等）时，还会在切片上留出一定大小的开窗区，其余部分用防酸指甲油等物质封闭。

（三）应用实例——用于猕猴牙齿切片的观测

Siar 等将猕猴下颌组织在甲醛溶液中固定后，沿牙齿长轴方向切开，得到不脱钙的切片，再依次经过水－乙醇浓度梯度脱水、二甲苯清洗和树脂包埋后，用钻石锯切至 200μm 厚，再磨至 10μm 厚的切片。这些切片用 1% 的甲苯胺蓝染色即可用于 CLSM 的观测。分别用 405nm、488nm 和 559nm 的荧光激发样品可清晰地看到猕猴牙齿中的牙周韧带、骨髓和牙槽骨，它们因生物性能的不同而显示不同的荧光强度。

五、组织切片的组织学染色

（一）基本原理

应用光学显微镜对组织切片进行观察是组织／细胞研究的一种基本方法。组织或细胞的许多结构在自然状态下无色或淡色，因此一般不易辨别其形态。组织切片技术的基本原理就是将组织以固定剂固定，用石蜡、火棉胶或树脂等包埋成硬块，然后用切片机切成

5~10μm 的组织切片,将切片贴在载玻片上脱蜡,再利用特定的染料与组织间的化学结合或物理吸附作用,使组织或细胞的某一部分染上与其他部分不同深度的颜色或不同的颜色,组织或细胞内各部分的构造便可显示得更清楚,利于在光学显微镜下观察。

组织学染色选用具有发色团的有机染料,它们为盐类物质,可溶解于水并带电荷,与组织结合使之着色。含氨基(—NH$_2$)、二甲氨基[—N(CH$_3$)$_2$]等碱性助色团的染料,称碱性染料(basic dye),如苏木精、亚甲蓝、碱性品红等,其盐溶液带正电荷。含有羧基(—COOH)、羟基(—OH)或磺基(—SO$_3$H)等酸性助色团的染料,称酸性染料(acidic dye),如伊红、坚牢绿、橙黄 G 等,其盐溶液带负电荷。细胞和组织的酸性物质或结构与碱性染料亲和力强者,称嗜碱性(basophilia)。细胞和组织的碱性物质或结构与酸性染料亲和力强者,称嗜酸性(acidophilia)。若与两种染料的亲和力均不强者,称中性(neutrophilia)。因为组织中的蛋白质由氨基酸构成,它们既含有氨基,又含有羧基,是两性电解质,其电荷性质与溶液的 pH 有关。所以,染色时除需要根据研究目的选用合适的染色剂外,还需调整好染液的 pH,才能取得良好的染色效果。

(二)样品制备

骨作为一种常见的矿化组织,其组织学标本有多种制作方式,基本可分为脱钙骨切片和不脱钙骨切片两种,前一种方法更为常见。这两种切片的制备方法和染色方法也有很多不同的选择,具体可参照文献。

以比较常见的石蜡切片为例,组织切片的制备过程大致可以分为如下几步:

1. 固定 新鲜取材的组织首先要用甲醛等化学药品固定,以防止组织自溶及腐败。固定也可以硬化组织,使之不易变形。同时,还可以沉淀或凝固组织内的蛋白质、脂肪、糖、酶等成分,使细胞结构保持与生活状态时相仿。

2. 洗涤 渗入组织的固定液有的会妨碍染色,有的会引起沉淀或结晶影响观察,所以,组织在固定后一定要将固定液洗去。

3. 脱水 固定水洗后的组织含有大量水分,需要用水与乙醇或丙酮等液体混合而成的脱水剂,经浓度梯度(乙醇或丙酮等的比例从低到高)脱水,使组织得到不收缩变形的干燥。

4. 包埋 对于石蜡切片技术,在脱水后,要对组织块进行二甲苯、苯或甲苯等透明剂的浸泡,这是为了便于透蜡包埋。组织经过脱水、透明后就可以使石蜡、明胶等支持剂透入组织内部,使它变硬并将组织包埋进去,以利于切片和观察。

5. 切片 包埋好的蜡块经过修整,成为边缘为平行直线的正方形或长方形,以避免切下的蜡条弯曲,不可修成圆角使蜡带容易分开不能成条。另外,需注意组织四周要留有

1~2mm 的石蜡，以免切片破碎或切片困难，同时可使切片标本之间的距离不会过远，方便镜检。将蜡块固定在切片机上，按需要切出 5~7μm 厚的切片，将切片展贴在载玻片上，在烤箱中烤干，使切片与载玻片粘牢，即可准备染色。

6. 染色　用二甲苯将石蜡脱净，以免影响染色；再用下行梯度乙醇溶液（乙醇溶液浓度从高到低）溶去二甲苯，并防止切片骤然入水时脱落；水洗后即可按各种染色需求进行染色；再水洗掉多余的染液，上行梯度乙醇溶液脱水（乙醇溶液浓度从低到高），以保证切片不致急剧收缩；用二甲苯浸泡透明后，就可以滴上树胶，盖上盖玻片封固成待测样品了。

（三）应用实例——对野生型和变异型雌鼠股骨头的组织学对比

6 月龄的野生型雌鼠（样品标号：WT6F）以及 *Axin2* 基因敲除型雌鼠（样品标号：KO6F）遵照动物管理及使用的相关办法处死后，在解剖显微镜下取出股骨，清除肌肉等软组织。股骨在蒸馏水中漂洗干净，用甲醛溶液固定，经乙醇溶液和蒸馏水多次清洗后用甲酸脱钙，再在蒸馏水中清洗至 pH 为 7.5，用梯度浓度乙醇溶液逐级脱水，之后浸入香柏油，并用二甲苯或苯清洗进行透明处理，最后用石蜡包埋后垂直于股骨长轴方向切片，切片厚 12~15μm，用 Masson 三色染色法染色，用于光学显微镜观察。

骨组织的主要成分为 I 型胶原、基质黏多糖和钙化物。由于成熟骨中胶原含有更多的二糖苷链，Masson 三色法染色时可以被染色更深，因此，成熟骨区域的胶原着鲜红色，而新生骨在成熟过程中着蓝色至红蓝相间。如图 28-1 所示，基因敲除型（KO6F）雌鼠股骨切片

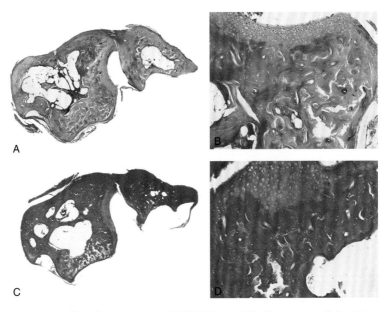

图 28-1　基因敲除型和野生型雌鼠股骨头光学切片 Masson 染色对比

A、B. 基因敲除型　C、D. 野生型

呈现蓝红相交的颜色,其靠近软骨区域呈亮蓝色,而野生型(WT6F)并无明显的蓝色,这表明 *Axin2* 基因敲除之后,软骨区胶原分泌旺盛。同时,骨小梁及骨松质周围的细胞区域也呈蓝色,中央区域呈鲜红色。由于细胞周围蓝绿色区域的大小代表着这些细胞的活跃程度,据此可以判断,*Axin2* 基因敲除型雌鼠骨中成骨细胞分泌胶原纤维也非常旺盛。

第二节　矿化组织的成分与结构检测

实验室中对矿化组织的成分与结构检测常用的观察手段包括电子探针微区分析仪(electron probe microanalysis, EPMA)、X 射线衍射分析(XRD)、质谱、红外光谱(IR)和组织化学染色等。

一、电子探针微区分析仪

(一)基本原理

EPMA 是在电子光学和 X 射线光谱学原理的基础上发展起来的一种高效率分析仪器。其基本原理是用带有特定能量并被聚焦的电子束轰击样品时,被轰击区发射样品中元素的特征 X 射线,利用半导体探测器的能量色散特性,对接收的信号转换、处理、放大、分析,可获得各元素特征 X 射线的能谱与强度值,再通过与其标准样品的 X 射线能谱数据比对测定,可以定性或定量地获得被测样品的化学组成;通过分析特征 X 射线的波长(或特征能量)可知元素种类(定性分析);通过分析特征 X 射线的强度可知元素的含量(定量分析)。

X 射线谱仪是电子探针的信号检测系统,分为能量分散谱仪(EDS),简称能谱仪,用来测定 X 射线特征能量;波长分散谱仪(WDS),简称波谱仪,用来测定特征 X 射线的波长。X 射线谱仪可与 SEM 或 TEM 结合在一起,在观察显微形貌的同时进行微区(2~10μm)成分分析和晶体学分析。它与 SEM 联用时,其定性分析方法分为三种不同的模式:①定点分析,将电子束固定在要分析的微区上;②线分析,把电子束沿着指定的方向进行直线轨迹扫描;③面分析,电子束在样品表面进行光栅扫描。

(二)样品制备

样品制备质量直接影响分析结果的准确性,EPMA 样品的大小要符合仪器的样品台要求,表面要平整清洁,且有良好的导电性。样品制备好以后需要选定分析区域并且事先做好标记,保证分析速度和分析质量。

将待测的导体和非导体样品制成导电光片,这个过程主要依靠导电胶的良好粘接性能以及真空镀膜和离子溅射等技术。根据样品的性质、大小和仪器样品座的要求确定电子探针样品的规格。大块的导体样品可以直接磨制成所要求的规格,非导体样品需将磨好的光片行真空喷镀碳膜。小颗粒或粉末样品需要用环氧树脂与纯细的石墨粉配制的胶(环墨导电胶)粘在铝管或铜管内,然后研磨、抛光。

（三）应用实例

简晓岚等将有深达牙本质龋洞的恒磨牙拔除后,去除软垢、牙石和软组织,用蒸馏水冲净,置于福尔马林中固定。用蒸馏水冲洗,自然干燥后,将病变牙体组织制成磨片,将组织标本切面磨平、抛光、喷碳。在 EPMA 上,应用能谱仪对标本进行选定微区定性分析及面扫描化学成分分析。在牙本质龋病变组织中选取一平面,拍摄二次电子像。从二次电子像观察牙本质龋病变中心区可见部分牙本质小管膨大,相邻小管管壁破裂后相互融合,可形成牙本质裂隙。对裂隙内外的化学成分进行定点分析,测得裂隙内 Mg 的原子百分比为 2.46%,Mg/Ca 摩尔比为 0.072;裂隙外 Mg 的原子百分比为 0.91%,Mg/Ca 摩尔比为 0.028。

将电子束在选定牙本质龋平面进行面扫描,得到该选定面积内所含元素的浓度分布,裂隙区内 Mg 含量明显较裂隙外高,Na、Al、Cl 等其他微量元素的含量在裂隙内外无明显差异。

这些化学成分分析证明:牙本质龋病变组织内除主要的 Ca、P、O 外,尚含有 Mg、Na、Al、Cl 等微量成分,且空间分布存在差异。这些数据为微量元素在牙本质龋发生、发展和静止机制中的作用提供了依据。

二、X 射线衍射仪

（一）基本原理

当 X 射线照射到晶体时,电子受迫振动产生相干散射,同一原子内各电子散射波相互干涉形成原子散射波。各原子散射波频率与入射波频率相同,相位差取决于原子在晶体中的排列方式。各散射波相互干涉,当晶体的晶面间距(d)满足布拉格(Bragg)方程:$2d\sin\theta=n\lambda$(λ 为入射线的波长;n 为任意正整数;θ 为衍射角,即入射角的余角)时,发生相长干涉,于是在这个方向上可以观测到衍射线,而在其他方向波相互抵消,没有衍射线产生,从而形成了衍射图样。

X 射线衍射线的方向、强度和线形包含大量的物质结构信息。衍射线的方向取决于晶体结构在三维空间的周期性,即晶胞的大小和形状。衍射的强度取决于晶体各元素的性质及原子在晶胞中的位置。衍射线的线形反映了晶体内部的缺陷信息。

每种晶体结构与其 X 射线衍射图之间都有一一对应的关系,其特征 X 射线衍射图谱不会因为和其他物质混合在一起而产生变化,所以 X 射线衍射不仅能分析材料内部原子或分子的结构和形态等信息,还可以用来进行物相分析。

（二）样品制备

正确制备试样是获得准确的衍射信息,如衍射峰的角度、峰形和强度的前提条件。制样时,需把样品制成一个有平整平面的试片。制样过程中应该注意的问题包括颗粒大小、试样的大小和厚度、择优取向、加工应变、表面平整度等。

对于粉体样品,为了达到样品重现性的要求,一般要求其颗粒度大小为 $0.1~10\mu m$。选择参比物质时,应尽可能选择结晶完好,晶粒小于 $5\mu m$,吸收系数小的样品,如 MgO、Al_2O_3、SiO_2 等。一般可以采用压片、胶带粘以及石蜡分散的方法进行制样。由于 X 射线的吸收与其质量密度有关,因此要求样品制备均匀。若粉体样品量比较少,一般可采用分散在胶带纸上粘接或分散在石蜡油中,形成石蜡糊的方法进行分析,要求尽可能分散均匀以及每次分散量控制相同,这样才能保证测量结果的重复性。若要制备无择优取向的样品,可采用喷雾法。

对于薄膜样品,需要注意的是薄膜的厚度。由于 XRD 的穿透能力很强,一般适合比较厚的薄膜样品的分析。在制备薄膜样品时,要求其具有比较大的面积,薄膜比较平整以及表面粗糙度小,这样获得的结果才具有代表性。

（三）应用实例——XRD 分析再矿化后的牙本质表面

将磨牙平行于咀嚼面切成厚度约为 3mm 的薄片,其下方沿着釉牙骨质界,再将这些薄片磨去周围的牙釉质层,用聚甲基丙烯酸甲酯包埋,使其靠近牙冠的上表面为工作面,对该牙本质薄片进行逐级打磨、抛光、超声清洗后,采用 EDTA 进行脱钙处理,得到脱钙的牙本质缺损模型。将牙本质脱矿薄片浸入多肽溶液中形成多肽与缺损牙本质的结合,再将结合 / 未结合多肽的缺损牙本质样品浸于 $CaCl_2$ 和磷酸缓冲液（$1.2mmol\ NaH_2PO_4$–Na_2HPO_4,pH7.4）中进行再矿化反应。采用 X 射线衍射仪对再矿化的牙本质表面进行分析。

XRD 结果如图 28-2,从中可以看到,缺损牙本质直接矿化后,其表面存在磷酸八钙（OCP）、二水磷酸氢钙（DCPD）和磷酸氢钙（DCPA）等多种钙磷盐亚稳相,晶体的结晶性较差。添加多肽后,其表面沉积物为羟基磷灰石（HA）,且结晶性良好。

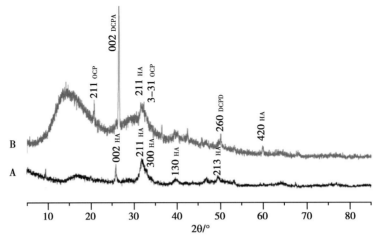

图 28-2　两种体系下再矿化产物 XRD 分析

A. 结合多肽；B. 未结合多肽。

三、质谱

（一）基本原理

质谱是与光谱并列的谱学方法，它是纯物质鉴定的最有力工具之一，其中包括相对分子量测定、化学式的确定及结构鉴定等。用质谱法鉴定化合物的过程依次是制备、分离、检测气相离子。它的基本原理就是通过不同方法使待测物质电离，经过电场加速，在磁场的偏转下，根据质荷比的不同对各离子进行收集记录和检测分析，离子产生的信号强度与被收集的数量成正比。

对复杂有机化合物定性定量分析时，需要对样品进行一系列分离纯化，而色谱法对有机化合物是一种有效的分离和分析方法，因此，质谱常与色谱联用，作为复杂化合物高效定性定量分析的工具。

（二）样品制备

不同类型的质谱仪对样品有不同的要求，且质谱还可以与其他方法联用以鉴定复杂体系或混合物中的化合物，例如气相/液相色谱-质谱联用。即使是同一种质谱仪，样品的制备方法也应视其性质而定。因此，对于不同的仪器、不同的样品，制备方法也有一定区别。样品的预处理往往可以决定最终的检测能否成功，对于复杂的样品更应注重预处理。常用的预处理方法有超滤、溶剂提取、固相萃取、柱切换等。

（三）应用实例——热电离质谱法测定龋齿牙釉质 87Sr/86Sr 同位素比值

李子夏等收集一直在陕西南部地区生活人群的龋坏牙齿作为样品，用水、丙酮、乙醇等溶剂清洗牙体标本,采用热敲击法将牙齿的牙釉质和牙本质分开。收集分开的牙釉质,研磨成牙釉质粉末,用 HNO_3-$HClO_4$ 体系消解。取消解完全的牙齿溶液,上 Sr 特效离子交换柱,使 Sr 吸附在 Sr 特效树脂柱上。以 HNO_3 将 Sr 洗脱,再用淋洗液收集,蒸干后,用固体热电离质谱计测定 Sr 同位素,用于探索人和动物的迁移活动和食谱组成。测定结果表明,该地区不同年龄和性别龋齿牙釉质中的 $^{87}Sr/^{86}Sr$ 同位素比值在 0.710 935~0.711 034 较小区间波动,基本趋于稳定。这说明生活在相同地质背景的人或动物,其体内 Sr 同位素比值接近。

四、红外光谱

（一）基本原理

红外光谱是研究分子运动的吸收光谱,又称分子光谱。用光照射待测物质时,它能吸收一定能量的光从一个较低的能级跃迁到一个较高的能级,将分子对光的吸收强度与对应光的频率记录下来,即得到分子的吸收光谱。分子运动包括平动、转动、振动、分子内电子的运动等,振动能级间的间隔 $\Delta E=0.05\sim1.0eV$,相应能量的光处在红外线波段。每种基团的运动在特定频率区间有特征吸收带,可通过查阅文献得到。因此,测得分子的红外吸收光谱即可推知分子的振动情况,进而测定分子结构,鉴定未知物及分析混合物成分。

红外光谱分为近红外光谱（ 4 000~12 500cm^{-1} ）、中红外光谱（ 400~4 000cm^{-1} ）和远红外光谱（ 20~400cm^{-1} ）。其中,近红外光谱在定性分析中使用较少,主要用于定量分析。中红外光谱是与分子结构相关性最强的区域,是分子结构鉴定的基础。远红外光谱通常用来研究无机化合物的振动吸收。

红外光谱仪主要分为傅里叶变换红外光谱仪和色散型红外光谱仪,其主要组成部件均包括光源、样品室、单色器以及检测器等部分。

（二）样品制备

不同的样品要采用不同的样品制备技术,同样的样品也可以采用不同的制样技术。采用不同制样技术测试同一样品时,可能会得到不同的光谱。因此,要根据测试目的和测试要求采用合适的制样方法,才能得到准确可靠的测试数据。矿化组织多为固体样品,固体样品主要使用的制样方法有压片法、调糊法和薄膜法。其中,薄膜法主要用于容易成膜的高分子聚合物,因与矿化组织无关,在此不详细介绍。

压片法是一种传统的制样方法,因其简便易行,现在仍是实验室常用的制样方法,适用于容易研磨的粉末或细小颗粒样品,要求样品干燥且不易潮解。压片法需要使用稀释剂,常用的稀释剂有溴化钾和氯化钾，其主要步骤为称量样品与稀释剂、混合研磨、压片。压片法的缺点是样品可能与卤化物稀释剂发生离子交换，而且卤化物粉末易吸附水汽干扰光谱。

调糊法可以很好地克服压片法的上述缺点。调糊法是将待测样品和糊剂一起研磨，将样品颗粒均匀分散在糊剂中后，把糊状物均匀涂在两片溴化钾晶片之间测定红外光谱。常用的糊剂有石蜡油、氟油和六氯丁二烯等。调糊法制样快速简便，且油性的糊剂会在样品表面形成薄膜，将样品与空气隔绝从而保护样品。但调糊法最大的缺点是糊剂本身在中红外区有较强的吸收峰，会干扰样品光谱，故一种糊剂只能用来测定特定区间样品的光谱。此外，调糊法的样品用量较压片法多。

（三）应用实例——傅里叶红外光谱（FTIR）分析长嘴秧鸡的骨成分

Rodriguez-Navarro 等将鸡骨粉与 KBr 稀释剂混合压片后用 FTIR 分析，用来检测鸡骨样品中的磷酸盐、碳酸盐和有机基质的含量。其含量由基团对应吸收带的峰面积决定。遇有一个基团产生多个吸收带的情况，只用吸收最强的峰分析。重叠峰采用分析软件分峰处理，可得到骨矿物中不同组分的详细定量分析。

五、组织切片的组织化学染色

（一）基本原理

在组织切片中，如果需要对组织或细胞内的某些化学成分或酶活性进行定性、定位和定量研究时，可以采用组织化学染色。组织化学染色的基本原理是在组织切片中加入一定的化学试剂，使之与组织或细胞内的拟检成分起化学反应，生成有颜色的反应产物，沉淀在相应成分所在的位置上，在显微镜下观察即可。组织化学染色用于研究糖类、脂类、蛋白质、酶类和核酸等物质在组织或细胞内的分布和含量。

组织化学是介于组织学、细胞学与生物化学之间的边缘科学，它与组织学和细胞学的不同在于后者的着眼点是研究组织和细胞的形态结构，而组织化学的着眼点是研究组织和细胞内的组成及其含量。组织化学与生物化学虽然都着眼于组织和细胞内的化学组成及含量，但两者的不同在于生物化学技术通常是将组织和细胞匀浆后进行化学测定，定位性差，而组织化学技术是尽可能在组织或细胞内原位显示化学成分，故定位性能好。

（二）样品制备

在组织切片上显示不同的化学物质，需要采用不同的组织化学处理程序，因此，显示每类化学物质的组织化学方法都有其特异性，都需特定处理。需要指出的是，组织化学技术对固定和切片的要求比较严格，不仅要保持组织与细胞的形态结构，还要保存好其中要检测的化学物质，因此，要选择适当的固定剂、处理方式或制片手段，以尽可能避免组织或细胞内的物质在标本处理过程中弥散、移位或溶解而丧失，或改变其某些生物性质（如酶解能力、抗体 - 抗原结合能力等）。

（三）应用实例——骨涎蛋白（BSP）缺失型与野生型鼠颅面骨的组织化学对比

矿化组织中存在大量钙化物质（不溶性非离子状态钙盐），可以通过对钙质染色的方法对矿化组织进行观察。von Kossa 染色是将矿化基质中的磷酸盐（钙）、碳酸盐（钙）转变为磷酸银、碳酸银，然后使其还原为黑色的金属银，是分析组织细胞样本中钙沉积现象权威而经典的技术方法。

BSP 是存在于骨和牙等矿化组织细胞外基质中的高度硫基化和磷酸化的糖蛋白。BSP 分子含有多个功能区域，可吸附于成骨细胞和破骨细胞表面，也可吸附钙，形成羟基磷灰石的结晶晶核。它在骨、软骨、牙、牙周组织等形成中起重要作用，是矿化组织功能细胞的良好标志。对 BSP 的定位、定量检测需要对组织切片进行 BSP 免疫组织化学染色。

Foster 等将 Bsp 基因敲除形成的骨涎蛋白缺失型鼠（$Bsp^{-/-}$）与野生型鼠（WT）的颅面骨组织固定后，用聚甲基丙烯酸甲酯包埋，切成 $6\mu m$ 厚的不脱钙切片用于 von Kossa 染色。BSP 免疫组织化学染色中，使用兔多克隆抗 BSP 抗体（一抗），再用生物素化二抗和过氧化物酶底物显色。与对照组相比，$Bsp^{-/-}$ 鼠在牙槽骨、下颌骨和颅顶骨冠状缝的组织切片中都缺少银的染色。这说明在这些膜内成骨的骨生成过程中都存在未矿化的骨区域，这也意味着 BSP 缺失造成了 $Bsp^{-/-}$ 鼠膜内成骨的矿化延迟。同样的切片方式还可以观察到，BSP 缺失对牙 - 口腔 - 颅面复合体的矿化组织影响不同，它对牙骨质、牙槽骨、下颌骨的影响很大，但对牙本质或颅底软骨成骨的影响较小或根本没有影响。

第三节　矿化组织的性能检测

矿化组织由于含有无机矿物质，其强度和硬度都比其他软组织高，它们在身体中也是作为受力的组织存在，所以对其力学性能等物理性能的关注会比较多。另外，对组织修复材料而言，因为它是作为外来异物进入人体，所以也必须对其生物相容性做好检测。本节针对矿化组织的力学性能和生物相容性介绍几种检测手段，包括拉伸 / 压缩实验、纳米压痕技术和生物相容性检测。

一、拉伸/压缩实验

（一）基本原理

拉伸实验是对材料力学性能的检测中最基本、应用最广泛的实验,其简单、直观、技术成熟、数据可比性强,能够准确反映宏观材料的强度、塑性和弹性等力学性能,可广泛、直接用于工程设计、产品检验、工艺评定等方面。

对于常用的金属塑性材料,其受拉与受压所表现出来的力学性能是大致相同的。但是对于某些材料,其抗拉强度和抗压强度有极大的差异。为了更全面地了解材料的力学性能,压缩实验常常与拉伸实验配合应用。

（二）样品制备

一般金属材料的拉伸/压缩实验样品都要求圆柱形。对于特定的矿化组织,就需要分别处理。比如,有文献指出,骨拉压试验技术成熟但长期没有统一标准,骨试样的取材方向、试样尺寸、骨髓的处理与否等都会影响测试的结果。对于哑铃状样品,宜用切片机切出骨密质平片,再用端铣刀铣出圆弧或斜线缩颈。对于圆柱状样品,可用空心钻刀钻取骨松质芯。对于牙组织的处理,可将牙加工成短杆形,再根据具体需要进一步加工。

（三）应用实例——上颌前牙正常牙本质与塑化后牙本质的力学性能检测

正常组上颌前牙牙本质经过清洗,塑化治疗组经塑化液开髓塑化,窝洞用氧化锌糊剂和磷酸锌粘固粉封闭。将两组牙标本加工成材料力学拉伸实验所要求的短杆形,再用麻花钻贯通根管,使其成为具有厚壁的圆桶形。对两组样品进行拉伸和压缩实验。

牙本质的抗拉强度（σ_b）代表了单位面积牙本质所能承受的最大拉伸力。弹性模量（E）代表了咀嚼力作用于牙本质时,在线弹性范围内,单位面积受力与牙本质发生形变的比值,是表示牙本质材料弹性的参量。实验结果显示,塑化牙本质的弹性模量相对正常组无明显改变,但塑化牙本质的抗拉强度均值较正常组均值低 $30kg/cm^2$,这可以解释临床塑化后的牙齿易折裂的问题。

实验对牙本质的抗压强度也进行了测定,除证实牙本质的抗压强度远高于其抗拉强度外,还发现牙本质塑化后抗压强度也下降。牙本质的抗拉强度低于抗压强度,说明在牙齿受力时牙本质的抗拉伸性能为薄弱环节。

二、纳米压痕技术

（一）基本原理

在宏观尺度下，一般认为材料的力学性质仅与其本身属性有关，并不随尺寸和形状的变化而变化。但是在纳米尺度，材料的表面原子数、比表面积和表面能都会迅速增加，即纳米材料的表面效应会对其力学性质产生重大影响，从而与宏观尺度出现极大的区别。

纳米压痕技术是一种先进的材料表面力学性能的检测手段，通过装有高分辨率制动器和传感器的纳米压痕硬度计来进行如纳米硬度和弹性模量等力学性能的测量。测试分为加载过程和卸载过程。在加载过程中，被测样品先发生弹性变形，随着载荷的增加，样品接着发生塑性变形，导致非线性的加载曲线。卸载过程则是样品的弹性恢复的过程。通过测量最大载荷（P_{max}）、最大压痕深度（h_{max}）、接触深度（h_c）、接触面积（A_c）以及接触刚度（S）等数值，可由相应公式计算被测样品的纳米硬度和弹性模量。

（二）样品制备

在进行纳米压痕测试前，需要先对样品进行切割、包埋固定、逐级打磨和抛光，最后用超声波对样品进行清洗，去除样品表面的杂质。

（三）应用实例——牙釉质的纳米力学性能分布研究

用硬组织切片机切取人第三磨牙牙釉质样品，用聚甲基丙烯酸甲脂包埋样品，对包埋样品的观察表面进行精细磨抛，再用超声波对样品进行清洗，去除表面杂质。长时间的超声清洗或表面接触酸液都会损伤样品表面结构，导致力学性能下降，因此要尽量避免。

为了能准确地分别测量釉柱和有机釉质鞘区，在进行纳米压痕测量前，先使用 AFM 对测量表面进行扫描，然后依照扫描结果对纳米压头进行准确定位。同时，因为釉质鞘的硬度较低，所以在对其进行测量时应选用较小的载荷，以防压痕扩展出需要测量的区域。每次纳米压痕测量能够给出一个测量点处不同深度的纳米硬度和弹性模量信息，对测得的所有力学性能值进行统计分析，就能计算得到釉柱、釉柱间质和釉质鞘的力学性能平均值和卸载值，测量结果如图 28-3 所示。这是测量得到的在 30~80nm 深度范围，釉柱、釉柱间质和釉质鞘的纳米硬度和弹性模量的算术平均值，之所以不选择从表面开始计算，是为了避免表面粗糙对测量结果造成的影响。此结果显示，材料的结构变化会反映在其力学性能的差异上，牙釉质的纳米力学性能随着其结构分布有一定的规律，釉质鞘力学性能最低，釉柱间质次之，釉柱最高。

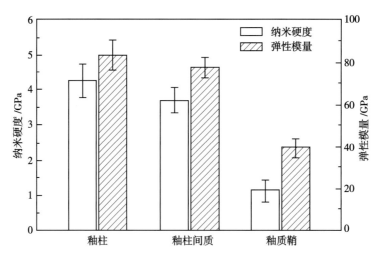

图 28-3 釉柱、釉柱间质和釉质鞘的纳米硬度和弹性模量平均值

三、生物相容性检测

矿化组织修复材料在使用时必须具有良好的生物相容性才能保证安全。相容性一般包括材料在生物体内处于静/动态变化中的反应,包括材料对生物体的作用以及生物体对材料的作用。

相容性检测包括体外和体内两种。体外实验是在体外环境下,将材料或其浸提液与细胞或组织接触,观察细胞数量、形态及分化。体内实验是将材料植入动物体内,观察植入体周围组织的反应情况。第二种实验和最终人体内运用材料的效果更接近。本章节只简单介绍两种实验室最常见的体外/体内相容性实验,更多内容还请参阅其他生物材料相关书籍。

（一）细胞实验

细胞实验指体外培养细胞,检测材料或者其浸提液对细胞生长情况的影响。目前几乎所有的生物材料相容性检测都必须包含这一步。例如,Sun 等以水母中提取的胶原蛋白为主要原料,用冷冻干燥法制备出多层软骨支架,为检测多层支架细胞相容性,将大鼠软骨细胞培养于其上。2 周后,细胞沿支架的孔洞结构向支架内部迁移,且细胞在支架的长孔洞中呈取向排列,而在近圆形孔洞单层支架中的细胞均匀分布生长,不体现取向排列的趋势。这显示支架具有良好的细胞相容性,并且说明支架的孔洞结构对细胞的取向生长有引导作用,有望在组织修复时形成更接近天然组织的结构。

（二）植入实验

植入实验包括皮下植入和骨内植入,是一种主要的体内测试的方法。该检测方法的具体过程：①将材料植入动物的合适部位，如皮下、肌肉。②通过组织学切片观察组织的变化。如果植入物周围产生纤维包膜，被认为是理想反应，提示材料生物相容性良好。③观察动物并记录异常表现。④根据实验观察结果，对植入体周围的组织进行生物反应评价。

例如，Liu 等用纳米羟基磷灰石 - 胶原 / 聚乳酸 / 几丁质（nHACP/CF）制备的骨支架在单独或结合骨髓间充质干细胞（GBMSC）后，被用于山羊胫骨的 25mm 缺损修复实验。结果显示，手术 8 周后，nHACP/CF 支架单独使用也可对骨缺损达到一定的修复效果，结合 GBMSC 后可达到自体骨修复的良好效果。对修复组织切片做 HE 染色可以看到，术后 8 周，单独使用支架的再生组织中出现纤维性骨痂，支架结合 GBMSC 的再生组织中出现了骨性骨痂，说明后者的修复效果更好，这与 X 线片的结果是一致的。该动物体内实验证明 nHACP/CF 骨支架有良好的体内相容性，与 GBMSC 结合后对骨缺损有很好的修复再生效果。

不同的矿化组织有不同的检测需求和检测手段，各种检测设备也在日新月异地发展，因此，对矿化组织的研究方法无法一一列举。本章节所介绍的仅是在实验室中比较常见的一些检测手段，可供实验人员初步学习与参考。更多实验研究方法还需研究人员查阅更多文献，时刻关注科研进展。

（孙晓丹）

参 考 文 献

1. 沈霖，林燕萍，王拥军等. 骨伤科实验研究. 北京：北京科学技术出版社，2005.

2. Cui F Z, Ge J. New observations of the hierarchical structure of human enamel, from nanoscale to microscale. Journal of Tissue Engineering and Regenerative Medicine, 2007, 1（3）：185-191.

3. 董建新. 材料分析方法. 北京：高等教育出版社，2014.

4. GE J, WANG X M, CUI F Z. Microstructural characteristics and nanomechanical properties across the thickness of the wild-type zebrafish skeletal bone. Materials Science & Engineering：C, 2006, 26（4）：710-715.

5. 朱杰，孙润广. 原子力显微镜的基本原理及其方法学研究. 生命科学仪器，2005, 3（1）：22-26.

6. 王春梅，黄晓峰，杨家骧，等. 激光扫描共聚焦显微镜技术. 西安：第四军医大学出版社，2004.

7. SIAR C H, TOH C G, ROMANOS G E, et al. Comparative assessment of the interfacial soft and hard tissues investing implants and natural teeth in the macaque mandible. Clin Oral Invest, 2015, 19（6）：1353-1362.

8. 简晓岚，杨婧，赵玮. 牙本质釉中化学成分的电子探针微区分析. 临床口腔医学杂志，2014, 30（8）：474-476.

9. 王英华. X 光衍射技术基础. 北京：原子能出版社，1993.

10. 王培铭,许乾慰.材料研究方法.北京:科学出版社,2015.

11. 李子夏,贺茂勇,逯海,等.热电离质谱法测定龋齿牙釉质 $^{87}Sr/^{86}Sr$ 同位素比值.地球学报,2012,33（6）: 893-898.

12. 孙素琴,周群,陈建波.ATC 009 红外光谱分析技术.北京:中国标准出版社,2013.

13. RODRIGUEZ-NAVARRO A B, ROMANEK C S, ALVAREZ-LLORET P, et al. Effect of in ovo exposure to PCBs and Hg on Clapper Rail bone mineral chemistry from a contaminated salt marsh in coastal Georgia. Environmental science & technology, 2006, 40（16）: 4936-4942.

14. FOSTER B L, AO M, WILLOUGHBY C, et al. Mineralization defects in cementum and craniofacial bone from loss of bone sialoprotein. Bone, 2015, 78: 150-164.

15. 徐军,朱希涛,周书敏,等.上前牙牙本质纵向抗拉伸力学性能的测量研究.中华口腔医学杂志,1989, 24（4）: 197-200.

16. SUN X D, YAN H, SHAN C, et al. Biomimetic Double-Layered Scaffolds Composed of Jellyfish Collagen and Chitosan for Cartilage Tissue Engineering. Journal of Biomaterials and Tissue Engineering, 2014; 4（12）: 1080-1086.

17. LIU X H, LI X M, FAN Y B. Repairing goat tibia segmental bone defect using scaffold cultured with mesenchymal stem cells. Journal of Biomedical Materials Research Part B-Applied Biomaterials, 2010, 94B（1）: 44-52.

第二十九章

矿化组织相关细胞的培养

第一节　成骨细胞培养

成骨细胞培养使用的细胞系是 MC3T3-E1（小鼠永生化的成骨细胞）。

一、培养条件

1. 培养液　α-MEM 培养基，含有核糖核苷、脱氧核糖核苷、2mmol/L L- 谷氨酰胺和 1mmol/L 丙酮酸钠，不含维生素 C、10% 胎牛血清、100U/mL 青霉素、100g/mL 链霉素。

2. 培养条件　5% CO_2，37℃，饱和湿度条件。

二、细胞传代

1. 以 75cm² 培养瓶为例，吸去培养基。用 0.25%（w/v）胰蛋白酶 –0.53mmol/L EDTA 轻轻润洗细胞层，除去所有含胰蛋白酶抑制剂的血清。

2. 添加 2.0~3.0mL 胰蛋白酶 –0.53mmol/L EDTA 溶液，并在倒置显微镜下观察细胞，直到细胞层分散（通常需 5~15 分钟）。

注意：为了避免细胞以团块状解离，不建议使用敲击或摇动培养瓶的方法将细胞解离。若细胞难以解离，可被放置在 37℃下孵育，以促进细胞分散。

3. 加入 6.0~8.0mL 完全培养基，轻轻吹打细胞。

4. 将适当的细胞悬浮液添加到新的培养容器中。建议以 1∶6~1∶8 传代。

5. 在 5% CO_2、37℃、饱和湿度条件下孵育培养。

6. 2~3 天换一次液。

三、细胞冻存

1. 冻存液　95% 培养液，5% 二甲基亚砜（DMSO）。

2. 冻存程序　常规冻存程序。

第二节　破骨细胞原代培养

一、培养条件

1. 培养液　α-MEM 培养基、2mmol/L L- 谷氨酰胺、10% 胎牛血清、100U/mL 青霉素、100g/mL 链霉素、1×10^{-8} mol/L 1, 25- 二羟维生素 D_3、0.1mmol/L MEM 非必需氨基酸溶液。

2. 培养条件　$5\%CO_2$，$37^\circ C$，饱和湿度条件。

二、培养方法

1. 用二氧化碳处死 8~12 周龄或更小的 C57/BL6 小鼠。

2. 将小鼠浸在 70% 乙醇溶液，5 分钟后，解剖腿部并除去肌肉后，置于磷酸盐缓冲液（PBS）中。

3. 将腿骨从两端开口（切口在膝关节的生长板），用 10mL 培养液冲洗骨髓细胞（冲洗至 50mL 管内，直到骨的颜色变白）。

4. 1 200r/min 室温离心 5~10 分钟。

5. 弃上清。

6. 用 10mL 培养液重悬细胞，铺于 10cm 培养皿内，$37^\circ C$培养 2 小时。

7. 弃上清，用吹打的方法收获贴壁细胞，1 200r/min 室温离心 5 分钟。

8. 用 10mL 培养液重悬细胞。

9. 细胞计数。

10. 接种于 96 孔板中，每孔接种 5×10^5 个细胞。

11. 每 2 日更换掉一半的培养液，使用破骨细胞时，加入双倍维生素 D_3。

12. 5~7 日以后，收获破骨细胞。

三、细胞冻存

1. 冻存液　95% 培养液，5%DMSO。

2. 冻存程序　常规冻存程序。

第三节 骨细胞培养

一、MLO-Y4细胞系(永生化的小鼠骨细胞)

（一）培养条件

1. 培养皿 鼠尾胶原包被。

2. 培养液 α-MEM培养基,含有L-谷氨酰胺与核糖核酸,血清使用胎牛血清(FBS)和小牛血清(CS),100U/mL青霉素,100μg/mL链霉素。

3. 培养条件 37℃,5%CO_2,饱和湿度条件。

（二）培养方法

1. 细胞培养维持在60%~75%的融合度。

2. 传代时按照1:5的比例(控制在1:3~1:7),细胞生长较慢,一般3~4日达到最佳生长状态。10cm培养皿的培养液控制在11~12mL。如果铺板密度为$1 \times 10^4/cm^2$,细胞将在48小时达到70%融合度。

3. 细胞维持时,使用α-MEM培养基(含有2.5%FBS+2.5%CS);常规培养时,使用α-MEM培养基(含有5%FBS+5%CS)。

（三）细胞冻存

1. 冻存液 95%培养液,5%DMSO。

2. 冻存程序 常规冻存程序。

二、IDG-SW3细胞系(永生化的小鼠骨细胞)

（一）培养条件

1. 培养液 α-MEM培养基,含有核糖核酸、2mmol/L L-谷氨酰胺,不含维生素C。10%胎牛血清,100U/mL青霉素,100μg/mL链霉素。重组小鼠干扰素γ(INF-γ)。使用鼠尾胶原包被的培养皿。消化细胞用0.05%胰酶–0.53mmol/L EDTA。

2. 培养条件 37℃,5% CO_2,饱和湿度条件。

（二）细胞复苏

1. 按照每100mL细胞培养液中加入2 500U IFN-γ的比例准备细胞增殖用培养液,预热至33℃。由于IFN-γ会降解,因此必须在配制好后2周内使用。

2. 解冻1支冻存细胞,置于15mL离心管中。

3. 加入 5~10mL 培养液,轻轻混匀。

4. 500g 离心 5 分钟。

5. 弃上清,用培养液重悬细胞。

6. 将细胞悬液铺在 I 型胶原包被的培养皿中。

7. 轻轻摇动培养皿,使细胞铺匀。

8. 在 5% CO_2、33℃、饱和湿度条件下培养细胞。

9. 2~3 日换一次液,开始 2~3 日细胞增殖缓慢,之后便迅速增殖。

10. 细胞融合至 80%~85% 为最佳状态。

11. 可按照 1 : 6~1 : 15 的比例传代。

（三）细胞分化

1. 在培养液中,按照 $4 \times 10^4/cm^2$ 的量培养细胞,培养温度为 33℃,细胞会在 2 日内融合。

2. 如果诱导细胞分化,细胞必须在不含 INF-γ 的培养液中培养,温度为 37℃。

3. 培养液中需含有 50μg/mL 维生素 C 和 4mmol/L β- 甘油磷酸盐。

4. 2~3 日换一次液。

5. 在 I 型胶原上生长,对维持骨细胞的特性有重要的意义。

（四）细胞冻存

1. 冻存液　60% α-MEM 培养基,30%FBS,10%DMSO,每管细胞数（1~2）× 10^6。

2. 冻存程序　常规冻存程序。

第四节　成釉细胞培养

成釉细胞培养使用的细胞系是 LS8 细胞系（永生化的小鼠分泌期成釉细胞）。

一、培养条件

1. 培养液　高糖 DMEM 培养基 +10% 胎牛血清,100U/mL 青霉素和 100mg/mL 链霉素。

2. 培养条件　37℃,5% CO_2,饱和湿度条件。

二、细胞冻存

1. 冻存液：95% 培养液，5%DMSO。

2. 常规冻存程序。

第五节　成牙本质细胞培养

成牙本质细胞培养使用的细胞系是 MDPC-23 细胞系（永生化的小鼠成牙本质细胞）。

一、培养条件

1. 培养液　α-MEM 培养基 +10% 胎牛血清，50mg/mL 谷氨酰胺，50μg/mL 维生素 C，100U/mL 青霉素和 100mg/mL 链霉素。

2. 培养条件　37℃，5% CO_2，饱和湿度条件。

二、培养方法

MDPC-23 细胞以 0.25% 胰酶消化，用完全培养液加入维生素 C 至终浓度为 50μg/mL，将细胞调整至 $3 \times 10^4/cm^2$，接种于培养皿上。当细胞融合至 70%，细胞消化传代，比例一般为 1:4 或 1:5。

三、细胞冻存

1. 冻存液　95% 培养液，5%DMSO。

2. 冻存程序　常规冻存程序。

第六节　成牙骨质细胞培养

成牙骨质细胞培养使用的细胞系是 OCCM.30 细胞系（永生化的小鼠成牙骨质细胞）。

一、培养条件

1. 培养液　DMEM 培养基 +10% 胎牛血清，100U/mL 青霉素，100g/mL 链霉素，2mmol/L L- 谷氨酰胺。

2. 培养条件　37℃，5% CO$_2$，饱和湿度条件，2~3 日换液。

二、培养方法

细胞传代时，OCCM.30 细胞可以培养至完全融合状态，传代时可以极大比例稀释，细胞在 1 周左右传代，消化时使用胰酶 -EDTA。一般情况下，在 10cm 培养皿中培养的细胞消化后，重悬至 10mL 培养液中，取 2~3 滴接种于新的 10cm 培养皿即可。OCCM.30 细胞在高度融合的状态下，成牙骨质细胞的特异性标记物表达较好。

在矿化实验中，培养液采用 DMEM 培养基，加入 2% 或 5% FBS、50μg/mL 维生素 C、5mmol/L 或 10mmol/L β- 甘油磷酸盐。

三、细胞冻存

1. 冻存液　95% 培养液，5%DMSO。
2. 冻存程序　常规冻存程序。

第七节　软骨细胞原代培养

一、培养条件

1. 培养液　低糖 DMEM 培养基，2mmol/L L- 谷氨酰胺，10% 胎牛血清，100U/mL 青霉素，100g/mL 链霉素。
2. 培养条件　37℃，5%CO$_2$，饱和湿度条件。

二、培养方法

1. 取 4~6 周龄小鼠，麻醉，75% 乙醇溶液消毒表面，并在无菌条件下分离大腿骨，尽可能去除筋膜、肌肉和结缔组织。

2. 从关节处分离软骨组织，将其剪成小于 1mm^3 的组织块，用含青霉素和链霉素的冷 PBS 溶液反复吹打清洗 2~3 次，静置 5 分钟后，弃去上层液体及漂浮组织，将剩余组织移入 2mL 离心管中。

3. 向离心管中加 3 倍体积的 0.25% 胰蛋白酶，置入 37℃恒温摇床中，振荡消化 15~20 分钟。

4. 4℃静置 5 分钟，弃上清，加入 0.2% 胶原酶 II，置入 37℃的恒温摇床中，振荡消化

30~60 分钟。

5. 加入培养液终止消化,反复吹打后依次通过 200 目滤网。收集滤液,1 200r/min 离心 8 分钟,弃上清,用 DMEM 完全培养基重新悬浮细胞,放入 37℃、5%CO_2 细胞培养箱中培养。

6. 培养 2 天后换液,此后每隔 2~3 天换 1 次液。在倒置显微镜下观察细胞形态与生长情况。

三、细胞冻存

1. 冻存液 95% 培养液,5%DMSO。

2. 冻存程序 常规冻存程序。

（孔　辉　朱庆林）

第三十章

模式动物在骨组织基础研究中的应用

随着科学研究的深入和生物技术的发展,对机体的认识逐渐从组织器官水平过渡到细胞分子水平,无论是科学研究还是临床医疗的需要,都要求从更加深入的细胞分子水平阐述科学问题及疾病变化,为基础科学储备知识理论,为临床医疗开发新的生物治疗手段提供坚实的基础。20 世纪 80 年代前后各种细胞的体外培养逐渐成为研究基因功能及细胞变化的主要方法,并得到非常广泛的应用。目前组织工程、再生医学等创伤修复研究领域中细胞的体外培养仍然是大力提倡的,但是体外细胞培养研究体系的弊端也逐渐显露出来。细胞脱离体内环境在体外长期培养,尤其是单层贴壁培养,细胞性状会明显改变。以软骨细胞为例,单层培养 3~5 代后,体外软骨细胞发生去分化,软骨细胞特异基因表达下降,甚至经过多代培养及成骨培养液诱导下,表达成骨细胞基因,钙化结节形成。此外,体内环境中骨髓间充质干细胞(BMSC)的分化潜能受到一定限制,但很多体外培养研究都发现,采用不同的培养液和培养方法,可以将骨髓间充质干细胞体外诱导成多种细胞,包括神经细胞、心肌细胞等,这些结果虽然能说明 BMSC 的分化潜能,但不代表其在体内的真正分化潜能。

伴随分子遗传学和分子生物学领域中胚胎干细胞培养技术和 DNA 同源重组技术的发展,以及 TALEN 和 CRISPR/Cas9 等技术手段的更新,模式动物在生物学研究领域得到广泛应用。其中,运用 Cre-LoxP 系统在特定细胞、特定阶段选择性敲除特定基因,不仅可以特异性研究细胞体内演变规律及其功能,也为探讨细胞与周围其他组织细胞之间的复杂调控机制提供了强有力的手段,显著推动了相关疾病的研究进展。本章主要介绍 Cre-LoxP 系统的作用原理及目前应用于骨科基础研究领域的几种 Cre 重组酶小鼠模型。

第一节　Cre-LoxP 系统概述

一、Cre-LoxP 重组酶系统的建立及作用原理

Cre-LoxP 重组酶系统已经在基因敲除中获得广泛应用,是条件性基因敲除、诱导性基因

敲除等策略的核心技术。20 世纪 80 年代早期从 P1 噬菌体中发现 Cre 重组酶,属于 λInt 酶超基因家族。Cre 重组酶基因编码区序列全长 1 029bp,编码一个由 343 个氨基酸组成的单体蛋白,不仅具有催化活性,还与限制酶相似,能识别特异的 DNA 序列,即 LoxP(locus of X over P1)位点,删除或重组 LoxP 位点间的基因序列。Cre 重组酶有 70% 的重组效率,不借助任何辅助因子,可作用于多种结构的 DNA 底物,如线性、环状甚至超螺旋 DNA。

Cre 重组酶底物 LoxP 序列同样来源于 P1 噬菌体,是由两个 13bp 方向重复序列和中间间隔的 8bp 序列共同组成(5'-ATAACTTCGTATA-ATGTATGC-TATACGAAGTTAT-3' 和 3'-TATTGAAGCATAT-TACATACG-ATATGCTTCAATA-5'),8bp 的间隔序列同时也确定了 LoxP 的方向。Cre 重组酶在催化 DNA 链交换过程中与 DNA 共价结合,13bp 的反向重复序列是 Cre 酶的结合域。

Cre 重组酶介导的两个 LoxP 位点间的重组是一个动态可逆的过程,根据两个 LoxP 位点的关系,分为三种重组方式:①如果两个 LoxP 位点位于一条 DNA 链上,且方向相同,Cre 重组酶能有效切除两个 LoxP 位点间的序列;②如果两个 LoxP 位点位于一条 DNA 链上,但方向相反,Cre 重组酶能导致两个 LoxP 位点间的序列倒位;③如果两个 LoxP 位点分别位于两条不同的 DNA 链或染色体上,Cre 重组酶能够介导两条 DNA 链的交换或染色体易位(图 30-1)。Cre 不仅可以识别 LoxP 的 2 个 13bp 的反向重复序列和 8bp 的间隔区域,而且当一个 13bp 的反向重复序列或者 8bp 的间隔区发生改变时仍能识别并发生重组。利用这个特点,在构建载体时可以根据需要改造 LoxP 位点序列,以用于特定的基因突变或修复,增加了该系统的应用范围。

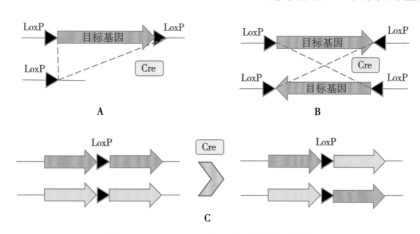

图 30-1　Cre-LoxP 重组酶系统的作用原理

A. 方向相同的两个 LoxP 位点位于一条 DNA 链上时,Cre 重组酶能有效切除两个 LoxP 位点间的序列　B. 方向相反的两个 LoxP 位点位于一条 DNA 链上时,Cre 重组酶作用导致两个 LoxP 位点间的序列倒位　C. 两个 LoxP 位点分别位于两条不同的 DNA 链或染色体上,Cre 重组酶能够介导两条 DNA 链的交换或染色体易位

Cre-LoxP 系统于 20 世纪 80 年代后期首次在真核细胞中得以运用,其作用效果于 1992 年进一步在转基因小鼠中得到证实,此后引发了众多小鼠模型的发展。这些小鼠的靶基因两侧均含有 LoxP 位点,即 floxed(外显子两侧各放一个 LoxP 序列)小鼠,因而可以被 Cre 重组酶介导的重组特异性敲除。

Cre-LoxP 重组酶系统与整体基因打靶技术的区别在于,Cre-LoxP 重组酶系统能特异性研究细胞层面特定基因的功能,而整体基因打靶技术会造成所有器官、组织、细胞中特定基因缺失,有可能引起胚胎早期的致死性,无法研究目的基因在特定组织中的作用。

二、Cre-LoxP 系统的应用及策略

根据上述对 Cre-LoxP 重组酶系统的介绍,可以推测出 Cre-LoxP 系统介导的条件性基因打靶敲除技术需要分两个阶段完成(图 30-2)。

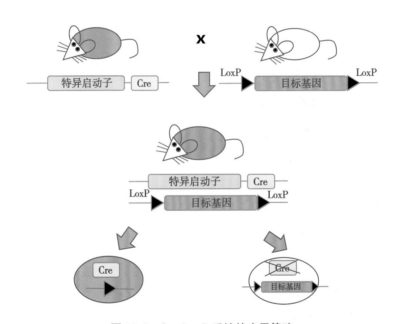

图 30-2　Cre-LoxP 系统的应用策略

（一）一代小鼠制备

分别制备载有组织细胞特异性 Cre 重组酶小鼠和靶基因的 floxed 小鼠。

1. Cre 重组酶小鼠制备　Cre 重组酶小鼠可以通过两种方法制备,构建含有特异性启动子及 *Cre* 基因 cDNA 片段的载体,通过电转等转基因手段将载体转染进受精卵细胞,然后对发育后的个体进行鉴定和筛选,挑选含有正确 Cre 重组酶表达的转基因小鼠。随着启动

子的特定表达调控，Cre 重组酶会在特定组织细胞中特异性表达。另外，为了避免转基因方法中载体插入 DNA 位点对 Cre 重组酶表达的影响，也有学者采用同源重组手段将 Cre 重组酶基因片段插入目标基因的特定位置，使 Cre 重组酶的表达受内源性基因表达的调控。从理论上来讲，采用这种方法制备的 Cre 重组酶特异性更好，以此获得的实验数据更具有说服力，但耗时比较长。

2. floxed 小鼠制备　载有靶基因的 floxed 小鼠的制备均采用同源重组的方法，在体外构建含有用于同源重组的靶基因片段，采用分子生物学技术在拟敲除的片段两端插入 LoxP 片段及筛选蛋白等，经过 PCR、Southern Blot 等手段进行筛选后，挑选发生正确重组的胚胎干细胞，通过显微注射等方法，引入受体胚胎内。获得的嵌合体动物经过生殖系遗传后，获得带有 floxed 修饰的小鼠模式动物，用于 Cre-LoxP 重组酶研究系统。理论上 LoxP 位点的引入不会对相应基因的功能产生影响，因此一般情况下，该小鼠的表型是正常的。

（二）条件性基因修饰小鼠的获得

将以上介绍的 Cre 重组酶小鼠和特定基因 floxed 小鼠进行交配，产生的同时含有上述两种基因型的子代小鼠特定类型细胞中靶基因的表达就会受到影响，达到条件性基因修饰的目的。非常明显，在任何组织细胞或器官中敲除某一特定的基因取决于控制 Cre 重组酶的启动子。只要选择合适的启动子调控 Cre 重组酶的表达，使其在生物体特定的组织细胞产生，就可以实现相应条件下某一特定基因的敲除。

（三）条件性基因修饰小鼠鉴定

Cre 重组酶的表达和活性检测可以通过报告基因小鼠进行观察和验证，体内细胞演变分化研究也采用同样的方法。报告基因小鼠包括 *Z/EG*、*Z/AP* 及 *Rosa26* 系列，目前比较常用的是 *Rosa26* 系列小鼠。Rosa26 位点是一个安全区域，外源性的基因定点插入这个位点不会影响其他基因的表达。以 *Rosa26* 报告基因小鼠为例，β- 半乳糖苷酶（*β-Gal*）基因前的终止信号两侧各有一个 LoxP 位点。因此，当 Cre 重组酶表达后，终止信号被敲除，*β-Gal* 基因得以表达（图 30-3），通过 X-gal 染色可以确认 Cre 表达的细胞特异性。因为 Cre 表达的细胞会永远表达 *β-Gal*，所以可以采用这种方法在体内示踪观察细胞的分化和演变过程，对于深入了解体内细胞的变化过程具有非常重要的帮助。近年 *LacZ* 基因、绿色荧光蛋白（GFP）、红色荧光蛋白（RFP）在 *Rosa26* 报告基因小鼠中得以使用。

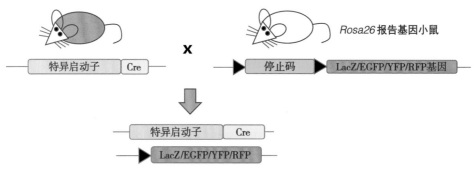

图 30-3　*Rosa26* 报告基因小鼠作用原理

三、基于 Cre-LoxP 系统建立的他莫昔芬诱导性条件基因敲除系统

该系统将雌激素受体（estrogen receptor，ER）的配体结合区（ligand binding domain，LBD）基因片段与 Cre 重组酶基因进行融合，产生一种嵌合重组酶。该重组酶表达的启动和调控仍然受特异启动子的调节，与非诱导型 Cre 重组酶的表达一样在特定组织和器官或特定发育阶段产生。但是这种嵌合重组酶由于雌激素受体结合区的存在，不能进入细胞核内与 LoxP 位点结合行使其重组酶的活性，只有在雌激素与其受体片段结合之后，Cre 重组酶才能进入细胞核内发挥作用。为了消除内源性雌激素的影响，研究者在嵌合 Cre 重组酶雌激素配体结合区基因片段进行了关键氨基酸的突变，使其不能与内源性雌激素结合，而只能与外源性雌激素类似物他莫昔芬［tamoxifen（TM）］结合，经过 TM 诱导后 Cre 重组酶活性得到实现。通过 TM 诱导在此系统的应用，可以在空间调控的基础上实现对靶基因敲除时间上的调控。1998 年 Stewart 教授及团队首次报道采用此方法成功构建了 TM 诱导型 B 淋巴细胞特异启动子调控的 CreERT 小鼠，显示 B 淋巴细胞中 TM 诱导型 Cre 重组效率达到80%。

四、Cre-LoxP 重组系统的问题与展望

Cre-LoxP 系统简单，Cre 酶作用专一，且不影响基因的正常表达与调控，该系统的应用为转基因技术的应用开辟了一条崭新的道路。利用 Cre-LoxP 系统进行遗传操作具有显著的技术优势，采用这种体内研究基因功能的方法是今后各领域研究的重要趋势之一。但是使用 Cre 重组酶小鼠时需要注意以下问题：①Cre 重组酶可能受转基因插入位点的影响导致非特异性表达，这对于小鼠表型的影响需要尽力排除；②采用同源重组和胚胎干细胞子宫内注射技术制备的 Cre 重组酶敲入小鼠模型，基本可以保证 Cre 重组酶特异性的问题，但也

存在 Cre 片段插入影响该基因表达引起表型改变的问题,这种条件下制备的 Cre 重组酶表达量受位点基因表达量的控制,是否能够 100% 敲除目的基因,尚需要更加严密的实验进行论证。

随着越来越多的研究团队采用模式动物研究组织器官发育和疾病发生,模式动物的构建和制作的要求越来越高,不仅在特异性、重组效率等方面要求改进,在制作耗时方面的要求也逐步提升。随着模式动物制作技术(如 CRISPR/CAS9 技术)的发展,模式动物在各研究领域的应用会越来越广泛。

第二节 骨组织基础研究中常用的 Cre 重组酶小鼠

本节主要介绍骨组织基础研究常用的 Cre 重组酶小鼠,在牙齿等其他矿化领域研究中还有一些 Cre 重组酶小鼠,因应用比较少在此不一一介绍。

一、骨组织发育及各阶段细胞标志蛋白的概述

无论是骨组织损伤修复,还是退行性骨病的研究都以骨软骨细胞生物学为基础,所有骨软骨发生发育、骨改建和重建、衰老的分子机制研究都无法脱离最为根本的骨软骨细胞生物学基本理论。近年来其他领域多项研究也表明骨组织内部的软骨细胞和骨系细胞可以分泌多种生长因子,在骨髓造血及内分泌调节中具有非常重要的作用。所以,对骨软骨细胞生物学的深入认识是所有骨软骨基础和转化研究的根本所在。

骨软骨组织的发生源自胚胎期间充质干细胞的聚集,形成肢体原基,表达 *Prx1*、*Dermo1*等标志基因。原基内部的细胞在 Sox9 等软骨细胞特异性转录因子的调控下向软骨细胞分化、增殖、并最终成熟为前肥大软骨细胞及肥大软骨细胞,先后表达 *Sox9*、*Col2a1*、*Col10a1*等基因。伴随软骨细胞分化进程,肢体原基外层的骨软骨前体细胞在 Runx2 和 β-catenin等调节下向成骨细胞分化,形成富含成骨细胞的软骨外膜,顺序表达成骨细胞标志基因*Runx2*、*Osx*。伴随软骨细胞成熟肥大化,其逐渐分泌的各种促进血管发生及钙化的因子促使软骨外膜开始有血管的生成和侵入,同时骨前体细胞也随之在逐渐钙化的软骨基质中成熟为成骨细胞,形成新骨,这种有软骨参与的过程即软骨内成骨(endochondral ossification, EO)。成熟后的成骨细胞表达 *Col1a1*、*OCN*、*DMP1* 等基因。除长骨之外,机体中还存少量骨骼(尤其是颌面部骨骼)的发生是通过膜内成骨(intramembranous ossification, IO)。膜内成骨原基内的间充质干细胞直接向成骨细胞分化,分泌骨基质,形成骨细胞和骨陷窝,其中

没有软骨细胞的形成和参与。

骨组织自然生理变化过程中除骨生成细胞参与的骨形成过程之外，还有破骨细胞参与的骨吸收过程，二者相互关联，共同调控骨质量和骨结构。破骨细胞起源于造血干细胞来源的单核细胞，经过分化和多细胞融合成熟，最终形成具有骨吸收功能的破骨细胞，特异性表达 *Ctsk*，*TRAP* 等基因。

各种细胞在不同阶段表达的特异性标志基因为骨组织生物学研究提供了非常好的技术手段。运用特异性启动子在转录水平调控 Cre 重组酶的表达，采用 Cre-LoxP 系统可以针对性地研究特定细胞及特定信号通路的功能，绘制骨组织发生发育过程中的基因调控网络，加深对骨细胞生物学的认识并且使我们能够逐渐对各种骨组织相关疾病的病因有所了解，为今后制定相应的诊疗策略提供理论基础。

二、骨组织基础研究中常用的 Cre 重组酶小鼠

（一）Prx1-Cre

Prx1 基因（又称为 *MHox1* 基因）属于配对相关同源盒基因（paired related homeobox gene），与同家族成员 *Prx2* 高度同源，具有几乎完全相同的同源结构域，包括两个保守域：无芒结构域（aristaless-domain）和 Prx 结构域（Prx-domain）。*Prx* 基因在牙齿发生发育过程中具有非常重要的作用，*Prx1* 与 *Prx2* 基因双缺失导致磨牙发育不全。*Prx1* 基因在肢体早期发育过程中肢芽间充质干细胞中表达，参与骨骼组织的发生，*Prx1* 缺失的小鼠可导致颅骨、四肢和脊柱出现骨骼缺损，而 *Prx2* 缺失没有发现异常的骨表现，表明 *Prx1* 基因在骨形成过程中具有更加重要的作用。

2002 年 Tabin 教授及团队采用转基因手段构建含有 β 珠蛋白绝缘子、2.4kb *Prx1* 基因增强子、*Cre* 基因及 0.7kb SV40-pA 片段的转基因小鼠（图 30-4），在 2.4kb *Prx1* 基因增强子的调控下 cre 重组酶基因表达。

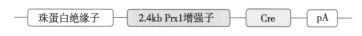

图 30-4　Prx1-Cre 重组酶小鼠转基因结构

Prx1-Cre 小鼠与 *Z/AP* 报告基因小鼠杂交后，通过检测 Cre 重组后表达的碱性磷酸酶基因产物，发现胚胎期 9.5 天时小鼠前肢芽间充质干细胞及头面部间充质干细胞中有散在的 ALP 阳性细胞；胚胎期 10.5 天开始前肢和后肢间充质聚集的位置均有大量 ALP 阳性细胞，表明此时 Cre 重组过程完成。然而无论前肢还是后肢，所有肢芽外胚层中均没有发现 Prx1-

Cre 重组酶活性。

由于 *Prx1* 基因在间充质干细胞表达,所有间充质干细胞分化而来的软骨细胞、骨细胞及其他周围组织细胞均表达 Prx1-Cre 重组酶活性,阻碍深入研究发育中期、后期间充质干细胞在体内的演变。为了解决此问题,Murakami 教授团队同样采用了转基因技术,制备了由 2.4kb Prx1 启动子调控的 CreERT 及增强绿色荧光蛋白(EGFP)基因片段(图 30-5),TM 腹腔内注射后启动 Cre 重组酶活性,EGFP 可以用于 Prx1-Cre 细胞的筛选。

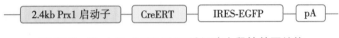

图 30-5　Prx1-CreERT-GFP 重组酶小鼠转基因结构

与 *Rosa26-LacZ* 报告基因杂交后,通过 X-gal 染色检测 Rosa26 位点上 *LacZ* 基因产物 β-gal 的表达,发现胚胎期 9.0 天注射 TM,肢体大部分细胞都呈现阳性反应,但是当胚胎期 15.5/16.5 天注射 TM 1~2 天后,除了部分软骨细胞呈 β-gal 阳性反应之外,骨外膜有部分细胞呈阳性反应。这种趋势在出生后更加明显,出生后 19、23 天分别注射 TM,出生后 26 天可以清晰地观察到长骨骨外膜内层存在 β-gal 阳性细胞。流式细胞仪筛选及骨损伤修复分析均表明位于骨外膜的这种细胞具有骨外膜细胞的特点,在体内、体外均具有向软骨细胞、成骨细胞分化的特点,是一种位于骨外膜的骨软骨前体细胞。

(二) Dermo1-Cre

高度保守的转录因子 Dermo1(也称为 Twist-2)属于碱性螺旋 - 环 - 螺旋(basic helix-loop-helix,bHLH)蛋白家族,表达于中胚层的部分细胞,在骨骼发育过程中表达于聚集的间充质干细胞及后来的软骨外膜和骨外膜细胞。碱性成纤维细胞生长因子(bFGF)刺激成骨细胞系 SaOS-2 后,Dermo1 表达明显升高。Dermo1 在成骨细胞系演变及分化过程中具有重要的调控作用,体外研究表明它抑制成骨细胞成熟,维持前成骨细胞状态。

2003 年 Ornitz 教授团队采用同源重组方法建立 Dermo1-Cre 敲入小鼠种系,用于研究骨祖细胞及成骨过程中 *Fgfr2* 基因的功能。如图 30-6 所示,重组载体包含 *Dermo1* 基因 1 号外显子 5' 端 7kb 片段和 3' 端 1.5kb 片段,中间用 *Cre* 基因 cDNA 片段及两端含有 FLP 重组酶识别位点的葡萄糖激酶基因 - 新霉素抗性基因(*PGK-neo*)片段特异性替代了 1 号外显子。这种采用同源重组方法获得的 *Cre* 基因表达受内源性启动子的调控,不涉及转基因插入位点的影响,在 Cre-LoxP 系统中具有一定的优势,但需要关注的是 Cre 片段的插入 / 替代会引起表现型,干扰对实验结果的解释。研究发现纯合 Dermo1-Cre 小鼠胚胎期致死,相关研究均采用表现正常的杂合 Dermo1-Cre 小鼠。

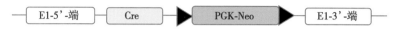

图 30-6　Dermo1-Cre 重组酶小鼠转基因结构

杂合 Dermo1-Cre 小鼠与 *Rosa26* 报告基因小鼠杂交后,通过 X-gal 染色,检测 Rosa26 位点上 *LacZ* 基因产物 β-gal 的表达,最早于胚胎期 9.5 天发现中胚层组织,如体节及鳃状弓等中胚层组织具有 β-gal 的阳性表达,而神经及部分外胚层组织也可以观测到少量 β-gal 阳性细胞表达。在肢芽发生部位,聚集的间充质细胞呈 X-gal 阳性染色。胚胎期 16.5 天之后,几乎所有的软骨细胞及成骨细胞均具有 β-gal 阳性表达,而骨髓内的细胞及破骨细胞没有 β-gal 表达。在膜内成骨过程参与的颅骨骨缝发育过程中,骨细胞及周边间充质干细胞也呈 β-gal 阳性表达。

除敲除 *FGFR2* 基因之外,还有学者采用 Dermo1-Cre 小鼠敲除 *ALK5* 及 β-*catenin* 等基因,研究骨软骨发育中重要信号通路具体的调控作用,对于深入了解骨骼系统发育具有非常的重要作用。

(三) Sox9-Cre

Sox 基因家族是一类 Y 染色体性别决定区(sex determining region of Y chromosome, SRY)相关基因构成的基因家族,编码一系列 *Sox* 基因家族的转录因子,在机体发育过程中参与了神经、骨骼系统等多种组织器官的发育过程。*Sox9* 是目前研究最多最透彻的 *Sox* 基因,不仅可以在胚胎早期的原始生殖嵴细胞中表达,促使睾丸支持细胞分化,而且参与软骨的形成,表达于所有软骨前体细胞分化的软骨细胞。研究表明,*Sox9* 是引起躯干发育异常(campomelic dysplasia, CD)综合征的致病基因,推测突变导致 *Sox9* 基因活性降低,抑制Ⅱ型胶原产生从而导致严重的骨骼发育障碍。

2005 年 Crombrugghe 教授实验室首次报道了利用同源重组技术制作的 Sox9-Cre 小鼠及其在细胞演变中的应用,如图 30-7 所示,将包含 7.7kb 的 *Sox9* 基因片段及 IRES-Cre-pA-FRT-(PGK-neo-bpA)-FRT 片段的靶载体采用同源重组的方法插入 *Sox9* 第 3 外显子 3' 端非编码区 Hpal 位点。与 *Rosa26* 报告基因小鼠杂交后,通过 X-gal 染色,检测 Rosa26 位点上 *LacZ* 基因产物 β-gal 的表达,观察 Sox9-Cre 重组酶作用的细胞范围。胚胎期 10.5 天的小鼠胚胎组织中,部分肢芽间充质干细胞呈现 X-gal 阳性染色。胚胎期 13.5 天软骨组织开始形

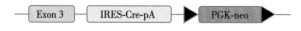

图 30-7　Sox9-Cre 重组酶小鼠转基因结构

成时,软骨细胞及软骨外膜细胞均有 β-gal 表达。胚胎期 17.5 天时,随着软骨内成骨过程的继续,靠近肥大区软骨细胞的软骨外膜逐渐过渡为骨外膜后,所有的软骨细胞、软骨外膜、骨外膜及成骨细胞均呈现 X-gal 阳性染色,这表明 *Sox9* 在胚胎早期不仅是软骨细胞分化的重要标志基因,而且可以在骨祖细胞中表达。为了进一步验证此理论,Crombrugghe 教授还采用 Sox9-Cre 小鼠敲除骨特异转录因子 Osterix(Osx),证实肢体发育早期骨软骨系祖细胞在软骨系分化和骨系分化分离前即开始表达 Sox9。除此之外,肌腱和关节周围滑膜中也可见到明显的 β-gal 表达,表明 Sox9 阳性的间充质干细胞可以向肌腱和滑膜细胞分化。

2010 年 Akiyama 教授及同事为了进一步研究骨骼发育过程中骨软骨祖细胞体内分化演变的过程,采用同样的同源重组方法将 *CreERT2* 基因片段整合进 *Sox9* 基因 3' 非编码区,用 *CreERT2* 片段替代 *Cre* 片段获得了 TM 诱导的 Sox9-Cre 小鼠(TM inducible Sox9-Cre mouse)。由于 TM 诱导的时效性可控,所以对于分析骨软骨祖细胞在成骨分化和软骨分化过程中的分离情况具有重要的帮助。Akiyama 教授研究发现胚胎期 10.5 天腹腔内注射 TM,可以对软骨细胞及骨细胞同时进行标记,但如果胚胎期 12.5 天注射 TM,只能诱导标记软骨细胞,无法标记软骨外膜的成骨细胞,表明骨软骨祖细胞发生的软骨分化和成骨分化分离时间发生在胚胎期 10.5~12.5 天。除此之外,他们的研究又进一步证实韧带及肌腱的细胞也是源自 *Sox9* 表达细胞。

(四)Col2a1-Cre

Ⅱ型胶原是软骨细胞外基质的主要结构成分,其由软骨细胞中 *Col2a1* 基因编码合成的 3 条Ⅱ型胶原蛋白的前体,按照右手螺旋结构组成Ⅱ型胶原蛋白,并与旁侧的胶原分子交错排列形成网状的胶原纤维网,在软骨内成骨过程中具有重要的调控作用。*Col2a1* 编码的Ⅱ型前胶原蛋白的结构异常,维持胶原蛋白三级结构稳定性的因素异常,均可导致人类软骨相关疾病。

研究表明,1kb-Col2a1 启动子及 1 号内含子中增强子的共同作用可以复制 *Col2a1* 基因在体内的特异性表达。2000 年 Behringer 教授团队首次采用显微注射构建了 Col2-Cre 小鼠,其 Cre 表达载体包括 3kb Col2a1 启动子、突变起始密码子的 1 号外显子及 3.02kb 的 1 号内含子与剪切受体序列,之后是带有内部核糖体进入位点(IRES)结合的 Cre 重组酶序列和 SV40-pA 片段(图 30-8)。

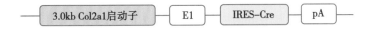

图 30-8　Col2-Cre 重组酶小鼠转基因结构

Col2-Cre 小鼠与 *Rosa26* 报告基因小鼠杂交后，通过 X-gal 染色，检测 *LacZ* 基因产物 β-gal 的表达，观察 Col2-Cre 重组酶的作用范围。Cre 重组酶的活性始于胚胎期 9.0 天之前，脊索和颅骨间充质干细胞中首先出现 X-gal 阳性染色反应；胚胎期 9.5 天时可以清楚地看到体节和听囊中也有 Cre 重组酶活性；胚胎期 11.5 天时，体节来源的脊索周围组织及颅骨间充质干细胞均可见到高表达 Cre 重组酶活性；胚胎期 14.5 天时几乎所有的软骨原基及下颌骨等组织中均可检测到 β-gal 表达。Col2-Cre 重组酶活性没有达到 100%，约有 5% 的软骨细胞显示为 β-gal 阴性。虽然 Behringer 教授团队指出骨骼肌区域有少量非特异性染色，并没有在骨骼组织的其他部分观测到 β-gal 阳性细胞，但是后来的一些实验均相继证实了 Col2-Cre 小鼠可以造成原始骨化中心及成年后骨密质中的部分成骨细胞和骨细胞呈现 β-gal 阳性，这可能与 Col2-Cre 小鼠可以阳性标记软骨外膜细胞及部分软骨细胞转分化为成骨细胞有关。

与此同时，来自 Wagner 教授采用类似的策略构建人 Col2a1 启动子调控 Cre 重组酶表达的 Collagen2a1-Cre 转基因小鼠。该 Collagen2a1-Cre 小鼠除在软骨细胞高表达 Cre 重组酶外，在眼、表皮、心肌、心房、颅面部间充质干细胞、卵黄囊内胚层及脊髓等组织中也有表达。另外，Aszodi 教授团队也相继报道其构建的 Col2a1-Cre 转基因小鼠，虽然 Cre 重组酶载体构建策略与前述两种小鼠有细微差别，但也受到 Col2a1 启动子和 1 号内含子的表达调控，在软骨细胞、体节、颅面部间充质干细胞中均有 Cre 重组酶表达。

为了减少 Col2-Cre 重组酶在其他组织表达对软骨细胞的影响，2006—2007 年先后有 3 个研究团队报告了 TM 诱导调控的 Col2-Cre 重组酶转基因小鼠的制作及成功应用，他们均采用类似的构建策略，在 1.0kb Col2a1 启动子和 1 号内含子中间插入 Cre 重组酶及雌激素受体的嵌合体基因片段。由于雌激素受体的配体结合区突变，不能与内源性雌激素结合，但能与 TM 结合，进而启动 Cre 重组功能。这种受 TM 调控的转基因小鼠不仅可以用于研究发生发育阶段，也可以用于机体成熟后软骨细胞相关功能的研究。目前已经报道了多项研究分别采用 Col2a1-CreERT 重组酶小鼠，成年后诱导 Cre 重组酶活性，研究包括 Wnt/β-catenin 及 Notch/Hes1 在内的多条信号通路与关节炎发生之间的关系，均取得了非常确实的实验结果。

（五）Col10a1-Cre

软骨发育过程中骨软骨前体细胞在 *Sox9* 的调控下发生软骨分化，分泌表达 Ⅱ 型胶原蛋白，组成软骨细胞外基质，随着软骨细胞增殖及成熟，退出细胞周期，软骨细胞进一步肥大化，表达特异的标志蛋白 X 型胶原蛋白。X 型胶原蛋白由 *Col10a1* 基因编码，3 条相同的

α 肽链组成的短链非微纤维形成性胶原,其长度仅是 Ⅱ 型胶原的一半。肥大区软骨细胞的生物学特性影响软骨内成骨过程,针对肥大区软骨细胞 Cre 重组酶小鼠的构建均是采用肥大区软骨细胞特异性表达的 *Col10a1* 基因启动子进行构建的。

2005 年杨晓教授团队首次报道了采用转基因方法构建的 Col10a1-Cre 重组酶小鼠,此转基因载体包括 1.0kb 的 Col10a1 启动子基因片段、1.2kb 的 Cre 重组酶基因片段及 2.1kb 人生长激素(hGH)聚腺苷酸化序列(图 30-9A)。在 1.0kb 启动子的调控下,Cre mRNA 在肥大区软骨细胞中呈现特异性低水平表达。用 *Rosa26* 报告基因小鼠检测 Cre 重组酶活性发现,胚胎期 14.5 天时肋骨软骨原基及生长板肥大软骨细胞中已经可以见到明显的 X-gal 阳性细胞,表皮组织中也可见到少量的 X-gal 阳性细胞。近期,杨晓教授团队又采用相似的策略构建了另外一个 Col10a1-Cre 转基因小鼠,Col10a1 增强子存在于 2 号内含子内部,所以该转基因载体包括 8.2kb Col10a1 启动子及 3.2kb 2 号内含子的基因片段以及插入其中的 Cre 重组酶基因片段和 hGH-pA 序列。经过原位杂交进一步证实 Cre 重组酶的转录也同样呈现特异性,仅限于肥大区软骨细胞。,

2007 年 Cheah 教授团队在研究体内软骨细胞内质网应激变化导致软骨细胞命运转变的研究中报道了 Col10a1-Cre 重组酶小鼠的应用。2014 年采用该小鼠和同样的策略构建了 TM 诱导的 Col10a1-Cre 重组酶小鼠(图 30-9B),并进行肥大细胞体内演变的研究。该团

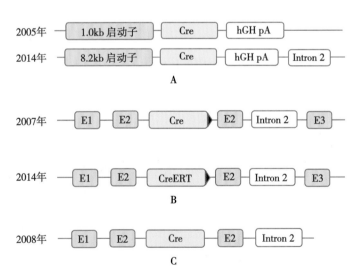

图 30-9　Col10a1-Cre 重组酶小鼠转基因结构

A. 杨晓教授团队报道的 Col10a1-Cre 重组酶小鼠转基因结构　B. Cheah 教授团队报道的 Col10a1-Cre 重组酶小鼠基因结构　C. Von der Mark 教授团队报道的 BAC-Col10-Cre 重组酶小鼠转基因结构

队构建的 TM 诱导/非诱导 Col10a1-Cre 重组酶小鼠均采用同源重组的方法,将带有 Cre 重组酶的基因片段与突变后的雌激素受体序列插入 *Col10a1* 基因 2 号外显子 ATG 起始位点。相比其他方法构建的转基因 Cre 小鼠,采用同源重组方法构建的 Cre 小鼠因为受插入位点的影响最小,故特异性最高。但采用此方法构建 Cre 小鼠对该位点基因的表达会造成影响,所以此方法运用之前需要核实该位点基因杂合子缺失是否会影响小鼠表型。Cheah 教授团队在 1997 年对 *Col10a1* 功能的研究中已经证实杂合性 *Col10a1* 基因缺失对小鼠表型不会造成影响。

2008 年 Von der Mark 教授团队首次报道了采用细菌人工染色体(BAC)同源重组技术构建的 BAC-Col10-Cre 重组酶转基因小鼠(图 30-9C),*Cre-neo* 基因片段也是插入 Col10a1 2 号外显子中,这个位点在 2007 年他们的报道中已经证实可以特异性启动 *LacZ* 基因的表达。经过与 *Rosa26* 报告基因小鼠杂交及 X-gal 染色证实,该 Cre 重组酶在肥大区软骨细胞中特异性表达。

以上 3 个研究团队采用不同策略构建的 Col10a1-Cre 小鼠都被用于肥大软骨细胞体内命运演变的研究,均证实部分肥大区软骨细胞在体内软骨内成骨过程中可以转分化为骨系细胞,参与长骨的发生和发育。

（六）Osx-Cre

osterix(*Osx*)基因是在 BMP-2 诱导间充质干细胞向成骨细胞分化过程中被发现的,是成骨细胞特异的转录因子。对 *Osx* 基因敲除小鼠观察发现,软骨可以正常发生,但是膜内成骨和软骨内成骨过程均受影响,没有骨组织形成。与另外一个成骨相关转录因子,*Runx2* 基因敲除小鼠对比发现,*Runx2* 基因敲除小鼠除缺少骨组织形成之外,软骨成熟还受到严重的影响,Osx 表达消失。这证实 *Osx* 对成骨的调控作用位于 *Runx2* 下游,二者共同影响成骨细胞分化和骨组织形成。

2006 年 Andrew P. McMahon 教授采用同源重组技术将带有 GFP-Cre 重组酶基因片段的 BAC 载体重组于 osterix 1 号外显子序列中(图 30-10)。Cre 的表达不仅受 osxterix 启动子的调控,并且在转基因表达同时还有 GFP 的表达,对研究 Cre 重组作用具有非常重要的帮助。另外,此 osterix-GFP-Cre 结构中还融合有四环素关闭调节编码框(TET off),注射四环素会抑制 Cre 重组酶活性,停止四环素使用可引发 Cre 介导的重组作用。

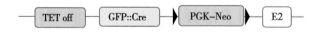

图 30-10 Osx-Cre 重组酶小鼠转基因结构

采用 GFP 观察及与 *Rosa26* 报告基因小鼠杂交后，X-gal 染色观察 Osx-Cre 小鼠重组酶活性发现，胚胎期 14.5 天胫骨切片显示软骨外膜及零星的肥大软骨细胞中可检测到 X-gal 阳性细胞，胚胎期 18.5 天及出生后 10 天 X-gal 阳性细胞以软骨骨外膜及骨小梁、骨密质中成骨细胞为主，与 Osx 转录表达一致。因为肥大前区软骨细胞也会表达低水平的 Osx mRNA，所以在肥大区软骨细胞的 Cre 重组酶活性可能与此密切相关。但值得注意的是，Osx-Cre 后续的研究发现此小鼠呈现轻微的骨延迟生长以及牙齿发育异常。

为了进一步在不同时间段研究 Osx-Cre 小鼠，2010 年 Kronenberg 教授团队首次报道了采用 TM 诱导的 iOsx-Cre 小鼠研究成骨细胞在骨发育过程及骨折愈合过程中的演变过程。iOSX-Cre 小鼠的构建是将 CreERT 融合蛋白片段及下游的 pA 片段克隆入带有 *Osx* 基因启动子的 BAC 载体，构建转基因 iOSX-Cre 小鼠（图 30-11）。与 *Rosa26* 报告基因小鼠杂交后，在不同时间点腹腔注射 4- 羟基他莫昔芬进行诱导，X-gal 染色观察 Cre 重组酶的活性。经过实验证实 iOsx-Cre 小鼠全身骨骼组织特异性表达 Cre 重组酶，仅在部分胃组织、肾脏及肠道组织发现非特异性染色。

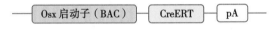

图 30-11　Osx-CreERT 重组酶小鼠转基因结构

（七）Col1a1-Cre

Col1a1 基因编码骨骼组织重要骨基质蛋白 I 型胶原，由成骨细胞表达分泌的原胶原在细胞外有规律地排列，经过内切酶、羟化酶、多肽链的交联等过程，成为稳固的微纤维，为骨骼组织的矿化提供了核心。除成骨细胞之外，有研究表明一些成纤维细胞及间充质干细胞也可以表达 *Col1a1* 基因。在对 *Col1a1* 基因表达调控的研究发现，2.3kb Col1a1 启动子序列可以有效特异地启动基因在成熟成骨细胞及成牙本质细胞中表达。2002 年 Karsenty 教授团队首次报道了采用转基因技术构建带有 2.3kb Col1a1 启动子序列、Cre 重组酶片段及部分褪黑激素 -1 聚腺苷酸化序列（MT-1 pA）在内的 Col1a1-Cre 重组酶转基因小鼠（图 30-12）。经过与报告基因小鼠杂交并进行 X-gal 染色发现，胚胎期 14.5 天四肢长骨和颅骨均有 Cre 重组酶活性，胚胎期 16.5 天和出生后 5 天切片观察发现所有膜内成骨和软骨内成骨形成的骨骼组织均呈现 X-gal 阳性染色，指端及颅面部皮肤也有弱的 X-gal 阳性染色。

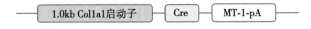

图 30-12　Col1a1-Cre 重组酶小鼠转基因结构

2004 年 Kream 教授团队构建了分别含有大鼠 2.3kb 及 3.6kb Col1a1 启动子片段的 Cre 重组酶小鼠,并对 Cre 重组作用细胞进行对比发现 3.6kb *Col1a1* 基因片段在成骨细胞分化早期就可以启动基因表达,但 2.3kb 启动子主要作用于成骨细胞分化后期,即成熟的成骨细胞。另外,肌腱和皮肤组织中也可以见到 3.6kb Col1a1-Cre 重组酶的重组作用。所以有学者倾向认为 3.6kb Col1a1-Cre 作用于成骨前体细胞阶段。但是近期也有研究表明,3.6kb Col1a1 启动子在破骨细胞系也有少量表达,所以需要注意对采用此转基因小鼠进行骨骼发育研究结果的分析和讨论。

TM 诱导型 Col1a1-Cre 小鼠的构建最早于 2004 年由 Crombrugghe 教授实验室报道,同样采用 2.3kb Col1a1 启动子片段,构建含有 Cre 重组酶片段和雌激素受体片段融合序列的转基因小鼠。经过 4- 羟基他莫昔芬注射诱导,无论胚胎期还是出生后在四肢长骨、颅骨及肋骨等骨组织都有 Cre 重组酶作用表现。采用此 Cre 重组酶小鼠可以在不影响骨发生发育过程的前提下,待骨成熟后研究特异基因在骨组织重建及衰老中的作用。除此之外,2010 年 Kronenberg 教授团队在制作 iOSX-Cre 小鼠的同时,也采用 3.2kb Col1a1 启动子片段构建了 iCol1a1-Cre 小鼠,也可以经过 TM 诱导,对成骨前体细胞进行基因敲除。

(八) hOC-Cre

骨钙素(osteocalcin,OCN)属于 γ- 羧谷氨酸包含蛋白(gamma-carboxyglutamic-acid-containing proteins,GLA protein),为维生素 K 依赖性,又称骨 γ- 羧谷氨酸包含蛋白(BGP)。骨钙素是成熟成骨细胞分化的重要标记因子,并且是矿化和骨形成中至关重要的分泌蛋白。通过血清骨钙素可以了解成骨细胞,特别是新形成的成骨细胞的活动状态。

2002 年 Clemens 教授团队报道了采用人源性骨钙素启动子基因片段及内含子片段共同调控的 Cre 重组酶基因序列构建的转基因小鼠(图 30-13),Cre 的表达可以被 β 肌动蛋白未编码区(β-Actin UTR)终止。对 Cre 重组酶活性的检测显示 Cre 特异性表达于颅骨、股骨等骨组织中,在心脏、脑等组织中不表达。由于该 Cre 特异性地在成熟的成骨细胞中高表达,因此有别于 Osx-Cre 和 Col1a1-Cre,hOC-Cre 更多用于成熟成骨细胞的研究。

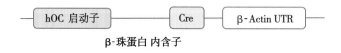

图 30-13 hOC-Cre 重组酶小鼠转基因结构

（九）DMP1-Cre

成熟的成骨细胞分泌大量的细胞外基质,随着基质逐渐矿化,成骨细胞被完全包裹于骨基质当中,逐渐进行终末期分化,形成骨细胞。由于终末细胞在体外的增殖能力受限,所以被骨基质严密包裹的骨细胞不仅难以获取,也不易于体外培养。因而,骨细胞特异性的 Cre 重组酶转基因小鼠的构建及使用,在骨细胞的生物学研究中尤其重要。

牙本质基质蛋白 1（dentin matrix protein, DMP1）是成牙本质细胞和骨细胞中特异性表达的基质蛋白,属于小整合素结合配体 N- 链接糖蛋白家族。*DMP1* 基因敲除的研究表明,其不但可影响骨细胞成熟及骨矿化,还通过调节血磷水平对骨组织代谢产生系统性的影响。2007 年 Feng 教授团队首次报道了采用转基因技术构建的 DMP1-Cre 转基因小鼠。该DMP1-Cre 重组酶载体包括 9.6kb DMP1 启动子、95bp 的 1 号外显子、4.3kb 的 1 号内含子、2 号外显子的前 17 个碱基对的编码区域及 Cre 重组酶片段。经过与报告基因小鼠杂交及X-gal 染色发现,DMP1-Cre 重组酶在骨细胞中特异性表达,成骨细胞表达很少。

2011 年 Pajevic 教授团队采用上述相同的策略,构建了 TM 诱导的 DMP1-Cre-ERT 重组酶小鼠（图 30-14）,从而可以研究出生后或者骨骼成熟后骨细胞的生物学。

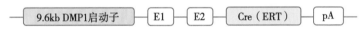

图 30-14　DMP1-Cre-ERT 重组酶小鼠转基因结构

（十）Ctsk-Cre

破骨细胞是骨细胞的一种,行使骨吸收功能,破骨细胞与成骨细胞在骨发育和骨重建过程中发挥重要作用。组织溶酶体 K（cathepsin K, Ctsk）和抗酒石酸酸性磷酸酶（tartrate resistant acid phosphatase, TRAP）是破骨细胞的重要标志。

Ctsk 是分解 I 型胶原的溶酶体半胱氨酸蛋白酶,是破骨细胞表达的特异基因之一。2004 年 Davey 教授团队采用转基因技术手段将 *Ctsk* 基因启动子 –3359~+1660 区域基因片段、1 号外显子及 1 号内含子部分片段与 Cre 重组酶基因片段融合,构建 *Ctsk* 基因转录调控的Cre 重组酶转基因小鼠（图 30-15）。采用常规方法检测体内 Cre 重组酶活性发现,Cre 重组酶主要存在于破骨细胞中,在破骨前体细胞及骨髓细胞中未发现。另外,除了在肝脏等少量非矿化组织中有一些 X-gal 阳性染色之外,Cre 重组酶主要在四肢长骨、颅骨及肋骨中表达。

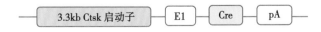

图 30-15　Ctsk-Cre 重组酶小鼠转基因结构

2007 年 Kato 教授带领团队将 Cre 重组酶片段利用同源重组技术在 1 号外显子 ATG 位置插入 Cre 重组酶基因片段,成功构建了 BAC-Ctsk-Cre 重组酶小鼠。这种小鼠的使用可以有效避免转基因技术插入位点对 Cre 重组酶表达的影响。与报告小鼠杂交后检测发现胚胎期 16.5 天骨发育及出生后 7 天骨生长过程中成熟的破骨细胞均特异性表达 Cre 重组酶。Kato 教授团队在他们的研究中采用该 Cre 小鼠成功将破骨细胞中雌激素受体敲除,并且对其下游的调控分子进行了深入的研究。

2012 年 Hoflack 教授团队采用转基因构建了 TM 诱导型 Ctsk-Cre 重组酶转基因小鼠。该转基因载体包括约 3.5kb 的 Ctsk 启动子区域、Cre 重组酶片段及雌激素受体片段融合序列。经过与报告基因小鼠杂交检测发现,Ctsk-Cre 小鼠在 4- 羟基他莫昔芬注射诱导后,重组酶特异性在破骨细胞中表达,在其他组织中未发现非特异染色。体外获取该小鼠破骨前体细胞,经过诱导分化及 4- 羟基他莫昔芬诱导,成熟的破骨细胞表达 Cre 重组酶。

(十一) TRAP-Cre

TRAP 是破骨细胞表达的另外一个重要标志蛋白,无论体内研究还是体外实验,TRAP 是检测功能性破骨细胞的金标准。2004 年 Davey 教授团队构建了 Ctsk-Cre 转基因小鼠。同时,也采用转基因技术将包括 1B 外显子及 1C 外显子在内的 *TRAP* 基因启动子片段以及 Cre 重组酶片段融合,构建了 TRAP-Cre 重组酶转基因小鼠(图 30-16)。对 TRAP-Cre 重组酶活性的检测发现,Cre 重组酶不仅在骨组织的破骨细胞中表达,在肝脏、心脏等少数软组织中也可以检测到,肥大区软骨细胞也有部分表达。这些可能与转基因插入的位点有关。Cre 非特异性表达会直接影响对条件性基因敲除小鼠表型的分析。

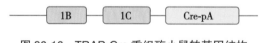

图 30-16　TRAP-Cre 重组酶小鼠转基因结构

（杨　柳　郑　超）

参 考 文 献

1. AKIYAMA H, KIM J E, NAKASHIMA K, et al. Osteo-chondroprogenitor cells are derived from Sox9 expressing precursors. Proc Natl Acad Sci U S A, 2005, 102(41): 14665-14670.

2. BOBAN I, JACQUIN C, PRIOR K, et al. The 3.6kb DNA fragment from the rat Col1a1 gene promoter drives the

expression of genes in both osteoblast and osteoclast lineage cells. Bone, 2006, 39: 1302-1312.

3. CHEN M, LICHTLER A C, SHEU T J, et al. Generation of a transgenic mouse model with chondrocyte-specific and tamoxifen-inducible expression of Cre recombinase. Genesis, 2007, 45 (1): 44-50.

4. CHEAH K S, LEVY A, TRAINOR P A, et al. Human COL2A1-directed SV40 T antigen expression in transgenic and chimeric mice results in abnormal skeletal development. J Cell Biol, 1995, 128 (1-2): 223-237.

5. CHIU W S, MCMANUS J F, NOTINI A J, et al. Transgenic mice that express Cre recombinase in osteoclasts. Genesis, 2004, 39 (3): 178-185.

6. DAY T F, GUO X, GARRETT-BEAL L, et al. Wnt/beta-catenin signaling in mesenchymal progenitors controls osteoblast and chondrocyte differentiation during vertebrate skeletogenesis. Dev Cell, 2005, 8 (5): 739-750.

7. EGAWA S, MIURA S, YOKOYAMA H, et al. Growth and differentiation of a long bone in limb development, repair and regeneration. Dev Growth Differ, 2014, 56 (5): 410-424.

8. ELEFTERIOUS F, YANG X. Genetic mouse models for bone studies—strengths and limitations. Bone, 2011, 49 (6): 1242-1254.

9. GEBJARD S, JATTPRO T, BAUER E, et al. Specific expression of Cre recombinase in hypertrophic cartilage under the control of a BAC-Col10a1 promoter. Matrix Biol, 2008, 27 (8): 693-699.

10. HUANG W, OLSEN B R. Skeletal defects in Osterix-Ce transgenic mice. Transgenic Res, 2015, 24 (1): 167-172.

11. LOGAN M, MARTIN J F, NAGY A, et al. Expression of Cre Recombinase in the developing mouse limb bud driven by a Prx1 enhancer. Genesis, 2002, 33 (2): 77-80.

12. LU Y, XIE Y, ZHANG S, et al. DMP1-targetd Cre expression in odontoblasts and osteocytes. J Dent Res, 2007, 86 (4): 320-325.

13. NAKAMURA E, NGUYEN M T, MACKEM S. Kinetics of tamoxifen-regulated Cre activity in mice using a cartilage-specific CreER (T) to assay temporal activity windows along the proximodistal limb skeleton. Dev Dyn, 2006, 235 (9): 2603-2612.

14. OVCHINNIKOV D A, DENG J M, OGUNRINU G, et al. Col2a1-directed expression of Cre recombinase in differentiating chondrocytes in transgenic mice. Genesis, 2000, 26 (2): 145-146.

15. RODRIGUEZ-LEON J, TOMAS A R, JOHNSON A, et al. Recent advances in the study of limb development: the emergence and function of the apical ectodermal ridge. J Stem Cells, 2013, 8 (2): 79-98.

16. SAKAI K, HIRIPI L, GLUMOFF V, et al. Stage- and tissue-specific expression of a Col2a1-Cre fusion gene in transgenic mice. Matrix Biol, 2001, 19 (8): 761-767.

17. TSANG K Y, CHAN D, CHESLETT D, et al. Surviving endoplasmic reticulum stress is coupled to altered chondrocyte differentiation and function. PLoS Biol, 2007, 5 (3): e44.

18. YANG G, CUI F, HOU N, et al. Transgenic mice that express Cre recombinase in hypertrophic chondrocytes.

Genesis, 2005, 42（1）: 33-36.

19. YANG L, TSANG K Y, TANG H C, et al. Hypertrophic chondrocytes can become osteoblasts and osteocytes in endochondral bone formation. Proc Natl Acad Sci U S A, 2014, 111（33）: 12097-12102.

20. ZHOU X, VON DER MARK K, HENRY S, et al. Chondrocytes transdifferentiate into osteoblasts in endochondral bone during development. Postnatal growth and fracture healing in mice. PLoS Genet, 2014, 10（12）: 1004820.

52检